全国高等学校医学规划教材

安徽省高等学校"十三五"省级规划教材

医用统计方法及其 SPSS 软件实现

第 3 版

主　编　潘发明

副主编　郝元涛　姚应水

　　　　吴学森　倪进东

　　　　艾自胜

U0258968

中国科学技术大学出版社

·合　肥·

内 容 简 介

本书是为适应医学类各专业"医学统计学"教学的需要而编写的,主要介绍医用统计方法及 SPSS 统计软件在医学工作中的应用。依据医学类专业人才教育培养目标的要求,从统计学基本原理和方法出发,在不打破传统的卫生统计学学科体系(适当调整)的基础上,将医用统计方法与 SPSS 软件操作结合起来,注重理论联系实际,弥补了目前高校医学统计学教材的缺憾。SPSS 软件实现部分以 SPSS 23.0 版本为基础,不仅简要介绍了 SPSS 统计软件的数据管理及常用菜单功能,而且较详尽地介绍了 SPSS 统计软件的基本操作和常用技巧,重点在于如何利用 SPSS 统计软件分析实际的医学问题。为了便于读者复习巩固和加深理解,本书将配套出版同步学习指导与习题解析,以方便读者自学与提高。

全书共 19 章,内容主要涉及医学领域的统计分析,既可作为高等医学院校"医学统计学"课程教材,也可供医学统计研究人员学习参考。

图书在版编目(CIP)数据

医用统计方法及其 SPSS 软件实现/潘发明主编. —3 版. —合肥:中国科学技术大学出版社, 2018.10(2022.3 重印)

全国高等学校医学规划教材

安徽省高等学校"十三五"省级规划教材

ISBN 978-7-312-04528-8

Ⅰ. 医… Ⅱ. 潘… Ⅲ. ①医学统计—方法—医学院校—教材 ②医学统计—统计分析—软件包—医学院校—教材 Ⅳ. R195.1

中国版本图书馆 CIP 数据核字(2018)第 187970 号

出版	中国科学技术大学出版社
	合肥市金寨路 96 号 邮编:230026
	http://www.press.ustc.edu.cn
	https://zgkxjsdxcbs.tmall.com
印刷	安徽省瑞隆印务有限公司
发行	中国科学技术大学出版社
经销	全国新华书店
开本	787mm×1092mm 1/16
印张	34
字数	849 千
版次	2012 年 9 月第 1 版 2018 年 10 月第 3 版
印次	2022 年 3 月第 7 次印刷
印数	24501—28000 册
定价	68.00 元

前　言

"医学统计学"是医学研究生的公共必修课。在医学领域里,无论是从事流行病学调查、临床基础和应用研究、试验研究,还是进行药物疗效评价、社区卫生服务等各个领域的研究,都离不开科研设计和数据的统计分析,如果辛辛苦苦获得的数据,由于采用的统计学方法错误而导致统计结论错误,将是非常可惜的事情。医学研究生是各类医学院校科学研究的重要潜在力量,在医学研究中发挥着重要作用,如何提高该群体的科研设计和数据统计分析能力,是我们从事医学统计学教学的老师和科研工作者一直关注的课题。

目前图书市场上以医学研究生为读者对象的"医学统计学"教材和专著较多,但是其中主要侧重于让学生掌握卫生统计学的基本原理和方法,而对于科研设计及统计结果的分析和处理偏少,尤其是与统计软件结合的内容更少。有的教材中虽然附有 SAS 软件运行程序,可是这部分内容对于非统计专业的研究生来说是很难深入掌握的,故而形同虚设;还有很多"SPSS 软件应用"教程编写得也非常好,但没有和"医学统计学"课程的章节相对应,学生学习起来针对性不强,效果也不理想;很多院校的统计学老师在医学研究生"医学统计学"教学方面都苦于没有合适的教材和参考书。有鉴于此,我们组织了国内多所医学院校长期从事医学统计学教学的一线教师共同编写了《医用统计方法及其 SPSS 软件实现》一书,主要目的在于提高在校研究生利用统计软件分析和处理数据的能力,同时也可以供相关医学科研人员作为数据管理与分析处理的入门教材和参考资料。该书第 1 版于 2012 年正式出版,第 2 版于 2013 年 9 月出版,对第 1 版内容进行部分修订,目前在多个高校的研究生和本科生中使用,学生和教师反映较好,但同时也有不少老师和同学及临床科研工作者建议我们在教材中增加统计设计在临床试验中的应用、诊断试验和 ROC 曲线、临床试验中多种随机化软件实现及近年来发展的特殊类型 Meta 等相关内容。为了进一步完善教材体系,编写组于 2017 年 8 月 5 日在安徽医科大学召开研讨会,来自复旦大学、山东大学、同济大学医学院、南京医科大学、苏州大学、南方医科大学、安徽医科大学、皖南医学院、蚌埠医学院等全国 14 所高校的 20 余位编委齐聚一堂,就如何进一步补充和完善本教材的知识结构和内容体系进行了认真的讨论和研究,并取得了共识,从一定意义上说,呈献给广大读者的这本新教材就是这次会议成果的具体体现。

新教材共分为 19 章:绪论,SPSS 软件数据管理及常用菜单功能,统计描述与变量分布,抽样误差,假设检验,定量资料的 t 检验,方差分析,定性资料的统计推断,统计图表,有序定性资料的分析方法,秩和检验,简单线性相关与回归,调查设计,几种特殊试验设计方案及分析方法,医学多元统计分析,非劣效、优效、等效检验在临床试验中的应用及样本量计算,诊断试验与 ROC 分析,同类研究结果的 Meta 分析以及临床试验中多种随机化软件实现。此外,书后还给出了卫生统计学常用表,以方便读者查阅。本书借鉴人民卫生出版社出版的《卫生统计学》基本框架,在不打破传统理论教学架构的前提下,把 SPSS 软件实现内容纳入教学中,在每个章节中针对每一个统计学方法都给出了相对应的 SPSS 软件菜单操作指南与主要的统计分析结果及其解释,便于学生系统学习和掌握,特别是新增的临床试验中多种随机化软件实现和诊断试验与 ROC 分析 SPSS 软件实现的内容更为难得。与此同时,对于非劣效、优效、等效检验在临床试验中的应用及样本量计算和部分 Meta 分析内容,由于目前 SPSS 软件中还没有相应的模块来完成,所以增加了 PASS、SAS 及 Stata 软件实现的内容,丰富了本书的应用领域。

由于学术的融通性,编者在编写本书过程中参考了大量的文献、资料,其中涉及卫生统计学、医学统计学、SPSS 软件应用等方面的书籍。本书与上述教材相比,既保持了上述教材的理论框架,又更加突出教材的"实用性",即把抽象的理论和实践结合在一起,特别是新增加临床实用性章节内容。相信本书对于进一步提高研究生科研设计水平及正确选择统计学方法的能力一定大有裨益。

在本书即将出版之际,我衷心地感谢第四军医大学夏结来教授、中山医科大学郝元涛教授给予的大力支持;感谢安徽医科大学、蚌埠医学院、皖南医学院、安徽中医药大学、广东医学院等高校具有丰富研究生教学经验的卫生统计学专家所付出的智慧和辛劳;我的研究生们在书稿整理和软件实现的校验方面也付出了辛勤的劳动,在此一并表示深切的感谢! 最后还要感谢我的家人对我的理解和支持。

本书的编纂与出版得到安徽省重点学科和安徽省省级精品资源共享课程"卫生统计学"项目(编号:2012gxk032)及安徽省省级规划教材项目(编号:2017ghjc066)资助。

尽管我们编写团队人人都很努力,试图将本书打造成为一本医用统计领域中的精品之作,为进一步推进学科发展作出应有的贡献,但是限于水平,书中疏漏和不足在所难免,恳请同行专家和读者不吝赐教,使之在日后重版时更臻完美。

潘发明

2018 年 8 月于合肥

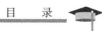

目　　录

第1章 绪 论

1.1 统计学的产生和发展

统计学的产生与统计实践活动是密不可分的,统计作为一种社会实践活动,已有四五千年的历史。早在原始社会,人们按部落居住在一起,打猎、捕鱼后就要算算有多少人、多少食物,以便分配食物;我国夏禹时代就有了人口数据的记载;为了赋税、徭役和兵役的需要,历代都有田亩和户口的记录。而统计学的理论和方法,则是在长期统计实践活动的基础上发展起来的,距今已有三百多年的历史。从统计学的发展过程来看,可以大致分为三个阶段。

1.1.1 古典统计学时期

17世纪中叶至18世纪中叶是古典统计学时期,在这一时期,统计学理论初步形成了一定的学术派别,主要有国势学派和政治算术学派。

1. 国势学派

国势学派产生于17世纪的德国。其主要代表人物是海尔曼·康令(Hermann Conring,1606~1681)和高特弗里特·阿亨瓦尔(Gottfried Achenwall,1719~1772)。康令于1660年把国势学从法学、史学和地理学等学科中独立出来,在大学中讲授"实际政治家所必需的知识";阿亨瓦尔在哥廷根大学开设"国家学"课程,其主要著作是《近代欧洲各国国势学纲要》,书中讲述"一国或多数国家的显著事项",主要用对比分析的方法研究了国家组织、领土、人口、资源财富和国情国力,比较了各国实力的强弱,为德国的君主政体服务。因在德文中"国势"与"统计"词义相通,后来正式命名为"统计学"。国势学派只是对国情的记述,偏重事物性质的解释,未能进一步揭示社会经济现象的规律,也不研究事物的计量分析方法,不注重数量对比和数量计算,只是用比较级和最高级的词汇对事物的状态进行描述。所以,人们又把它叫做记述学派(旧学派或德国学派),并认为国势学派有统计学之名而无统计学之实。

2. 政治算术学派

政治算术学派产生于17世纪中叶的英国,创始人为威廉·配第(William Petty,1623~1687),其代表作是他于1676年完成的《政治算术》一书,这本书是经济学和统计学史上的重要著作,这里的"政治"是指政治经济学,"算术"是指统计方法。在这部书中,他利用实际资料,运用数字、重量和尺度等定量分析工具对英国、法国和荷兰三国的国情国力,作了系统的数量对比分析,他所采用的方法是前所未有的,为统计学的形成和发展奠定了方法论基础。因此马克思说:"威廉·配第——政治经济学之父,在某种程度上也是统计学的创始人。"政治算术学派的另一个代表人物是约翰·格朗特(John Graunt,1620~1674),他以 1604 年伦敦教会每周一次发表的"死亡公报"为研究资料,在 1662 年发表了《关于死亡公报的自然和政治观察》的论著。书中通过大量观察发现了人口各年龄组的死亡率、性别比例等重要的数量规律,并对人口总数进行了较为科学的估计,第一次编制了"生命表",对死亡率与人口寿命作了分析,从而引起了人们的普遍关注,因此,他被认为是人口统计学的创始人。

1.1.2 近代统计学时期

18 世纪末至 19 世纪末是近代统计学时期,在这个时期,各种学派的学术观点已经形成,并且形成了两个主要学派,即数理统计学派和社会统计学派。

1. 数理统计学派

在 18 世纪,概率理论日益成熟,为统计学的发展奠定了基础。19 世纪中叶,概率论被引进统计学,从而形成数理学派,其奠基人是比利时的阿道夫·凯特勒(Lambert Adolphe Jacques Quetelet,1796~1874),他在其著作《社会物理学》中将古典概率论引入统计学,使统计学进入一个新的发展阶段。他认为概率论是适于政治及道德科学中以观察与计数为基础的方法,并以此方法对自然现象和社会现象的规律性进行观察,并认为要促进科学的发展,就必须更多地应用数学。总之,他把概率论引入统计学,为数理统计学的形成与发展奠定了基础。

2. 社会统计学派

社会统计学派产生于 19 世纪后半叶,创始人是德国经济学家、统计学家克尼斯(K. G. A. Knies,1821~1898),主要代表人物有厄恩斯特·恩格尔(Christian Lonrenz Ernst Engel,1821~1896)、乔治·冯·梅尔(Georg von Mayr,1841~1925)等人。他们融合了国势学派与政治算术学派的观点,沿着凯特勒的"基本统计理论"向前发展,但在学科性质上认为统计学是一门社会科学,是研究社会现象变动原因和规律性的实质性科学,以此同数理统计学派通用方法相对立。社会统计学派在研究对象上认为统计学是研究总体而不是研究个别现象,而且认为由于社会现象的复杂性和整体性,必须对总体进行大量观察和分析,研究其内在联系,才能揭示现象内在规律。这是社会统计学派的"实质性科学"的显著特点。

1.1.3 现代统计学时期

20 世纪初至今为现代统计学时期,这一时期的主要特征是描述统计学已转向推断统计学,1907 年,英国人戈塞特(Gosset,1876~1937)提出了小样本 t 统计量理论,丰富了抽样分布理论,为统计推断奠定了基础。英国的罗纳德·费雪(R. A. Fisher,1890~1962)提出了极大似然估计量的概念,迅速地成为估计参数的重要方法,他还提出样本相关系数的分布、试验设计和方差分析等方法。英国科学家弗朗西斯·高尔顿(Francis Galton,1822~1911)提出了相关与回归思想,并给出计算相关系数的明确公式。英国统计学者 K·皮尔逊(K. Pearson,1875~1936)发展了拟合优度检验,还给出了卡方统计量及其极限分布,波兰学者奈曼(J. Neyman,1894~1981)创立了区间估计理论,并和 K·皮尔逊发展了假设理论。美国学者瓦尔德(Wald,1902~1950)提出决策理论和序贯抽样方法。美国化学家威尔科克松(Frank Wilcoxon)发展了一系列非参数统计方法,开辟了统计学的新领域。由马哈拉诺比斯领导的印度统计研究所和 20 世纪 30 年代后期奈曼发表的两篇论文,使抽样的数学理论在 20 世纪 30 年代得到了迅速发展。

统计学发展到今天大致经过了以上三个阶段。随着统计学理论知识的发展与健全,统计学的应用领域将会进一步扩大,将出现许多新型的交叉学科,比如统计应用到法律、文学等学科。同时,伴随着计算机技术的飞速发展,统计学还将在模糊现象、突变现象及混沌现象等方面开辟新的研究领域。

1.2 医学统计学在医学科研中的地位

统计学原理和方法几乎应用到自然科学和社会科学的各个领域,目前产生了许多应用性分支学科,诸如社会经济统计学、工业统计学、生物统计学、教育统计学、药物统计学等。医学领域的研究对象主要是人体以及与人体健康相关的各种因素,具有其特殊性,并受到社会、经济和心理等诸多因素的影响。这些影响具有不确定性,必须透过这些不确定性来探测其内部蕴涵的规律性,统计学便有了用武之地。医学统计学(medical statistics)就是运用概率论和数理统计原理、方法结合医药卫生工作的实际情况,阐述医学科研设计的基本原理,研究医学资料(信息)的搜集、整理和分析的方法学总称,它是认识医学现象数量特征的重要工具。

医学研究生学习统计方法,主要是因为:医学上许多现象(如血压、脉搏、SGPT 等生理、生化指标测定)都是随机现象。随机现象广泛存在于生物医学的各个领域,对于这些"随机现象",由于其不确定性,只有借助概率论原理,运用统计学方法,帮助我们透过偶然性来认清事物内部潜在的客观规律。现在可获得的书刊资料很多,如何识别错误信息,必须掌握一定的统计学知识。20 世纪 70 年代以后发展起来的 DME(Design, Measurement and Evaluation)就是应用统计学原理和分析方法,结合流行病学等相关学科,帮助临床医师阅读文献资料、评价医学文献、开展医学科研和总结工作经验,使统计方法的应用范围更加广泛。研究生通过本学科的学习,充分认识研究设计、收集原始资料及借助医学统计学的原理和方法进行统计推断的重要性,有助于培养医学研究生在科研中发现问题、分析问题、解决问题的能力。此外,正确掌握医学统计学的原理和方法及其应用也是医学科研人员必备的品质。

1.3 医学统计学的基本概念

1.3.1 变量和变量值

统计分析最基本的概念是变量,即观察对象个体的特征或测量的结果。由于个体的特征或指标存在个体差异,在测量前不能准确预测,故称为随机变量(random variable),简称为变量(variable),如患者的年龄、性别、职业等。变量的取值称为变量值或观察值(observation),如实际的年龄、性别等。

1.3.2　同质和变异

一个总体中有许多个体,它们之所以共同成为人们研究的对象,必定存在共性。性质相同的事物称为同质(homogeneity),否则称为异质(heterogeneity)。没有同质性就构不成一个总体供人们研究,如不同年龄组男童的身高不能计算平均数,因为所得结果没有意义。

不同研究中或同一研究中不同观察指标对观察对象的同质性的要求不同,即同质是相对的。例如,男性身高与女性身高有着本质的差别,因此,在考虑身高这一指标时,不能把不同性别的人混在一起,此时,不同性别表示不同质;而在研究白细胞计数这一指标时,因性别对该指标没有影响,故可以把不同性别的人放在一起分析。又如,在某新药的临床试验中,计算有效率的观察病例必须患同一疾病,甚至具有相同的病型、病情、病程等,对同质性的要求是很严格的;而计算不良反应发生率,通常可将不同病种的病例合起来统计,此时对同质性的要求只有一条:按规定服用该新药。

宇宙中的事物千差万别,各不相同,即使是同质事物,就某一观察指标来看,各观察单位(亦称个体)之间也有差别,这种同质事物间的差别称为变异(variation)。例如,研究儿童的身体发育,同性别、同年龄儿童的身高,有高有矮,各不相同,称为身高的变异。由于观察单位通常是观察个体,故变异亦称个体变异(individual variation)。变异表现在两个方面:其一,个体与个体间的差别;其二,同一个体重复测量值间的差别。变异是宇宙事物的个性反映,在生物学和医学现象中尤为明显。

变异是一种或多种不可控因素(已知的和未知的)以不同程度、不同形式作用于生物体的综合表现。如果我们掌握了所有因素对生物体的作用机制,那么,生物体的某指标的观察值就是可预测的了。有些指标的变异原因已被人们认识,例如,染色体决定了新生儿的性别;有些指标的变异原因已被认识一部分,比如,人的身高受遗传和后天营养的影响,但尚有一部分影响因素是未知的;更多的情况下,影响变异的因素是未知的。就每个观察单位而言,其观察指标的变异是不可预测的,或者说是随机的。观察指标用变量表述。当观察值的个数达到足够多时,其分布将趋于稳定,并最终服从于总体分布(distribution of population)。

个体变异现象广泛存在于人体及其他生物体,是个性的反映。虽然每个个体的变异表现出一定的随机性和不可预测性,但变异并不等于杂乱无章,指标的变异是有规律的,当所观察的个体数足够多时,观察值的分布将呈现一定的规律性,这是总体的反映。统计学就是探讨变异规律,并运用其规律性进行深入分析的一门学科。可以这么说,没有变异就没有统计学。

1.3.3　总体和样本

总体(population)是根据研究目的所确定的同质观察单位的全体,确切地说,是同质的所有观察单位某种变量值的集合;个体(individual)是构成总体的最基本的观察单位;样本(sample)是从总体中随机抽取部分观察单位的变量值的集合;样本中所包含的个体数称为样本含量(sample size)。

例如,调查某地某年正常成年男子的血红蛋白水平,则观察对象是该地正常的成年男子,全部正常成年男子构成了研究总体(study population),其同质基础是同一地区、同一年份、同为正常人,同为成年男性。观察单位是该地该年的每一个正常成年男子。今从中抽取了 30 名,测得其血红蛋白值,则这是一个样本含量为 30 的样本。这里的总体只包括(确定的时间、空间范围内)有限个观察单位,称为有限总体(finite population)。有时总体是假想的,如研究某种辅助疗法对肾移植病人生存时间的影响,这里总体的同质基础是同为肾移植病人,同用某种辅助疗法,总体包括设想用该辅助疗法的所有肾移植病人,是没有时间和空间概念的,因而观察单位是无限的,称为无限总体(infinite population)。

医学研究中的总体很多是无限总体,要直接研究总体的情况是不可能的。即使是有限总体,如果包含的观察单位过多,也要花费大量的人力、物力、财力,有时也是不可能的和不必要的。如检查乙肝疫苗的合格率,不可能将所有的疫苗打开逐一检查。所以实际工作中总是从研究总体中抽取适量有代表性的样本,目的是根据样本所提供的信息推断总体的特征,这是统计推断的根本内容。

1.3.4　误差

统计上所说的误差泛指测量值与真实值之差。包括:

1. 系统误差

系统误差是指数据搜集和测量过程中由于仪器不准确、标准不规范等人为原因,造成观察结果偏大或偏小的一种误差,是由确定原因造成的误差。

2. 随机误差

随机误差是由于一些非人为的偶然因素,使得结果或大或小,是不确定、不可预知的一种误差。随机误差分为随机的测量误差和抽样误差两种。

由于总体中每个个体存在着变异,因此从同一总体中随机抽取若干个体所组成的样本,其统计量如均数、标准差或样本频率等,与相应的总体参数一般不会恰好相等。如从某地某年 13 岁女生的总体中随机抽取含量为 120 的样本,算得其平均身高(统计量)为 155.4cm,这个数不一定恰好等于该地 13 岁女生的总体均数(参数)。又如,从某地随机抽取 500 人,查出 HBsAg 阳性率为 10.2%(统计量),这个数不一定恰好等于该地人群中 HBsAg 的阳性率(参数)。这种样本的统计指标(统计量)与总体的统计指标(参数)的差别称为抽样误差(sampling error)。

由于生物体的变异总是客观存在的,因而抽样误差是不可避免的,但抽样误差的规律是可以被认识的,因而是可以控制的,"统计推断"就是运用抽样误差的规律性对总体的某些特征进行估计和推断。

一般来说,样本含量愈大,抽样误差就愈小,用样本推断总体的精确度就愈高。当样本无限接近总体时,抽样误差就会逐渐消失。

随机测量误差是由于测量过程中各种微小变动性引起的误差,如观测者的判断和估计测量仪器读数上的变动等。测量误差也是不可避免的,但同样也是可控的,不再赘述。

1.3.5　变量的分类

变量分类的方法很多,详细的讨论不在本课程的范围。变量的取值可以是定量的,亦可以是定性的。按变量取值的特性,可将变量分为定量变量和定性变量,前者反映事物的数量特征,后者说明事物的类别和性质,不同类型的变量应采用不同的统计分析方法。某次研究变量值的组合构成了该次研究的统计资料。

1. 定量资料

定量变量也称计量变量或数值变量。定量资料是通过度量衡的方法,测定每一个观察单位的某项研究指标的量的大小得到的资料。其取值是定量的,表现为数值大小。按取值的不同可分为离散型变量(discrete variable)和连续性变量(continuous variable)两种,前者如儿童龋齿数、胎次等,后者如身高、体重等。

2. 定性资料

定性变量也称计数变量或分类变量。定性资料是将全体观测单位按照某种性质或特征分组,然后再分别清点各组观察单位的个数所获得的资料。其取值是定性的,一般无度量衡单位,表现为互不相容的类别或属性,有两种情况:

(1) 无序分类(unordered categories)资料。包括:① 二项分类。如性别(男女)、疾病(有无)和结局(生死)等,表现为互相对立的两种结果。② 多项分类。如"血型"变量,分为 A、B、O、AB 四种,表现为互不相容的多类结果。

(2) 有序分类(ordered categories)资料。各类之间有程度上的差别或等级顺序关系,有"半定量"的意义,亦称等级变量。如问卷调查常问对某件事情的满意程度,给出 5 项答案:极不满意、不满意、满意、很满意、极满意,请调查对象挑选。

根据分析需要,数值变量可以转化为有序分类变量,有序分类变量可以转化为无序分类变量。但变量只能由"高级"向"低级"转化:定量→有序→分类;不能作相反方向的转化。如上述"体重"变量属于数值变量,如果按体重小于 2500 g 为低体重儿,大于 2500 g 为正常儿,则"体重"变量转化为二项分类变量。但需注意,这种转换可能损失部分信息。

1.3.6 概率和小概率事件

在 n 次随机试验中,事件 A 发生了 m 次,则比值

$$f = \frac{m}{n} = \frac{A 发生的试验次数}{试验的总次数} \tag{1.1}$$

称为事件 A 在这 n 次试验中出现的频率(frequency)。m 称为频数(frequency)。频率常用小数或百分数表示,显然有:$0 \leqslant f \leqslant 1$。医学上通常所说的发病率、患病率、病死率、治愈率等都是频率。

例如,检查某药品的合格率,其结果如表 1.1 所列。

表 1.1　某药抽样次品率随抽样次数变化情况

抽出样品数(n)	50	100	600	1500	6000	9000	18000
次品数(m)	0	2	7	19	56	93	176
次品率(f)	0	2%	1.17%	1.27%	0.93%	1.03%	0.98%

从表 1.1 可以看到,抽到次品数的多少具有偶然性,但随着抽样的大量进行,抽取的样品

数逐渐增加,次品率 f 将愈来愈接近常数 1%。

实践表明,在重复试验中,事件 A 的频率,随着试验次数的不断增加将愈来愈接近一个常数 P,频率的这一特性称为频率的稳定性。

频率的稳定性充分说明随机事件出现的可能是事物本身固有的一种客观属性,因而是可以被认识和度量的。这个常数 P 就称为事件 A 出现的概率(probability),记作 $P(A)$ 或 P。这一定义称为概率的统计定义。它是事件 A 发生的可能性大小的一个度量。容易看出,频率为一变量,是样本统计量,而概率为常数,是一总体参数。实践中,当试验次数足够大时,可以近似地将频率作为概率的一个估计。

显然,概率 P 有如下性质:

$$0 \leqslant P \leqslant 1 \tag{1.2}$$

常以小数或百分数表示。事件 A 出现的概率愈接近于 0,表示 A 出现的可能性愈小;愈接近于 1,表示出现的可能性愈大。$P(A)=0$ 表示 A 为不可能事件,即 A 不可能发生;$P(A)=1$ 表示 A 为必然事件,即 A 必然要发生。

按概率的统计定义,为了确定一个随机事件的概率,就得进行大量重复试验。但有些情况下,可以根据事物本身的性质直接计算某事件的概率。例如,抛掷一枚质地均匀的硬币,因只有两种可能,且"出现正面"和"出现反面"的机会相等,各占一半,因此,事件 A(出现正面)的概率为 0.5。

又如,掷一颗骰子,设骰子是一均匀的六面体,分别标有 1 到 6,因掷一次只能出现其中一面,各点出现的可能性相同,所以在一次试验中出现"6 点"的概率为 $1/6$,而出现"1 点或 6 点"的概率为 $2/6$。

设某种随机现象具有如下特征:① 所有可能的结果只有有限个,记为 $A_1,A_2,\cdots,A_N$,它们出现的机会均等(等可能性)。② 在任一次试验中 $A_1,A_2,\cdots,A_N$ 至少出现其中一种(完备性)。③ 在任一次试验中 $A_1,A_2,\cdots,A_N$ 只能出现其中一种(互不相容性)。则在一次试验中 A_i 出现的概率为 $1/N$,出现 A_1,或 A_2,或 $A_3,\cdots$,或 A_M 的概率为 M/N。这一定义称为概率的古典定义。

无论采用何种定义,概率的意义不变,即概率是描述随机事件发生的可能性大小的统计指标。

若在一次观察或试验中某事件发生的可能性很小,可以看作很可能不发生,则称该事件为小概率事件。不同研究问题对小概率的要求不同,医学研究中,将概率小于等于 0.05 或 0.01 者称为小概率事件。这种小概率事件虽不是不可能事件,但一般认为小概率事件在一次随机试验中基本上不会发生,这就是小概率原理。小概率原理是统计推断的一条重要原理。

1.4　医学统计工作的基本步骤

医学统计工作的基本步骤包括研究设计、搜集资料、整理资料和分析资料。

1.4.1　研究设计

医学研究设计(design)是根据特定的研究目的,对一项医学科学研究的全过程进行科学、有效和周密的计划和安排,包括专业设计和统计设计两部分内容。专业设计主要考虑专业方面的需要,如研究对象的选择,试验技术与方法的确定等。统计设计围绕专业设计确定,其内容包括资料搜集、整理和分析全过程总的设想和安排。例如,什么是研究目的和假说,什么是观察对象和观察单位,需要搜集哪些原始资料,用什么方式和方法取得这些原始资料,怎样对取得的资料作进一步的整理汇总和计算统计指标,如何控制误差,预期会得到什么结果等。凡此种种,都要结合实际,周密考虑,妥善安排。设计是后续步骤的依据,是最关键的一环。

1.4.2 搜集资料

搜集资料(collection of data)的任务是取得准确可靠的原始数据。卫生工作中的统计资料主要来自三个方面:① 统计报告表。如法定传染病报表、职业病报表、医院工作报表等。这是国家规定的报表,由国家统一设计,要求有关医疗卫生机构定期逐级上报,提供居民健康状况和医疗卫生机构工作的主要数字,作为制定卫生计划与措施,检查与总结工作的依据。报表资料的质量取决于填报人员的认识和责任感,使用时应对数据的准确性做出判断。② 经常性工作记录。如经常性卫生监测记录、健康检查记录等。要做到登记完整、准确。病历是医疗工作的重要记录,分析时应注意其局限性(如不能反映一般人群特征)。③ 专题调查或试验。试验和现场调查一般都经过严格的研究设计过程,但应注意收集资料过程中的质量控制和审核。无论何种手段收集资料都应强调它的完整、准确、及时、可靠。

1.4.3 整理资料

整理资料(sorting data)的任务是净化原始数据,使其系统化、条理化,便于进一步计算指标和分析。首先是资料清理(data cleaning)。因为无论是调查或试验的原始记录过程还是计算机录入过程,常会有错误,必须经过反复的检查和核对。这是需要耐心从事的基础工作,特别是数据较多时,一定要在修正错误,去伪存真之后,再开始按分析要求,分组汇总资料。检查与核对一般按照逻辑检查和统计检查进行。

1.4.4 分析资料

分析资料(analysis of data)的目的是计算有关指标,反映数据的综合特征(亦称综合指标),阐明事物的内在联系和规律。统计分析包括:① 统计描述(descriptive statistics)。指用统计指标、统计表、统计图等方法,对资料的数量特征及其分布规律进行测定和描述。② 统计推断(inferential statistics)。指如何抽样,以及如何由样本信息推断总体特征问题,包括参数估计和假设检验。

以上四个步骤是紧密联系、不可分割的整体,任何一步的缺陷都会影响统计分析的结果。

‖ 本 章 小 结 ‖

1. 本章主要介绍卫生统计学的发展历程、卫生统计学的研究内容、常见的基本概念及卫生统计学的基本工作步骤。

2. 了解卫生统计学的发展历程及卫生统计学思想在医学科研中的应用领域。

3. 重点掌握变量的类型,可以为后面系统学习卫生统计学方法提供参考,因为不同的变量类型可以选择不同的统计学方法来进行处理和分析,变量的类型总结如下:

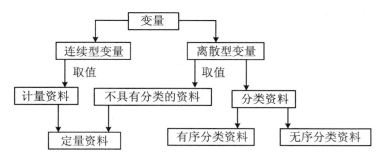

（夏结来　潘发明）

第2章 SPSS 软件数据管理及常用菜单功能

2.1 SPSS 软件简介

2.1.1 SPSS 软件概述

SPSS 是著名的综合性统计软件,是公认的最优秀的统计分析软件包之一。SPSS 软件在创始之初的全称为 Statistical Package for Social Sciences,即社会科学统计软件包;伴随 SPSS 服务领域的扩大和内容的增加,SPSS 公司于 2002 年将全称更改为统计产品与服务解决方案;2009 年 9 月,SPSS 公司被 IBM 收购,软件也随之被命名为 IBM SPSS Statistics。SPSS 软件设计突出表现在统计方法的成熟、实用、易用性、界面易操作性及与文字处理软件等的交互性上。SPSS 具有强大的统计分析与数据准备功能、方便的图表展示功能,且具有良好的兼容性和界面的友好性,得到了广大用户特别是应用统计分析人员的广泛欢迎。SPSS 软件有如下基本特点:

(1) 功能强大:SPSS 具有完整的数据输入、编辑、管理和统计分析等功能,为用户提供了全方位的统计分析算法,如方差分析、非参数检验、多元回归、生存分析、判别分析、因子分析、聚类分析等,方法体系覆盖全面。在数据准备方面,SPSS 提供了各种数据准备与数据整理技术。例如利用值标签来快捷录入数据,对连续型变量进行离散型转换,将几个小类别合并为一个大类别,发现重复记录和异常数据等。这些强大的数据整理技术可使数据清理工作化繁为简,数据结构更清晰易懂,内容上更易于分析数据的内在关联性。此外,SPSS 提供了自由多变的统计制表和绘图功能,使得制表和绘图的过程变得更加简单、直接。SPSS 可绘制各种常用的统计图形,如条图、线图、箱式图、直方图、散点图等,以对数据进行全面直观的展示。

(2) 兼容性好:SPSS 能够读取及输出多种格式的文件。在数据方面,不仅可在 SPSS 中直接进行数据录入工作,还可将日常工作中常用到的 Excel 表格数据、文本格式数据导入 SPSS 中进行分析,从而节省了相当大的工作量,并且避免了因复制和粘贴可能引起的人为操作错误;在结果方面,SPSS 的表格、图形结果可直接导出为 Word、PDF、文本、网页、Excel 格式等。自 17.0 版本开始,SPSS 便提供了包括简体中文在内的多语言界面,目前已彻底解决了中文兼容问题,用户不需任何附加设定就可以自由使用中文,并且可以在 Word 等软件中直接使用中文输出结果。

(3) 人机友好:SPSS 的界面对初学者友好,简洁明了,分类式菜单一目了然。除了数据录入及部分命令程序等少数输入工作需要键盘键入外,大多数操作可通过鼠标拖移、点击"菜单"、"按钮"和"对话框"的方式来完成。另外,高级用户也可使用 SPSS 自带的编程功能,编写程序提交运算,使重复性的统计分析过程更加省时省力。

（4）扩展性高：SPSS 可直接对另一强大的开源编程统计软件——R 语言软件进行调用,通过直接调用 R 语言各种统计包的方式,直接实现最新统计算法或自身尚未纳入的统计方法,从而彻底解决了其对新方法、新功能的更新速度慢的问题。

2.1.2　SPSS 软件的安装

SPSS 软件的安装步骤如下：

（1）启动 Windows,将程序光盘放入光驱内,在启动界面上点击"Install SPSS"即运行安装程序。

（2）出现选择对话框,由用户选择是"Single-user License"或"Site License"还是"Network License"。个人用户选择"Single-user License"。

（3）点击"NEXT",同意其协议条款,再点击两次"NEXT"后,在对话框中输入用户姓名、单位名称和软件序列号。点击"NEXT"后指定安装的目标盘和安装文件的路径,系统默认的安装路径是 C:\Program Files\SPSS。可以点击"Change"按钮修改安装路径。

（4）点击"NEXT"后程序开始自动安装。

2.1.3　SPSS 软件的界面

SPSS 启动后出现 SPSS 的封面及向导界面,点击 Cancel 后,出现 SPSS 的主窗口界面（图 2.1）。SPSS 主要有 3 大窗口:数据编辑窗口（Data Editor）、结果输出窗口（Viewer）和程序编辑窗口（Syntax Editor）。

1. SPSS 数据编辑窗口

这个窗口与微软的 Excel 有些相似,部分功能也相同。整个数据编辑窗口分为标题栏、菜单栏、工具栏、编辑栏、内容区和状态栏。SPSS 程序很大,命令和功能也很多,这里主要介绍菜单栏上的 10 个菜单命令（图 2.1）,它们的主要功能如下:

（1）File:文件管理菜单。包括文件的新建、打开、保存、显示和打印等。

（2）Edit:编辑菜单。包括文本内容的选择、拷贝、剪贴、查找和替换等。

（3）View:视图菜单。包括工具栏、状态栏、字体选择、网格等的显示。

（4）Data:数据管理菜单。包括有关数据变量和记录的增减、定义、数据格式选定、选择、排序、加权、数据文件的转换、连接、汇总等。

（5）Transform:数据转换处理菜单。包括有关变量的赋值、重新编码、缺失值替代等。

（6）Analyze:统计菜单。包括一系列统计分析功能。

（7）Direct Marketing:直销菜单 包括一系列针对市场销售问题的统计分析功能。

（8）Graphs:作图菜单。包括一系列统计作图的功能。

（9）Utilities:用户选项菜单。包括命令解释、定义标题、窗口设定等。

（10）Add-ons:附加菜单。包括添加其他应用程序、服务帮助等。

（11）Windows：窗口管理菜单。有关窗口的排列、选择、显示等。

（12）Help：求助菜单。有关帮助文件的调用、查寻、显示等。

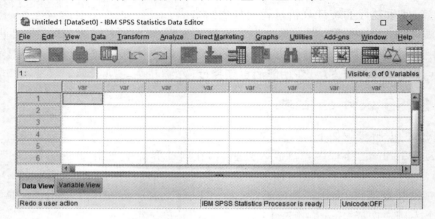

图 2.1　SPSS 23.0 的主窗口界面

点击菜单选项即可激活菜单，弹出下拉式子菜单，用户可根据自己的需求再点击子菜单的选项，完成特定的功能。

2. SPSS 输出窗口

SPSS 输出窗口用于展示 SPSS 的统计分析结果。其菜单命令与数据编辑窗口相似，但增加了 Insert 和 Format 两个菜单项，其中提供了插入新标题、插入新文本、插入图表、插入文本文件、插入对象等，所以需要用这些菜单命令进行调整修饰。在图形编辑窗口中，可以作图形转换，加入图形要素，展示图例和作图属性的修改（包括对图形颜色、标记符号、图线样式、标签、字体字号的选择和立方体图形旋转、分离圆图等），可存放以.spv 为后缀的文件。结果输出窗口，默认标题名称是"Output1"，启动时为非活动窗口，只有当完成一项处理后，才在该窗口显示处理过程提示和计算结果（图 2.2）。

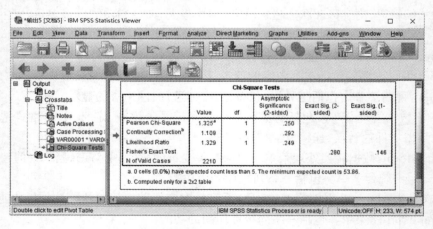

图 2.2　SPSS 的结果输出窗口

3. SPSS 程序编辑窗口

在语句编辑窗口,SPSS 过程以命令语句形式出现。该窗口还可以编辑对话框操作不能实现的特殊过程的命令语句。窗口中所有的命令语句最终形成一个命令语句文件,可存放以 .sps 为后缀的文件。与结果输出窗口一样,可以同时打开数个语句编辑窗,但指定语句编辑窗只有一个,对话框所选择的 SPSS 过程只粘贴在当前指定的语句编辑窗。指定语句编辑窗可通过点击屏幕下方的命令语句文件条标进行切换。命令编辑窗口,标题名称是"Syntax",用于 SPSS 程序命令的输入、编辑和运行。

4. SPSS 的帮助系统

SPSS 提供了丰富且详尽的在线帮助。有下列几种方式:

(1) 主窗口 Help 菜单。在软件运行的任何时候,点击 Help 菜单选相关的子菜单,可得到所需的各种帮助。

(2) 主窗口 Utilities 菜单。在 Utilities 菜单中,有 Command index… 子菜单,提供有关 SPSS 各项统计分析技术能解决什么问题的信息。

(3) 各种对话框中 Help 按钮。在具体操作过程中,当弹出某一对话框时,一般总有 Help 按钮,点击该按钮,用户可得到这一对话框选项内容的详细帮助。

(4) 结果输出窗口中 Grossary 按钮。当用户在浏览计算结果时,可点击结果输出窗的 Grossary 按钮,它显示各种专用统计术语的解释信息以便用户理解。

(5) 命令编辑窗口中 Syntax 按钮。激活命令编辑窗,可见 Syntax 按钮,点击该按钮,可得到与用户正在编辑的命令相关的语法提示。

2.2　SPSS 软件的数据库建立

数据管理是统计分析前必不可少的步骤,SPSS 软件具有强大的数据管理功能。数据管理包括数据文件的建立、调取、保存、核对和整理工作。先通过直接读取或录入数据,建立数据文件;其次,根据研究者设计和统计分析需要,对数据进行整理,包括逻辑校对、修改、建立新变量、变量编码和数据转换及数据库连接等。SPSS 软件的数据管理主要借助于数据管理窗口和主窗口的 File、Data、Transform 等菜单完成。

通过两种方式可以建立数据文件:一是通过数据编辑器录入数据,新建数据文件,二是打开已经存在的数据文件。

2.2.1　新建数据文件

运行 SPSS 程序进入主窗口或打开 File 菜单,选中 New 项中的 Data,即可通过数据编辑器建立一个新的数据文件。建立新的数据文件包括:定义数据库结构(变量名、变量类型和长度)并录入数据。

1. 数据编辑器的组成

SPSS 启动后,首先进入 SPSS 的数据编辑器,也称数据管理窗口(图 2.1)。用户可在该窗口完成数据文件的建立和管理。

数据编辑器的核心是数据栏,界面和 Excel 相似,由若干行和列组成,每行对应了一条记录(record 或 case),每列则对应了一个变量(variable)。没有录入或读入数据时,行、列的标号呈灰色,表示未激活。注意:此时第一行第一列的单元格边框为深色,表明该单元格为当前单元格。

　　2. 变量的定义

　　运行 SPSS 后,数据编辑窗口的左下角可见两个标签,或称切换卡,可以通过鼠标点击切换,一个是"Data View(数据视窗)",用来浏览和编辑数据,另一个是"Variable View(变量视窗)",用来浏览和定义变量名、变量类型和长度等。用鼠标点击"Variable View"标签,切换到变量定义界面(图 2.3)。

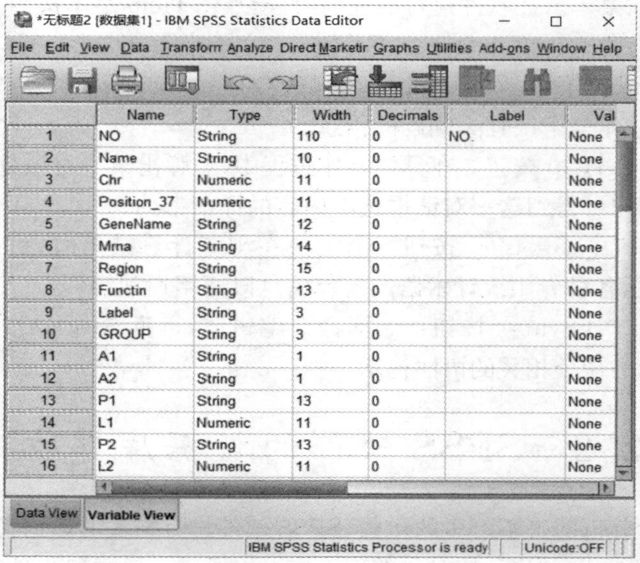

图 2.3　变量定义界面

　　SPSS 变量的常用属性有:变量名(Name)、变量类型(Type)、变量长度(Width)、小数点位数(Decimals)、变量标签(Label)、变量值标签(Value)等。定义有关 SPSS 变量至少要定义变量名和变量类型。其他属性可以采用其默认值或自行设置。

　　1) 变量名

　　变量命名应该遵循以下原则:由不多于 8 个字符和 4 个汉字组成;首字符是字母或汉字,其后可为字母或数字或除"?"、"!"和" * "以外的字符,不能以下划线"_"和圆点"."作为变量名的最后一个字符。

　　变量名不能与 SPSS 保留字相同。SPSS 的保留字有 ALL、AND、BY、EQ、GE、GT、LE、LT、NE、NOT、OR、TO、WITH。系统不区分变量名中的大小写字符。

　　2) 变量类型与长度

　　SPSS 的变量有 3 种基本类型:数值型、字符型、日期型。数值型变量又按不同要求分为 6种,因此共可定义 8 种类型的变量。系统默认的变量类型为标准数值型变量(Numeric)。每种类型的变量由系统给定默认长度。所谓长度是指显示该变量值所占的字节数,也就是用字符数表示的显示宽度。小数点或其他分界符包括在总长度之内,具体要求如下(图 2.4):

（1）Numeric:数值型。同时定义数值的宽度（Width）,即整数部分＋小数点＋小数部分的位数。系统默认长度为 8 位,小数位数（Decimals）为 2 位。

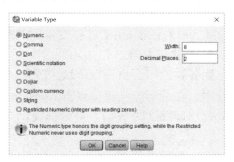

图 2.4　变量类型选项

（2）Comma:加显逗号的数值型。即整数部分每 3 位数加一个逗号,其余定义方式同数值型。

（3）Dot:3 位加点数值型。无论数值大小,均以整数形式显示,每 3 位加一小点（但不是小数点）,可定义小数位置,但都显示 0,且小数点用逗号表示。如 1.2345 显示为 12.345,00（实际是 12345E－4）。

（4）Scientific notation:科学记数型。同时定义数值宽度和小数位数,以指数形式显示。如定义数值宽度为 9,小数位数为 2,则 345.678 显示为 3.46E＋02。

（5）Date:日期型。可从系统提供的日期形式中选择。如选择 mm/dd/yyyy 形式,则 2012 年 8 月 8 日显示为 08/08/2012。日期型格式的变量必须设置为日期型格式,否则录入不了。

（6）Dollar:货币型。可从系统提供的货币形式中选择,定义数值宽度和小数位数,显示形式为数值前有 $。

（7）Custom currency:常用型。显示为整数部分每 3 位加一逗号,用户可定义数值宽度和小数位数。如 12345.678 显示为 12,345.678。

（8）String:字符型。用户可定义字符长度（Characters）以便输入字符,如男女性别和职业等,如果以汉字录入必须设置为字符型变量。

（9）Restricted Numeric:受限数字。为带有前导零的整数,"数字"类型使用数位分组设置,而"受限数字"不使用数位分组。

3) 变量标签与变量值标签

（1）变量标签:Label。变量标签是对变量名的附加注释。变量名只能由 8 个或 8 个以下字符组成,可能不足以表示变量的含义,当变量比较多时尤其需要对变量名的含义加以注释。在变量定义窗口内选择 Label 列内一个单元格,在其中可直接输入标签文字,定义变量标签。在统计分析过程的输出中会在与变量名相对应的位置显示该变量的标签,有助于分析输出结果。变量标签最好使用英文,也可以使用中文,但有时可能会有不兼容的情况。变量标签是可选择项,可以定义,也可以不定义,建议初学者对所有变量名都进行标签。

（2）变量值标签:Values。变量值标签是对变量的可能取值做进一步说明。对分类变量往往要定义其取值的标签。当然,变量值标签也是一个可选择项。定义变量值标签要点击 Values 列内的单元格,再点击单元格内的 ⋯ 按钮,弹出变量值标签（Value Labels）对话框,在对话框内输入文字标签。如定义变量 sex 的标签为"性别",变量值标签"1"定义为"男","0"定义为"女"。在弹出 Value Labels 对话框内的上下两个 Value 栏内分别输入"1"和"男",点击"Add"按钮,加入这个标签;同理,可定义"0"代表"女"性的标签,完成后,点击 OK,结束操作(图 2.5)。

4) 变量格式的定义

定义或更改变量类型,用鼠标点击所选变量类型(Type)内的⊞按钮,弹出变量类型(Variable Type)对话框,用于选择变量类型及变量的宽度和小数位数。

5) 缺失值处理

因各种原因会出现数值缺失现象,在实际工作中是不可避免的,因此,SPSS 提供缺失值处理技术。在变量定义窗口点击 Missing 列内一个单元格,再点击⊞按钮,弹出缺省值(Missing Values)对话框(图 2.6)。对话框提供 3 个可选项:

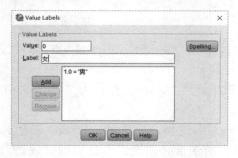

图 2.5 变量值标签对话框

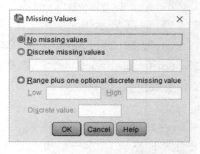

图 2.6 缺失值处理对话框

(1) No missing values 选项。没有缺失值。

(2) Discrete missing values 选项。可定义 1~3 个。如测量体重(kg)的资料,可定义 999 为缺失值;性别的资料(女为 0,男为 1),可定义 −1 为缺失值。

(3) Range plus one optional discrete missing value 选项。可定义缺失值的范围,同时定义另外一个不是这一范围的缺失值。如定义 0~4 为身高的缺失值,同时定义 9 也为身高的缺失值。

3. 数据录入

定义变量与变量属性后,点击"Data View"标签,可在数据管理窗口录入原始数据(图 2.1)。数据窗口的主要部分就是电子表格,用户可向其中输入新数据或修改已有的数据。图 2.7 所示为一个已录入数据的数据管理窗口。启动 SPSS 向数据管理窗口中录入原始数据,这时,变量名默认为 var00001,var00002,var00003,…,再通过 Variable View 窗口修改变量名,定义变量类型和长度等。

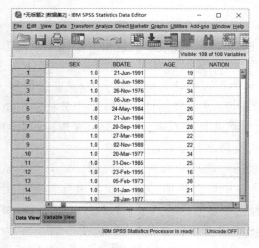

图 2.7 数据录入窗口

SPSS 的数据界面类似 Excel,同样支持鼠标的拖放操作,以及拷贝、粘贴等命令。也可以将 Excel 数据直接拷贝入 SPSS 数据表中,再定义相应变量。录入、修改好数据后,保存为 SPSS 数据文件,供进一步使用。

2.2.2　打开与保存数据文件

1. 打开数据文件

对于已存在 SPSS 数据文件或其他类型的数据文件,通过下述几种方式打开:

(1) 通过 SPSS 软件运行开始时的对话框直接打开数据文件,该对话框不但可以用于建立新数据文件,打开最近用过的数据文件或其他任何类型的数据文件,而且同时可以使用向导建立和运行数据库查询(图 2.8)。

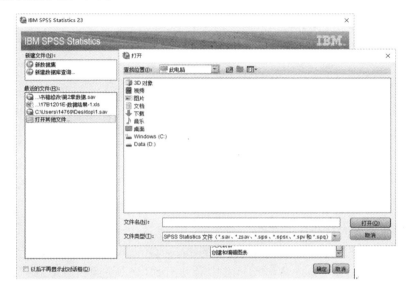

图 2.8　打开已经存在数据库或者数据库查询

(2) 通过运行 File 菜单下的 Open 命令或工具栏的图标打开数据文件。

打开 File 菜单中 Open 项下的 Data,或直接点击工具栏上的 按钮,系统就会弹出 Open File 对话框,单击"文件类型"列表框,就能浏览直接打开的数据文件类型(图 2.9)。选择所需的文件类型,选中需要打开的文件,点击 Open 即可打开。SPSS 软件的数据文件后缀是 . sav。如果打开的是 . sav 文件,数据编辑窗口顶行显示的是数据文件名。如果打开的是其他类型数据文件(例如 . xls 或 . dbf 数据文件),系统能自动将其转换成 SPSS 格式,但窗口顶行文件名处仍显示"Untitled(未命名)",表明 SPSS 格式数据文件只保存在缓存中;此时,只有通过保存(Save 或 Save As…),才能建立一个真正的 SPSS 格式数据文件(. sav),才能在下一次直接调用。

SPSS 能直接调用的数据文件类型有 10 余种,常用的有:

SPSS(∗ . sav):SPSS 数据文件;

Excel(∗ . xls):Excel 数据文件;

dBase(∗ . dbf):dBase 系列数据文件(dBase Ⅱ ～ Ⅳ);

SAS v6 for Windows(∗ . sd2):SAS 6 版(for windows)数据文件;

Text(* . txt):纯文本格式的数据文件；

Data(* . dat):纯文本格式的数据文件。

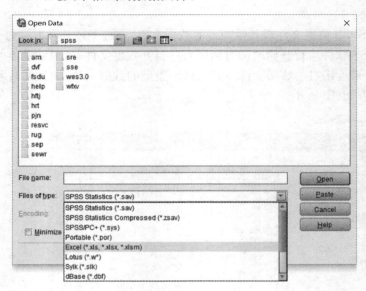

图 2.9　打开数据文件类型下拉选项

（3）使用数据库查询打开数据文件。

选择菜单 File 中的 Open Database 项下的 New Query，弹出数据库向导的第一个窗口——Welcome to the Database Wizard!，其中会列出 SPSS 所能识别的已安装的所有驱动程序支持的数据类型。

（4）使用文本导入向导读入文本类型的数据。

选择菜单中 File 项下的 Read Text Data，系统弹出 Open File 对话框，打开文件类型自动跳到了 Text (* . txt)。在 Open File 对话框中选择相应的文件名后打开，系统即启动导入向导对话框—Text Import Wizard。该向导共分 6 步，按照系统提示和原数据格式与特征进行选择，一步步操作即可。但一般较少使用此功能。

2. 数据文件的保存

对数据作了修改后，应及时保存数据文件。选择菜单 File 项下的 Save，如果数据文件存储过，则系统会自动按原文件名保存数据；否则，弹出类似 Save As（另存为）菜单的对话框，用户确定路径、文件名以及文件格式后点击"保存"钮，即可保存数据文件。

如果将数据存为 SPSS 以外的其他类型的数据，有些设置可能会丢失，如标签和缺失值等。用户可通过点击 Save File as Type 框的下箭头，选择其他 13 种类型数据文件中的一种进行保存。

2.3　常用菜单功能介绍

在统计分析前或统计分析过程中,通常需要对数据进行编辑、修改等预处理。SPSS 提供了以下几种方法:

2.3.1　数据的增删

1. 插入一个新的变量列

要在一个变量列前插入一个新的变量列,使原来的变量列右移,则可先激活该列的任一单元格,然后选 Data 菜单的 Insert Variable 命令项,系统自动为用户在该列前插入一列,原变量列自动向右移一列。也可以点击列头激活整个变量列,点出右键选择 Insert Variable 命令进行操作。

2. 插入一行新数据(一个记录)

先激活该行的任一单元格,然后选 Data 菜单的 Insert Case 命令,系统自动为用户在该行前插入一行,原行数据自动下移一行。也可以点击行头激活整行,点出右键选择 Insert Cases 增加一行记录。

3. 删除一行记录

可先点击行头,整个行被选中(呈黑底白字状),然后按 Delete 键,或选 Edit 菜单的 Clear 命令项,或右键菜单中的 Clear 命令。

4. 删除一列变量

先点击列头,整个列被选中(呈黑底白字状),然后按 Delete 键或选 Edit 菜单的 Clear 命令项,或右键选择 Clear 命令。

5. 剪切、拷贝与粘贴命令

SPSS 有类似 Excel 等办公软件的剪切、拷贝与粘贴命令。

2.3.2　数据的整理

1. 数据的排序

按一个变量或者几个变量对数据进行排序。选 Data 菜单的 Sort Cases 命令项,弹出 Sort Cases 对话框(图 2.10),在变量名列框中选择 1 个排序变量(也可选多个变量,系统将按变量选择的先后逐级依次排序),点击▤按钮使之进入 Sort by 框,然后在 Sort Order 框中确定是按升序(Ascending,从小到大)或降序(Descending,从大到小),点击 OK 按钮即可。

2. 数据的行列转置

有时为了分析的需要,将原先按行(列)方向排列的数据转换成按列(行)方向排列的数据,即数据的行列转置。选择 Data 菜单的 Transpose 命令项,弹出 Transpose 对话框(图 2.11),在变量名列框中选 1 个或多个需要转置的变量,点击▤按钮使之进入 Variable(s)框,再点击 OK 即可。产生的新数据会在第 1 列出现一个 case_lbl 新变量,用于放置原来数值的变量名。若要将数据再转换回原来的排列方式,方法与上述过程相同,但要注意防止字符型、日期型变量在转换的过程中丢失。

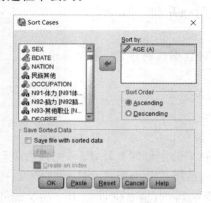

图 2.10　数据排序对话框

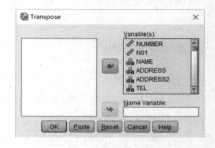

图 2.11　数据的转置对话框

3. 数据库的拆分

有时在资料分析时需要对数据进行分组(这种分组是系统内定义的,在数据编辑器中并不一定明确体现,故亦可称之为分割或者拆分),此后的所有分析都将按这种分组方式进行,除非取消数据分割的命令。选择 Data 菜单的 Split File 命令项,弹出 Split File 对话框(图 2.12),选 Organize output by groups 表示此后都按指定的分组方式作相同项目的分析,用户可从变量名列框中选 1 个或多个变量,点击 按钮使之进入 Groups Based on 框来作为分组的依据。若在数据分割之后要取消这种分组,可选 Analyze all cases,do not create groups 项。

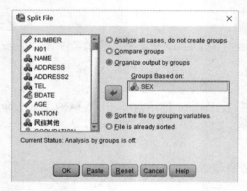

图 2.12　数据按性别拆分对话框

调用 Split File 命令完成定义后,SPSS 将在主窗口的最下面状态行右下角显示 Split File On 字样;若调用该命令后的数据库被用户存盘,则当这个数据文件再次打开使用时,仍会显示 Split File On 字样,表明数据分割命令依然有效,但整个数据库还是在一起。

4. 数据的选择

除按要求对分割的数据进行分组分析外,还可从全部记录(cases)中选择符合条件的部分数据进行统计分析。选 Data 菜单的 Select Cases 命令项,弹出 Select Cases 对话框(图 2.13),系统提供如下几种选择方法:

(1) All cases:表示所有的记录都被选择,为系统默认状态。

(2) If condition is satisfied:表示按指定条件选择,点击 If 按钮,弹出 Select Cases:If 对话框(图 2.14),先选择变量,然后定义条件,这个过程在实际资料分析中分析者可以灵活使用。

(3) Random sample of cases:表示对观察单位进行随机抽样,点击 Sample 按钮,弹出 Se-

lect Cases：Random Sample 对话框，有两种选择分式：一是大概抽样（Approximately），即键入抽样比例后由系统随机抽取，另一是精确抽样（Exactly）即要求从第几个观察值起抽取多少个。

（4）Based on time or case range：表示顺序抽样，点击 Range 按钮，弹出 Select Cases：Range 对话框，用户定义从第几个观察值抽到第几个观察值。

（5）Use filter variable：表示用指定的变量进行过滤，用户先选择 1 个变量，系统自动在数据编辑器中将该变量值为 0 的观察单位标上删除标记，系统对有删除标记的观察单位不作分析。若用户在 Select Cases 对话框的 Unselected Cases Are 框中选 Deleted 项，则系统将删除所有被标上删除标记的观察单位。

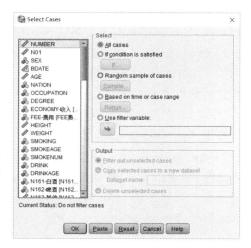

图 2.13　数据选择对话框

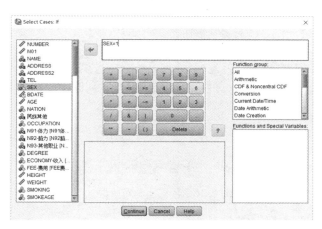

图 2.14　数据选择的条件设定对话框（选择性别＝1）

5. 数据的算术处理

1）变量的加权

主要用于定量数据的频数表资料和定性数据的汇总数据的分析。选择 Data 菜单的 Weight Cases 命令项，可对指定的数值变量进行加权。在弹出的 Weight Cases 对话框中（图 2.15），Do not weight cases 表示不做加权，可用于对做过加权的变量取消加权；Weight cases by 表示选择 1 个变量做加权。在加权操作中，系统只对数值变量进行有效加权，即大于 0 的数按变量的实际值加权，0、负数和缺失值加权为 0。

加权操作在实际分析中会经常用到，且一旦该变量做

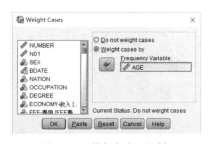

图 2.15　数据加权对话框

过加权操作，系统自动根据用户对已加权变量值的修改做加权变换。除非取消加权，否则即使改变变量名，系统依然对该变量进行加权操作。

2）数据的运算与产生新的变量

选 Transform 菜单的 Compute 命令项，既可对选定的变量进行运算操作，又可通过运算操作让系统生成新的变量。在弹出的 Compute Variable 对话框中（图 2.16），用户首先在 Target Variable 指定一个变量（可以是数据编辑器中已有的变量，也可是用户欲生成的新变量），然后点击 Type&Label...按钮确定是数值型变量还是字符型变量，或加上变量标签。在 Numeric Expression 框中键入运算公式，系统提供计算器和 80 多种函数（在 Functions 框内）供用户选择；若点击 If...按钮会弹出 Compute Variable：If Cases 对话框，用户可指定符合条件的变量参与运算。图 2.16 对话框表示在原来的数据库根据 age 变量重新计算出一个新的变量 age 的平方。

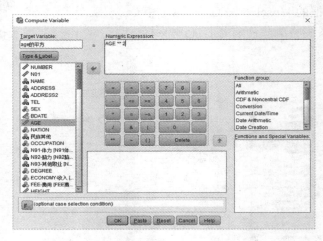

图 2.16　数据运算对话框

另外，还有几种常见运算符，其含义如下：

$\sim=$ ：不等于，等价于$<>$；

&：逻辑运算符号 AND；

|：逻辑运算符号 OR；

：指数，相当于 EXP()，如 10 的 3 次方则是"103"；

$\sim$：逻辑运算符号 NOT。

更多的其他运算符请读者需要时参见相关专门著作。

3）变量的重新赋值或编码

调查表开始确定的编码不符合常规习惯或者不符合统计分析要求时，就需要对原有的变量重新定义，或建立新变量。如将年龄进行分组，将某些计量资料转化为等级资料，重新赋值及计算新变量等。

调用 Transform 菜单的 Recode 命令项，此时有两种选择：一是对自身变量重新赋值（Recode into Same Variables），另一个是对非自身变量（由该变量产生一个新变量）进行赋值

（Recode into Different Variables）（图 2.17），建议大家在使用过程中使用第二个选项，否则原来的变量被新的变量替代。

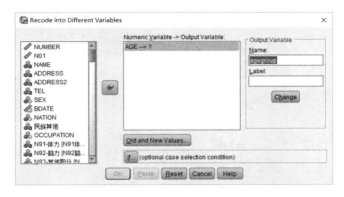

图 2.17　自身变量赋值对话框

对变量自身重新赋值：如数据库中原来是 age，按年龄分组的要求重新赋值产生一个新的变量年龄组 agegroup，标准如下：age＝20～30，agegroup＝1；age＝30～40，agegroup＝2；age＝40～50，agegroup＝3；age＝50～60，agegroup＝4；age＝60 及以上，agegroup＝5。选择 Transform 菜单项的 Record 命令，在弹出的下级菜单中选择 Recode into Different Variables（图 2.18）。先在变量名列表中选 1 个或多个变量，此处选择"age"，点击 按钮，使之进入 Numeric Variables 框，点击 Old and New Values... 按钮，弹出 Recode into Different Variables：Old and New Value 对话框（图 2.18），在原值输入年龄范围如 20～30 和新值处输入 1，点击已激活的 Add 按钮，在"Old→New"对话框中出现"20～30→1"，即表示第一个年龄组设置完成，以此类推完成所有年龄组的赋值，点击 Continue 返回，再点击 OK 即可，数据表中会增加一个新的变量 agegroup。

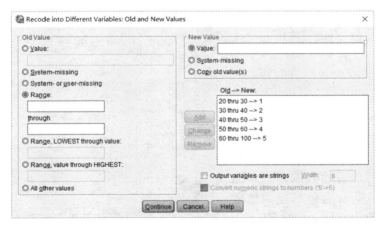

图 2.18　新旧变量赋值的转换

4）缺失值的替代

对于缺失值，可采取多种方法进行替代。选 Transform 菜单的 Replace Missing Values

命令项,在弹出的 Replace Missing Values 对话框中(图 2.19),先在变量名列表中选 1 个或多个存在缺失值的变量,点击 按钮,使之进入 New Variable(s)框,系统自动产生用于替代缺失值的新变量,用户也可在 Name 框处自己定义替代缺失值的新变量名。然后点击 Method 的下箭头选择缺失值的替代方式,具体含义如下:

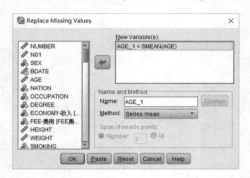

图 2.19　缺失值替代对话框

（1）Series mean:用该变量的所有非缺失值的均数做替代。

（2）Mean of nearby points:用缺失值相邻点的非缺失值的均数做替代,取多少个相邻点可任意定义。

（3）Median of nearby points:用缺失值相邻点的非缺失值的中位数做替代,取多少个相邻点可任意定义。

（4）Linear interpolation:用缺失值相邻两个非缺失值的中点值做替代。

（5）Linear trend at point:用线性拟合方式确定替代值。

6. 数据文件的合并或者链接

数据文件的连接是指将两个或两个以上的数据文件合并成一个数据文件,例如,在实际资料的分析中有的时候需要把同一个对象的流行病学数据库和试验室两个数据库合并以后进行分析,或者把两个不同地区的相同数据库连接在一起便于进一步分析。

1）纵向连接——记录的追加

可以将两个或两个以上的具有相同变量格式的数据文件连接在一起。选 Data 菜单的 Merge Files 命令项,选 Add Cases 项,弹出 Add Cases:Read File 对话框,用户确定路径、文件名后点击打开,系统提示是否加入一个分组变量,点击 OK 即完成连接。例如,有两个数据文件 pkc1. sav 和 pkc2. sav(图 2.20,图 2.21),具有共同的变量 age,bincheng,jibie,pkc,连接后数据文件 pkc1-2. sav(图 2.22)。但要注意由于这两个数据库只有四个变量是相同的,性别这个变量在两个数据库中的变量名不同,在合并以后的数据库中只能保留其中的一个,或在合并前把两个数据库中的性别更改为相同的变量名。

2）横向连接——增加变量

可以将两个或两个以上的具有相同记录数的数据文件横向连接在一起。选

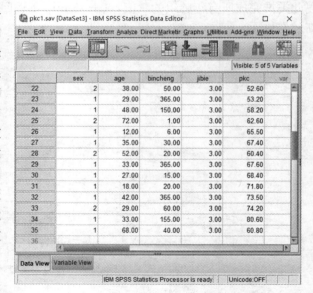

图 2.20　待连接的数据文件(A)

Data 菜单的 Merge Files 命令项，选 Add Variables 项，弹出 Add Variables: Read File 对话框，用户确定路径、文件名后，点击 OK 按钮，即完成连接。例如，有两个数据文件 brain1. sav 和 brain2. sav(图 2.23，图 2.24)，具有相同的记录数，主要菜单见图 2.25，将之连接后如图 2.26 所示。但需注意的是，横向连接要求被连接的数据库之间至少有一个共同的变量可以作为识别变量，例如 ID 号等，否则连接会失败。

	xinbie	age	bincheng	jibie	pkc
7	2	33.00	15.00	4.00	44.50
8	1	28.00	6.00	4.00	45.80
9	1	34.00	40.00	4.00	46.80
10	1	54.00	60.00	4.00	49.60
11	1	54.00	120.00	4.00	49.60
12	1	65.00	90.00	4.00	52.40
13	2	15.00	15.00	4.00	52.40
14	1	59.00	125.00	4.00	52.80
15	1	66.00	10.00	4.00	67.80
16	1	44.00	60.00	4.00	68.80
17					

图 2.21　待连接的数据文件(B)

	age	bincheng	jibie	pkc	xinbie	var
34	33.00	155.00	3.00	80.60	.	
35	68.00	40.00	3.00	60.80	.	
36	59.00	120.00	4.00	38.20	.	
37	62.00	14.00	4.00	39.20	.	
38	37.00	20.00	4.00	39.40	.	
39	58.00	60.00	4.00	41.20	.	
40	14.00	30.00	4.00	41.40	.	
41	41.00	60.00	4.00	42.60	.	
42	33.00	15.00	4.00	44.50	.	
43	28.00	6.00	4.00	45.80	.	
44	34.00	40.00	4.00	46.80	.	
45	54.00	60.00	4.00	49.60	.	
46	54.00	120.00	4.00	49.60	.	
47	65.00	90.00	4.00	52.40	.	
48	15.00	15.00	4.00	52.40		

图 2.22　连接后的数据文件

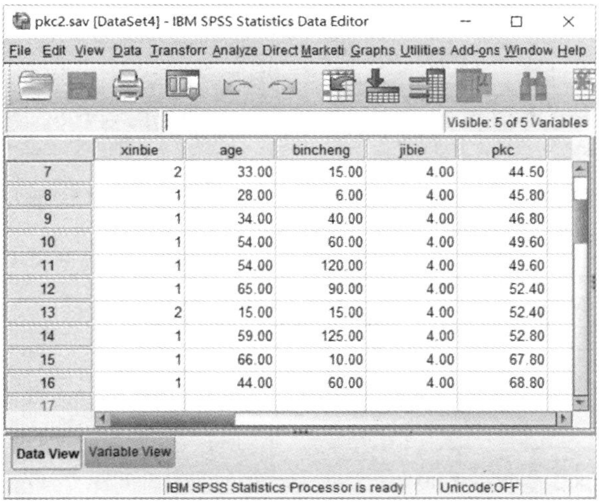

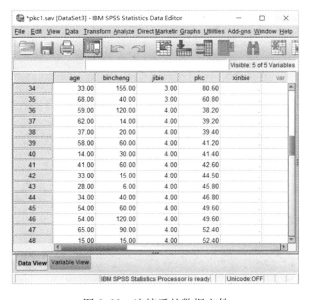

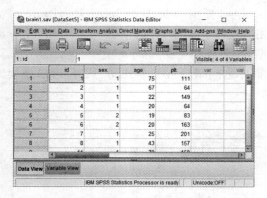

图 2.23　待连接的数据文件(A)

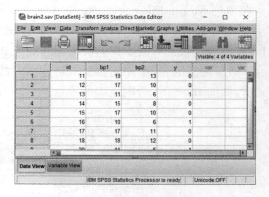

图 2.24　待连接的数据文件(B)

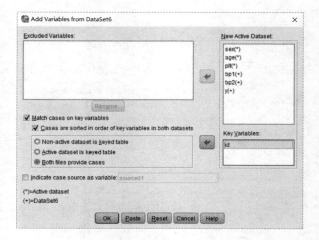

图 2.25　数据库横向链接主要对话框

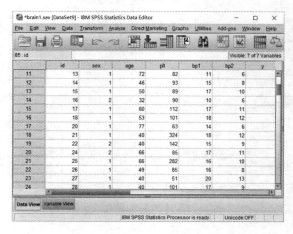

图 2.26　连接后的数据文件

2.4　SPSS 结果窗口的使用与编辑

上一节介绍了 SPSS 数据管理窗口的使用方法。SPSS 还有两个重要的窗口，即命令编辑窗口和结果浏览窗口，供系统用于接收命令和输出结果。绝大多数非统计专业人员不太常用命令编辑窗口，但经常使用结果浏览窗口并进行适当的编辑。

2.4.1　结果浏览窗口介绍

SPSS 提供两个结果窗口，即结果浏览窗口和结果草稿浏览窗口。前者最为常用，所输出的表格或统计图符合统计学要求，并可进行编辑，但占用较多系统资源；后者实际上是一个 RTF 格式文档，显示简单朴素，节省系统资源。

1. 结果浏览窗口

SPSS 的输出结果美观大方，为该软件的一大特色。图 2.27 是一个典型的结果浏览窗口。

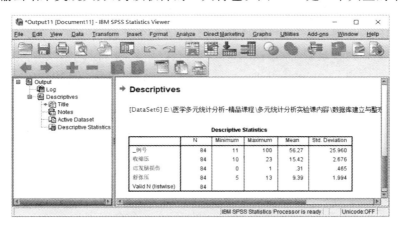

图 2.27　SPSS 的结果浏览窗口

除菜单栏、工具栏外，主窗口纵向一分为二。左侧是大纲视图（Outline view），又称结构视图，右侧则显示详细的统计结果（统计表、统计图和文本结果），两侧的元素完全一一对应，即选中一侧的某元素，在另一侧该元素同时被选中。

大纲视图用于概略显示结果的结构，便于通过大纲（标题）结果进行管理，如移动、删除等。里面采取和 Windows 资源管理器类似的层次方式排列元素，每个元素用一个小图标来表示。单击图标会选中所代表的一块或一段输出结果，双击图标可以让对应输出结果在显示与隐藏之间切换，选中后单击图标的名称则可以对图标改名。

2. 结果草稿浏览窗口

结果草稿浏览窗口输出的是一个 RTF 格式的文档，可直接对其进行简单的编辑，但会破坏表格线，也很难直接应用到 Word 文档中。在选项设置中，可以设定 SPSS 默认使用结果浏览窗口还是结果草稿浏览窗口。也可以在 File 菜单的 New 子菜单里新建一个结果草稿输出窗口。

3. SPSS 选项设置

通过对 Edit 菜单内 Options 项的设定,可以选择所期望的结果输出方式,使之符合统计学图表绘制的原则,也更利于直接将图表应用到 Word 文档中。

2.4.2 编辑结果浏览窗口

1. 结果窗口的一般操作

1) 打开与保存

File 菜单里 Open 命令可用于打开一个文件,选择其中的 Output 可选择打开已保存的输出结果。如果结果窗口是当前窗口,则可以用 File 菜单下的 Save 或 Save as 命令保存输出结果,或直接用快捷工具栏进行操作。值得注意是,SPSS 提供了一项特殊的保存功能:Save with password,即将输出结果加密保存,存盘时会提示键入 PASSWORD 和 OEM CODE(随便输入几个数字)。

2) 移动、删除

SPSS 结果浏览窗口与 Windows 资源管理器有相似之处,移动、删除目录和文件使用左、右键均可操作,但左、右键功能不同,左键默认移动,右键和资源管理器类似,也会弹出确认菜单。选中左侧大纲中的目录或右侧结果图表可进行移动、复制、删除、修改等操作。SPSS 结果输出表格或图形可以用 Copy objects 命令直接复制、粘贴到 Word 文档中。

3) 文本编辑

可以对结果浏览窗口中或结果草稿浏览窗口中的文本进行编辑。根据设置的不同,编辑时有可能打开一个新窗口,该窗口和 Windows 自带的写字板类似,用法也一样;也可能只是在原窗口内进行修改。注意:当文本过长时窗口会出现滚动条,操作时要小心使用两个方向的共四个滚动条,如果鼠标点错了位置,立刻就会退出编辑。

2. 结果的导出

SPSS 具有结果导出功能,通过 File 菜单下的 Export 命令实现。

(1) Export Objects 框:确定需要输出的内容,有 All Objects、All Visible Objects 和 Selected Objects 三种选择(图 2.28)。

(2) Export Type 下拉列表:确定导出文件的格式,包括 HTML、文本、Excel、Word、PDF 和 PowerPoint 文件格式。自 SPSS13.0 开始,SPSS 便在输出格式上全面兼容 Office,便于输入到 Word 文档进行编辑。

(3) Export File 框:在这里输入输出目标文件名。

(4) Options 按钮:设定导出的一些选项,包括存储图片格式、页面宽度、高度和页边距等。选好后单击 OK,系统就会按要求结果输出。

3. 在 Word 文档中使用输出结果

统计分析结果往往通过 Word 软件编辑以形成文字统计,Word 软件无法直接打开 SPSS 的结果文件。使用 Export 命令导出后的 Word 格式图表,可以用 Word 软件编辑。但是,由于 SPSS 对中文的支持仍不完善,某些中文字体会变为乱码或者达不到分析者的要求,过宽的表格也会发生变形。使用下列方法可以解决这个问题:选中需要的结果统计表或统计图,在拷

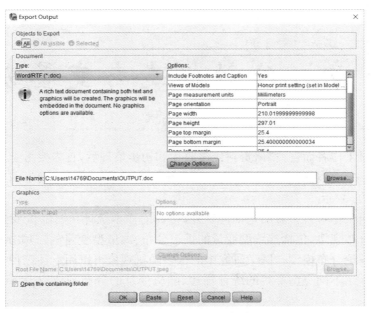

图 2.28　SPSS 23.0 结果文件输出格式

贝时会有两种选择——拷贝(Copy)或拷贝对象(Copy objects),前者会将统计表按普通的 Word 表格来拷贝,粘贴后格式大部分丢失,但可以做进一步修改;后者则将统计表或统计图拷贝为特殊的图片,格式和以前完全一样,但无法更改。建议在 SPSS 中修改统计表或统计图后,再通过 Copy objects 复制、粘贴到 Word 文档中。

4. 图片编辑方法

SPSS 软件所作的统计图不是简单的图片格式,而是可以继续编辑的增强图片格式,双击统计图就可以打开图片编辑窗口。

图片编辑窗口的命令主要集中在 Gallery、Chart、Format 三个菜单上,对于不同类型的统计图,菜单的内容会略有区别。此外,主菜单中 Analyze、Graphs 菜单,可以在编辑图片的同时进行统计分析。

进入了图片编辑窗口后,统计图就被有机地分成了若干个基本单位,如标题、图例、纵坐标、坐标刻度值等,单击可以选中这些基本单位,双击则弹出相应的设置窗口,用户可以根据自己的需要进行编辑,具体可以参考本书统计图表章节。

◖本 章 小 结◗

1. 本章重点介绍 SPSS 软件的几个界面及数据管理功能。

2. 熟练掌握数据库的建立及主要事项,包括变量名的定义、变量的类型、变量的标签等。

3. 熟悉数据库整理的常见菜单,如数据库的连接、变量的重新赋值、重新产生新变量、数据库及结果的保存、统计图表的编辑等。

(潘发明　杨佳佳)

第3章 统计描述与变量分布

对于医学科研工作者而言,科研资料经过收集和初步整理后,首先要考虑对其进行统计描述,以便对资料有一个直观的了解,并为进一步的统计推断做好铺垫。而不同类型资料的统计描述方法是不同的。

同时医学科研工作者常常做的是抽样研究,得到的样本统计量属随机变量。随机变量的性质取决于它的分布规律,包括连续型变量的正态分布、离散型变量的二项分布和 Poisson 分布三个最常用的理论分布模型。医学研究中的很多随机现象可以用上述三种分布进行描述。

本章节主要介绍不同类型资料的统计描述、随机变量的分布规律以及 SPSS 软件的操作过程、结果解释。

3.1 频数分布表与频数分布图

3.1.1 频数表的编制方法

为了解数值变量的分布规律,当观察值个数较多时,可编制频数分布表,简称频数表。

【例 3.1】 某地 101 例口腔科病人血清胆固醇值(mmol/L)测定结果如表 3.1 所示,试编制频数表。

表 3.1 某地 101 例口腔科病人血清胆固醇值(mmol/L)测定结果

4.77	3.37	6.14	3.95	3.56	4.23	4.31	4.21	5.69	4.12
4.56	4.37	5.39	6.30	5.21	7.22	5.54	3.93	5.21	6.51
5.18	5.77	4.79	5.12	5.20	5.10	4.70	4.74	3.50	4.69
4.38	4.89	6.25	5.32	4.50	4.63	3.61	4.44	4.43	4.25
4.03	5.85	4.09	3.35	4.08	4.79	5.30	4.97	3.18	3.97
5.16	5.10	5.86	4.79	5.34	4.24	4.32	4.77	6.36	6.38
4.88	5.55	3.04	4.55	3.35	4.87	4.17	5.85	5.16	5.09
4.52	4.38	4.31	4.58	5.72	6.55	4.76	4.61	4.17	4.03
4.47	3.40	3.91	2.70	4.60	4.09	5.96	5.48	4.40	4.55
5.38	3.89	4.60	4.47	3.64	4.34	5.18	6.14	3.24	4.90
3.05									

(1) 找出最大值、最小值和极差。本例最大值为 7.22,最小值为 2.70,最大值与最小值之

差称为极差(R)。$R=7.22-2.70=4.52$(mmol/L)。

（2）确定组距、组段、组数。频数表一般设 8～15 个组段,常用极差的 1/10 取整作组距,第一组段包括最小值,最后一个组段要包括最大值并写出其下限及上限,本例极差的 1/10 为 0.452 取整为 0.5 mmol/L,各个组段应界限分明,第一组段写为"2.5～3.0"(mmol/L),最后一个组段为"7.0～7.5"(mmol/L)。

（3）列表划记。把确定的组段序列制成表的形式,采用计算机或划记法将原始数据汇总,得出各组段的观察例数,即频数,如表 3.2,表中第(1)、(3)栏。

表 3.2　某地 101 例口腔科病人血清总胆固醇值频数分布表

组段(mmol/L) (1)	划记 (2)	频数 (3)
2.5～	一	1
3.0～	正下	8
3.5～	正正	9
4.0～	正正正正正	24
4.5～	正正正正正	24
5.0～	正正正丁	17
5.5～	正正	9
6.0～	正一	6
6.5～	丁	2
7.0～7.5	一	1
合计		101

将表 3.2 中第 1 列作为横轴、第 3 列作为纵轴绘制频数分布图,得到直方图如图 3.1 所示。

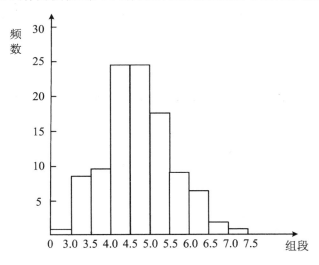

图 3.1　某地 101 例口腔科病人血清总胆固醇值频数分布图

3.1.2　频数分布的两个特征

一组变量值如何表达呢？从频数表看可以知道数据的分布情况，离开了表就不得而知了。我们应掌握频数分布的特征。频数分布有两个重要特征即集中趋势与离散趋势。从表 3.2 可以看到总胆固醇值向中央部分靠拢，中间者居多，为集中趋势，从中央到两侧逐渐减少为离散趋势。用集中趋势和离散趋势就可以全面描述一组变量值。

3.1.3　频数分布的类型

根据频数分布的对称性可分为对称分布和偏态分布两种，所谓对称分布是指集中位置在正中央，左右两侧基本对称。所谓偏态分布是指集中位置偏向一侧，频数分布不对称，偏向小的一侧为正偏态分布，偏向大的一侧为负偏态分布。不同类型的分布宜用不同的统计分析方法。

3.1.4　频数表的用途

(1) 揭示资料的分布特征和分布类型。

(2) 便于进一步计算和统计分析。

(3) 发现可疑值，即离群值在数据的两端，应仔细检查核对，有错必纠。

3.2　定量资料的统计指标

3.2.1　定量资料的集中趋势——平均数

平均数是统计中应用最广泛、最重要的一个指标体系。它表示平均水平或集中趋势，是集中趋势的特征值。平均数有多种，如均数、中位数、几何均数、众数、调和均数等，常用的有均数、几何均数、中位数。

1. 均数

均数是算术平均数的简称，反映一组观察值在数量上的平均水平或集中位置，总体均数用 μ 表示，样本均数用 $\overline{X}$ 表示。

1) 均数的计算方法

(1) 直接法。即将所有观察值 $X_1, X_2, X_3, \cdots, X_n$ 直接相加再除以观察值的个数 n。

$$\overline{X} = \sum X/n \tag{3.1}$$

式(3.1)中 $\sum$ 是求和符号，$\overline{X}$ 为均数。

【例 3.2】 5 名 17 岁女中学生的肺活量(L)分别是 2.45，2.87，1.98，2.56，2.33。求平均肺活量。

$$\overline{X} = \frac{2.45 + 2.87 + 1.98 + 2.56 + 2.33}{5} = \frac{12.19}{5} = 2.44$$

（2）加权法。频数表资料用加权法，计算公式为

$$\overline{X} = \frac{\sum fX_0}{\sum f} \qquad (3.2)$$

（3.2）式中 X_0 为各组段的组中值，f 为每组频数。

【例 3.3】　试求表 3.3 资料的均数。

$$\overline{X} = \frac{1 \times 2.75 + 8 \times 3.25 + \cdots + 2 \times 6.75 + 1 \times 7.25}{1 + 8 + 9 + \cdots + 2 + 1} = \frac{478.25}{101} = 4.735 (\text{mmol/L})$$

该地口腔科病人血清总胆固醇平均值为 4.735mmol/L。

表 3.3　某地 101 例口腔科病人血清总胆固醇均数的加权法计算

组段（mmol/L）(1)	频数（f）(2)	组中值（X_0，mmol/L）(3)	fX_0 (4)＝(2)×(3)
2.5	1	2.75	2.75
3.0	8	3.25	26
3.5	9	3.75	33.75
4.0	24	4.25	97.75
4.5	24	4.75	118.75
5.0	17	5.25	89.25
5.5	9	5.75	51.75
6.0	6	6.25	37.5
6.5	2	6.75	13.5
7.0—7.5	1	7.25	7.25
合计	101		478.25

2）均数的两个重要特性

（1）离均差之和为零。

$$\sum (X - \overline{X}) = 0$$

（2）离均差平方和最小。

$$\sum (X - \overline{X})^2 < \sum (X - a)^2 \qquad (a \neq \overline{X})$$

3）均数的应用

均数能反映全部观察值的平均水平或集中位置，因而应用最广泛。它最适用对称分布资料，尤其是正态分布资料。偏态分布资料用几何均数或中位数。

2. 几何均数

几何均数用 G 表示，它适用于呈对数正态分布的资料，或呈等比关系的资料。例如，医学中常用的抗体滴度、血清效价等。

1）几何均数的计算方法

（1）直接法。

$$G = 10^{\frac{\sum \lg X}{n}} \tag{3.3}$$

【例 3.4】 3 人血清抗体效价分别为 1：10，1：100，1：1000，求其平均效价。

$$G = 10^{\frac{\lg 10 + \lg 100 + \lg 1000}{3}} = 10^2 = 100$$

3 人血清抗体效价的平均效价为 1：100。

（2）加权法。

$$G = 10^{\frac{\sum f \lg X}{\sum f}} \tag{3.4}$$

【例 3.5】 测得 46 名正常人的血清乙型肝炎表面抗原（HbsAg）滴度如下，求其平均滴度。

滴度	1：8	1：16	1：32	1：64	1：128
人数	17	15	11	3	0

$$G = 10^{\frac{17 \times \lg 8 + 15 \times \lg 16 + 11 \times \lg 32 + 3 \times \lg 64}{46}}$$
$$= 10^{1.2041} = 16.0$$

其平均滴度为 1：16。

2）几何均数的应用

（1）几何均数用于对数正态分布资料或呈倍数关系的等比资料等。

（2）观察值不能为零或同时出现正负值。

（3）同组资料 $G < \overline{X}$。

3. 中位数和百分位数

中位数用 M 表示。一群变量值由小到大排列，依次居中的观察值就是中位数。百分位数是一种位置指标，用 P_x 表示。一个百分位数 P_x 将一群变量值分为两部分，理论上有 $x\%$ 的观察值比它小，有 $(1 - x\%)$ 的观察值比它大。P_{50} 就是中位数，故中位数是一个特定的百分位数。

1）计算方法

（1）直接法：由小到大排列。

n 为奇数： $\qquad M = X_{\left(\frac{n+1}{2}\right)} \tag{3.5}$

n 为偶数： $\qquad M = \frac{1}{2}\left[X_{\frac{n}{2}} + X_{\left(\frac{n}{2}+1\right)}\right] \tag{3.6}$

(3.5)式、(3.6)式中，下标 $\left(\frac{n+1}{2}\right)$、$\left(\frac{n}{2}\right)$、$\left(\frac{n}{2}+1\right)$ 分别为有序数列的位次，$X_{\left(\frac{n+1}{2}\right)}$、$X_{\frac{n}{2}}$、$X_{\left(\frac{n}{2}+1\right)}$ 分别为相应位次的观察值。

【例 3.6】 某病患者 7 人潜伏期分别为 1，2，3，5，10，15，20 天，求其中位数。

$$M = X_{\left(\frac{7+1}{2}\right)} = X_4 = 5 \text{（天）}$$

【例 3.7】 例 3.6 中又多 1 例，其潜伏期为 22 天，求中位数。

$$M = \frac{1}{2}\left[X_{\frac{8}{2}} + X_{\left(\frac{8}{2}+1\right)}\right] = \frac{1}{2}(X_4 + X_5) = \frac{1}{2}(5 + 10) = 7.5 \text{（天）}$$

（2）用频数表法计算中位数和百分位数。

步骤是：① 按所分组段，由小到大计算累计频数和累计频率，如表 3.4 的第（3）、（4）栏。
② 确定 P_x 所在组段，按下式计算 M 或 P_x：

$$P_x = L + \frac{i}{f_x}(n \cdot x\% - \sum f_L) \tag{3.7}$$

（3.7）式中 L, i, f_x 分别为 P_x 所在组的下限、组距和频数，$\sum f_L$ 为小于 L 的各组段累计例数，求中位数 M 时，$x = 50, M = P_{50}$。

【例 3.8】　50 例咽峡炎患者的潜伏期如表 3.4 所示，求 $M, P_{25}, P_{75}, P_{2.5}, P_{97.5}$。

表 3.4　50 例咽峡炎患者潜伏期的 M 和 P_x 的计算

潜伏期（小时） （1）	人数（f） （2）	累计频数（$\sum f$） （3）	累计频率 （4）=（3）/n
12～	1	1	2%
24～	7	8	16%
36～	11	19	38%
48～	11	30	60%
60～	7	37	74%
72～	5	42	84%
84～	4	46	92%
96～	2	48	96%
108～120	2	50	100%
合计	50		

本例 $n = 50$，求 P_x 关键在于找出 P_x 所在组，P_x 在累计频数 $\sum f$ 略大于 $n \cdot x\%$ 组内，本例知 50% 在 38% 与 60% 之间，故 $P_{50}(M)$ 在 "48～" 组段内，将有关数据代入（3.7）式，可得

$$M = 48 + \frac{12}{11}(50 \times 50\% - 19) = 54.5 \text{（小时）}$$

同理：

$$P_{25} = 36 + \frac{12}{11}(50 \times 25\% - 8) = 40.9 \text{（小时）}$$

$$P_{75} = 72 + \frac{12}{5}(50 \times 75\% - 37) = 73.2 \text{（小时）}$$

$$P_{2.5} = 24 + \frac{12}{7}(50 \times 2.5\% - 1) = 25.4 \text{（小时）}$$

$$P_{97.5} = 108 + \frac{12}{2}(50 \times 97.5\% - 48) = 112.5 \text{（小时）}$$

2）中位数和百分位数的应用

（1）中位数常用于描述偏态分布资料、开口资料和分布未明的资料。开口资料即数据的一端或两端无确切界限，不能求出均数和几何均数。

（2）百分位数常用于确定医学参考值范围，当数据不呈正态分布时，样本含量要足够大，常取 95％医学参考值范围。单侧过高为异常时取 P_{95}，过低为异常取 P_5，双侧取 $P_{2.5}$～$P_{97.5}$。

3.2.2 定量资料离散程度的统计描述

前面已述及频数分布有两个重要特征：集中趋势与离散趋势，只有把两者结合起来才能全面反映资料的分布特征，为了进一步说明这个问题，先看例 3.9。

【例 3.9】 三组同年龄男童体重（kg）如下，试描述其集中趋势与离散趋势。

甲组	20	21	22	23	24	$\overline{X}_甲=22$ kg
乙组	14	19	22	25	30	$\overline{X}_乙=22$ kg
丙组	14	20	22	24	30	$\overline{X}_丙=22$ kg

这三组的 $\overline{X}$ 都是 22kg，但它们各组的数据分布并不相同，即变异程度是不一样的。表示离散程度的常用指标有全距、四分位数间距、方差、标准差和变异系数等。

1. 全距

全距通常记为 R，亦称极差，为一组观察值中最大值与最小值之差，反映了个体差异的范围，全距大，说明变异度大，反之，说明变异度小。如上例（例 3.9）。

$$R_甲=24-20=4（kg）$$
$$R_乙=30-14=16（kg）$$
$$R_丙=30-14=16（kg）$$

甲组的变异程度最小，乙组和丙组的变异程度相同但其数据分布仍不相同，说明全距虽然计算简单，但并不全面，只考虑数据两端值，且不稳定。

2. 四分位数间距

四分位数间距记为 Q_U-Q_L。上四分位数 Q_U 即 P_{75}，下四分位 Q_L 即 P_{25}，Q_U-Q_L 包括一组观察值的一半。其数值越大，变异度越大，反之，变异度越小。例如，例 3.8 中已求得 $Q_U=73.2$（小时），$Q_L=40.9$（小时），$Q_U-Q_L=73.2-40.9=32.3$（小时）。

用四分位数间距说明个体差异的指标，比极差稳定，但并未考虑所有变量值。常用于表示偏态分布资料的变异度。

3. 方差

从例 3.9 中可看出乙组和丙组的极差相等，但可直观地看出乙组的变异程度较大，因为 19 和 25 比 20 和 24 更远离 22（kg），而极差不能反映。需考虑每一个观察值，先求（$X-\mu$），即离均差，而 $\sum(X-\mu)$ 即离均差之和等于零，不能反映变异度的大小。故将离均差先平方再求和，即 $\sum(X-\mu)^2$ 离均差平方和，它除了与变异度有关外，还与变量值的个数 N 有关，故 $\sum(X-\mu)^2/N$ 即为总体方差 σ^2。

4. 标准差

因方差单位为原单位的平方,故将其开平方这就是总体标准差。

$$\sigma = \sqrt{\frac{\sum (X - \mu)^2}{N}} \tag{3.8}$$

标准差越大,说明个体差异越大,均数的代表性就越差。实际工作中 μ 未知,只能用 $\overline{X}$ 来估计,用 n 代替 N,即

$$S = \sqrt{\frac{\sum (X - \overline{X})^2}{n-1}} \tag{3.9}$$

分母 $n-1$ 为自由度(记为 ν 或 df),统计量 $\nu = n-1$ 限制条件的个数,此公式为标准差的无偏估计。

离均差平方和常用 SS 或 l_{xx} 表示:

$$SS = l_{xx} = \sum (X - \overline{X})^2 = \sum X^2 - (\sum X)^2 / n$$

标准差的计算公式常用:直接法(对应(3.10)式)和加权法(对应(3.11)式)。

$$S = \sqrt{\frac{\sum X^2 - \frac{(\sum X)^2}{n}}{n-1}} \tag{3.10}$$

$$S = \sqrt{\frac{\sum fX^2 - \frac{(\sum fX)^2}{\sum f}}{\sum f - 1}} \tag{3.11}$$

式中,f 为相同观察值的个数,即频数。

【例 3.10】　求例 3.9 中数据的标准差。

$$n_1 = n_2 = n_3 = 5, \quad \sum X = 110, \sum X_{甲}^2 = 2430, \sum X_{乙}^2 = 2566, \sum X_{丙}^2 = 2556$$

$$S_{甲} = \sqrt{\frac{2430 - \frac{110^2}{5}}{5-1}} = 1.58 (\text{kg})$$

$$S_{乙} = \sqrt{\frac{2566 - \frac{110^2}{5}}{5-1}} = 6.04 (\text{kg})$$

$$S_{丙} = \sqrt{\frac{2556 - \frac{110^2}{5}}{5-1}} = 5.83 (\text{kg})$$

可见甲组的变异程度最小,丙组次之,乙组变异程度最大。

【例 3.11】　求表 3.3 中 101 名口腔科病人血清总胆固醇值的标准差。由表 3.3 已知 $\sum f = 101$,$\sum fX = 478.25$,再用表 3.3 中(3)(4)栏相乘后相加得到 $\sum fX^2 = 2342.3125$。

$$S = \sqrt{\frac{2342.3125 - \frac{478.25^2}{101}}{101-1}} = 0.88 (\text{mmol/L})$$

5. 变异系数

变异系数又称变异程度,简称"变异度",记为 CV,即样本标准差 S 与均数 $\overline{X}$ 之比用百分数表示,计算公式为

$$CV = \frac{S}{\overline{X}} \times 100\% \tag{3.12}$$

CV 是相对数,用于比较单位不同或均数相差较大的多组资料的变异程度。

【例 3.12】 某地调查了 100 名 19 岁女大学生,其身高均数为 160.82cm,标准差为 5.04cm,体重均数为 51.33kg,标准差为 5.10kg,试比较两者的变异程度。

$$身高 \quad CV = \frac{5.04}{160.82} \times 100\% = 3.13\%$$

$$体重 \quad CV = \frac{5.10}{51.33} \times 100\% = 9.44\%$$

说明该地 19 岁女大学生体重变异度大于身高变异度。

3.3 定性资料与等级资料的统计指标

3.3.1 相对数的概念

分类变量(包括计数资料和等级资料)的变量值是定性的,对其观察结果的分析与比较常用相对比、构成比和率等统计指标来描述。由于这些指标是由两个有联系指标之比构成的,所以称为相对数(relative number)。

3.3.2 常用相对数

1. 比

比(ratio)又称相对比,是两个有关联指标 A 与 B 之比。当 A 指标大于 B 指标时,结果用倍数表示,反之则可用百分数表示;从而说明 A 为 B 的若干倍或百分之几。计算公式为

$$比 = A/B \tag{3.13}$$

式中,A,B 两个指标可以是绝对数、相对数或平均数等。例如,某地区传染病的发病率 1988 年为 462/(10 万),2008 年为 241/(10 万),则 1988 年的发病率是 2008 年的 462/241=1.92 倍。

A,B 两指标的性质可以相同,也可以不同。再如,描述人口普查结果的指标性别比,就是男性人口数与女性人口数之比。

2. 构成比

构成比(proportion)又称构成指标,说明某一事物内部各组成部分所占的比重或分布,常以百分数表示,计算公式为

$$构成比 = \frac{某一组成部分的观察单位数}{同一事物各组成部分的观察单位总数} \times 100\% \tag{3.14}$$

一组构成比之和应为 100%。

常用的构成比指标有死因顺位等。

3. 率

率(rate)又称频率指标,它说明某现象发生的频率或强度。计算公式为

$$率 = \frac{发生某现象的观察单位数}{可能发生某现象的观察单位总数} \times 100\% \qquad (3.15)$$

根据习惯用法,计算所得的率一般至少保留一至二位整数,常用百分率(%)、千分率(‰)、万分率(1/万)或十万分率(1/(10 万))表示。

常用的率有发病率、患病率、有效率、病死率和死亡率等。详述请参见本章 3.3.4 节。

3.3.3　应用相对数的注意事项

(1) 计算相对数时分母一般不宜过小。只有当观察单位足够多时,计算出的相对数才比较稳定,且能正确地反映实际情况。否则,偶然性会使相对数的计算波动性很大。例如,用某药治疗 5 例病人,治愈人数的变化仅为 1 例之差时,其相应治愈率的变化却很大。此时最好用绝对数表示治疗效果。如果必须用率表示,可同时列出其置信区间。但在动物试验中,经周密设计,可严格地控制试验条件和精选试验对象,此时如每组用 10 只动物试验,也可求死亡率或反映率等。

(2) 分析时注意构成比和率的区别。构成比和率是两个不同性质的指标。构成比说明事物内部各组成部分所占的比重,即只说明分布,不能说明某现象发生的频率或强度。但实际应用中,以比代率进行资料分析的错误时有发生。例如,表 3.5 所示某 4 个地区在某个时期的尘肺发病情况,其中甲地区的发病人数占总发病人数的 9.3%,所占比重最低,但这并不能说明该地区的发病强度。要比较 4 个地区的发病强度,应分别计算 4 个地区的发病率(第 5 栏数据)。甲地区的发病人数构成比重最低的原因是,该地区的接尘人数最少,从而发病绝对人数也相应最少,但其发病强度并不是最低。这时如果用构成比代替率来分析,就会得出错误结论。

表 3.5　某时期某 4 个地区的尘肺发病情况比较

地　区 (1)	接尘人数 (2)	发病人数 (3)	构成比 (4)	发病率 (5)
甲	446	5	9.3%	11.2‰
乙	1 553	16	29.6%	10.3‰
丙	2 941	20	37.0%	6.8‰
丁	4 482	13	24.1%	2.9‰
合计	9 422	54	100.0%	5.7‰

(3) 合计率(平均率)的计算。对观察单位不等的几个率,不能直接相加求其平均率,而应用合计的数据来计算。例如表 3.5 中的合计率应该为(54/9 422)×1000‰=5.7‰,而不是将甲、乙、丙、丁 4 个地区的发病率相加除以 4。

（4）比较相对数时应注意资料的可比性。影响率或构成比等相对数指标的因素很多。因此在进行分析比较时，除了研究因素外，其他影响因素应尽可能相同或相近，相同条件下的比较才有意义。例如，在临床疗效评价的研究中，应注意研究方法的标准化、观察对象的同质性，即观察各组的病例在年龄、性别、病程、病情、治疗时间及环境等方面的可比性。否则所得结论是不可靠的。另外，还要注意这些影响因素在各组的内部构成是否相近。如果比较的两组年龄、性别等构成不同时，只能分年龄或性别比较各亚组的率，或者用标准化法比较其标准化率（有兴趣的读者可参考阅：方积乾. 卫生统计学［M］. 6 版. 北京：人民卫生出版社，2008.）。

（5）对样本率、构成比的比较应作假设检验。在抽样研究中，所得样本率和构成比存在抽样误差，因此不能凭表面数值的大小下结论，而必须进行差别的参数估计和假设检验。

3.3.4 医学工作中常用相对数指标

1. 粗死亡率、年龄别死亡率、死因别死亡率

$$粗死亡率 = \frac{同年内死亡总数}{某年平均人口数} \times 1000‰ \qquad (3.16)$$

某地某年的平均人口数＝（期初人口数＋期末人口数）/2，也可用某地的期中人口数作为年平均人口数。

粗死亡率计算简单，资料易得。但由于它是以整个人群的平均人口作为基数，因此受人口的性别和年龄构成的影响。当分析比较不同地区或不同时期的死亡率时，应考虑这些因素的影响。必要时可采用标化法。

$$某年龄别死亡率 = \frac{同年该年龄组的死亡人数}{某年某年龄组平均人口数} \times 1000‰ \qquad (3.17)$$

年龄别死亡率既可以计算整个人群的年龄别死亡率，也可以分性别计算。因此，它消除了人口的性别、年龄构成影响，不同地区间同一年龄别的死亡率可直接进行比较。

$$某死因别死亡率 = \frac{同年内因某种原因死亡人数}{某年平均人口数} \times 100000/(10 万) \qquad (3.18)$$

某死因别死亡率，是指因某种原因（通常为疾病）在人群中所致的死亡水平，说明该类疾病对居民生命的危害程度。

2. 发病率

$$某病发病率 = \frac{同期内新发生某病的病例数}{观察期内可能发生某病的平均人口数} \times K \qquad (3.19)$$

发病率是表示一定时期内（通常用年或月），在可能发生某病的特定人群中新发生某病的病例数。

发病率的计算需注意两个问题：一是分母。一般情况下它是泛指某个地区或某个单位的平均人口数。但用于某些疾病的发病率统计时，还必须注意到分母中的"可能发生某病"的含义。例如，在计算麻疹发病率时，具有免疫力的人群及已经患过一次麻疹的人群，再度发生麻疹的可能性很小，大多数是不会再次发病的，所以不应包括在分母内。第二是分子，它是指"新发病例数"，一个病人在第一次发病痊愈后，又在不同时间内再次发病，则可以视为 2 个病例数。在疾病统计中，"病人数"不完全等同于"病例数"的概念。鉴于此，发病率是一个常用于描

述急性病发病频率或强度的指标。

3. 患病率

$$某病患病率 = \frac{检查时点发现的某病病例数}{该时点受检人数} \times K \qquad (3.20)$$

患病率表示在某一个时点上受检人数中现有某种疾病的患病人数。在实际调查或检查中,应尽可能注意缩短调查时间,使得该"时点"尽可能地短。鉴于慢性病的病人一般是不可能在短期内痊愈而又再次患病的,所以患病率常用于描述病程较长疾病的患病情况。

4. 病死率

$$某病病死率 = \frac{同期因该病死亡人数}{观察期间内某病患者数} \times 100\% \qquad (3.21)$$

病死率表示某种疾病对患病人群的危害程度,某病病死率越高,说明该病的预后越差。

5. 有效率

$$有效率 = \frac{治疗有效人数}{受治病人数} \times 100\% \qquad (3.22)$$

6. 治愈率

$$治愈率 = \frac{治愈病人数}{受治病人数} \times 100\% \qquad (3.23)$$

有效率和治愈率是对疾病防治效果评价的指标。

7. 生存率

$$n \text{ 年生存率} = \frac{活满 n 年的人数}{观察满 n 年的人数} \times 100\% \qquad (3.24)$$

生存率是指病人能活到某个时点的生存概率。应用该公式计算法,又称直接法,计算简便,在病例数较多时误差不大。但如果病例数较少,或病人在随访过程中失访较多,则不宜用此公式计算,而需要用寿命表法进行计算。(参看后面相关章节内容)

3.4　正态分布及其应用

3.4.1　正态分布的概念

正态分布是自然界最常见的分布之一,很多医学现象服从正态分布或近似正态分布,例如,同性别同年龄儿童的身高、体重以及健康成人的红细胞数、血红蛋白含量、脉搏数等。此外,正态分布是许多统计方法的理论基础。

从某个医学科研资料所绘制成的直方图来认识正态分布。

【例 3.13】　以例 3.1 为例,编制带有正态曲线的直方图,见图 3.2。

直方图中穿插的这条光滑的钟形曲线表现为中间高、两头低、左右对称,非常像数学上的正态分布曲线。正态分布曲线的函数表达式 $f(x)$ 称为正态分布密度函数,公式如下:

$$f(x) = \frac{1}{\sigma\sqrt{2\pi}} e^{-\frac{(x-\mu)^2}{2\sigma^2}} \qquad (3.25)$$

其中，μ 为总体均数，σ 为总体标准差。

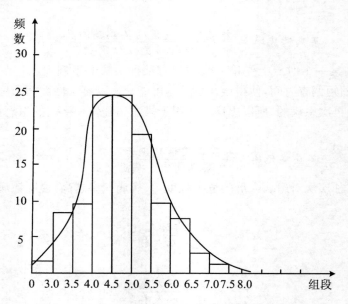

图 3.2　某地 101 例口腔科病人血清胆固醇值的直方图

正态曲线具有如下特点：

（1）横轴之上，以 $x=\mu$ 为中心，中间高、两头低、左右对称，在 $x=\mu\pm\sigma$ 处有拐点。

（2）曲线与横轴所包围的面积为 1。

（3）μ、σ 分别是正态曲线的位置参数和变异度参数。

如果该医学研究变量值绘制成的直方图呈中间高、两头低、左右基本对称，那么我们称该变量值服从或近似服从正态分布。一般用 $N(\mu,\sigma^2)$ 表示均数为 μ、标准差为 σ 的正态分布。

3.4.2　正态概率密度曲线下的面积

由正态分布的性质决定了任何正态分布 $N(\mu,\sigma^2)$ 的概率密度曲线下面积具有共同的规律，即正态概率密度曲线下的面积与正态分布的两个参数 μ、σ 无关，如 $(\mu-1.96\sigma,\mu+1.96\sigma)$ 区间面积为 95%，$(\mu-2.58\sigma,\mu+2.58\sigma)$ 区间面积为 99%。

可对任意一个服从正态分布 $N(\mu,\sigma^2)$ 的随机变量 X 作如下的标准化变换（也称 Z 变换）：

$$Z=\frac{X-\mu}{\sigma} \tag{3.26}$$

变换后的 Z 值服从总体均数为 0、总体标准差为 1 的标准正态分布，用 $N(0,1)$ 表示。

任意一个正态分布曲线下的面积分布规律可通过（3.26）式变换后与标准正态分布曲线下的面积相对应。可用 $\Phi(z)$ 表示标准正态分布曲线横轴上 Z 值的左侧面积（图 3.3）。如：$\Phi(-1.96)=0.025$，$\Phi(1.96)=0.975$。实际分析过程中可以查本书后面附表 1。

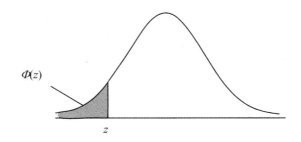

图 3.3　标准正态分布函数的示意图

【例 3.14】　某患病人群中 12 岁男童的身高服从正态分布,均数为 144.00cm、标准差为 5.77cm。试估计:

(1) 该患病人群中身高低于 140cm 的 12 岁男童所占的百分比。

(2) 该患病人群中身高超过 160cm 的 12 岁男童所占的百分比。

(3) 该患病人群中身高处于 146cm～158cm 的 12 岁男童所占的百分比。

(1) $\Phi\left(\dfrac{140-144}{5.77}\right)=0.2441$,该患病人群中身高低于 140cm 的 12 岁男童占 24.41%。

(2) $1-\Phi\left(\dfrac{160-144}{5.77}\right)=0.0028$,该患病人群中身高超过 160cm 的 12 岁男童占 0.28%。

(3) $\Phi\left(\dfrac{158-144}{5.77}\right)-\Phi\left(\dfrac{146-144}{5.77}\right)=0.3568$,该患病人群中身高处于 146cm～158cm 的 12 岁男童占 35.68%。

3.4.3　正态分布用于医学参考值范围的确定

1. 医学参考值范围的定义

医学参考值范围(reference range)是指医学领域中特定的"正常"人群(即排除了对所研究指标有影响的疾病和相关因素的特定人群)的解剖、生理、生化指标及组织代谢产物含量等数据的大多数个体(一般为 95%)的取值范围。

2. 确定医学参考值范围的原则

针对某医学指标 X,确定 X 的医学参考值范围的原则有:

(1) 制定"正常"人群的入选标准。

(2) 确定样本量大小,在符合入选标准的人群中随机抽样。

(3) 对样本中的每个个体进行指标测量。

(4) 确定是否要分组制定参考值范围。

(5) 根据该指标 X 的背景意义,确定参考值的范围是双侧还是单侧。

(6) 根据样本资料的分布情况确定采用正态分布法还是百分位数法。

3. 制定方法

(1) 正态分布法:要求变量值 X 服从正态分布、近似服从正态分布或进行变量变换转化为近似正态分布。

若某指标过高、过低都为异常,这时确定其双侧参考值范围:$\mu \pm 1.96\sigma$;因医学研究常常是抽样研究,μ、σ 未知,得到的是样本均数 $\overline{X}$ 和样本标准差 S,一般按下式进行近似估计:

$$\overline{X} \pm 1.96S \tag{3.27}$$

同理,若某指标只以过高或过低为异常,则制定其单侧参考值范围,一般按下式进行近似估计:

$$< \overline{X} + 1.64S \quad \text{或} \quad > \overline{X} - 1.64S \tag{3.28}$$

(2)百分位数法:适用于任何分布类型的资料。双侧范围为 $(P_{2.5}, P_{97.5})$;只以过高或只以过低为异常的单侧范围为 $<P_{95}$ 或 $>P_5$。

仅当变量值 X 服从或者近似服从正态分布时,以上两种方法等价,即:$\overline{X} + 1.96S \approx P_{97.5}$,$\overline{X} - 1.96S \approx P_{2.5}$,$\overline{X} + 1.64S \approx P_{95}$,$\overline{X} - 1.64S \approx P_5$。

3.5 二项分布和 Poisson 分布及其应用

3.5.1 二项分布

1. 二项分布的概念

【例 3.15】 在动物的毒理试验中,某研究者给 3 只小白鼠注射一定剂量的某毒物,观察小白鼠的死亡情况,已知该毒物没有传染性、致死率为 80%。问:死亡 3 只、2 只、1 只、0 只小白鼠的概率分别有多大?

当具备以下三个条件时,在 3 只小白鼠的毒物试验中有 X 只死亡的概率分布即为二项分布:① 每次试验的结果只有两种可能(死亡或存活)。② 试验结果之间彼此是独立的。③ 每次试验的结果发生概率是固定不变的(致死率为 80%、存活率为 20%)。

推广而言之,如果每个观察对象的阳性结果发生概率为 π、阴性结果发生概率为 $(1-\pi)$,且各个观察对象的结果是彼此独立的,则:重复观察 n 个研究对象,发生阳性结果的频数 X 的概率分布为二项分布,记为 $B(n, \pi)$。二项分布的概率函数 $P(X)$ 的计算公式如下:

$$P(X) = C_n^X \pi^X (1-\pi)^{n-X} \tag{3.29}$$

其中

$$C_n^X = \frac{n!}{X!(n-X)!} \tag{3.30}$$

对于例 3.15,死亡 3 只、2 只、1 只、0 只小白鼠的概率分别为

$$P(3) = C_3^3 \, 0.8^3 \, (1-0.8)^{3-3} = 0.5120$$

$$P(2) = C_3^2 \, 0.8^2 \, (1-0.8)^{3-2} = 0.3840$$

$$P(1) = C_3^1 \, 0.8^1 \, (1-0.8)^{3-1} = 0.0960$$

$$P(0) = C_3^0 \, 0.8^0 \, (1-0.8)^{3-0} = 0.0080$$

2. 二项分布的图形特征

以发生阳性结果的频数 X 为横轴、概率 $P(X)$ 为纵轴做出的图为二项分布图。二项分布的参数包括总体阳性概率 π 和观察次数 n,即二项分布的图形取决于这两个参数的大小。从

图 3.4 和图 3.5 中可以看出:当 $\pi=0.5$ 时,二项分布图是对称的;当 $\pi\neq0.5$,n 较小时,图形不对称;对于同一 π,随着 n 的逐渐增大时,图形趋于对称。

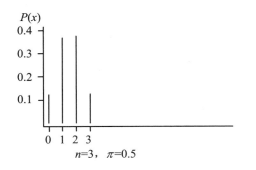

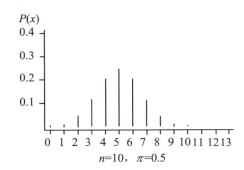

图 3.4　$\pi=0.5$ 时对应的二项分布图

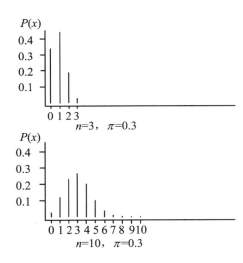

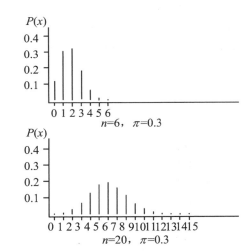

图 3.5　$\pi\neq0.5$,不同 n 值时对应的二项分布图

理论上可以证明:当 n 足够大($n\geqslant50$)时,只要 π 不太靠近 0 或 1,尤其当 $n\pi$ 和 $n(1-\pi)$ 均大于 5 时,二项分布近似正态分布。

3.5.2　Poisson 分布

1. Poisson 分布的概念

【例 3.16】　某溶液平均 1ml 中含有大肠杆菌 3 个,摇匀后随机抽取 1ml 该溶液,问里面含有 3 个,2 个,1 个,0 个大肠杆菌的概率分别为多少?

Poisson 分布也是一种离散型分布。医学研究中,单位时间、空间、人间、面积等的罕见事件发生次数的概率分布为 Poisson 分布。满足 Poisson 分布的条件其实就是"满足二项分布的三个条件"加上"总体发生概率 π 非常小"。

如果单位时间、空间、人间、面积内罕见事件的平均发生次数为 λ,则重复观察单位时间、空间、人间、面积，该罕见事件发生次数 X 的概率分布为 Poisson 分布，记为 $P(\lambda)$。Poisson 分布的概率函数 $P(X)$ 的计算公式如下：

$$P(X) = \mathrm{e}^{-\lambda} \frac{\lambda^X}{X!} \qquad (3.31)$$

对于例 3.16，$\lambda = 3$，1ml 该溶液里面含有 3 个，2 个，1 个，0 个大肠杆菌的概率分别为

$$P(3) = \mathrm{e}^{-3} \frac{3^3}{3!} = 0.2240$$

$$P(2) = \mathrm{e}^{-3} \frac{3^2}{2!} = 0.2240$$

$$P(1) = \mathrm{e}^{-3} \frac{3^1}{1!} = 0.1494$$

$$P(0) = \mathrm{e}^{-3} \frac{3^0}{0!} = 0.0498$$

2. Poisson 分布的特征

1) 图形特征

以罕见事件发生数 X 为横轴、概率 $P(X)$ 为纵轴做出的图为 Poisson 分布图。Poisson 分布的图形只取决于其唯一的参数 λ。从图 3.6 中可以看出：当 λ 逐渐增大时，图形趋于对称。

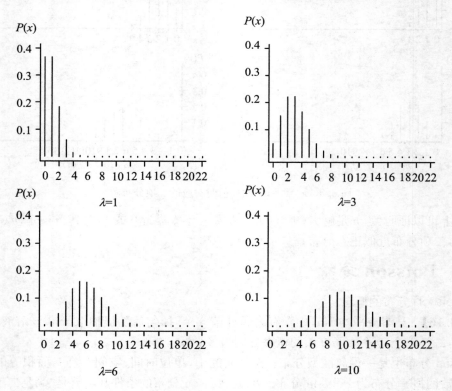

图 3.6　不同 λ 值对应的 Poisson 分布图

一般情况下,当 $\lambda \geqslant 20$ 时,Poisson 分布近似正态分布。

2) 两个特性

以例 3.16 中的计算结果为例,1ml 某溶液里面含有 3 个,2 个,1 个,0 个大肠杆菌的概率分别为 0.2240,0.2240,0.1494,0.0498,欲知道 1ml 某溶液里面平均含有多少个大肠杆菌,采用加权法,以"3 个,2 个,1 个,0 个"作为变量 X,将概率作为权重 f,可以套用前面 3.2 节中的式(3.10)和式(3.11)分别计算均数和标准差。可知,Poisson 分布具有下面两个特性:

(1) Poisson 分布的均数与方差相等,都为 λ($\lambda = \sigma^2$)。总体均数、总体方差未知,可用样本均数、样本方差估计,样本均数即"某次抽样研究中单位时间、空间、人间、面积内罕见事件的平均发生次数 X"。

(2) Poisson 分布的观察结果有可加性。即:从一个 Poisson(λ_1)的总体中随机抽取一份样本,样本中罕见事件的发生次数为 X_1,再独立地从另一个 Poisson(λ_2)的总体中随机抽取另一份样本,样本中罕见事件的发生次数为 X_2,则,$X_1 + X_2$ 也服从 Poisson($\lambda_1 + \lambda_2$)。

3.5.3　二项分布和 Poisson 分布的应用

1. 概率估计

【例 3.17】 某医生用某药物治疗关节痛病人 8 例,已知该药物治疗关节痛的有效率为 0.6,问:其中有 7 例治疗有效的概率有多大?

每例病人治疗关节痛的有效与否相互之间是独立的,可认为治疗关节痛的有效人数 X 服从 $n = 8$,$\pi = 0.6$ 的二项分布,由(3.29)式可以计算出 8 例关节痛病人中有 7 例治疗有效的概率为

$$P(X=7) = \frac{8!}{7!\,(8-7)!} \times 0.6^7 \times 0.4^1 = 0.0896$$

【例 3.18】 已知某地居民某慢性疾病的患病率为 17/(10 万),问:调查该地 1 万名居民,其中有 3 人患该慢性疾病的概率有多大?

该慢性疾病的患病率 π 为 17/(10 万),属罕见事件,则可以认为在单位人间中患该慢性疾病的人数近似服从 Poisson 分布;因调查人数 n 为 1 万,则 $\lambda = n\pi = 10\,000 \times 0.000\,17 = 1.7$,根据式(3.31)计算可得

$$P(X=3) = e^{-1.7} \frac{1.7^3}{3!} = 0.1496$$

说明:调查该地 10 000 名居民中有 3 人患该慢性疾病的可能性为 14.96%。

2. 累积概率估计

【例 3.19】 以例 3.17 为例,问:

(1) 至多有 7 例治疗有效的概率有多大?

(2) 至少有 4 例治疗有效的概率有多大?

在该例中,(1)至多有 7 例治疗有效的概率实质上就是二项分布的左侧累积概率大小,即

$$P(X \leqslant 7) = \sum_{X=0}^{7} \frac{8!}{X!\,(8-X)!} \times 0.6^X \times 0.4^{8-X} = 0.9832$$

（2）至少有 4 例治疗有效的概率实质上就是二项分布的右侧累积概率大小，即

$$P(X \geqslant 4) = \sum_{X=4}^{8} \frac{8!}{X!(8-X)!} \times 0.6^X \times 0.4^{8-X} = 0.8263$$

【例 3.20】 以例 3.18 为例，问：

（1）至少有 3 人患该慢性疾病的概率有多大？

（2）至多有 2 人患该慢性疾病的概率有多大？

$$(1) \quad P(X \leqslant 3) = \sum_{X=3}^{9997} e^{-1.7} \frac{1.7^X}{X!} = 1 - P(X \leqslant 2) = 1 - \sum_{X=0}^{2} e^{-1.7} \frac{1.7^X}{X!} = 0.2428$$

$$(2) \quad P(X \leqslant 2) = \sum_{X=0}^{2} e^{-1.7} \frac{1.7^X}{X!} = 0.7572$$

3.6 SPSS 软件实现

3.6.1 例 3.1 的 SPSS 操作方法（绘制频数分布图）

1. 建立 SPSS 数据库

将 101 个血清胆固醇数值录入或复制/粘贴到 SPSS 数据编辑窗口中，表现为 1 列变量"胆固醇"及 101 行具体测量值。SPSS 数据文件格式见图 3.7。

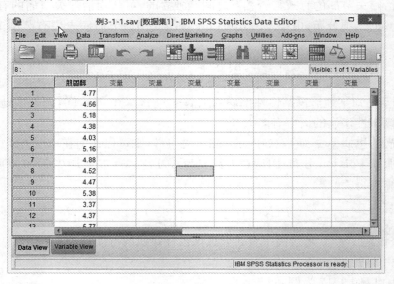

图 3.7 例 3.1 的数据库结构示意图

2. SPSS 软件实现方法

点击 Graphs 菜单中的 Histogram 选项（图 3.8），系统弹出 Histogram 的对话框，将左侧变量"胆固醇"导入到右上方"Variable"的空白栏中，点击 OK。

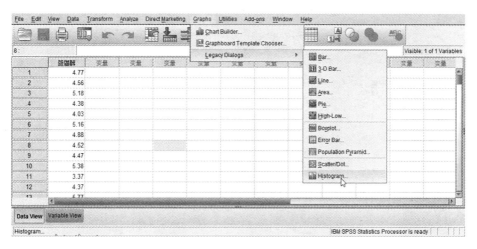

图 3.8　选择直方图选项对话框

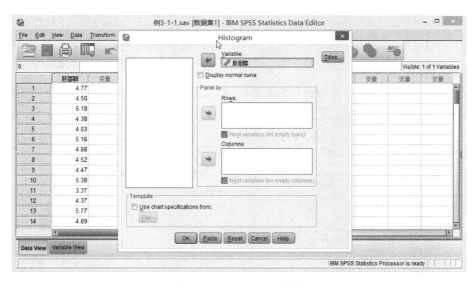

图 3.9　Histogram 对话框

3. 主要的输出结果和解释

输出结果如前面 3.1 节图 3.1 所示。

可见,该地 101 例口腔科病人的血清胆固醇值呈中间高、两头低的对称分布。

3.6.2　例 3.3 的 SPSS 操作方法(加权法计算均数和标准差)

1. 建立 SPSS 数据库

将表 3.3 的组中值和频数复制/粘贴到 SPSS 数据编辑窗口。SPSS 数据文件格式见图 3.10。

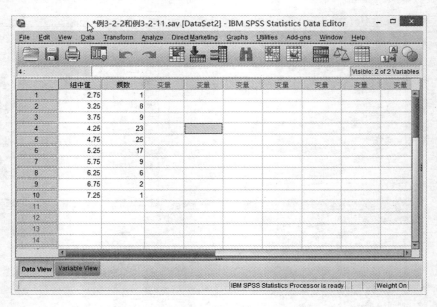

图 3.10 例 3.3 的数据库结构示意图

2. SPSS 软件实现方法

（1）点击 Data 菜单中的 Weight Cases 选项（图 3.11），系统弹出 Weight Cases 的对话框，选中"Weight cases by"选项，将左侧变量频数 f 导入到"Weight cases by"，点击 OK（图 3.12）。

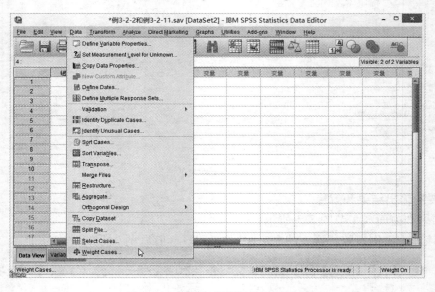

图 3.11 选择加权变量选项对话框

（2）点击 Analyze 菜单中的 Descriptive Statistics 的 Descriptives（图 3.13），弹开其对话框，将左侧的变量"组中值"导入到 Variable(s)框中；点击右下角的"Options"按钮，弹开其对话框，可以查阅到主要的默认选项"Mean"和"Std. deviation"（图 3.14），点击 Continue，回到

Descriptives 对话框,点击 OK。

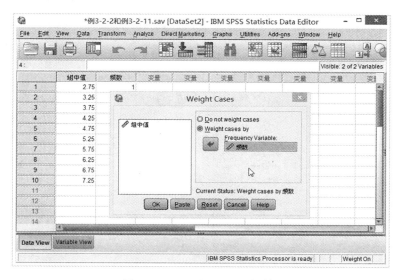

图 3.12　Weight Cases 对话框

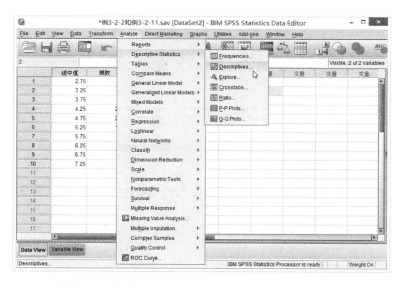

图 3.13　Analyze→Descriptive Statistics→Descriptives

3. 主要的输出结果和解释

输出结果如图 3.15 所示。

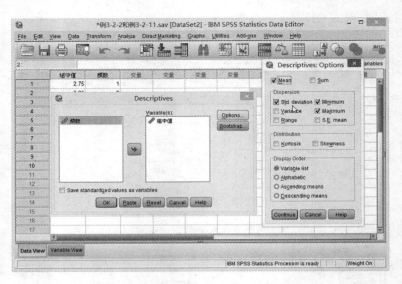

图 3.14   Descriptives：Options 对话框

Descriptive Statistics

	N	Minimum	Maximum	Mean	Std. Deviation
组中值	101	2.75	7.25	4.7351	.88163
Valid N (listwise)	101				

图 3.15   描述性统计分析结果

结果显示：101 例口腔科病人血清胆固醇值的均数（Mean）和标准差（Std. Deviation）分别为 4.7351mmol/L,0.8816mmol/L。

3.6.3 例 3.8 的 SPSS 操作方法（计算中位数和四分位数、$P_{2.5}$、$P_{97.5}$）

1. 建立 SPSS 数据库

将表 3.4 里各组段的组中值及频数录入到 SPSS 编辑窗口中,SPSS 数据文件格式见图 3.16。

2. SPSS 软件实现方法

（1）点击 Data 菜单中的 Weight Cases 选项,系统弹出 Weight Cases 的对话框,选中 weight cases by 选项,将左侧变量频数 f 导入到 weight cases by,点击 OK。（与图 3.11、图 3.12类似,故省略。）

（2）点击 Analyze 菜单中的 Descriptive Statistics 的 Frequencies（图 3.17）,弹开其对话框,将左侧的变量"组中值"导入到 Variable(s)框中;点击下方的 Statistics 按钮,弹开其对话框,找到中位数及四分位数、百分位数的选项 Median、Quartiles 和 Percentiles 并画勾"√",并在 Percentiles 后面空白栏中分别填上"2.5"→Add;"97.5"→Add(图 3.17),点击 Continue,
回到 Frequencies 对话框,点击 OK。

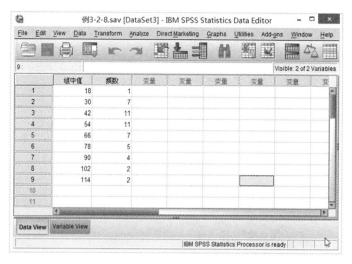

图 3.16　例 3.8 的数据库结构示意图

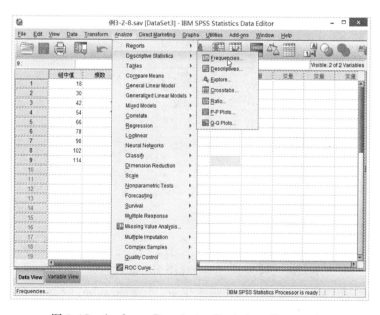

图 3.17　Analyze→Descriptive Statistics→Frequencies

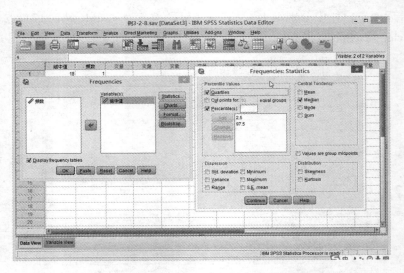

图 3.18　Frequencies：Statistics 对话框

3. 主要的输出结果和解释

输出结果如图 3.19 所示。

Statistics

组中值

N	Valid	9
	Missing	0
Median		66.00
Percentiles	2.5	18.00
	25	36.00
	50	66.00
	75	96.00
	97.5	.

图 3.19　Statisticsn 输出结果

从结果中(图 3.19)可以看出：50 例咽峡炎患者的中位潜伏期(Median)为 54 小时，四分位数间距 $= P_{75} - P_{25} = 78 - 42 = 36$(小时)，$P_{97.5} = 114$(小时)，$P_{2.5} = 21.3$(小时)。

3.6.4　例 3.14 的 SPSS 操作方法(正态分布累积密度函数用于频率估计)

对于概率函数的计算，无需建立实际意义上的 SPSS 数据库；但保证后面的概率函数计算能正常运行，SPSS 数据库不能空白，所以在第一列的第一行随意录入任意数字(如敲入"0")以保证数据库不是空白。

　　然后点击 Transform 菜单中的 Compute Variable（图 3.20），弹开其对话框，将左上方 Target Varibale 对应的空白栏中填上"p1"，表示即将得到的频率估计大小；再在 Functions and Special Variables 下面的框中找到正态分布累积密度函数公式"CDF. NORMAL[q, mean, stddev]"（图 3.21），并双击该函数公式或通过其上方的黑色箭头放到右上方 Numeric Expression 对应的空白栏中（图3.22）。

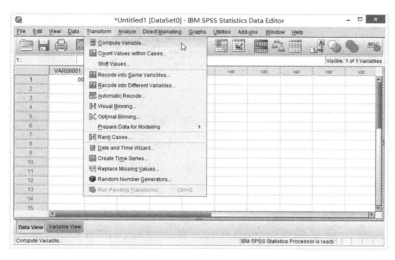

图 3.20　Transform→Compute

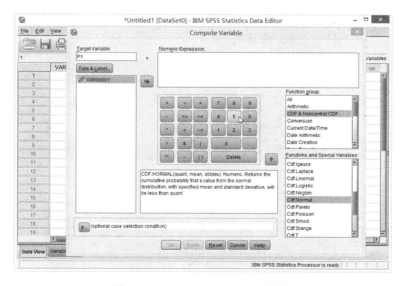

图 3.21　Compute Variable 对话框

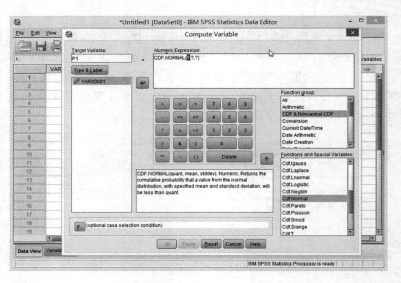

图 3.22　计算 p1 大小

已知某患病人群中 12 岁男童的身高服从正态分布，均数为 144.00cm、标准差为 5.77cm。针对以下三个问题分别进行概率函数的 SPSS 操作：

（1）该患病人群中身高低于 140cm 的 12 岁男童所占的百分比，见图 3.23，然后点击 OK。

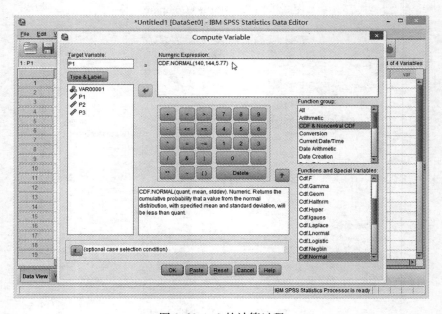

图 3.23　p1 的计算过程

（2）该患病人群中身高超过 160cm 的 12 岁男童所占的百分比，见图 3.24，然后点击 OK。

（3）该患病人群中身高处于 146cm～158cm 的 12 岁男童所占的百分比，见图 3.25，然后点击 OK。

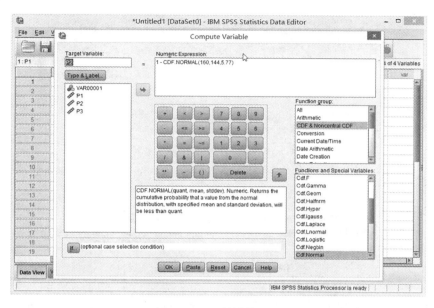

图 3.24 p2 的计算过程

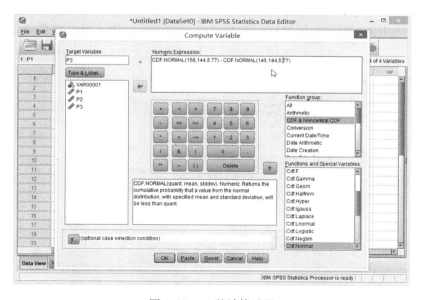

图 3.25 p3 的计算过程

最后算得的概率大小均保存在数据窗口中（见图 3.26）。

从图 3.26 中可得：该患病人群中身高低于 140cm 的 12 岁男童所占的百分比 p1 为 0.2441（即：占 24.41%），身高超过 160cm 的 12 岁男童所占的百分比 p2 为 0.0028（即：占 0.28%），身高处于 146cm～158cm 的 12 岁男童所占的百分比 p3 为 0.3568（即：占 35.68%）。

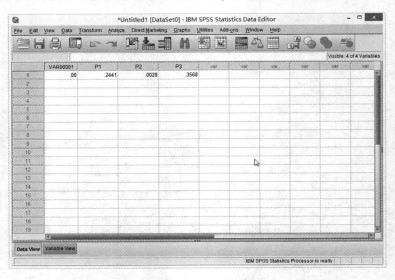

图 3.26　百分比输出结果

3.6.5　例 3.17 和例 3.19 的 SPSS 操作方法（二项分布的应用）

SPSS 操作方法与正态分布概率函数雷同。相同的地方及注意事项此处省略。

对于例 3.17 中的问题："7 例治疗有效的概率有多大？"，SPSS 操作见图 3.27，然后点击 OK 即可。

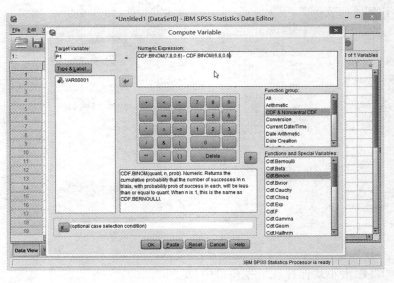

图 3.27　例 3.17 的 Compute 过程

对于例 3.19 中的第一个问题："至多有 7 例治疗有效的概率有多大？"，SPSS 操作见图

3.28,然后点击 OK 即可。

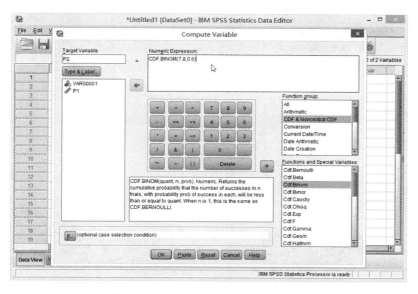

图 3.28　例 3.19(1)的 Compute 过程

对于例 3.19 中第二个问题:"至少有 4 例治疗有效的概率有多大?",SPSS 操作见图3.29,然后点击 OK 即可。

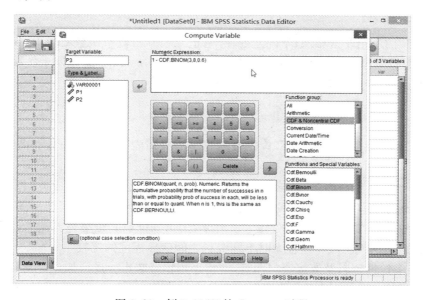

图 3.29　例 3.19(2)的 Compute 过程

最后算得的概率大小均保存在数据窗口中(图 3.30)。

从图 3.30 中可得:某医生用某药物治疗关节痛病人 8 例,已知该药物治疗关节痛的有效率为 0.6,其中,7 例有效的概率为 0.0896,至多有 7 例有效的概率为 0.9832,至少有 4 例有效的概率为 0.8263。

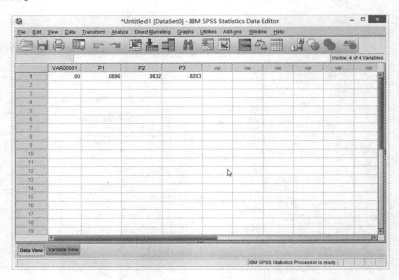

图 3.30　例 3.17 和例 3.19 的概率输出结果

说明：二项分布概率函数 Cdf.Binom〔q,n,p〕中 q 就是 X、n 是样本含量，p 是总体概率。

3.6.6　例 3.18 和例 3.20 的 SPSS 操作方法（Poisson 分布的应用）

与二项分布的应用非常相像，不同之处在于：把二项分布概率函数 Cdf.Binom〔q,n,p〕换成 Poisson 分布概率函数 Cdf.Poisson〔$q,mean$〕，q 就是 X，$mean$ 是总体发生次数。

结果省略，感兴趣的读者可以自行操作完成。

‖本 章 小 结‖

1. 对于任何一个医学科研资料，首先可编制频数分布表和绘制频数分布图，以了解其分布规律。

2. 对于一个定量资料而言，若该资料呈对称分布（尤其是正态分布或近似正态分布），则常常采用均数和标准差（或方差）分别描述其集中趋势、离散趋势；若该资料呈偏态分布，则常常采用几何均数、中位数描述其集中趋势，采用极差、四分位数间距描述其离散趋势。而变异系数常用于量纲不同或均数相差较大时不同资料之间变异程度的比较。

3. 对于一个定性资料及等级资料而言，常常采用相对数指标进行描述。常用的相对数指标包括：比、构成比、率。应用相对数指标时应注意一些事项，见 3.3.3 节。不同的相对数指标，其定义及结果的解释均不同。本章 3.3.4 节介绍了医学研究中常用的一些相对数指标。

4. 三个最常用的随机变量概率分布为：连续型变量的正态分布和离散型变量的二项分布、Poisson 分布。正态分布的两个参数是均数 μ 和标准差 σ，正态曲线下面积分布规律可用于频率的估计及医学参考值范围的估计。二项分布用于描述二分类变量两种观察结果出现的规律,其两个参数是观察例数 n 和总体发生概率 π;当总体发生概率 π 非常小、观察例数 n 非常大时,二项分布逼近 Poisson 分布,所以说 Poisson 分布用于描述罕见事件发生频数的规律,其唯一参数是 λ。二项分布在 $n\pi$、$n(1-\pi)$ 均大于 5 时,Poisson 分布在 $\lambda \geqslant 20$ 时,都近似于正态分布。

5. 利用 SPSS 统计软件主要实现以下内容的操作:绘制频数分布图,加权法计算均数和标准差,计算中位数及百分位数,正态分布、二项分布和 Poisson 分布的累积密度函数用于概率的估计。

(王　静　潘贵霞)

第 4 章 抽 样 误 差

4.1 抽样误差的概念

抽样研究是指从总体中按照随机化的原则,抽取一定数量的个体组成样本进行研究,从而推断总体的研究方法。在处理实际工作中,由于总体中各观察对象之间存在着个体变异,且随机抽取的样本又只是总体中的一部分,因此计算的样本统计量不一定恰好等于相应的总体参数。这种由于个体变异的存在,在抽样研究中产生的样本统计量与相应的总体参数间的差异称为抽样误差(sampling error)。同样,来自同一总体的若干样本的统计量之间也会存在误差,这种误差也反映在样本统计量与总体参数间的差异。当样本是来自相应总体的随机样本时,抽样误差为随机误差,其误差大小可以依据中心极限定理进行估计。中心极限定理的内容是以数值变量资料为例,若从均数为 μ 的正态总体中以固定 n 反复多次(比如 100 次)抽样时,所得的样本均数 $\overline{X}$ 的分布是正态分布。即使是从偏态总体中抽样,只要 n 足够大,$\overline{X}$ 的分布也近似正态分布。如图 4.1 所示。

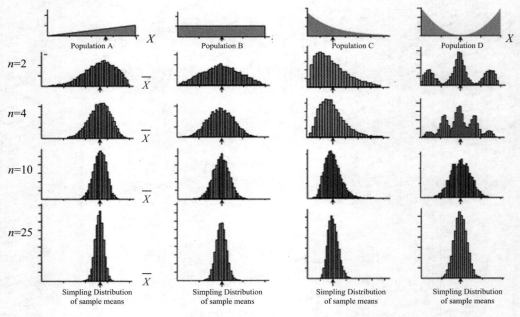

图 4.1 从非正态总体中抽取不同样本量的样本均数分布

在抽样研究中抽样误差是不可避免的,根据资料的性质和指标种类的不同,抽样误差有多种,例如:①从某地 7 岁男童中随机抽取 110 名,测得平均身高为 119.95cm,该样本均数不一定等于该地 7 岁男童身高的总体均数,这种样本均数与总体均数间的差别,称为均数的抽样误差。②某县为血吸虫病流行区,从该县人群中随机抽取 400 人,测得的血吸虫感染人数为 60人,感染率为 15%,该样本率不一定等于该地人群的总体感染率。此为样本率与总体率之间的差别,称为率的抽样误差。此外,样本方差和相应的总体方差也存在抽样误差,后面介绍的相关系数和回归系数也有抽样误差的问题。

4.2 均数的抽样误差及标准误

在抽样研究中,若从同一总体中随机抽取样本含量相同的若干个样本,并计算出某种样本统计量(如样本均数),由于生物间的个体变异是客观存在的,抽样误差是不可避免的,这些样本统计量之间具有离散趋势。数理统计研究表明,抽样误差具有一定的规律性,可以用特定的指标来描述。这个指标称为标准误(standard error),标准误除了反映样本统计量之间的离散程度外,也反映样本统计量与相应总体参数之间的差异,即抽样误差大小。本章主要介绍最常用的均数标准误以及率的标准误。

4.2.1 均数标准误的意义

将来自同一总体的若干个样本均数看成一组新的观察值,研究其频数分布,包括集中趋势和离散趋势,可计算样本均数的均数和标准差。

【例 4.1】 假定某市 16 岁女中学生的身高分布服从均数(μ)为 155.4cm,标准差(σ)为5.3cm 的正态分布。现用电子计算机作抽样模拟试验,每次随机抽出 10 个观察值(即样本含量 $n=10$),共抽取 100 个样本,求得 100 个样本均数并编制成频数分布表如表 4.1。

表 4.1 100 个样本均数的频数分布($\mu=155.4cm,\sigma=5.3cm$)

组段(cm)	频数
151~	1
152~	6
153~	15
154~	19
155~	27
156~	16
157~	8
158~	5
159~160	3
合计	100

从表 4.1 中可以发现,当原始观察值的分布为正态分布时,这些样本均数的频数分布基本服从正态分布。统计理论证明,若原始观察值的分布为偏态分布,当样本含量 n 足够大时,其样本均数的分布仍近似服从正态分布。所以,可以求得样本均数的均数为 155.38cm,与总体均数 155.4cm 接近。中心极限定理表明,样本均数的均数等于原总体的总体均数(μ)。同样,也可以求得样本均数的标准差为 $\sigma_{\bar{X}}$,为了与描述观察值离散程度的标准差相区别,用均数标准误来表示样本均数的标准差。均数标准误反映来自同一总体的样本均数的离散程度以及样本均数与总体均数的差异程度,也是说明均数抽样误差大小的指标。均数标准误大,说明各样本均数的离散程度大,抽样误差就大。反之亦然。

4.2.2　均数标准误的计算

数理统计可以证明,均数标准误的计算公式为

$$\sigma_{\bar{X}} = \sigma/\sqrt{n} \tag{4.1}$$

式中,$\sigma_{\bar{X}}$ 为均数标准误的理论值,σ 为总体标准差,n 为样本含量。σ 已知时,可按式(4.1)求得均数标准误的理论值。上述例子中 $\mu = 155.4$cm,$n = 10$,可得:$\sigma_{\bar{X}} = 5.3/\sqrt{10} = 1.68$,计算结果与样本均数的标准差 1.71cm 相近。由于在抽样研究中 σ 常属未知,通常用一个样本的标准差(S)来估计,所以,在实际工作中,常用式(4.2)计算均数标准误的估计值($S_{\bar{X}}$)。

$$S_{\bar{X}} = S/\sqrt{n} \tag{4.2}$$

由(4.1)式或(4.2)式可见,当 n 一定时,均数标准误与标准差成正比。标准差越大,均数标准误越大,即观察值的离散程度越高,均数的抽样误差越大。当标准差一定时,均数标准误和 $\sqrt{n}$ 成反比。样本含量越大,均数的抽样误差越小。因此,在实际工作中,可通过适当增加样本含量和减少观察值的离散程度(如选择同质性较好的总体)来减少抽样误差。

4.2.3　均数标准误的用途

(1) 衡量样本均数的可靠性。由于均数标准误越小,均数的抽样误差越小,样本均数就越可靠。

(2) 估计总体均数的置信区间。

(3) 用于均数的假设检验。

4.3　t 分布

4.3.1　t 分布

1. μ 分布

在前一章中,我们已经讲述了正态分布(normal distribution)是数理统计中的一种重要的理论分布,是许多统计方法的理论基础。正态分布有两个参数,μ 和 σ,决定了正态分布的位置和形态。为了应用方便,常将一般的正态变量 X 通过 u 变换$[u = (X - \mu)/\sigma]$转化成标准正态

变量 u,以使原来各种形态的正态分布都转换为 $\mu=0,\sigma=1$ 的标准正态分布(standard normal distribution),亦称 μ 分布。

　　根据中心极限定理,通过上述的抽样模拟试验表明,在正态分布总体中以固定 n(本次试验 $n=10$)抽取若干个样本时,样本均数的分布仍服从正态分布,即 $N(\mu,\sigma)$。所以,对样本均数的分布进行 u 变换[$u=(\overline{X}-\mu)/\sigma_{\overline{X}}$],也可变换为标准正态分布 $N(0,1)$。

　　2. t 分布

　　由于在实际工作中,往往 σ 是未知的,常用 S 作为 σ 的估计值,为了与 u 变换区别,称为 t 变换,$t=\dfrac{\overline{X}-\mu}{S_{\overline{X}}}$,统计量 t 值的分布称为 t 分布(t-distribution)。

　　t 分布有如下特征:

　　(1) 以 0 为中心,左右对称的单峰分布。

　　(2) t 分布是一簇曲线,其形态变化与 n(确切地说与自由度 $\nu=n-1$)大小有关。自由度 ν 越小,t 分布曲线越低平;自由度 ν 越大,t 分布曲线越接近标准正态分布(u 分布)曲线,如图 4.2 所示。

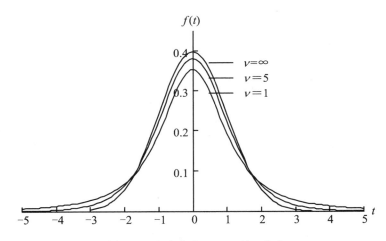

图 4.2　自由度为 $1,5,\infty$ 的 t 分布

$$t=\frac{\overline{X}-\mu}{S_{\overline{X}}}, \quad \nu=n-1 \tag{4.3}$$

　　对应于每一个自由度 ν,就有一条 t 分布曲线,每条曲线都有其曲线下统计量 t 的分布规律,计算较复杂。因此,统计学上根据自由度 ν 的大小与 t 分布曲线下面积的关系,编制了 t 界值表(见本书后附录中附表 2),以便于应用。表中的横标目为自由度 ν,纵标目为概率 P,表中数字表示自由度 ν 为某值时,P 为某值时,t 的界值。因 t 分布是以 0 为中心的对称分布,故在本书后的附表中只列出正值,如果算出的 t 值为负值,可以用绝对值查表。t 分布曲线下面积为 95% 或 99% 的界值不是一个常量,而是随着自由度大小而变化的,分别用 $t_{0.05,\nu}$ 和 $t_{0.01,\nu}$ 表示。

4.4　频率的抽样误差及标准误

先来做一个电脑模拟的摸球试验,借此可观察二项分布总体样本频率的分布特征。

在一个口袋内装有若干个形状、重量完全相同的黑球和白球,已知黑球的比例为 20%(总体概率 $\pi=20\%$)。从口袋中每摸一次看清颜色后放回去,搅匀后再摸,重复摸球 50 次($n_i=50$),计算摸到黑球的百分比(样本频率 p_i)。重复这样的试验 100 次,每次得到黑球的比例分别为 14%,20%,26%,…,22%,其频率分布情况列于表 4.2。

表 4.2　$\pi=20\%$ 时的随机抽样结果($n_i=50$)

黑球比例(%)	样本频数	样本频率(%)	黑球比例(%)	样本频数	样本频率(%)
8	2	4.00	22	11	11.00
10	4	6.00	24	11	11.00
12	8	8.00	26	6	6.00
14	7	7.00	28	3	3.00
16	11	11.00	30	4	4.00
18	13	13.00	32	1	1.00
20	19	19.00	合计	100	100.00

由表 4.2 可见,在 100 份样本中,黑球比例为 20% 的频率最大,其次是黑球比例为 18%;样本频率围绕总体概率呈近似对称分布,多数样本频率离 20% 较近,少数样本频率离 20% 较远。这些样本频率大小不等的样本都是从黑球比例为 20% 的总体中随机抽得的。与前述的样本均数的情形类似,这种样本频率与样本频率之间、样本频率与总体概率之间的差异也是由抽样造成的。

根据二项分布原理,若随机变量 $X \sim B(n, \pi)$,(即 X 服从 $B(n, \pi)$)则样本频率 $p=\dfrac{x}{n}$ 的总体概率为 π,标准误为

$$\sigma_p = \sqrt{\frac{\pi(1-\pi)}{n}} \qquad (4.4)$$

频率的标准误愈小,用样本估计总体概率的可靠性愈好;反之,频率的标准误愈大,用样本估计总体概率的可靠性愈差。

在实际工作中,总体概率 π 一般是未知的,常用样本频率 p 来近似地代替,得到标准误的估计值

$$S_P = \sqrt{\frac{p(1-p)}{n-1}} \approx \sqrt{\frac{p(1-p)}{n}} \qquad (4.5)$$

由(4.4)式和(4.5)式可见,频率的标准误与样本含量 n 的平方根成反比,增加样本含量可以减少样本频率的抽样误差。

【例 4.2】　某研究组随机调查了某市 50 岁以上的中老年妇女 776 人,其中患有骨质疏松症者 322 人,患病率为 41.5%,试估计该样本频率的抽样误差。

将本例中 $p=0.415$,$n=776$ 代入(4.5)式,则频率标准误的估计值为

$$S_P = \sqrt{\frac{p(1-p)}{n}} = \sqrt{\frac{0.415 \times 0.585}{776}} = 0.017 = 1.77\%$$

本例标准误的估计值较小,说明用样本患病率 41.5% 来估计总体患病率的可靠性较好。

4.5　均数和率的参数估计

统计推断包括两个重要的方面:参数估计和假设检验。假设检验在后面的章节中讨论,这里先讨论参数估计。参数估计就是用样本指标(称为统计量,statistic)来估计总体指标(参数,parameter)。参数估计有两种方法:点估计(point estimation)和区间估计(interval estimation)。

4.5.1　点估计

如在服从正态分布的总体中随机抽取样本,可以直接用样本均数来估计总体均数,样本标准差来估计总体标准差。该方法虽然简单易行,但未考虑抽样误差,而抽样误差在抽样研究中又是客观存在的、不可避免的,会随不同的样本对总体参数作出不同的点估计。

4.5.2　区间估计

区间估计是指按一定的概率(置信度)估计未知的总体参数可能存在的范围(称“可信区间”或“置信区间”)的估计方法。区间估计是在随机抽取样本后,考虑抽样误差存在的情况下的估计方法,较为准确可靠。统计学上通常用 95%(或 99%)置信区间表示总体参数有 95%(或 99%)的概率在某一范围,可根据资料的条件选用不同的方法。

4.5.3　均数的参数估计

下面以总体均数的 95% 置信区间为例,介绍其计算公式。σ 已知时按正态分布原理计算,σ 未知时按 t 分布原理计算。

(1)σ 已知时,由 u 分布可知,正态曲线下有 95% 的 u 值在 ± 1.96 之间,即:

$$P(-1.96 < u < +1.96) = 0.95$$

$$P(-1.96 < (\overline{X}-\mu)/\sigma_{\overline{X}} < +1.96) = 0.95$$

移项后整理得,总体均数 μ 的 95% 置信区间为

$$(\overline{X}-1.96\sigma_{\overline{X}}, \overline{X}+1.96\sigma_{\overline{X}}) \tag{4.6}$$

(2)σ 未知,但 n 足够大(如 $n>100$)时,由 t 分布可知,当自由度越大,t 分布越逼近 u 分布,此时 t 曲线下有 95% 的 t 值在 ± 1.96 之间,即:

$$P(-1.96 < t < +1.96) = 0.95$$

$$P(-1.96 < (\overline{X}-\mu)/S_{\overline{X}} < +1.96) = 0.95$$

$$P(\overline{X}-1.96S_{\overline{X}} < \mu < \overline{X}+1.96S_{\overline{X}}) = 0.95$$

故总体均数 μ 的 95% 置信区间为

$$(\overline{X}-1.96S_{\overline{X}},\overline{X}+1.96S_{\overline{X}}) \tag{4.7}$$

（3）σ 未知且 n 小时，某自由度的 t 曲线下有 95% 的 t 值在 $\pm t_{0.05,\nu}$ 之间，即

$$P(-t_{0.05,\nu}<t<t_{0.05,\nu})=0.95$$
$$P(-t_{0.05,\nu}<(\overline{X}-\mu)/S_{\overline{X}}<t_{0.05,\nu})=0.95$$
$$P(\overline{X}-t_{0.05,\nu}S_{\overline{X}}<\mu<\overline{X}+t_{0.05,\nu}S_{\overline{X}})=0.95$$

故总体均数 μ 的 95% 置信区间为

$$(\overline{X}-t_{0.05,\nu}S_{\overline{X}},\overline{X}+t_{0.05,\nu}S_{\overline{X}}) \tag{4.8}$$

【例 4.3】 对某人群随机抽取 20 人，用某批号的结核菌素做皮试，平均浸润直径为 10.9cm，标准差为 3.86cm。问这批结核菌素在该人群中使用时，皮试的平均浸润直径的 95% 置信区间是多少？

该例 $n=20$，n 较小，按（4.8）式计算。$\nu=20-1=19$，查 t 界值表，得

$$t_{0.05,19}=2.093$$

估计这批结核菌素在该人群中使用，皮试的平均浸润直径的 95% 置信区间为（10.9 $-$ 2.093×3.86/$\sqrt{20}$，10.9+2.093×3.86/$\sqrt{20}$）cm，即（9.1,12.7）cm。

4.5.4 置信区间注意的问题

（1）置信区间的含义。意思是从总体中做随机抽样，每个样本可以算得一个置信区间。如 95% 置信区间意味着做 100 次抽样，算得 100 个置信区间，平均有 95 个估计正确，估计错误的只有 5 次。5% 是小概率事件，实际发生的可能性很小，当然这种估计方法会有 5% 犯错误的风险。

（2）置信区间的两个要素：一是准确度，反映在置信度的大小，即区间包含总体均数的概率的大小，愈接近 1 愈好。二是精确度，反映在区间的长度上，长度愈小愈好。在样本含量确定的情况下，二者是矛盾的，若只管提高置信度，会把区间变得很长，故不宜认为 99% 置信区间比 95% 置信区间好，需要兼顾准确度和精确度，一般来说 95% 置信区间更为常用，在置信度确定的情况下，增加样本含量，可减少区间长度，提高精确度。

4.5.5 率的参数估计

对于服从二项分布的样本资料，可根据样本含量 n 和样本频率 p 的大小，选用查表法或正态近似法来估计其总体概率 π 的 $(1-\alpha)$ 置信区间。

1. 查表法

对于小样本资料，如 $n \leqslant 50$，特别是当 p 非常接近 0 或 100% 时，可通过查阅本书后附表 8 来直接确定总体概率 π 的 95% 或 99% 置信区间。

【例 4.4】 某医院对 39 名前列腺癌患者实施开放式手术治疗，术后有合并征者 2 人，试估计该手术合并征发生概率的 95% 置信区间。

由书后附表 8 可查得，在 $n=39$ 与 $X=2$ 交叉处的上行数值为 1～17，即该手术合并症发

生概率的 95% 置信区间为 $(1\%, 17\%)$。

注意:本书后附表 8 中仅列出了 $X \leqslant n/2$ 的部分,当 $X > n/2$ 时,应以 $n - X$ 代替 X 查表,再用 100 减去查得的数值,即为所求的置信区间。(为什么?请思考。)

【例 4.5】　某医生用某药物治疗 31 例脑血管梗塞患者,其中 25 例治疗有效,试估计该药物治疗脑血管梗塞有效概率的 95% 置信区间。

本例 $n = 31, X = 25 > n/2$,故用 $n - X$ 代替 X,查本书后附表 8,得 8~38,再用 100 减去查得的数值,得到该药物治疗脑血管梗塞有效概率的 95% 置信区间为 $(62\%, 92\%)$。

2. 正态近似法

当 n 足够大,且 np 及 $n(1 - p)$ 均大于 5 时,p 的抽样分布近似正态分布,总体概率 π 的双侧 $(1 - \alpha)$ 置信区间近似的等于

$$(p - Z_{a/2}S_p, p + Z_{a/2}S_p) \tag{4.9}$$

或

$$p \pm Z_{a/2}S_p \tag{4.10}$$

式中,S_P 为频率标准误的估计值。

【例 4.6】　用某种仪器检查已确诊的乳腺癌患者 120 名,检出乳腺癌患者 94 例,检出率为 78.3%,试估计该仪器乳腺癌总体检出率的 95% 置信区间。

本例 n 比较大,且 $np = 94$,及 $n(1 - p) = 26$ 均大于 5,可用 (4.9) 式近似地估计总体概率的双侧 95% 置信区间。

$$p \pm Z_{a/2}S_P = p \pm Z_{0.05/2}\sqrt{\frac{p(1 - p)}{n}}$$

$$= 0.783 \pm 1.96 \times \sqrt{\frac{0.783(1 - 0.783)}{120}} = (0.709, 0.857)$$

即该仪器乳腺癌总体检出率的 95% 置信区间为 $(70.9\%, 85.7\%)$。

4.6　SPSS 软件实现

4.6.1　实例分析

为调查某地成年男子的红细胞数,随机得到该地 102 名成年男子的红细胞数见表 4.3,试估计该地成年男子红细胞数 95% 及 99% 的置信区间。

表 4.3　某地 102 名成年男子红细胞数 $(\times 10^{12}/L)$

3.60	4.15	4.50	4.80	5.00	5.19	5.32	5.12	4.72	4.10
3.62	4.22	4.52	4.81	5.01	5.20	5.40	5.13	4.72	4.49
3.64	4.25	4.52	4.82	5.01	5.20	5.40	5.13	4.72	4.71
3.69	4.26	4.55	4.84	5.04	5.20	5.42	5.14	4.75	4.95
3.72	4.29	4.60	4.85	5.05	5.20	5.42	5.15	4.78	4.80
3.86	4.30	4.60	4.85	5.06	5.20	5.42	5.16	4.78	4.99

（续）表 4.3

3.90	4.32	4.60	4.86	5.10	5.21	5.43	5.16	4.80	5.30
3.99	4.36	4.62	4.88	5.10	5.25	5.45	5.18	5.00	5.11
4.07	4.40	4.63	4.89	5.10	5.25	5.56	4.50	5.30	4.92
4.10	4.40	4.64	4.90	5.10	5.28	4.96	5.00	5.11	4.65
4.10	4.42								

1. 分析建立 SPSS 数据库

欲求该地成年男子红细胞数 95% 及 99% 的置信区间，因样本含量较大（$n > 50$），故可用公式 $\overline{X} \pm Z_{a/2} S_{\overline{X}}$ 计算。

2. SPSS 软件实现方法

将数据录入，选择"Analyze"→"Descriptive Statistics"→"Explore"，弹出对话框，在"Statistics"→"Descriptives"，即可算出 95% 的置信区间。在"Descriptives"→"Confidence Interval for Mean"改为 99% 即可算出 99% 的置信区间。具体操作过程见图 4.3 和图 4.4。

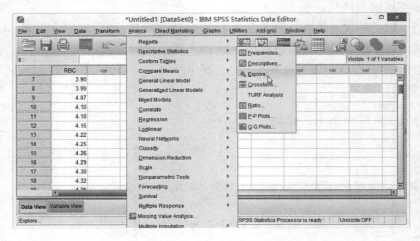

图 4.3 探索性分析主要菜单

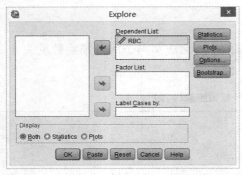
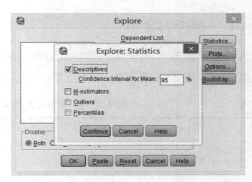

图 4.4 置信区间选项对话框

3. 输出结果及其解释

运行输出结果如图 4.5 所示(以 95％置信区间为例)。

Descriptives			Statistic	Std. Error
红细胞数	Mean		4.7827	.04647
	95％ Confidence Interval for Mean	Lower Bound	4.6906	
		Upper Bound	4.8749	
	5％ Trimmed Mean		4.8079	
	Median		4.8550	
	Variance		.220	
	Std. Deviation		.46931	
	Minimum		3.60	
	Maximum		5.56	
	Range		1.96	
	Interquartile Range		.64	
	Skewness		−.750	.239
	Kurtosis		−.083	.474

图 4.5 探索性分析输出结果

结果解释:输出内容中统计量从上至下依次为:均数(标准误),均数 95％置信区间下限、上限,去除 5％极端值后的均数、中位数、方差、标准差、最小值、最大值、全距、四分位数间距、偏度系数(及标准误)、峰度系数(及标准误)。故该地成年男子 95％置信区间为 $(4.6906 \times 10^{12}, 4.8749 \times 10^{12})$/L;99％的置信区间为 $(4.6607 \times 10^{12}, 4.9047 \times 10^{12})$/L。

4.6.2 做 t 分布及其正态近似的电脑试验

医学统计学中有两种不同性质的分布:一种是用于描述个体,由于变异的存在,对应的观察值或变量(如人的身高)所表现出的分布。对于定量资料,可以是正态分布、偏态分布等,对于分类资料,最常见是两分类变量,表现为二项分布,罕见事件又可简化为 Poisson 分布;另一种分布是统计量的抽样分布,如 t 分布、μ 分布、F 分布、χ^2 分布等。在数理统计学上,这两种类型的分布,对于总体而言,都可表现为一定的概率模型。医学生对于分布的学习,特别是抽样分布,往往比较抽象,不易理解,为了能再现统计量和随机变量的分布,我们可以采用 Monte Carlo 模拟抽样,Monte Carlo 方法亦称为随机模拟(Random Simulation)方法,有时也称作随机抽样(Random Sampling)技术或统计试验(Statistical Testing)方法。因此,我们在电脑试验中,利用 SPSS 简单的编程功能,模拟抽样能再现统计分布,达到加深学生对统计分布的认识,从而提高医学统计学教学效果。

1. SPSS 程序的编制和运行

(1)在数据编辑窗口(Data Editor),通过菜单选择:File→New→Syntax,打开语句编辑窗口(Syntax Editor);若已经建立程序,可通过 Open→Syntax 直接打开。

在语句编辑窗口,用键盘输入下面的程序。该程序表示:从 $N(20,2^2)$ 的正态总体中随机抽取样本量为 5 的 1000 个样本,并依如下公式计算 t 值:

$$t = \frac{X - L}{S/\sqrt{n}} \sim t \text{ 分布}, \quad \nu = n - 1$$

随机产生 1000 个样本及 t 值分布的程序:

```
(1) INPUT PROGRAM.
(2) loop #i=1 to 1000.
(3) COMPUTE NUMBER=RND(#i).
(4) COMPUTE x1=20+NORMAL(2).
(5) COMPUTE x2=20+NORMAL(2).
(6) COMPUTE x3=20+NORMAL(2).
(7) COMPUTE x4=20+NORMAL(2).
(8) COMPUTE x5=20+NORMAL(2).
(9) COMPUTE x=MEAN(x1,x2,x3,x4,x5).
(10) COMPUTE s=sd(x1,x2,x3,x4,x5).
(11) COMPUTE t=(x-20)/s /sqrt(5).
(12) end case.
(13) ENDLOOP.
(14) END FILE.
(15) END INPUT PROGRAM.
(16) EXECUTE.
(17) GRAPH/histogram(normal)=t.
```

SPSS 操作菜单及程序窗口见图 4.6、图 4.7 和图 4.8。

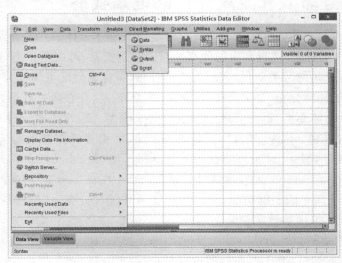

图 4.6　主要操作菜单

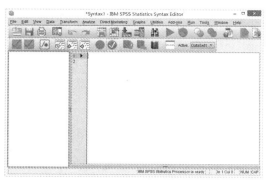
图 4.7 调用程序对话框

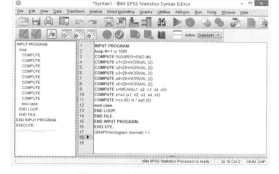
图 4.8 编写程序对话框

写入程序后,以上程序在语句编辑窗口输入时,不要输入行号,程序中的英文字母不分大、小写,程序行号 2～11 可根据研究人员需要进行必要的程序修改。另外该程序也可在 Word、记事本等其他文本编辑软件中编辑,然后只要通过复制将程序粘贴到 Syntax Editor 窗口,需要注意的是,"♯"和"i"之间不能有空格,否则会提示错误,程序无法运行。

在语句编辑窗口,通过菜单选择:Run→All 运行程序(图 4.9)。

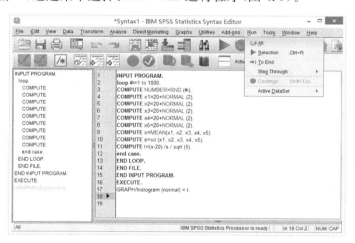
图 4.9 程序运行对话框选项

2. 结果及解释

程序运行过程见具体软件,图 4.9 中表示的是关键步骤的界面。上面程序的运行,将会产生基于 $N(20, 2^2)$ 的正态总体,样本量为 5 的 1000 个样本,并计算每个样本的均数、标准差及相应的 t 值,同时产生自由度为 4 的 t 值分布图,如图 4.10。通过分布图我们可以形象地看到 t 分布是一中间高两边低且对称的"钟形"分布,但该分布不是正态分布。我们知道,当随机抽取的每一个样本的样本含量 N 很大时,比如 $N > 30$ 时,t 分布近似趋于标准正态分布。图 4.11 显示了当样本增至 50 时的直方图,只要在以上程序第 8 行后增加到 x50,并对第 9,第 10,第 11 三行做相应的改动即可。不同样本量的 t 分布图形见图 4.10 和图 4.11。

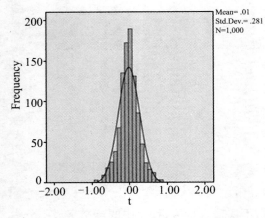

图 4.10　1000 个样本 t 值的分布图（$n=5$）　　图 4.11　1000 个样本 t 值的分布图（$n=50$）

3. 程序解释

第 1 行到第 3 行是通过 LOOP 和 END LOOP 语句产生记录数为 1000 的一组数据，第 4 行至第 8 行产生来自 $N(20,22)$ 且样本量为 5 的 1000 个样本，Normal(stddev) 为随机函数，可以返回服从均数为 0，标准差为 stddev 参数的正态分布的伪随机数，9～16 行计算各样本均数、标准差、t 值，最后两行利用直方图（histogram）绘制 t 分布。

4. 做 χ^2 分布及其正态近似的电脑试验

我们也可以利用 SPSS 产生一个服从 χ^2 分布的总体，SPSS 操作同前，相应的 SPSS 程序如下：

```
INPUT PROGRAM.
loop #I= 1 to 1000.
COMPUTE X =RV. CHISQ(1).
END CASE.
ENDLOOP.
END FILE.
END INPUT PROGRAM.
EXECUTE.
GRAPH/histogram= x.
```

程序第 3 行的功能是产生一个服从自由度为 1 的 χ^2 分布总体，这里，当我们改动自由度，即对 RV. CHISQ(df) 进行改动时，就可以看到不同自由度下的卡方分布情况（见图 4.12，图 4.13，图 4.14 和图 4.15）。

5. χ^2 分布的抽样分布

仿照 4.2 节的方法，我们就可以对 χ^2 分布的总体进行抽样，观察样本均数的分布情况，相应的 SPSS 程序如下：

```
（1）INPUT PROGRAM.
（2）loop #i=1 to 1000.
```

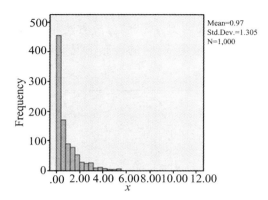

图 4.12　($df=1$)

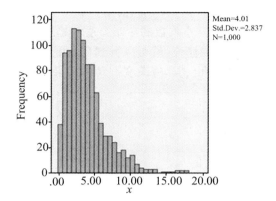

图 4.13　($df=4$)

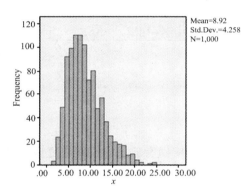

图 4.14　($df=9$)

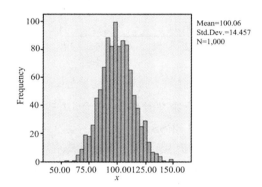

图 4.15　($df=100$)

（3）COMPUTE NUMBER＝RND(♯i).

（4）COMPUTE x1＝20＋RV. CHISQ(1).

（5）COMPUTE x2＝20＋RV. CHISQ(1).

（6）COMPUTE x3＝20＋RV. CHISQ(1).

（7）COMPUTE x4＝20＋RV. CHISQ(1).

（8）COMPUTE x5＝20＋RV. CHISQ(1).

（9）COMPUTE x＝MEAN(x1,x2,x3,x4,x5).

（10）COMPUTE s＝SD(x1,x2,x3,x4,x5).

（11）COMPUTE t＝(x－20)/s/sqrt(5).

（12）end case.

（13）ENDLOOP.

（14）END FILE.

（15）END INPUT PROGRAM.

（16）EXECUTE.

（17）GRAPH/histogram(normal)＝t.

与正态分布总体相同的是,当 n 比较小时,样本均数的分布没有正态分布的趋势,但是当 n 逐渐增大,样本均数的分布会逐渐趋近正态分布。与"2. 结果及解释"的修改方法相同,对程序进行相应的修改,就可以得到自由度为 1 的情况下,样本量为 50 时的分布情况。当更改自由度时,分布也会相应改变。具体结果见图 4.16 和图 4.17。

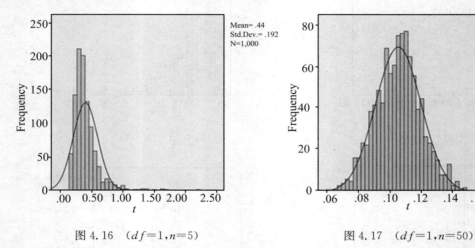

图 4.16　($df=1, n=5$)　　　　　　图 4.17　($df=1, n=50$)

6. 做二项分布及其正态近似的电脑试验

试验设计和 SPSS 程序如下:

假设布袋中有黑白两种颜色的球,黑球占 20%,现从袋中做有放回的 n 次重复摸球试验。首先设摸球次数 n 为 5,电脑模拟随机抽样 1000 次。

语句编辑窗口,用键盘输入如下程序。该程序表示,当随机变量 X 服从 $P=0.2, n=5$ 的二项分布,即 $X \sim B(0.2, 5)$ 时,依二项分布公式计算 $X=0,1,2,3,4,5$ 时的 P 值及分布图。

```
INPUT PROGRAM.
loop #i=1 to 6.
COMPUTE NUMBER=RND(#i).
COMPUTE n=5.
COMPUTE q=LAG(NUMBER,1).
IF(number=1) q=0.
COMPUTE p1=CDF. BINOM(q,n,0.2).
COMPUTE p2=LAG(p1,1).
IF(number=1) p2=0.
COMPUTE p=p1-p2.
COMPUTE p0=0.
END CASE.
ENDLOOP.
END FILE.
END INPUT PROGRAM.
```

EXECUTE.

GRAPH/line(drop)＝value(p,p0).

程序运行过程见具体软件,上面的程序运行将会产生基 $X \sim B(0.2,5)$ 的二项分布,计算 X 取所有可能的值时,所对应的 P 值,并绘制分布图,通过分布图我们可以形象地看到二项分布不是一个连续性分布,当 $P=0.2$,$n=5$ 时,是一个在横轴正方向拖一长尾呈正偏峰的偏态分布;当我们将程序稍作修改(对第 2 行和第 4 行修改,如第 2 行改为 loop ♯i＝1 to 11.第 4 行改为 COMPUTE n＝10.),就可产生 n 等于 10,50 时的 P 值分布,通过图 4.18 可以看到,当样本量增大时,且 $X(1,2,\cdots,50)$ 取值在一定范围之内,二项分布越来越接近正态分布,但这时二项分布在 X 所有取值范围内,实际上仍是一个偏态分布,而且是正偏态,如图 4.18 所示。

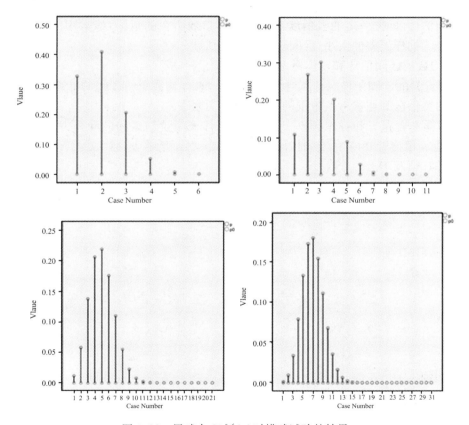

图 4.18　黑球占 20%(π)时摸球试验的结果

本 章 小 结

1. 从同一总体中反复多次地随机抽取若干份样本,各样本统计量之间以及样本统计量与总体参数之间的差异,属于抽样误差。反映抽样误差大小的指标是标准误,若原变量的总体

标准差为 σ，均数的标准误为 $\sigma_{\overline{X}}=\dfrac{\sigma}{\sqrt{n}}$，样本估计值 $S_{\overline{X}}=\dfrac{s}{\sqrt{n}}$；若总体概率为 π，频率的标准误为 $\sigma_p=\sqrt{\dfrac{\pi(1-\pi)}{n}}$，样本的估计值为 $S_p=\sqrt{\dfrac{p(1-p)}{n}}$。由于总体中个体变异的客观存在，抽样误差是不可避免的，但可随着样本含量的增大而减小。来自正态总体的样本均数仍服从正态分布；即使从偏峰分布抽样，只要 n 足够大，样本均数的分布也近似于正态分布。应注意均数的标准误与原变量的标准差之间的区别，不能混淆。

2. 当 X 服从均数为 μ 的正态分布时，统计量 $t=\dfrac{\overline{X}-\mu}{S_{\overline{X}}}$ 服从自由度为 $\nu=n-1$ 的 t 分布。自由度 ν 不同，t 分布的形状不同；自由度 ν 趋于 ∞ 时，t 分布趋于标准正态分布。

3. 参数估计有两种方法：一种是直接利用样本统计量的值来估计总体参数，称为点估计；另一种是区间估计，即按一定的置信度来估计总体参数所在的范围，最常用的是 95% 置信区间。由于考虑了抽样误差的大小，区间估计优于点估计。

4. 总体均数的区间估计和总体概率的区间估计。

(1) 根据资料的已知条件及样本含量 n 的大小，总体均数置信区间的计算公式不同；要注意总体均数的置信区间与参考值范围的区别（见书后附表 8）。

(2) 根据样本含量 n 和样本频率 p 的大小，总体概率置信区间的计算方法有两种：① 当 $n\leqslant50$，特别是 p 很接近 0 或 100% 时，用查表法。② 当 n 足够大，且 np 与 $n(1-p)$ 均大于 5 时，用正态近似法，及 $P\pm Z_{a/2}S_P$。

（吴学森　贾贤杰）

第 5 章　假 设 检 验

假设检验(hypothesis test),亦称显著性检验(significance test),是统计推断的重要内容。其一般做法:根据问题需要,对样本所属的总体作检验假设,然后,利用样本信息,选择合理的统计方法计算出统计量及对应概率,根据预先设定的显著性水平,对检验假设是否成立做出判断。它是判断样本与总体或样本彼此之间的差异是由抽样误差引起还是本质差别造成的。常用的统计推断形式,能够很好地体现数理统计学的基本思维逻辑。

常用的假设检验方法有:t 检验、方差分析、χ^2 检验、秩和检验等。

5.1　假设检验的意义及基本原理

假设检验的意义及基本原理,可通过下面例题来说明。

【例 5.1】　根据大量调查,已知健康成年男子脉搏均数为 72 次/分钟(简记为"次/分"),某医生在一山区随机调查了 25 名健康成年男子,求得其脉搏均数为 74.2 次/分,标准差为 6.0 次/分。能否据此认为该山区成年男子的脉搏均数高于一般成年男子的脉搏均数?

毫无疑问,从统计学来说,大量调查得到的一般健康成年男子的脉搏均数 72 次/分是总体均数,"某医生在一山区随机调查了 25 名健康成年男子"的脉搏均数 74.2 次/分为样本均数。这个样本均数 74.2 次/分与总体均数 72 次/分不相等的原因何在?

两种可能:①同一总体,即"某医生此次调查的 25 名健康成年男子"(样本)就是"一般健康成年男子"(总体)的一部分,它们处于同一总体,没有本质的差别,只是一般健康成年男子脉搏值客观存在着个体差异,不可避免地引起了样本均数 74.2 次/分与总体均数 72 次/分的差别,这就是统计学上"抽样误差"概念的由来;②不同总体,即"某医生此次调查的 25 名健康成年男子"(样本)是来自于不同于"一般健康成年男子"的另一个总体,74.2 次/分与 72 次/分的差别,是两种根本不同的总体均数的差别的体现,而不能够完全用抽样误差解释,不同于"一般健康成年男子"这个总体,"山区健康成年男子"这个总体应该是"长期生活在山区环境(海拔较高、氧气稀薄),脉搏生理代偿性升高"的医学结果,这应该从医学上进行解释。

探索是由抽样误差还是由医学规律引起这种差别,是医学统计学的一个非常重要的任务和工作。完成这项任务,即回答是哪种原因引起这两者的差别? 需要进行假设检验:

首先,依据上述两种可能性原因建立相应假设。其中以"25 名调查山区男子来自于一般健康成年男子"为基本假设,即两者本质上属于同一总体,脉搏总体均数都是 72 次/分,然而,事实上 74.2 次/分并不等于 72 次/分,这是"反证法"的思想;"样本与总体(或样本与样本)来自同一总体(本质上无差别),它们的差别是由抽样误差引起"这个基本假设也是假设检验的前提。另外,"25 名调查山区男子来自于另外一个总体(不同于一般健康成年男子),74.2 次/分与 72 次/分的差别并非抽样误差可以解释,而是环境因素造成",这与基本假设对立,显然,如果基本假设不成立,则这个假设是必然选择。

然后,依据研究目的、设计类型、资料类型、分布类型甚至样本大小等,选择相应的假设检验方法,计算相应统计量,并得出该统计量对应的概率 P 值。依据统计学的"小概率原理,即一次性试验中发生小概率事件($P \leqslant 0.05$)的可能性很小,可看作该事件很大可能不发生",如果相应概率是小概率事件,也即基本假设成立是小概率,就认为基本假设不成立,否则,不否认基本假设成立。

5.2 假设检验的基本步骤

基于以上原理,假设检验有如下基本步骤:

1. 建立检验假设,确定检验水准

假设有两种,一种是检验假设(hypothesis to be tested),即无效假设,又称零假设或原假设,用 H_0 表示;另一种是备择假设(alternative hypothesis),又称对立假设或矛盾假设,用 H_1 表示。二者都是根据统计推断的目的而提出的对总体特征的假设。H_1 是从反证法的思想提出,且 H_1 是与 H_0 相联系的、对立的假设。在 H_1 假设时,需要根据专业知识或研究目的考虑单、双侧检验。如例 5.1,H_0 是假设随机调查的 25 名山区健康成年男子来自于一般健康成年男子这个总体,其总体均数也就是已知的总体均数 72 次/分,样本均数 74.2 次/分则是由于抽样误差引起样本均数与总体均数的差别($\mu_1 = \mu_0$);H_1 则相反,这 25 名山区健康成年男子不是从一般健康成年男子这个总体抽取得到的,而是由于长期生活在山区的环境条件引起脉搏加快,因而不能用抽样误差解释 74.2 次/分与 72 次/分之间的差别(从专业知识,可知 $\mu_1 > \mu_0$,为单侧检验)。

检验水准(size of test),亦称显著性水准,用 α 表示,它是预先确定的概率值,即小概率事件的标准,一般情况下 α 取 0.05,但有些检验,如方差齐性检验、正态性检验也常取 0.10、0.20 等。例 5.1 中 α 取 0.05。

2. 选择检验方法,计算统计量

根据统计推断的目的以及资料的类型、分布、设计方案、样本大小等,选择正确的假设检验方法。每种假设检验方法均有相应的适用条件,具体内容将在本书后面章节中陆续介绍,这些也是学习具体假设检验方法最为重要的内容。

选择了具体假设检验方法,一般就计算相应的检验统计量(test statistic),它是在 H_0 成立的前提下计算出来的,所以要假设某两个(多个)总体参数相等或服从某一分布,否则,检验统计量无法算出。反过来,是否拒绝 H_0 又需通过检验统计量进行抉择。不同的检验方法需要用不同的公式计算现有样本的检验统计量。

例 5.1,依据适用条件,选择单样本 t 检验。

3. 确定 P 值,做出推断结论

所谓 P 值是指 H_0 成立,从所规定的总体中随机抽样,所获得等于及大于(或等于及小于)

现有样本计算获得的检验统计量值的概率。

当 $P \leqslant \alpha$ 时，结论为按所取 α 检验水准拒绝 H_0，接受 H_1，差异有统计学意义。作出结论的理由是：H_0 成立的条件下，出现等于现有检验统计量值及更极端的情况，其概率 $P \leqslant \alpha$，是小概率事件，这在一次抽样中很大可能是不发生的，所以现有样本信息不支持 H_0，故拒绝它，而接受 H_1；相反，$P > \alpha$，结论为按所取 α 检验水准拒绝 H_0，接受 H_1，差异无统计学意义，即样本信息支持 H_0，就没有理由拒绝它，因此要接受它，拒绝 H_1。显然，结论是依据概率来判断的，因而拒绝 H_0，不能认为 H_0 肯定不成立，因为在 H_0 成立的条件下，虽然出现现有样本的概率小，但仍有可能出现，只是可能性很小而已；同理，不拒绝 H_0，也不能认为 H_0 肯定成立。但一般来说，对被检验的假设必须做出明确判断：从"拒绝"或"不拒绝"中选择一个较为合理的决定。

5.3　应用假设检验需要注意的问题

作为统计推断的重要内容，假设检验能否得到正确应用非常重要，那么进行假设检验时需要注意哪些事项呢？

1. 假设检验的前提是要有严密的抽样研究设计

应保证样本是从同质总体中随机抽取的。尽可能保证组间均衡性，以确保资料具有可比性，力求保证除了对比的主要因素（如给药与否或剂量不同）外，其他影响结果的因素（如患者的病情轻重、护理条件等；动物的种属、性别、体重等）应尽可能相同或基本相近。

2. 正确选定假设检验方法

资料性质、分布类型、设计类型、样本大小等不同，以及分析的目的不同，适用的假设检验方法也不同，所以应根据具体假设检验方法的适用条件选择合适的检验方法。如两样本变量资料（均数）的比较常用 t 检验，分类资料比较常用 χ^2 检验；而同为数值变量资料，配对设计与完全随机设计比较的 t 检验也不相同，若用完全随机设计的 t 检验处理配对资料，不但浪费信息，还可能得出错误结论。

3. 正确理解"差异有无统计学意义"

"$P \leqslant \alpha$，拒绝 H_0，接受 H_1"，不能理解为两者（或多个研究总体之间）差异很大，或在医学上具有显著的（重要的）价值。而应理解成：H_0 成立可能性是小概率，也就是说两者差异存在的可能性较大。"差异有统计学意义"是统计结论，在医学上是否具有重要价值，属于专业结论，统计结论需要能够用专业知识解释，如果统计结论与专业结论一致，则说明了医学上具有重要价值，如果统计结论与专业结论不一致，则要结合实际情况加以考虑，并予以解释。反之，"差异无统计学意义"也不应误解为相差不大或一定相等。

4. 结论不能绝对化

是否拒绝 H_0，取决于被研究对象有无本质差异和抽样误差大小（它又取决于个体差异的程度和样本例数的多少），以及选择检验水准的高低。而检验水准是根据分析要求确定的，实际工作中，对同一问题要求 α 的大小往往有一定的灵活性，有时按 $\alpha = 0.05$ 水准拒绝 H_0，而按 $\alpha = 0.01$ 水准不拒绝 H_0。还有，取同一检验水准，现有样本不拒绝 H_0，但增加样本含量，由于减少了抽样误差,有可能拒绝 H_0。再有,拒绝 H_0 可能犯第 I 类错误,不拒绝 H_0 可能犯第 II 类错误。

此外,报告结论时,应列出样本计算的检验统计量值,注明采用的是单侧检验或双侧检验及检验水准,并写出 P 值或 P 值的确切范围(如 $0.05 > P > 0.02$),以便读者结合有关资料进行对比。

本 章 小 结

1. 假设检验是数理统计学中根据一定假设条件由样本推断总体的一种方法;对研究总体两种对立判断之间做出选择的统计学处理手段。

2. 假设检验的基本过程:建立检验假设,确定检验水准;选择假设检验方法、计算统计量;确定 P 值、做出结论。

3. 假设检验都是针对总体而不是针对样本。假设检验在零假设成立下计算检验统计量和 P 值,因而结论也是先对零假设的肯定或否定。假设检验方法的正确选择主要是根据研究者分析的目的和资料的类型、分布、设计类型、样本含量等。统计推断的结果应该是,统计结论和专业结论相结合后获得的符合实际的结果。

(王　斌　范引光)

第6章 定量资料的 t 检验

统计推断中的 t 分布的发现使得小样本统计推断成为可能,而 t 检验(t-test,亦称 Student's t-test)则是以 t 分布为基础,它是计量资料中最常用的假设检验方法。本章将主要介绍单样本均数的 t 检验、配对样本均数的 t 检验、两独立样本均数的 t 检验。实际应用时应首先了解各种检验方法的用途、应用条件和检验统计量的计算方法,再借助于假设检验的基本步骤来处理医学中常见的问题。

t 检验的应用条件:当样本例数 n 较小时,要求样本均是随机样本,且均来自于正态分布总体,两样本均数比较时还要求两样本的总体方差相等(方差齐)。当样本含量 n 较大时,可以用 Z 检验。

6.1 单样本定量资料的 t 检验

样本均数与总体均数比较的 t 检验又称单样本资料的 t 检验(one sample t-test),是推断该样本来自的总体均数 μ(未知总体)与已知的某一总体均数 μ_0(常为理论值、标准值或某一固定值)有无差别。

【例 6.1】 某研究者于 2010 年对安徽省高校大学生进行了社会支持的调查研究,其主观支持得分满足正态分布,μ_0 为 18.60,现从华东地区某高校随机抽取了 16 名大学生,其主观支持得分分别为:18.72,17.75,16.27,17.42,19.38,18.68,18.43,19.14,17.23,19.56,20.62,19.36,17.20,18.86,19.98,18.10。试分析该高校大学生主观支持得分是否与安徽省高校大学生的主观支持得分不同?

本例即样本均数与总体均数的比较,假定该高校大学生主观支持得分服从正态分布。

单样本资料 t 检验的统计量计算公式为

$$t = \frac{\overline{X} - \mu_0}{S / \sqrt{n}} \tag{6.1}$$

公式(6.1)中的分子是样本均数与 μ_0 的差距,分母是样本均数的标准误,t 统计量实为用标准误来度量的样本均数与 μ_0 的差距,没有度量衡单位。

根据抽样分布的中心极限定律和 t 分布的原理,当 H_0 成立时,式(6.1)的检验统计量服从自由度为 $\nu = n - 1$ 的 t 分布。因此,根据统计量 t 值,来确定相对应的 P 值,进而作出统计推断的结论。事先规定一个“小”的概率 α 作为检验水准,如果 P 值小于 α,拒绝 H_0;如果 P 值不小于 α,则不拒绝 H_0。

(1)建立检验假设,确定检验水准。

$H_0: \mu = \mu_0$，即该高校大学生主观支持得分的总体均数与安徽省高校大学生主观支持得分的总体均数相等

$H_1: \mu \neq \mu_0$，该高校大学生主观支持得分的总体均数与安徽省高校大学生主观支持得分的总体均数不等

$\alpha = 0.05$

（2）计算统计量：

对从华东地区某高校随机抽取的 16 名大学生主观支持得分进行描述性统计分析，得 $\overline{X} = 18.56$，$S = 1.14$，则

$$t = \frac{\overline{X} - \mu}{S_{\overline{X}}} = \frac{18.56 - 18.60}{1.14 / \sqrt{16}} = -0.132$$

相应的自由度为：
$$\nu = n - 1 = 16 - 1 = 15$$

（3）确定 P 值，做出推断结论。

查 t 界值表（见书后附表 2），$t_{0.05/2,15} = 2.131$，由于 $t_{0.05/2,15} > |t|$，故 $P > 0.05$，在 $\alpha = 0.05$ 的水准上不拒绝 H_0，差异无统计学意义，还不能认为该高校大学生主观支持得分的总体均数与安徽省高校大学生主观支持得分的总体均数不等。

6.2 配对设计定量资料的 t 检验

6.2.1 配对设计概念

医学科学研究中的配对设计（paired design）主要有以下几种形式：

1. 两种同质受试对象分别接受两种不同的处理

将某些重要特征相似的每两个受试对象配成一对，每对的两个对象分别接受两种不同的处理。如将同种属、同性别、体重相近的小白鼠配成一对，把同性别、同病情、年龄相近的患者配成一对等。

2. 同一受试对象或者同一样本的两个部分分别接受两种不同处理

同一受试对象的两个部位分别接受两种处理，可视为自己和自己配对。如将一批呼吸道感染患者的痰液一分为二，分别接种于两种不同的培养基进行培养。

3. 同一受试对象接受某种处理前后

该种配对方法在实施时必须有充分的理由认为处理前后观察条件基本相同，比如动物急性处理前后的效果观察。为保险起见，该种设计方法可设立平行对照（concurrent control）来显示处理的作用。

配对设计方法可严格控制非处理因素对研究结果的影响，使组间均衡性增大，可比性增强，提高试验效率。其基本原理是首先假设两种处理的效应相同，即 $\mu_1 = \mu_2$，然后将两组处理结果相减，即 $\mu_1 - \mu_2 = 0$（即假设已知总体均数 $\mu_d = 0$），将样本均数 $\overline{d}$ 代表的未知总体均数与已知总体均数 μ_d（$\mu_d = 0$）的差值进行统计学检验。若检验结果有统计学差异，说明两种处理的结果有不同或者该种处理有作用。

检验步骤为：

$H_0 : \mu_d = 0$，即差数的总体均数为"0"

$H_1 : \mu_d \neq 0$

$$t = \frac{\bar{d} - 0}{S_d / \sqrt{n}} \sim t(\nu), \quad \nu = n - 1 \tag{6.2}$$

其中，$\bar{d}$ 为差值的均数，S_d 为差值的标准差，n 是对子数。同样，给定一个小概率 α 作为检验水准，如果与 t 值相应的 P 值小于给定的 α，则拒绝 H_0；否则，不拒绝 H_0。

6.2.2　配对设计 t 检验的计算

【例 6.2】　从某大学一年级同学中随机抽取 15 名同学，进行艾滋病相关知识培训，使用同一份问卷在培训前后对该 15 名同学进行调查，得分情况见表 6.1，问接受培训前后，该 15 名同学问卷得分情况有无差别？

表 6.1　10 名同学在接受培训前后问卷得分情况（分）

编号	培训前	培训后	差值（d）
1	16	21	5
2	19	25	6
3	22	29	7
4	15	18	3
5	18	24	6
6	21	26	5
7	17	21	4
8	18	24	6
9	17	26	9
10	15	21	6
11	16	21	5
12	17	20	3
13	18	24	6
14	19	24	5
15	17	25	8

该资料研究接受培训前后调查问卷得分有无差异，为上述配对形式的第 3 种，因为培训前后得分的差值服从正态分布，进行 t 检验如下：

（1）建立检验假设，确定检验水准。

$H_0 : \mu_d = 0$，即培训前后调查问卷得分差值的总体均数为零

$H_1 : \mu_d \neq 0$

$\alpha = 0.05$

（2）计算统计量：

这里 $n=15, \bar{d}=5.600, S_d=1.639$，则

$$t=\frac{\bar{d}-0}{S_d/\sqrt{n}}=\frac{5.600-0}{1.639/\sqrt{15}}=13.233$$

$$\nu=n-1=15-1=14$$

（3）确定 P 值，作出推断结论。

查 t 界值表（见书后附表 2），$t_{0.05/2,14}=2.145$，由于 $t_{0.05/2,14}<t$，故 $P<0.05$，在 $\alpha=0.05$ 的水准上拒绝 H_0，接受 H_1，差异有统计学意义，可以认为接受培训前后调查问卷得分有差别。

【例 6.3】 分别用 A、B 两种培养基培养同一批过期牛奶里的致病菌群，培养 24 小时后，培养基中致病菌群数见表 6.2。试问 A、B 两种培养基的培养结果有无差异？

表 6.2　两种培养基的培养结果

试样号	A 培养基（个）	B 培养基（个）	差值（d）
1	130	125	5
2	132	126	6
3	157	150	7
4	120	117	3
5	117	111	6
6	146	141	5
7	159	155	4
8	171	165	6
9	155	150	5
10	141	135	6
11	128	123	5
12	150	142	8

该资料为比较两种方法测定结果有无差异，为上述配对形式的第 2 种；因为两种培养基的差值服从正态分布，检验的计算过程类似例 6.2，采用 SPSS 软件实现方法见本章 6.6 节。

6.3　两独立样本均数的 t 检验

两独立样本均数的 t 检验（two-sample t-test），又称为两样本 t 检验，或成组 t 检验。适用于试验研究中完全随机设计两样本均数的比较，或观察性研究中受试对象按照某种特征分组的两组间样本均数比较，旨在检验两样本均数所代表的未知总体均数是否有差别。

此类检验也基于 t 分布，故要求两个总体均服从正态分布。假设两样本所代表的总体均数服从正态分布 $N(\mu_1, \sigma_1^2)$ 和 $N(\mu_2, \sigma_2^2)$，由于正态分布是由集中趋势指标 μ 和离散趋势指标

σ 所决定的,因此,在比较两总体均数 μ_1 和 μ_2 是否相等时,理论上还要考虑两总体方差 σ_1^2 和 σ_2^2 是否相等,即是否具有齐性(homogeneity)。若两总体方差相等,则进行 t 检验;若两总体方差不等,则可采用 t' 检验方法、变量变换或者秩和检验的方法处理。

6.3.1　两样本所属总体方差齐

如果两样本所代表的总体方差相等,即具有方差齐性,那么将两个正态分布总体分别记为 $N(\mu_1, \sigma_1^2)$ 和 $N(\mu_2, \sigma_2^2)$,可继续进行如下检验假设:

$H_0: \mu_1 = \mu_2$,即两样本所属的两个总体均数相等

$H_1: \mu_1 \neq \mu_2$

$\alpha = 0.05$

检验统计量为

$$t = \frac{\overline{X}_1 - \overline{X}_2}{\sqrt{S_c^2 \left(\frac{1}{n_1} + \frac{1}{n_2}\right)}} \tag{6.3}$$

$$S_c^2 = \frac{(n_1 - 1)S_1^2 + (n_2 - 1)S_2^2}{n_1 + n_2 - 2} = \frac{\sum(X_1 - \overline{X}_1)^2 + \sum(X_2 - \overline{X}_2)^2}{n_1 + n_2 - 2} \tag{6.4}$$

式(6.3)右边的分子是两个样本均数之差,分母是样本均数之差的标准误,S_c^2 是利用两样本联合估计的方差,检验统计量 t 实为用标准误度量的均数之差,当 H_0 成立时,统计量 t 服从自由度为 $\nu = n_1 + n_2 - 2$ 的 t 分布。

根据式(6.3)算得统计量的数值后,可通过查 t 界值表(书后附录中附表 2),得到 $t_{\alpha/2, \nu}$,若 $t \geq t_{\alpha/2, \nu}$,即 $P \leq \alpha$,拒绝 H_0,差异有统计学意义;当 $t \leq t_{\alpha/2, \nu}$,即 $P > \alpha$,则不拒绝 H_0,差异无统计学意义。

【例 6.4】　从某高校随机抽取了男、女大学生各 15 名,测量其肺活量,结果见表 6.3,试检验该高校男、女生肺活量有无差别?

表 6.3　某高校男、女大学生肺活量测量值 (ml)

性别	例数	肺活量 (ml)							
男	15	3900	3850	3970	4020	3760	3680	3920	3840
		3980	4060	4100	4050	3870	3900	3920	
女	15	3600	3580	3470	3590	3520	3680	3700	3640
		3460	3510	3560	3710	3640	3520	3660	

经检验两组人群的肺活量均服从正态分布,且具有方差齐性(检验方法见本章后续内容),以下进行两独立样本资料的 t 检验。

(1) 建立检验假设,确定检验水准。

$H_0: \mu_1 = \mu_2$,即该高校男、女大学生肺活量的总体均数相等

$H_1: \mu_1 \neq \mu_2$

$\alpha = 0.05$

（2）计算统计量：

这里 $\overline{X}_1 = 3921.33$，$S_1 = 114.26$；$\overline{X}_2 = 3589.33$，$S_2 = 81.54$；$n_1 = 15$，$n_2 = 15$，则

$$S_c^2 = \frac{(n_1 - 1)S_1^2 + (n_2 - 1)S_2^2}{n_1 + n_2 - 2} = \frac{(15 - 1) \times 114.26^2 + (15 - 1) \times 81.54^2}{15 + 15 - 2} = 9852.06$$

$$t = \frac{\overline{X}_1 - \overline{X}_2}{\sqrt{S_c^2 \left(\frac{1}{n_1} + \frac{1}{n_2} \right)}} = \frac{3921.33 - 3589.33}{\sqrt{9852.06 \times \left(\frac{1}{15} + \frac{1}{15} \right)}} = 9.161$$

（3）确定 P 值，作出推断结论。

自由度 $\nu = 15 + 15 - 2 = 28$，查 t 界值表（书后附表2），$t_{0.05/2,28} = 2.048$，由于 $t > t_{0.05/2,28}$，故 $P < 0.05$。在 $\alpha = 0.05$ 的水准上拒绝 H_0，差异有统计学意义，可以认为该高校男、女大学生肺活量的总体均数不等，男生高于女生。

6.3.2 两样本所属总体方差不等

当两个总体的方差不齐时，t 检验的结果会出现较大的偏差，这时需要采用近似 t 检验（separate variance estimation t-test），常用的近似 t 检验方法为 Satterthwaite 法，即 t' 检验。

两正态总体分别为 $N(\mu_1, \sigma_1^2)$ 和 $N(\mu_2, \sigma_2^2)$，$\sigma_1^2 \neq \sigma_2^2$（略去方差齐性检验），则：

$H_0: \mu_1 = \mu_2$，即两样本所代表的两个总体均数相等

$H_1: \mu_1 \neq \mu_2$

Satterthwaite 法检验统计量 t 值采用（6.5）式进行计算，以 t' 作为统计量，但是需要校正自由度，自由度的校正见（6.6）式。

$$t' = \frac{\overline{X}_1 - \overline{X}_2}{\sqrt{\frac{S_1^2}{n_1} + \frac{S_2^2}{n_2}}} \tag{6.5}$$

t' 的分子是两样本均数之差，分母是均数之差的标准误，t' 仍是均数之差与标准误比值。

$$\nu = \frac{\left(\frac{S_1^2}{n_1} + \frac{S_2^2}{n_2} \right)^2}{\frac{\left(\frac{S_1^2}{n_1} \right)^2}{n_1 - 1} + \frac{\left(\frac{S_2^2}{n_2} \right)^2}{n_2 - 1}} \tag{6.6}$$

利用（6.5）式算得统计量 t' 的数值后，据此近似的 t 分布可以判断检验统计量所对应的 P 值与给定的检验水准 α 的关系。

【例6.5】 某医生从医院的体检人群和住院患者中各随机抽取了10人，测量其血液中红细胞数，检测结果见表 6.4，试检验该医院体检人群和住院患者的红细胞数是否相同？

表 6.4　某医院体检人群和住院患者的红细胞计数（$\times 10^{12}$/L）

分组	N	1	2	3	4	5	6	7	8	9	10
体检	10	4.80	5.26	5.07	4.83	5.80	4.56	4.38	4.29	4.55	4.67
住院	10	7.58	3.14	2.48	3.22	8.09	10.35	6.48	2.51	12.08	9.55

经检验两组人群血液中红细胞数均服从正态分布,且方差不齐(检验方法见本章第 6.4 节和第 6.6 节内容)。以下进行两独立样本资料的 t 检验。

(1)建立检验假设,确定检验水准。

$H_0:\mu_1=\mu_2$,即该医院体检人群和住院患者的红细胞计数总体均数相等

$H_1:\mu_1\neq\mu_2$

$\alpha=0.05$

(2)计算统计量:

这里 $\overline{X}_1=4.82,S_1=0.45;\overline{X}_2=6.55,S_2=3.54;n_1=10,n_2=10$,则

$$\nu=\frac{\left(\dfrac{S_1^2}{n_1}+\dfrac{S_2^2}{n_2}\right)^2}{\dfrac{\left(\dfrac{S_1^2}{n_1}\right)^2}{n_1-1}+\dfrac{\left(\dfrac{S_2^2}{n_2}\right)^2}{n_2-1}}=\frac{\left(\dfrac{0.45^2}{10}+\dfrac{3.54^2}{10}\right)^2}{\dfrac{\left(\dfrac{0.45^2}{10}\right)^2}{10-1}+\dfrac{\left(\dfrac{3.54^2}{10}\right)^2}{10-1}}=\frac{1.622}{0.175}=9.430$$

$$t'=\frac{\overline{X}_1-\overline{X}_2}{\sqrt{\dfrac{S_1^2}{n_1}+\dfrac{S_2^2}{n_2}}}=\frac{4.82-6.55}{\sqrt{\dfrac{0.45^2}{10}+\dfrac{3.54^2}{10}}}=\frac{-1.273}{1.128}=-1.534$$

(3)确定 P 值,作出推断结论。

自由度 $\nu=9.430\approx9$,查 t 界值表,$t_{0.05/2,9}=2.262$,由于 $|t|<t_{0.05/2,9}$,故 $P>0.05$。在 $\alpha=0.05$ 的水准上不拒绝 H_0,差异无统计学意义,还不能够认为该医院体检人群和住院患者的红细胞计数间有差别。

6.4 方差齐性检验

即便是两总体方差相等,由于抽样误差,两样本方差也可能不等,因此需要对两样本所代表的总体方差是否相等进行假设检验,即方差齐性检验。

假设两个随机样本分别独立地取自两个正态总体,欲判断其总体方差 σ_1^2 和 σ_2^2 是否相等,即是否具有方差齐性(homogeneity of variance),可作方差齐性检验。

$H_0:\sigma_1^2=\sigma_2^2$,即两独立样本所代表的总体方差相等

$H_1:\sigma_1^2\neq\sigma_2^2$

统计量为

$$F=\frac{S_1^2(\text{大})}{S_2^2(\text{小})},\quad \nu_1=n_1-1,\quad \nu_2=n_2-1 \tag{6.7}$$

其中,S_1^2 与 S_2^2 为两个样本方差。为了减少统计用表的篇幅,S_1^2 表示数值相对较大的那个方差。在 H_0 成立时,F 统计量服从 F 分布。F 分布的形态由分子的自由度 ν_1 和分母的自由度 ν_2 所决定,根据两个自由度和 F 统计量的值,可以在本书后所附的总体方差表(书后附表 5)中查到相应双侧检验的 P 值,F 值越大,对应的 P 值越小。同理,也可根据 F 统计量和两个自由度判断 P 值与给定的 α 的大小关系。

【例 6.6】 从某地区医学院校三年级随机抽取部分同学进行社会支持调查,其中男生 29

名,测得其社会支持的主观支持得分均数为 19.25,标准差为 3.76;女生 11 名,社会支持的主观支持得分均数为 18.41,标准差为 4.33,试检验两总体方差是否相等?

(1) 建立检验假设,确定检验水准。

$H_0: \sigma_1^2 = \sigma_2^2$,即两总体方差相等

$H_1: \sigma_1^2 \neq \sigma_2^2$

$\alpha = 0.05$

(2) 计算统计量:

$$F = \frac{S_1^2}{S_2^2} = \frac{4.33^2}{3.76^2} = 1.326$$

$$\nu_1 = n_1 - 1 = 11 - 1 = 10, \ \nu_2 = n_2 - 1 = 29 - 1 = 28$$

(3) 确定 P 值,作出推断结论。

$F_{0.05/2,(10,28)} = 2.55$,本题中检验统计量 $F = 1.326$,F 值越大,P 值越小,则 $F < F_{0.05/2,(10,28)}$,$P > 0.05$,在 $\alpha = 0.05$ 的水准上不拒绝 H_0,即还不能认为两总体方差不等。

6.5 t 检验注意事项

6.5.1 假设检验的两类错误

假设检验是采用反证法和小概率事件的基本思想,在假设 H_0 成立的基础上,根据检验统计量所获得的概率 P 值作出的统计推论,因此,其结论不可能完全正确,不论做出拒绝 H_0,还是不拒绝 H_0,都有犯错误的可能。

如果实际情况与 H_0 一致,检验结论为不拒绝 H_0;或者实际情况与 H_0 不一致,检验结论为拒绝 H_0,这两种推断结论都是正确的。但如果实际情况与 H_0 一致,仅仅由于抽样的原因,使得假设检验的结论为拒绝原本正确的 H_0,导致推断结论错误,这样的错误称为 Ⅰ 类错误(type Ⅰ error)。犯 Ⅰ 类错误的概率用 α 来控制,其大小与检验水准相同,即预先规定的允许犯 Ⅰ 类错误概率的最大值。α 常取 0.05 或 0.01,且可取单尾也可取双尾。通常 α 取 0.05,其意义是:在原假设 H_0 成立的条件下,按照同样的方法重复试验 100 次,假设检验结果平均有 5 次拒绝 H_0。

如果实际情况与 H_0 不一致,由于抽样的原因使得假设检验的结论为不拒绝原本错误的 H_0,则导致了另一种推断错误,这样的错误称为 Ⅱ 类错误(type Ⅱ error)。犯 Ⅱ 类错误的概率用 β 来控制。β 只取单尾,且其取值大小只有在知道两总体参数差值、α 和 n 时才能进行估算。β 的意义是:如果 H_0 不成立,按照同样的方法重复试验 100 次,假设检验结果平均有 100β 次接受 H_0。

对于两类错误间的关系,用图 6.1 加以体现,由图 6.1 可以看出,对于某一检验来说,当样本含量 n 一定时,α 越小,β 越大(图中虚线右移);α 越大,β 越小(图中虚线左移)。实际应用中,可以通过 α 来控制 β,在样本量确定时,如果要减小 β,就把 α 取大一些;而增加样本含量,可以同时减小 Ⅰ 类错误 α 和 Ⅱ 类错误 β。

图 6.1 中，$1-\beta$ 成为检验效能（power of a test），即当两总体的确有差别（H_0 不成立），按照事先确定的检验水准 α，假设检验能发现该差异（拒绝 H_0）的能力，$1-\beta$ 也取单尾。

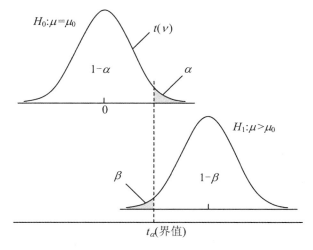

图 6.1　假设检验的两类错误

6.5.2　假设检验应注意的问题

（1）选择检验方法必须符合资料的适用条件。

在实际应用中，应根据研究目的和设计类型、变量类型、样本大小等因素选择合适的检验方法。

（2）单侧检验和双侧检验的选择。

根据研究目的和专业知识来选择单侧检验和双侧检验，且应在统计分析工作开始之前决定。相对来说，双侧检验较为稳妥，故常用。

（3）正确理解 P 值的意义。

在报告检验结论时，如果 $P<\alpha$，应说差异"有统计学意义"（statistically significance），而不应将 $P<0.05$ 说成"差异显著"，将 $P<0.01$ 说成"差异非常显著"。

（4）结论不能绝对化。

因为假设检验结果有犯错误的可能，在下结论时，"肯定"、"一定"、"必定"等词不要使用。

（5）当假设检验的结果为不拒绝 H_0 时，应考虑该检验的检验效能，如果检验效能较低，则此时的结论可靠性较差。

6.6　SPSS 软件实现方法

6.6.1　单样本定量资料的 t 检验 SPSS 软件实现方法

以例 6.1 资料为例，介绍 SPSS 软件实现方法。

1. SPSS 数据文件格式

将该高校大学生主观支持得分命名为"scores"，SPSS 数据文件格式见图 6.2。

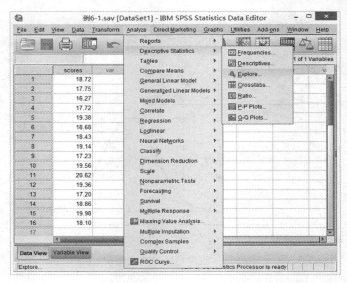

图 6.2　Analyze →Descriptive Statistics →Explore 操作

2. SPSS 软件实现方法

(1)正态性检验：点击 Analyze 菜单中的 Descriptive Statistics 子菜单，选择 Explore 项（见图 6.2），系统弹出 Explore 对话框（见图 6.3）。

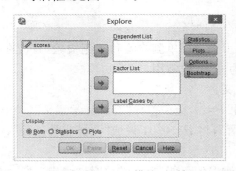

图 6.3　Explore 模块对话框

(2)正态性检验：点击主观支持分[scores]变量进入 Dependent List 框内，点击 Plots 模块，打开 Explore:Plots 对话框，点击 Normality plots with tests 前方的方框，出现"√"，继续点击 Plots 界面的 Continue，再点击 Explore 界面的 OK（见图 6.4）。

(3)正态性检验：正态性检验输出结果见图 6.5，Kolmogorov-Smirnov 方法适用于样本量较大（大于 50 例）的定量资料的正态性检验，而 Shapiro-Wilk 方法适用于样本量在 50 以下的定量资料的正态性检验（参见参考文献 1）。本例样本量为 16，选择 Shapiro-Wilk 法检验结果，$P=0.997$，$P>0.05$，在 $\alpha=0.05$ 的检验水准上，认为该样本资料服从正态分布，满足 t 检验的条件。

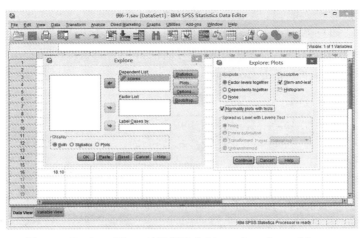

图 6.4 Explore:Plots 对话框选中 Normality plots with tests

Tests of Normality

	Kolmogorov-Smirnov[a]			Shapiro-Wilk		
	Statistic	df	Sig.	Statistic	df	Sig.
scores	.104	16	.200 *	.987	16	.997

*. This is a lower bound of the true significance.

a. Lilliefors Significance Correction

图 6.5 正态性检验的输出结果

（4）单样本定量资料 t 检验：点击 Analyze 菜单中的 Compare Means 子菜单，选择 One-Sample T Test 项，系统弹出 One-Sample T Test 对话框（见图 6.6）。

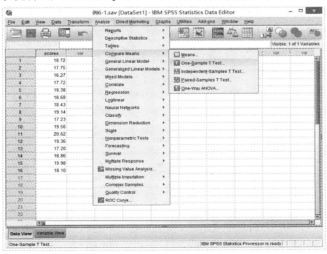

图 6.6 Analyze →Compare Means →One-Sample T Test 操作

（5）单样本定量资料 t 检验：点击主观支持分［scores］变量进入 Test Variable(s)框内，Test value 框填入已知总体均数 18.60（见图 6.7）；系统默认为 95％可信区间，如要计算 99％可信区间，则点击 Options 按钮，弹出 Options 对话框，将 Confidence Interval Percentage 框中的 95％改成 99％（见图 6.8），点击 Continue 返回。

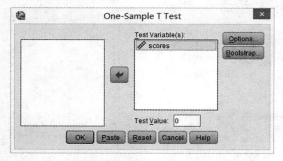

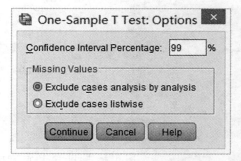

图 6.7 One-Sample T Test 对话框　　　　图 6.8 One-Sample T Test:Options 对话框

（6）单样本定量资料 t 检验：其他项选择系统默认方式，点击 OK 按钮提交系统运行。

3. 输出结果

图 6.9 给出该样本的几个基本统计量：样本例数（N）、样本均数（Mean）、标准差（Std. Deviation）和标准误（Std. Error Mean）。

One-Sample Statistics

	N	Mean	Std. Deviation	Std. Error Mean
scores	16	18.5625	1.13993	.28498

图 6.9 One-Sample Statistics 结果

图 6.10 是单样本定量资料 t 检验的结果：t 值、自由度（df）、双侧概率 P 值（Sig.（2-tailed））、已知总体均数和样本均数的差值（Mean Difference）以及该差值的 99％可信区间（Confidence Interval of the Difference，CI）。

One-Sample Test

	Test Value = 18.60					
	t	df	Sig. (2-tailed)	Mean Difference	99% Confidence Interval of the Difference	
					Lower	Upper
scores	−.132	15	.897	−.03750	−.8773	.8023

图 6.10 One-Sample Test 结果

推断结论：本例 $t=-0.132$，$P=0.897$，在 $\alpha=0.05$ 的检验水准下，差异无统计学意义。在 $\alpha=0.01$ 的检验水准下，$P>\alpha$，差异亦无统计学意义，差值的 99％可信区间范围：−0.8773~0.8023，包括了 0，也同样提示差异无统计学意义。尚不能认为该高校大学生主观支持得分的总体均数与安徽省高校大学生主观支持得分的总体均数不同,结论同前。

6.6.2 配对设计定量资料的 t 检验 SPSS 软件实现方法

以例6.2资料为例介绍 SPSS 软件实现方法。

1. SPSS 数据文件格式

将培训前15名同学的调查表得分命名为"before",将培训后15名同学的调查表得分命名为 "after",SPSS 数据文件格式见图6.11。

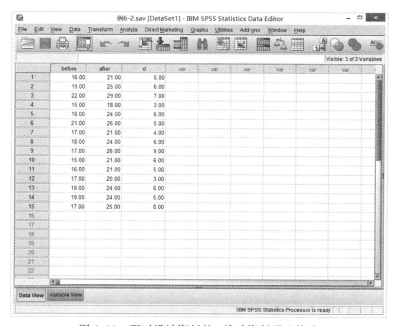

图6.11 配对设计资料的 t 检验资料录入格式

2. SPSS 软件实现方法

(1)计算培训后与培训前得分差值:点击 Transform 菜单中的 Compute Variable 子菜单(见图6.12),系统弹出 Compute Variable 对话框。在 Target Variable 对话框中输入即将通过计算而生成的变量名 differ,将变量导入右侧 Numeric Expression 对话框中,写成表达式"after-before"的形式,点击 OK 按钮(见图6.13),在 Data View 界面系统自动计算出差值 differ(见图6.14)。

(2)正态性检验:点击 Analyze 菜单中的 Descriptive Statistics 子菜单,选择 Explore 项(同图6.3),系统弹出 Explore 对话框(同图6.4)。点击差值 differ 变量进入 Dependent List 框内,点击 Plots 模块,打开 Explore:Plots 对话框,点击 Normality plots with tests 前方的方框,出现"√",继续点击 Plots 界面的 Continue,再点击 Explore 界面的 OK(见图6.15)。

(3)正态性检验:正态性检验输出结果见图6.16,根据样本量,选择 Shapiro-Wilk 检验,$P=0.387$,$P>0.05$,在 $\alpha=0.05$ 的检验水准上,认为差值服从正态分布,满足 t 检验的条件。

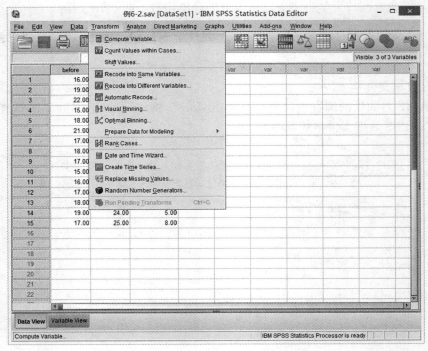

图 6.12　Transform →compute 操作

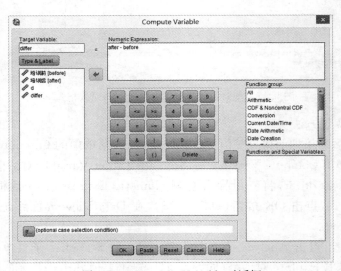

图 6.13　Compute Variable 对话框

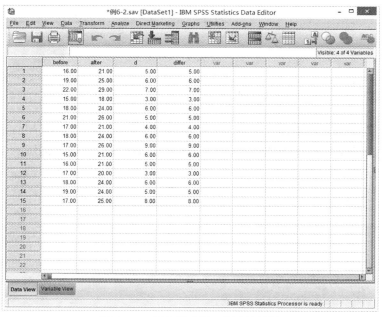

图 6.14　新变量 differ 的计算结果

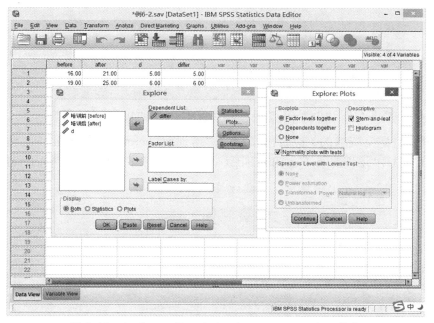

图 6.15　Analyze →Descriptive Statistics →Explore 操作

Tests of Normality

	Kolmogorov-Smirnova			Shapiro-Wilk		
	Statistic	df	Sig.	Statistic	df	Sig.
differ	.204	15	.095	.940	15	.387

图 6.16   Explore 输出结果

（4）配对设计定量资料的 t 检验：点击 Analyze 菜单中的 Compare Means 子菜单，选择 Paired-Samples T Test…项，系统弹出 Paired-Samples T Test 对话框（见图 6.17）。

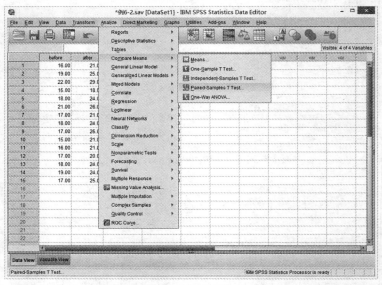

图 6.17   Analyze →Compare Means →Paired-Samples T Test 操作

（5）配对设计定量资料的 t 检验：先后点击"培训前[before]和培训后[after]"或者按住 Ctrl 键之后同时选中"培训前[before]和培训后[after]"进入 Paired Variables 框内（见图 6.18）。

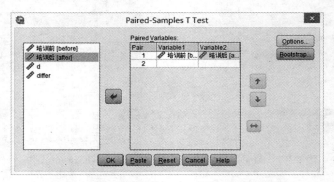

图 6.18   Paired-Samples T Test 对话框

（7）其他项选择系统默认方式，点击 OK 按钮提交系统运行。

3. 输出结果

图 6.19 给出配对样本的几个基本统计量:样本均数(Mean)、样本例数(N)、标准差(Std. Deviation)和标准误(Std. Error Mean)。图 6.20 是配对样本的关联性分析,配对样本相关系数 $r=0.832$,$P<0.05$,说明两种测量方法存在正相关。图 6.21 给出配对样本检验的结果:配对样本差值的均数(Mean)、差值的标准差(Std. Deviation)、差值的标准误(Std. Error Mean)和差值的 95% 可信区间(95% Confidence Interval of the Difference)以及 t 值、自由度(df)和双侧概率值(Sig. (2-tailed))。

推断结论:本例 $t=13.234$,$P<0.001$,在 $\alpha=0.05$ 的检验水准下,差异有统计学意义,可以认为培训前后该 15 名同学的调查问卷得分不同,结论同前。

Paired Samples Statistics

		Mean	N	Std. Deviation	Std. Error Mean
Pair 1	培训前	17.6667	15	1.98806	.51331
	培训后	23.2667	15	2.86523	.73980

图 6.19　Paired Samples Statistics 结果

Paired Samples Correlations

	N	Correlation	Sig.
Pair 1　培训前 & 培训后	15	.832	.000

图 6.20　Paired Samples Correlations 结果

Paired Samples Test

	Paired Differences			
	Mean	Std. Deviation	Std. Error Mean	95% Confidence Interval of the Difference
				Lower
Pair 1 培训前-培训后	−5.60000	1.63881	.42314	−6.50755

Paired Samples Test

	Paired Differences			
	Paired Differences			
	95% Confidence Interval of the Difference	t	df	Sig. (2-tailed)
	Upper			
Pair 1 培训前-培训后	−4.69245	−13.234	14	.000

图 6.21　Paired Samples Test 结果

6.6.3 两独立样本均数比较的 *t* 检验 SPSS 软件实现方法

以例 6.4 资料为例,介绍 SPSS 软件实现方法:

1. SPSS 数据文件格式

将肺活量变量命名为"VC";将男生和女生建立性别分组变量,命名为"group",男生组取值为 1,女生组取值为 2,SPSS 数据文件格式见图 6.22。

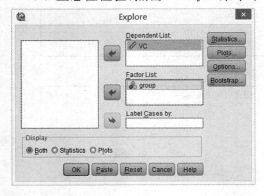

图 6.22 两独立样本均数比较 *t* 检验资料录入格式

2. SPSS 软件实现方法

(1) 正态性检验:点击 Analyze 菜单中的 Descriptive Statistics 子菜单,选择 Explore 项(同图 6.3),系统弹出 Explore 对话框(同图 6.4)。点击 VC 变量进入 Dependent List 框内,group 变量进入 Factor List 框(见图 6.23)。点击 Plots 模块,打开 Explore:Plots 对话框,点击 Normality plots with tests 前方的方框,出现"√",继续点击 Plots 界面的 Continue,再点击 Explore 界面的 OK。

图 6.23 Analyze →Descriptive Statistics → Explore 操作

(2) 正态性检验:正态性检验输出结果见图 6.24,根据样本量,选择 Shapiro-Wilk 检验,男性 $P=0.904$,女性 $P=0.553$,均为 $P>0.05$,在 $\alpha=0.05$ 的检验水准上,认为男、女性肺活量均服从正态分布。

Tests of Normality

	group	Kolmogorov-Smirnova			Shapiro-Wilk		
		Statistic	df	Sig.	Statistic	df	Sig.
VC	男性	.105	15	.200*	.973	15	.901
	女性	.136	15	.200*	.952	15	.553

*. This is a lower bound of the true significance.

a. Lilliefors Significance Correction

图 6.24　正态性检验结果

（3）两独立样本均数比较 t 检验：点击 Analyze 菜单中的 Compare Means 子菜单，选择 Independent-Sample T Test …项（见图 6.25），系统弹出 Independent-Sample T Test 对话框（见图 6.26）。

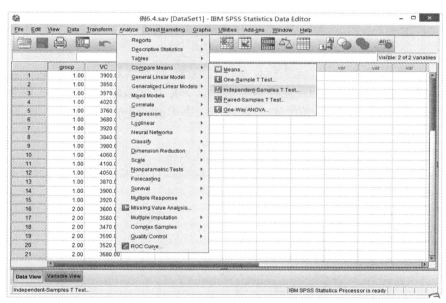

图 6.25　Analyze →Compare Means →Independent-Samples T Test 操作

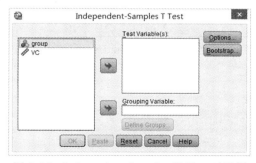

图 6.26　Independent-Samples T Test 对话框

· 101 ·

（4）两独立样本均数比较 t 检验：点击肺活量［VC］进入 Test Variable（s）框内，点击 group 进入 Grouping Variable 框内（见图 6.27），这时 Define Groups（定义分组变量）按钮被激活。单击该按钮后，弹出 Define Groups 对话框。Use specified values：即分组变量值，输入数据库中 Group1 的取值符号"1"，Group2 的取值符号"2"（见图 6.28）。点击 Continue 按钮回到 Independent-Samples T Test 对话框。

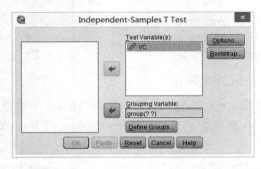
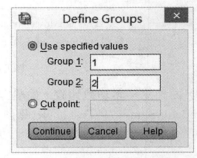

图 6.27　Independent-Samples T Test 对话框变量操作　　图 6.28　Define Groups 对话框

（5）其他项选择系统默认方式，点击 OK 按钮，提交系统运行。

图 6.29 给出两组样本的几个基本统计量：样本例数、样本均数、标准差和标准误。图 6.30 是两组独立样本 t 检验的结果：两独立样本 Levene's 方差齐性检验的统计量 F 值和相应的概率 P 值；两组独立样本 t 检验的 t 值、自由度、双侧概率 P 值、两样本均数的差值、该差值的标准误以及该差值的 95％可信区间。

当两个样本总体方差相等时，t 检验的检验统计量和 P 值看第一行（Equal variances assumed）；当两个样本总体方差不相等时，t 检验的检验统计量和 P 值看第二行（Equal variances not assumed）。

本例方差齐性检验结果为 $F=0.851$，$P=0.364$，在 $\alpha=0.05$ 的检验水准上，认为两样本总体方差相等，故看第一行 t 检验的结果，$t=9.160$，$P<0.001$，因此在 $\alpha=0.05$ 的检验水准上，差异有统计学意义，可以认为该高校男、女生肺活量有差别，结论同前。

Group Statistics

	group	N	Mean	Std. Deviation	Std. Error Mean
VC	男性	15	3921.3333	114.25952	29.50168
	女性	15	3589.3333	81.54461	21.05473

图 6.29　Group Statistics 结果

Independent Samples Test

		Levene's Test for Equality of Variances		t—test for Equality of Means	
		F	Sig.	t	df
VC	Equal variances assumed	.851	.364	9.160	28
	Equal variances not assumed			9.160	25.324

Independent Samples Test

		t-test for Equality of Means			
		Sig. (2-tailed)	Mean Difference	Std. Error Difference	95% Confidence Interval of the Difference Lower
VC	Equal variances assumed	.000	332.00000	36.24432	257.75687
	Equal variances not assumed	.000	332.00000	36.24432	257.40179

Independent Samples Test

		t-test for Equality of Means
		95% Confidence Interval of the Difference
		Upper
VC	Equal variances assumed	406.24313
	Equal variances not assumed	406.59821

图 6.30 Independent Samples Test 结果

◖本 章 小 结◗

1. 定量资料的 *t* 检验适用于单样本均数的 *t* 检验、配对样本均数的 *t* 检验、两独立样本均数的比较。每种方法均有相应的适用条件,在进行资料分析时,需要综合考虑研究目的、设计类型、变量类型、样本含量等要素之后才能选择合适的假设检验方法。

2. 假设检验有两类错误:Ⅰ类错误和Ⅱ类错误,在实际应用中,要权衡两类错误。

3. 应注意假设检验在应用过程中可能出现的问题。

(范引光　王　斌)

第 7 章　方　差　分　析

在实际科研中,当比较两组资料均数是否相等时,可采用前面介绍的 t 检验,当组数大于 2 时,即检验两组以上总体均数是否相等时,如果使用 t 检验会增加犯第 I 类错误的概率,这时应该用本章介绍的方差分析(ANOVA)来检验分析。

方差分析的基本思想是根据资料的设计类型和研究目的,将全部观察值总的变异度和自由度分解为相应的几个部分,除了随机误差外,其余每个部分的变异可由某个因素的作用加以解释,如各组均数间的变异可由处理因素的作用加以解释。通过比较不同变异来源的均方,借助 F 分布作出统计推断,从而判断该因素对观测指标有无影响。

方差分析的应用条件:

(1) 任意两个观察值之间独立,互不相关。

(2) 各水平下的观察值均服从正态分布,即各样本来自正态总体。

(3) 各处理组的方差相等,即方差齐性。

7.1　完全随机设计资料的方差分析

完全随机设计又称成组设计,只有单个研究因素,该因素有多个水平,如在试验中按随机化原则将受试对象随机分配到一个研究因素的多个水平中去,然后观察试验效应。方差分析就是通过分析处理组均数之间的差别,推断试验中所代表的多个总体均数间是否存在差别。

全部观察数据存在三种不同的变异,即总变异、组间变异和组内变异。

(1) 总变异。即每个试验对象数据 X_{ij} 与总体均数 $\overline{X}$ 的差异,这种变异称为总变异。

$$SS_{\text{总}} = \sum_{i=1}^{k} \sum_{j=1}^{n_i} (X_{ij} - \overline{X})^2 \tag{7.1}$$

(2) 组间变异。各处理组的样本均数 $\overline{X_i}$ 与总体均数 $\overline{X}$ 的差异,这种变异称为组间变异。

$$SS_{\text{组间}} = \sum_{i=1}^{k} n_i (\overline{X_i} - \overline{X})^2 \tag{7.2}$$

(3) 组内变异。各处理组内部观察值 X_{ij} 与该组均数 $\overline{X_i}$ 的差异,这种变异称为组内变异。

$$SS_{\text{组内}} = \sum_{i=1}^{k} \sum_{j=1}^{n_i} (X_{ij} - \overline{X_i})^2 \tag{7.3}$$

三种变异的关系为

$$SS_{\text{总}} = SS_{\text{组间}} + SS_{\text{组内}} \tag{7.4}$$

$$\nu_{\text{总}} = \nu_{\text{组间}} + \nu_{\text{组内}} \tag{7.5}$$

由以上公式可见,总变异可以分解为组间变异和组内变异两个部分,总自由度也可分解为组间自由度和组内自由度。

当组间变异与组内变异均只反映随机误差,即各样本来自同一总体,各组均数之间无差别。当各样本不是来自同一总体,组间变异反映处理效应和随机误差,而组内变异只反映随机误差,即组间变异大于组内变异。具体可用 F 检验来进行分析:

$$F = \frac{MS \text{组间}}{MS \text{组内}} \tag{7.6}$$

当 F 值大于 1 时,认为处理因素有作用(即存在处理效应);当 F 值等于 1 时,可认为处理因素无作用或处理效应不显著,各组样本均值差异可以由随机误差来解释。

【例 7.1】 某研究者从某社区随机抽取了 11 名正常人、9 名心脏病患者和 10 名高血压患者进行血压测定,其中收缩压测量值如表 7.1 所示,问三种人的收缩压有无差别?

表 7.1 正常人、心脏病患者和高血压患者的收缩压测定结果(mmHg)

正常人	心脏病患者	高血压患者
107.70	136.00	184.00
125.20	152.50	157.00
112.50	167.10	190.00
96.00	177.40	169.00
115.20	153.30	191.00
95.30	150.00	173.00
113.00	168.20	151.00
120.00	164.00	181.00
125.60	150.00	172.00
111.00		195.00
106.50		

1. 先来看完全随机设计资料方差分析中变异的分解

30 人的血压测定值大小不等,称为总变异。可分解为组间变异和组内变异,组间变异反映的是处理效应和随机误差;组内变异反映的是随机误差,包括个体差异以及血压的随机测量误差等。

2. 分析计算步骤

(1) 建立检验假设和确定检验水准:

H_0:三组人群的血压总体均数水平相同

H_1:三组人群的血压总体均数水平不全相同

$\alpha = 0.05$

(2) 计算检验统计量 F 值。

（3）确定 P 值和作出推断结论。

经计算，结果如表 7.2 所示，得出 $F = 74.888$，查方差分析界值表（书后附表 7），$P < 0.05$，拒绝 H_0，差别有统计学意义，故认为三组人群的血压值有差别，但并不表明任意两种人的血压值均有差别。

表 7.2 例 7.1 方差分析结果

变异来源	SS	df	MS	F	P
总变异	27564.862	29		74.888	0.000
处理组（组间）	23354.707	2	11677.354		
误差（区组）	4210.154	27	155.932		

7.2　随机区组设计资料的方差分析

随机区组设计又称配伍组设计，随机区组设计广泛用于医学科研工作中，该方法属于两因素方差分析（two-way ANOVA），用于多个样本均数的比较。比如，将动物按体重、窝别等性质配伍，然后随机地分配到各个处理组中，即保证每一个区组内的观察对象的特征尽可能地相近。同一受试对象在不同时间点上的观察，或同一样品分成多份，每一份给予不同处理的比较也可作为随机区组设计进行分析。随机区组设计资料的总变异可以分解成三个部分，即处理效应、区组间变异和随机误差，自由度也可分解成相应的三个部分：

$$SS_{总} = SS_{处理} + SS_{区组} + SS_{误差} \tag{7.7}$$

$$\nu_{总} = \nu_{处理} + \nu_{区组} + \nu_{误差} \tag{7.8}$$

具体计算公式基本和完全随机设计资料的方差分析计算公式相同。

【例 7.2】　某研究者用甲乙丙三种不同的饲料喂养鼠，目的是了解不同饲料增重的效果有无差异，采用随机区组设计的方法，以窝别作为划分区组的特征，以消除遗传因素对体重增长的影响，测得鼠体重增加如表 7.3 所示，请做分析。

表 7.3　三种饲料喂养鼠所增体重（克）

区组号	甲	乙	丙
1	49.10	56.20	62.50
2	49.80	48.50	62.40
3	55.10	54.80	58.60
4	63.50	64.20	73.50
5	72.20	66.40	79.30
6	41.40	45.70	37.40
7	61.90	53.00	51.20
8	42.20	37.80	46.20

（1）建立假设：

对于处理组

　　H_0:3 种饲料喂养的鼠体重增量相等

　　H_1:3 种饲料喂养的鼠体重增量不全相等

对于区组

　　　　H_0:8 个区组鼠体重增量相等

　　　　H_1:8 个区组鼠体重增量不全相等

（2）确定检验水准：　　　　　　$\alpha=0.05$

（3）计算统计量 F：

$$F_1 = MS_{处理}/MS_{误差} \tag{7.9}$$

$$F_2 = MS_{区组}/MS_{误差} \tag{7.10}$$

（4）确定 P 值,并作推断结论。

结果（见表 7.4）显示区组因素 F 值为 13.521,$P<0.001$,有统计学意义,拒绝 H_0,即可以认为 8 个区组之间的体重增量有差异。进一步想了解具体哪些区组有差异,可以进行 $SNK\text{-}q$ 检验。处理因素 F 值为 2.719,P 为 0.101,无统计学意义,不拒绝 H_0,即可以认为 3 个处理组间体重增量无差异。

表 7.4　例 7.2. 资料的方差分析结果

变异来源	SS	df	MS	F	P
总变异	2922.436	23			
处理组	139.212	2	69.646	2.719	0.101
区组	2424.510	7	346.359	13.521	0.000
误差	358.634	14	25.617		

7.3　多组均数比较方差齐性检验

多组均数比较方差齐性的检验方法很多,这里重点介绍不依赖于资料分布类型的 Levene 检验。Levene 方差齐性检验(Levene's Test)由 Levene 在 1960 年提出,可以对任意分布类型的资料进行方差齐性检验。计算公式如下：

$$F = \frac{(N-k)\sum n_i\ (\bar{z}_i-\bar{z})^2}{(k-1)\sum\sum\ (z_{ij}-\bar{z}_i)^2} \tag{7.11}$$

$$\nu_1 = k-1, \quad \nu_2 = N-k \tag{7.12}$$

式中,$N=\sum n_i$,k 为样本组数。将求得的 F 值以相应的自由度查 F 界值表得出结论。其中离差 z_{ij} 计算方法有如下 4 种：

$$z_{ij} = |X_{ij}-\overline{X}_i| \tag{7.13}$$

$$z_{ij} = (X_{ij} - \overline{X}_i)^2 \tag{7.14}$$

$$z_{ij} = |X_{ij} - M_i| \tag{7.15}$$

$$z_{ij} = \frac{(W + n_i - 2)n_i (X_{ij} - \overline{X}_i)^2 - W(n_i - 1)S_i^2}{(n_i - 1)(n_i - 2)} \tag{7.16}$$

【例 7.3】 利用 Levene 检验对例 7.1 做方差齐性检验。

(1) 建立假设：

$H_0 : \sigma_1^2 = \sigma_2^2 = \sigma_3^2$，即三个总体方差全相等

H_1：三个总体方差不全相等

$\alpha = 0.05$

(2) 计算统计量。

(3) 确定 p 值并作出推断结论。

按照上述公式计算 F 值，方差齐性 Levene 检验结果显示 F 为 1.119，P 为 0.341，按 $\alpha = 0.05$ 标准，尚不能认为三组血压数据方差不齐。

7.4 多组均数间的两两比较

当方差分析的结果显示 $P < 0.05$，表明各组均数之间不全相等，但并不清楚各组间具体的差异情况，为了进一步得到这方面的信息，可进行多组均数间的两两比较（multiple comparision）。

多组均数间的两两比较常见有以下两种情况：

(1) 在设计阶段就计划好的某些均数间的两两比较。例如，多个处理组与对照组的比较，处理后不同时间与处理前的比较，以及某几个特定的处理组的比较等。

(2) 在设计阶段未考虑均数间两两比较。当方差分析的结果显示 $P < 0.05$，才进行均数间的两两比较，即所有各组所对应的总体均数是否都相等，这些情况下涉及每两个均数的两两比较。

下面介绍较为常用的三种均数之间的多重比较方法。

7.4.1 SNK-q 检验

SNK 为 Student-Newman-Keuls 三人姓氏的缩写，检验统计量为 q 值，又称 q 检验。一般在设计阶段未考虑均数间两两比较，当方差分析的结果显示 $P < 0.05$，才进行均数间两两比较，这时通常选用该方法进行多重比较。在比较时，应先将均数按从大到小或从小到大依次排列，一般先比较相差最大的两个均数。求解过程中，先计算检验统计量 q 值，再查 q 界值表判断结果。查 q 界值表涉及组间跨度 a，它是指 $\overline{X}_A$ 和 $\overline{X}_B$ 之间涵盖的均数个数。统计量 q 和自由度计算公式为

$$q = \frac{\overline{X}_A - \overline{X}_B}{S_{\overline{d}}} = (\overline{X}_A - \overline{X}_B) / \sqrt{\frac{MS_{误差}}{2} \times \left(\frac{1}{n_A} + \frac{1}{n_B}\right)} \tag{7.17}$$

$$\nu = \nu_{误差} \tag{7.18}$$

SNK-q 检验的基本步骤为:建立检验假设,计算 q 值,查 q 界值表(书后附表 8)得出结论。对例 7.1 进行方差分析,结果显示三组均数不全相等,为了进一步了解三组间均值情况,可以采用 SNK-q 检验。SNK-q 检验结果显示 1、2 组,1、3 组和 2、3 组之间差异均有统计学意义,可以认为它们血压均值均不相等。

7.4.2 Dunnett-t 检验

它适用于 $k-1$ 个试验组与一个对照组均数差别的多重比较。检验统计量和自由度的计算公式为

$$t_D = \frac{\overline{X}_T - \overline{X}_C}{\sqrt{MS_{误差}\left(\frac{1}{n_T} + \frac{1}{n_C}\right)}} \tag{7.19}$$

$$\nu = \nu_{误差} \tag{7.20}$$

Dunnett-t 检验的基本步骤为:建立检验假设,计算 t_D 值,查 Dunnett-t 界值表(书后附表 9)得出结论。

7.4.3 Bonfferoni 法

该法又称 Bonfferoni t 检验(Bonfferoni t test),由 Bonfferoni 提出。若每次检验水准为 α,共进行 m 次比较,当 H_0 为真时,犯第 I 类错误的累计概率 α'' 不超过 $m\alpha$,即有 Bonfferoni 不等式(Bonfferoni inequality):$\alpha'' < m\alpha$ 成立。简单的说,即保证 m 次两两比较后犯第 I 类错误的累积概率不超过原有水平,则对每次比较的检验水准 α' 利用 Bonfferoni 法确定为 α/m:

$$\alpha' = \alpha/m \tag{7.21}$$

Bonfferoni 法是比较保守的两两比较方法,当比较的次数不多时,此法效果好,当比较的次数较多时,结论偏于保守。

7.5 析因设计和重复测量设计资料的方差分析

7.5.1 析因设计资料的方差分析

析因设计是在两个或多个试验因素的各水平全面组合的基础上,研究各试验因素的主效应以及各因素之间的交互作用。这里重点介绍两因素且每个因素两个水平的 2×2 析因设计。主效应、单独效应和交互效应概念如下:

主效应(main effects):是指某因素各单独效应的平均效应,即某一因素各水平之间的平均差别。

单独效应(simple effects):是指其他因素水平固定时,同一因素不同水平之间的差异。

交互效应(interaction):指某因素的单独效应随着另一因素的水平变化而变化,则称这两个因素存在交互作用。

【例 7.4】 某研究者想了解药物 A 和药物 B 对于晚期胃癌患者的镇痛作用,以及两者不

同剂量之间有无交互作用。A 药使用两种剂量治疗,分别是 5mg 和 10mg,B 药使用两种剂量治疗,分别是 10mg 和 20mg。研究者将 12 名病情相似的患者随机分为四组,分别接受 A 药和 B 药不同剂量组合下的用药治疗,测得的镇痛时间如表 7.5 所示。

表 7.5   不同处理下的镇痛时间(min)

| | 药物 A(5mg)a_1 | | 药物 A(10mg)a_2 | |
	药物 B(10mg)b_1	药物 B(20mg)b_2	药物 B(10mg)b_1	药物 B(20mg)b_2
	95	115	105	153
X_{ijm}	128	80	150	165
	93	121	108	126
n_{ij}	3	3	3	3
$\overline{X}_{ij}$	105	105	121	148
S_{ij}^2	20	22	25	20

1. 离均差平方和与自由度的分解

析因设计是将两个或多个试验因素的各水平进行排列组合、交叉分组进行试验,因此其方差分析的总变异可以分为处理和误差两部分。2×2 析因设计处理变异包含了 A 因素、B 因素的主效应及 A、B 两因素间的交互效应。因此,离均差平方和与自由度的分解公式如下:

$$SS_总 = SS_{处理} + SS_{误差} = (SS_A + SS_B + SS_{A\times B}) + SS_{误差} \tag{7.22}$$

$$\nu_总 = \nu_{处理} + \nu_{误差} = (\nu_A + \nu_B + \nu_{A\times B}) + \nu_{误差} \tag{7.23}$$

析因设计资料的方差分析计算较为复杂,一般采用统计软件包完成,故在此不给出具体计算公式。

2. 析因设计资料方差分析的基本步骤

(1)建立假设:

对于因素 A

  H_0:药物 A 两种水平的镇痛时间均数相等

  H_1:药物 A 两种水平的镇痛时间均数不相等

对于因素 B

  H_0:药物 B 两种水平的镇痛时间均数相等

  H_1:药物 B 两种水平的镇痛时间均数不相等

对于交互作用 AB

  H_0:药物 A 与药物 B 不同剂量间无交互作用

  H_1:药物 A 与药物 B 不同剂量间有交互作用

(2)确定检验水准: $\alpha=0.05$

(3)计算检验统计量 F 值,结果如表 7.6 所示。

表 7.6　例 7.4 资料的方差分析结果

变异来源	SS	df	MS	F	P
总变异	7462.917	11			
处理	3645.583	3	1215.194		
A	2552.083	1	2552.083	5.348	0.049
B	546.750	1	546.750	1.146	0.316
$A*B$	546.750	1	546.750	1.146	0.316
误差	3817.333	8	477.167		

（4）确定 P 值，做出推断结论：

由表 7.6 可看出，药物 A 与药物 B 交互效应 $A*B$ 的 $P>0.05$，无统计学意义，不拒绝 H_0，即尚不能认为两种药物不同剂量间存在交互作用。主因素 A 的 $P<0.05$，拒绝 H_0，有统计学意义；主因素 B 的 $P>0.05$，不拒绝 H_0，无统计学意义。结论为药物 A 对晚期胃癌患者有镇痛作用，药物 B 对晚期胃癌患者无镇痛作用。

7.5.2　重复测量资料的方差分析

重复测量资料（repeated measurement data）是由在不同时间点上对同一对象的同一观察指标进行多次测量所得。重复测量设计是在科研工作中常见的设计方法，常用来分析在不同时间点上该指标的差异。

【例 7.5】　某研究者欲了解一套新的锻炼方法的减肥效果，该研究者在某小学随机抽取了 12 名肥胖学生，随机分成两组，第一组每天下午按新的锻炼方法锻炼，第二组不参与新的锻炼方法，并于试验开始的第 1、2、3 个月评价学生体重减重情况，测量值如表 7.7 所示。

表 7.7　12 名学生体重减重情况（kg）

受试对象	组别	测试时间		
		第 1 月	第 2 月	第 3 月
1	1	7.5	6	3
2	1	6.5	4	2
3	1	5	3	1
4	1	6	5.5	2
5	1	4	3	1
6	1	4.5	2.5	0.5
7	2	5	4	2
8	2	4	2	0.5
9	2	6	3	1
10	2	8	5	4.5
11	2	7	5	4.5
12	2	6	4	4

从这个例子可以看出重复测量资料和随机区组设计资料的区别有两点：

（1）重复测量资料中同一受试对象的数据高度相关，表 7.8 显示了试验的观察对象在不同的时间点之间相关，相关系数均大于 0.8，均有统计学意义（$P<0.05$），而在随机区组设计中则没有该特点出现。

表 7.8　例 7.5 数据的相关分析

第 1 组测试时间	测试时间			第 2 组测试时间	测试时间		
	第 1 月	第 2 月	第 3 月		第 1 月	第 2 月	第 3 月
第 1 月	1	0.863	0.943	第 1 月	1	0.847	0.821
第 2 月		1	0.940	第 2 月		1	0.922
第 3 月			1	第 3 月			1

（2）在重复测量资料中，处理因素可以在受试对象间随机分配，但受试对象内的各时间点不能随机分配，往往是固定不变的；随机区组设计资料中每个区组内的受试对象彼此相互独立，互不影响，处理仅仅在区组内随机分配，同一区组内的受试对象接受不同的处理。

1. 重复测量资料方差分析的前提条件

重复测量资料的方差分析，比较复杂，除需满足一般方差分析的条件外，还必须进行协方差阵（covariance matrix）的球形假设检验。若不满足球形对称性质，则方差分析的 F 值是有偏的，从而增大了第 I 类错误的概率。当在假设检验拒绝零假设时，可通过对受试对象内所有变异的自由度（时间效应、处理和时间的交互效应以及个体误差）进行校正，通常采用 Mauchly 检验（Mauchly's test）来判断资料的球形对称性。

2. 离均差平方和与自由度的分解

重复测量资料的总变异包括两个部分，即受试对象间（处理因素和个体间误差）的变异和受试对象内（时间因素、处理和时间因素的交互作用与个体内误差）的变异，所以离均差平方和与自由度的分解公式如下：

$$SS_\text{总} = SS_\text{受试对象间} + SS_\text{受试对象内}$$
$$= (SS_\text{处理} + SS_\text{个体间误差}) + (SS_\text{时间} + SS_\text{处理与时间交互} + SS_\text{个体内误差}) \quad (7.24)$$

$$\nu_\text{总} = \nu_\text{受试对象间} + \nu_\text{受试对象内}$$
$$= (\nu_\text{处理} + \nu_\text{个体间误差}) + (\nu_\text{时间} + \nu_\text{处理与时间交互} + \nu_\text{个体内误差}) \quad (7.25)$$

重复测量资料的方差分析计算较为复杂，一般采用统计软件包完成，故在此不给出具体计算公式。

3. 重复测量资料方差分析的基本步骤

（1）建立假设：

对于处理因素

　　H_0：两组的体重减重均数相等

　　H_1：两组的体重减重均数不相等

对于时间因素

　　H_0:不同时间点的体重减重均数相等

　　H_1:不同时间点的体重减重均数不等或不全相等

对于交互作用

　　H_0:处理因素和时间二者无交互效应

　　H_1:处理因素和时间二者有交互效应

（2）确定检验水准：　　　　$\alpha = 0.05$

（3）计算检验统计量 F 值,结果见表 7.9。

表 7.9　重复测量资料的方差分析表

变异来源	SS	df	MS	F	P
总变异	140.188				
（受试对象间）	52.521	11			
处理	2.007	1	2.007	0.397	0.543
个体间差异	50.154	10	5.051		
（受试对象内）	87.667	24	41.083		
时间	78.875	2	39.437	129.068	<0.0001
处理与时间的交互作用	2.681	2	1.340	4.386	0.026
个体内误差	6.111	20	0.306		

（4）确定 P 值,做出推断结论：

　　本例中,按 $\alpha = 0.05$ 水准,处理的效应 $P > 0.05$,不拒绝 H_0,无统计学意义,可认为锻炼组和不锻炼组的体重减重差异无统计学意义。时间的效应 $P < 0.05$,时间对体重减重的影响有统计学意义。处理与时间的交互效应的 $P < 0.05$,有统计学意义,即有交互作用(表 7.9)。

7.6　SPSS 软件实现

7.6.1　例 7.1 的 SPSS 操作方法

　　本研究所指正常人、心脏病患者和高血压患者三种人的收缩压测定结果见表 7.1,其 SPSS 操作方法如下：

　　1. 建立数据库

　　将收缩压值命名为 bp,将分组命名为"group",各组分别用数字 1、2 和 3 表示。SPSS 数据文件格式见图 7.1。

　　2. SPSS 软件实现方法

　　（1）点击 Analyze 选项中的 Compare Means 的 One-way ANOVA,将 bp 导入到 Dependent List 框中,将分组 group 导入到 Factor 框中(图 7.2)。

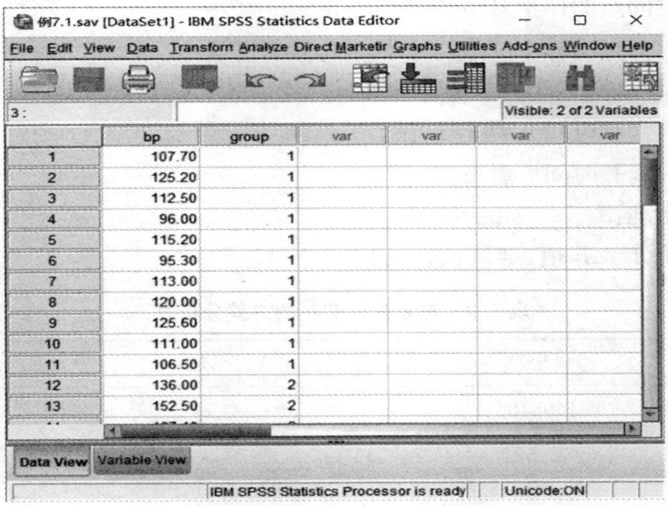

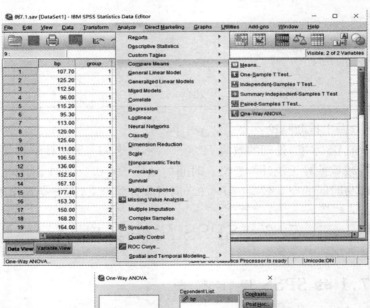

图 7.1　SPSS 数据录入

图 7.2　One-way ANOVA 分析主对话框

（2）多组均数间两两比较：点击进入 Post Hoc Multiple Comparisons（图 7.3），选择 S-N-K，点击 Continue。

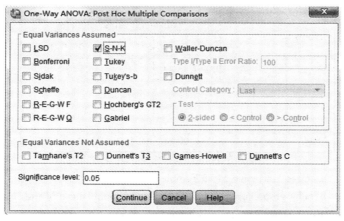

图 7.3　多组均数两两比较对话框

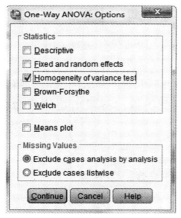

图 7.4　方差齐性检验对话框

（3）方差齐性检验：点击 Options，在 Options 对话框中选择 Homogeneity of variance test（图 7.4），点击 continue，选择 OK。

3. 主要的输出结果和解释

本例中，结果如图 7.5 所示，按 $\alpha=0.05$ 标准，方差齐性 Levene 检验显示 $P>0.05$，故可以认为三组 BP 数据方差齐性，由组间与组内均方算出得 F 值为 74.888，P 为 0.000，拒绝 H_0，差异有统计学意义，所以可以认为三组 BP 之间的收缩压均值不全相等。为了进一步了解三组间均值两两比较情况，SNK 检验显示 1、2 组，1、3 组和 2、3 组之间差异均有统计学意义，可以认为他们收缩压均值完全不相等。

Test of Homogeneity of Variances

bp

Levene Statistic	df1	df2	Sig.
1.119	2	27	.341

ANOVA

bp

	Sum of Squares	df	Mean Square	F	Sig.
Between Groups	23354.707	2	11677.354	74.888	.000
Within Groups	4210.154	27	155.932		
Total	27564.862	29			

bp

Student-Newman-Keuls

group	N	Subset for alpha = 0.05		
		1	2	3
1	11	111.6364		
2	9		157.6111	
3	10			176.3000
Sig.		1.000	1.000	1.000

Means for groups in homogeneous subsets are displayed.

a. Uses Harmonic Mean Sample Size = 9.933.

b. The group sizes are unequal. The harmonic mean of the group sizes is used. Type I error levels are not guaranteed.

图 7.5　One-way ANOVA 分析结果

7.6.2　例 7.2 的 SPSS 操作方法

本研究所指三种饲料喂养鼠所增体重（克）情况见表 7.3，其 SPSS 操作方法如下：

1. 建立数据库

将饲料命名为"nutrition"，其中"1"表示甲饲料，"2"表示乙饲料，"3"表示丙饲料。将区组命名为"block"，其中"1"表示第一区组，"2"表示第二区组，以此类推。将鼠增重体重命名为"weight"。SPSS 数据文件格式见图 7.6。

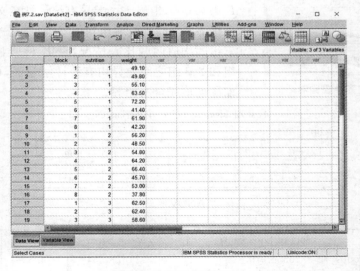

图 7.6　SPSS 数据录入

2. SPSS 软件实现方法

（1）点击 Analyze 选项中的 General Linear Model 的 Univariate，将 weight 导入到 Dependent Variable 框中，将类型 block 和 nutrition 导入到 Fixed Factor(s)框中（图7.7）。

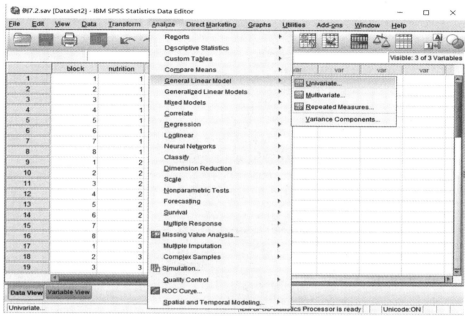

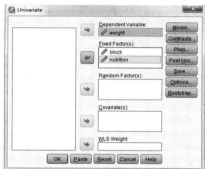

图7.7 随机区组设计方差分析主对话框

（2）点击 Model，选择 Custom 自定义模型，在 Build Term(s)中选择 Main effects，将左边框中的 block 和 nutrition 两个变量添加到右边 Model（图7.8），点击 Continue。

（3）点击进入 Post Hoc Multiple Comparisons for Observed Means 对话框，在 Factor 中选择 nutrition 进入右边 Post Hoc Tests for 对话框，并选择 SNK 进行均数两两比较，点击 Continue（图7.9）。

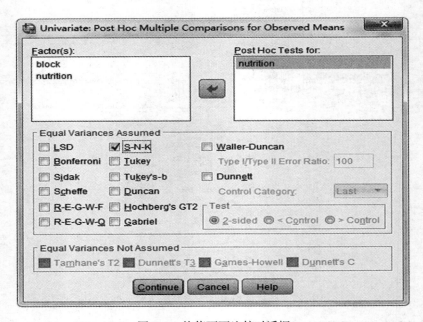

图 7.8　模型对话框

图 7.9　均值两两比较对话框

3. 主要的输出结果和解释

在输出结果中给出了随机区组设计方差分析的基本结果。图 7.10 的结果主要包括处理 nutrition 及区组 block 的均方、各组 F 值以及 P 值。结果显示区组 F 值为 13.521，$P <$ 0.001，各区组间差异有统计学意义，即可以认为 8 个区组之间的体重增重有差异。处理组 F 值为 2.719，P 为 0.101，差异无统计学意义，不拒绝 H_0，即可以认为处理组间体重增重相等，SNK 检验结果也显示各处理组间无差异。

Tests of Between-Subjects Effects

Dependent Variable：weight

Source	Type III Sum of Squares	df	Mean Square	F	Sig.
Corrected Model	2563.802[a]	9	284.867	11.120	.000
Intercept	74025.934	1	74025.934	2899.250	.000
block	2424.510	7	346.359	13.521	.000
nutrition	139.292	2	69.646	2.719	.101
Error	358.634	14	25.617		
Total	76948.370	24			
Corrected Total	2922.436	23			

a. R Squared = .877 (Adjusted R Squared = .798)

weight

Student-Newman-Keuls[a,b]

nutrition	N	Subset
		1
2	8	53.3250
1	8	54.4000
3	8	58.8875
Sig.		.106

Means for groups in homogeneous subsets are displayed.

Based on observed means.

The error term is Mean

Square(Error) = 25.617.

a. Uses Harmonic Mean Sample Size = 8.000.

b. Alpha = 0.05.

图 7.10　随机区组设计分析结果

7.6.3　例 7.4 的 SPSS 操作方法

本研究所指 A、B 两种药物不同处理下的镇痛时间（分钟），见表 7.5，其 SPSS 操作方法如下：

1. 建立数据库

将药物 A 命名为"A"，其中"1"表示 10mg，"0"表示 5mg。将药物 B 命名为"B"，其中"1"

表示 20mg，"0"表示 10mg。将镇痛的时间命名为"t"。SPSS 数据文件格式见图 7.11。

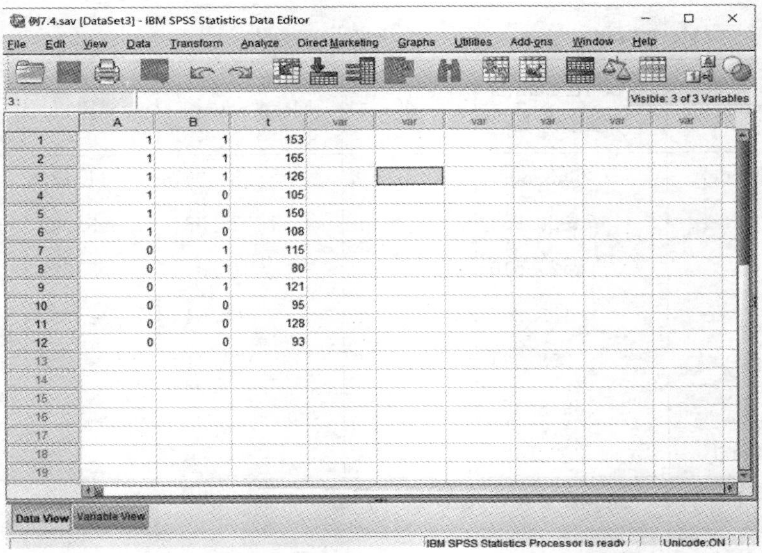

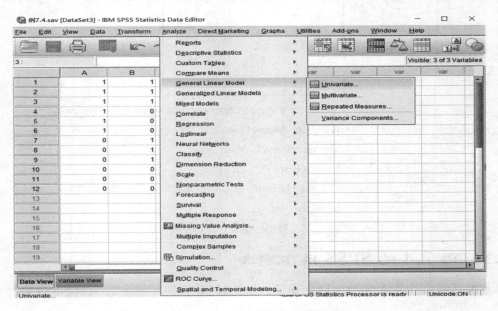

图 7.11　SPSS 数据录入

2. SPSS 软件实现方法

（1）点击 Analyze 选项中的 General Linear Model 的 Univariate，将镇痛时间 t 导入到 Dependent Variate 框中，将变量 A 和 B 导入到 Fixed Factor(s)框中（图 7.12）。

图 7.12　析因分析主对话框

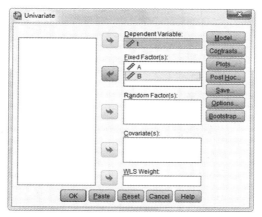

图 7.12　析因分析主对话框(续)

(2) 点击 Plots 选项,把 A 添加到 Horizontal Axis,把 B 添加到 Spearate Lines,点击 Add 选项,点击 Continue,点击 OK(图 7.13)。

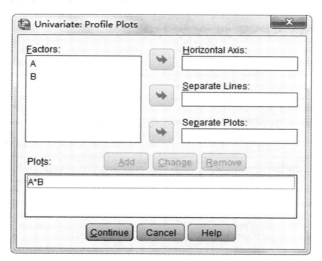

图 7.13　设置两因素的交叉作用对话框

3. 主要的输出结果和解释

在输出的结果中给出了析因分析的基本结果,图 7.14 的结果主要包括 A、B 及 $A * B$ 的均方、F 值以及 P 值。

按 $\alpha = 0.05$ 的水准,药物 A 与药物 B 交互效应 $A * B$ 的 F 值为 1.146,$P > 0.05$,无统计学意义,不拒绝 H_0,即尚不能认为两种药物间存在交互作用。药物 A 的 $P < 0.05$,拒绝 H_0,有统计学意义;药物 B 的 $P > 0.05$,不拒绝 H_0,无统计学意义。结论为药物 A 对晚期胃癌患者镇痛有作用,药物 B 对晚期胃癌患者镇痛无作用。

Tests of Between-Subjects Effects

Dependent Variable：t

Source	Type III Sum of Squares	df	Mean Square	F	Sig.
Corrected Model	3645.583ᵃ	3	1215.194	2.547	.129
Intercept	172560.083	1	172560.083	361.635	.000
A	2552.083	1	2552.083	5.348	.049
B	546.750	1	546.750	1.146	.316
A * B	546.750	1	546.750	1.146	.316
Error	3817.333	8	477.167		
Total	180023.000	12			
Corrected Total	7462.917	11			

a. R Squared = .488（Adjusted R Squared = .297）

图 7.14　析因设计结果分析

7.6.4　例 7.5 的 SPSS 操作方法

本研究所指 12 名学生体重减重情况，见表 7.7，其 SPSS 操作方法如下：

1. 建立数据库

将锻炼组命名为"1"，将不锻炼组命名为"2"。将第 1 月、第 2 月与第 3 月体重减重分别命名为"one"、"two"和"three"。SPSS 数据文件格式见图 7.15。

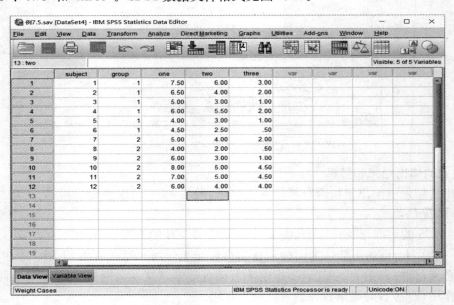

图 7.15　SPSS 数据录入

2. SPSS 软件实现方法

（1）点击 Analyze 选项中的 General Linear Model 的 Repeated Measures，定义 trial 入到 Define factors 框中，Number of levels 为 3，点击 add 添加（图 7.16），点击 Define。

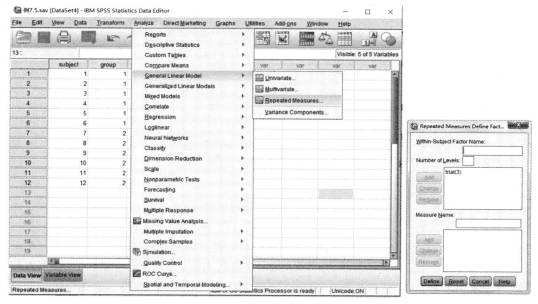

图 7.16　定义窗口

（2）在左边的选项框中，选择"one"、"two"、"three"进入 Within-Subjects Variables 中，将组别选入 Between-Subjects Factor(s)（图 7.17），点击 OK。

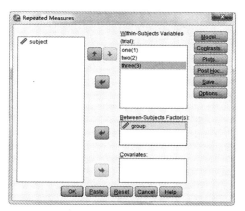

图 7.17　重复测量分析主对话框

3. 主要的输出结果和解释

球形检验结果见图 7.18，可见卡方为 0.153，P 为 0.926，表明符合球形分布，以一元方差结果为准。

Mauchly's Test of Sphericity[a]

Measure：MEASURE_1

Within Subjects Effect	Mauchly's W	Approx. Chi-Square	df	Sig.	Epsilon[b]		
					Greenhouse-Geisser	Huynh-Feldt	Lower-bound
factor1	.983	.153	2	.926	.983	1.000	.500

Tests the null hypothesis that the error covariance matrix of the orthonormalized transformed dependent variables is proportional to an identity matrix.

a. Design：Intercept ＋ group

Within Subjects Design：factor1

b. May be used to adjust the degrees of freedom for the averaged tests of significance. Corrected tests are displayed in the Tests of Within-Subjects Effects table.

图 7.18　球性检验

一元方差结果见图 7.19，Sphericity Assumed 即为球形分布假设成立时的结果，就是本例中所要看到的。测试时间 factor1 组中 F 为 129.068，$P<0.05$，拒绝 H_0，具有统计学意义，故可认为不同测试时间点间体重减重不同，受时间影响。测试时间组 factor1 与组别交互组间 F 为 4.386，P 为 0.026，拒绝 H_0，具有统计学意义，故可认为测试时间组 factor1 与组别之间有交互作用。组别 F 值为 0.397，P 为 0.543，不拒绝 H_0，无统计学意义，故不能认为锻炼组和不锻炼组的减肥效果有差异。

Tests of Within-Subjects Effects

Measure：MEASURE_1

Source		Type III Sum of Squares	df	Mean Square	F	Sig.
factor1	Sphericity Assumed	78.875	2	39.437	129.068	.000
	Greenhouse-Geisser	78.875	1.967	40.103	129.068	.000
	Huynh-Feldt	78.875	2.000	39.437	129.068	.000
	Lower-bound	78.875	1.000	78.875	129.068	.000
factor1* group	Sphericity Assumed	2.681	2	1.340	4.386	.026
	Greenhouse-Geisser	2.681	1.967	1.363	4.386	.027
	Huynh-Feldt	2.681	2.000	1.340	4.386	.026
	Lower-bound	2.681	1.000	2.681	4.386	.063
Error(factor1)	Sphericity Assumed	6.111	20	.306		
	Greenhouse-Geisser	6.111	19.668	.311		
	Huynh-Feldt	6.111	20.000	.306		
	Lower-bound	6.111	10.000	0.611		

图 7.19　重复测量资料结果

Tests of Between-Subjects Effects

Measure：MEASURE_1

Transformed Variable：Average

Source	Type Ⅲ Sum of Squares	df	Mean Square	F	Sig.
	564.063	1	564.063	111.665	.000
group	2.007	1	2.007	.397	.543
Error	50.514	10	5.051		

图 7.19　重复测量资料结果(续)

◖本 章 小 结◗

方差分析用于三个及以上均数之间的比较,其基本思想是根据资料的设计类型和研究目的,将全部观察值总的变异和自由度分解为相应的几个部分,除了随机误差外,其余每个部分的变异可由某个因素的作用加以解释,通过比较不同变异来源的均方,借助 F 分布作出统计推断,从而判断该因素对观测指标有无影响。方差分析的应用条件包括:任何两个观察值之间独立,互不相关;各水平下的观察值均服从正态分布,即各样本来自正态总体;各处理组的方差相等,即方差齐性。

常用试验设计的方差分析包括:完全随机设计资料的方差分析、随机区组设计资料的分析、析因设计资料的方差分析以及重复测量资料的方差分析。完全随机设计资料的总变异可以分解为组间变异和组内变异两个部分,总自由度也可分解为组间自由度和组内自由度。随机区组设计资料的总变异分解为三个部分,即处理效应、区组间变异和随机误差,自由度也可分解成相应的三个部分。2×2 析因设计资料的总变异可以分为处理和误差两部分,处理变异包含了 A 因素、B 因素的主效应及 A、B 两因素间的交互效应。自由度也可分解成处理和误差两部分。重复测量资料的总变异包括两个部分,即受试对象间的变异(处理因素和个体间误差)和受试对象内(时间因素、处理和时间因素的交互作用和个体内误差)的变异,自由度也可分解成相应的两个部分。

多组均数比较方差齐性检验方法很多,Levene 方差齐性检验是 Levene 在 1960 年提出的,它可以对任意分布资料的方差齐性进行检验。当方差分析的结果显示 $P < 0.05$,表明各组均数之间不全相等,但并不清楚各组间具体的差异情况,为了进一步得到这方面的信息,可进行多组均数间的两两比较,常用的均数之间的多重比较方法有三种:SNK-q 检验、Dunnett-t 检验和 Bonfferoni 法。对于不符合方差分析假定条件的资料,可以通过变量变换方法使之满足方差分析的条件,或用秩和检验。

(邹延峰　范引光)

第8章 定性资料的统计推断

定性资料的统计推断是医学统计学的重要内容之一,尤其是 χ^2 检验(Chi-square test)在定性资料统计推断中广泛运用。与前面章节介绍的 t 分布(或 F 分布)是 t 检验(或方差分析)的理论基础一样,χ^2 检验也有其理论分布依据,即 χ^2 分布。该分布是一种连续型随机变量的概率分布,且具有可叠加性。若 u 服从标准正态分布,则 u^2 服从自由度为 1 的 χ^2 分布;若存在 ν 个相互独立的标准正态分布随机变量 u,则其平方和 $(u_1^2 + u_2^2 + \cdots + u_\nu^2)$ 服从自由度为 ν 的 χ^2 分布,记作 χ_ν^2。χ^2 分布的形态与其自由度 ν 密切相关:当 $\nu = 1$ 时,其分布为 L 型;随着 ν 的增加其分布逐渐趋于对称;当 $\nu \to \infty$ 时,χ^2 分布逼近正态分布。图 8.1 给出了自由度为 1、4、10、20 四个值时的 χ^2 分布。

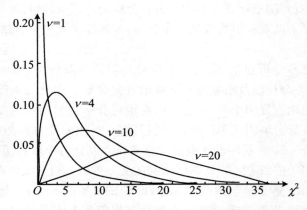

图 8.1 四种自由度时 χ^2 分布的概率密度曲线

本章主要介绍卡方检验的基本思想、成组设计四格表资料的 χ^2 检验、配对设计四格表资料的 χ^2 检验、成组设计行乘列表资料的 χ^2 检验、似然比检验和 Fisher 确切概率法、χ^2 检验的多重比较及其应用条件与注意事项等,并将文中的案例在 SPSS 软件中的实现过程展示出来,以便于读者对卡方检验的理解和运用。

8.1 成组设计四格表资料的 χ^2 检验

成组设计四格表资料的 χ^2 检验也称为 2×2 表资料的 χ^2 检验,该法通常用于满足下列条件资料的检验:完全随机设计、两样本、定性资料(两分类)、目的是检验两个样本的总体分布是否相同。与前面章节学过的两独立样本均数比较的 t 检验相比,主要区别在于成组设计四格表资料的 χ^2 检验处理资料的类型是定性资料而非定量资料;而对应的设计方案则是相同的,均为完全随机两样本设计。

8.1.1　基本思想

【例 8.1】　某医生将 170 例急性病毒性肝炎病人随机分为两组,分别给予中药疗法和西药疗法进行治疗,观察结果见表 8.1,问两种疗法的有效率是否相同。

表 8.1　两种方法治疗肝炎的疗效比较

疗法	有效	无效	合计	有效率(%)
中药	35(38.12)a	45(41.88)b	80($a+b=n_1$)	43.75
西药	46(42.88)c	44(47.12)d	90($c+d=n_2$)	51.11
合计	81($a+c=m_1$)	89($b+d=m_2$)	170($a+b+c+d=n$)	47.65

分析:从表 8.1 可以看出,中药组共治疗 80 例,有效 35 例,无效 45 例;西药组共治疗 90 例,有效 46 例,无效 44 例。表中的 35、45、46、44 几个数字是治疗时实际观察到的频数,称为实际频数(actual frequency, A);括号中的数字,如 38.12、41.88、42.88、47.12 等,是假定两种疗法的有效率相同(H_0 成立,$\pi_1=\pi_2$)时,a、b、c、d 处在理论上应出现的频数,称为理论频数(theoretical frequency, T)。

说明:① 表 8.1 中 35(a)、45(b)、46(c)、44(d) 几个数字是该表的基本数据,其他的数据可由这 4 个基本数据推算出来。② 基本数据所在的格子称为基本格子,基本格子数 $R \times C$;其中 R(row)表示处理的水平数(即组的分类数),C(column)表示效应指标的水平数(即效应指标的分类数);在表 8.1 中,处理因素是疗法,分为中药和西药两个水平,效应指标是疗效,分为有效和无效两个水平;即表 8.1 有 4 个基本格子,所以也称为四格表。③ 基本格子的理论频数 T 常记作 T_{RC},说明 T 的位置,如 T_{11} 表示第一处理水平与第一效应水平交叉处的理论频数,即 a 的理论频数。④ 计算 T 时,常以各组合并的有效率作为总有效率,并以此计算各组的理论频数。如表 8.1,有:

$$T_{11} = (81/170)(总有效率) \times 80(中药组总治疗数) = 38.12$$

表示若中药与西药治疗方法的疗效相同,那么治疗该病 80 例,在理论上应有 38.12 例有效。类似的,可以算出:

$$T_{21} = (81/170)(总有效率) \times 90(西药组总治疗数) = 42.88$$
$$T_{12} = (89/170)(总无效率) \times 80(中药组总治疗数) = 41.88$$
$$T_{22} = (89/170)(总无效率) \times 90(西药组总治疗数) = 47.12$$

由此可得出理论频数 T 的计算公式:

$$T_{RC} = \frac{n_C \cdot n_R}{n} \tag{8.1}$$

式中,T_{RC} 为第 R 行第 C 列的理论频数,n_C 为相应行的合计,n_R 为相应列的合计,n 为总例数。

对于四格表资料,在周边合计数固定的情况下,只要利用式(8.1)算出其中一个理论频数 T_{RC},其他三个理论频数就可用周边合计减去相应的理论值得出。如表 8.1 中,先用式(8.1)计算: $T_{11} = (81/170) \times 80 = 38.12$;然后再利用减法计算: $T_{21} = 81 - 38.12 = 42.88$, $T_{12} = 80 - 38.12 = 41.88$, $T_{22} = 89 - 41.88 = 47.12$;可见,结果与采用式(8.1)计算相同。

χ^2 检验的基本思想,是通过计算实际频数与理论频数的吻合程度(大小以 χ^2 值表示),来判断所给的处理因素是否有效(或处理因素各水平的效果是否相同)。检验统计量 χ^2 的基本计算公式为

$$\chi^2 = \sum \frac{(A - T)^2}{T} \tag{8.2}$$

由式(8.2)可见, χ^2 值的大小反映了各格子中实际频数 A 与理论频数 T 的接近程度。若 H_0 为真,那么实际频数与理论频数应当相去不远,此时的 χ^2 值也就比较小;反之,若 H_0 为假,那么实际频数与理论频数的差值将比较大, χ^2 值也就比较大。

当然,从式(8.2)也可看出, χ^2 值的大小还与格子的个数有关。由于都不小于 0,因此格子越多, χ^2 值可能会越大;所以计算 χ^2 值时还应考虑格子数(自由度 ν)的影响,这样 χ^2 值的大小才能正确反映实际频数与理论频数的吻合程度。

自由度的计算公式为

$$\nu = (行数 - 1)(列数 - 1) = (R - 1) \cdot (C - 1) \tag{8.3}$$

8.1.2　方法步骤

χ^2 检验的基本步骤与一般假设检验的步骤相似,包括建立检验假设、确定检验水准、选择检验方法并计算检验统计量、确定 P 值并作出推断结论。现结合例 8.1,给出成组设计四格表资料 χ^2 检验的基本步骤。

(1) 建立检验假设:

$H_0 : \pi_1 = \pi_2$,即两种方法治疗急性病毒性肝炎的有效率相同

$H_1 : \pi_1 \neq \pi_2$,即两种方法治疗急性病毒性肝炎的有效率不同

(2) 确定检验水准:

$\alpha = 0.05$

(3) 计算检验统计量:

先按(8.1)式计算 T_{11},然后利用减法计算 T_{21}、T_{12}、T_{22}:

$$T_{11} = (81/170) \times 80 = 38.12$$
$$T_{21} = 81 - 38.12 = 42.88$$
$$T_{12} = 80 - 38.12 = 41.88$$
$$T_{22} = 89 - 41.88 = 47.12$$

再按(8.2)式计算 χ^2 值:

$$\chi^2 = \frac{(35 - 38.12)^2}{38.12} + \frac{(45 - 41.88)^2}{41.88} + \frac{(46 - 42.88)^2}{42.88} + \frac{(44 - 47.12)^2}{47.12} = 0.92$$

按(8.3)式计算自由度:

$$\nu = (2-1)(2-1) = 1$$

（4）确定 P 值，作出推断结论：

查卡方界值表（见书后附表11），找出自由度 $\nu=1$，检验水准 $\alpha=0.05$ 时所对应的界值，即 $\chi^2_{0.05,1}=3.84$，进而得出 $P>0.05$。按 $\alpha=0.05$ 水准，不拒绝 H_0，差异无统计学意义，尚不能认为中药与西药治疗急性病毒性肝炎的有效率不同。

对于四格表资料的卡方检验，用于计算检验统计量的公式除了式（8.2）外，还有一专用公式（8.4）。

$$\chi^2 = \frac{(ad-bc)^2 n}{(a+b)(b+d)(c+d)(a+c)} \tag{8.4}$$

与式（8.2）（基本公式）计算 χ^2 时需先计算出各格子的理论频数不同，专用公式直接用实际频数即可计算；专用公式与基本公式的计算结果基本相同；专用公式的分子可以看作四边形对角线差的平方与周长的乘积，分母可看作四边形四个边长的乘积。

【例 8.2】　某医院收治 160 例重症乙型脑炎病人，随机分成两组，均给予同样的标准方法治疗；除此之外，其中一组加用一定量的人工牛黄，另一组不加牛黄，治疗结果见表 8.2。请问，加人工牛黄与不加牛黄的治疗效果是否相同。

表 8.2　人工牛黄辅助治疗乙型脑炎的临床效果

组别	治愈	未治愈	合计	治愈率（%）
未加牛黄	26	45	71	36.62
加牛黄	53	36	89	59.55
合计	79	81	160	49.38

（1）建立检验假设　　$H_0 : \pi_1 = \pi_2$，　$H_1 : \pi_1 \neq \pi_2$

（2）确立检验水准　　$\alpha=0.05$

（3）计算检验统计量：

按（8.4）式计算 χ^2 值：

$$\chi^2 = \frac{(26 \times 36 - 45 \times 53)^2 \times 160}{(26+45)(45+81)(36+53)(53+26)} = 8.31$$

（4）确定 P 值，作出推断结论：

检验统计量 χ^2 为 8.31，$\nu=1$，大于界值 $\chi^2_{0.05,1}=3.84$，也大于 $\chi^2_{0.01,1}=6.63$，从而得出 $P<0.01$。按 $\alpha=0.05$ 水准，拒绝 H_0，接受 H_1，差异有统计学意义，可以认为加用人工牛黄能提高乙型脑炎的治愈率。

同样，也可按式（8.2）计算 χ^2 值：

$$\chi^2 = \frac{(26-35.1)^2}{35.1} + \frac{(45-35.9)^2}{35.9} + \frac{(53-43.9)^2}{43.9} + \frac{(36-45.1)^2}{45.1} = 8.39$$

可见，两个公式的计算结果基本相同。

8.1.3 计算公式及其应用

1. 计算公式选用的要点

在前面章节学习 t 检验及方差分析时,对资料的分布往往有要求;在成组设计 2×2 表资料的 χ^2 检验中,则需要根据样本量 n 及理论频数 T 的大小,选择适宜的检验统计量计算公式。即:

(1) 当 $n\geqslant40$,且所有格子的 $T\geqslant5$ 时,选用 χ^2 检验的基本公式(8.2)或四格表资料 χ^2 检验的专用公式(8.4)。

(2) 当 $n\geqslant40$,但有 $1\leqslant T<5$ 时,应选用 χ^2 检验的校正公式(8.5)或公式(8.6);或改用四格表资料的 Fisher 确切概率法。

(3) 当 $n<40$,或 $T<1$ 时,须用四格表资料的 Fisher 确切概率法(详见 8.4 节)。

2. 连续性校正公式

$$\chi^2 = \sum \frac{(|A-T|-0.5)^2}{T} \tag{8.5}$$

$$\chi^2 = \frac{(|ad-bc|-n/2)^2 n}{(a+b)(b+d)(c+d)(a+c)} \tag{8.6}$$

由于 χ^2 界值表的制作依据是 χ^2 分布,该分布是连续的;而定性资料中的实际频数(A)为分类资料,是不连续的;所以,以公式(8.2)计算得到的 χ^2 值查 χ^2 界值表时,得到的概率 P 比真值偏小,特别是对自由度为 1 的四格表资料的影响更为明显。因此,早在 1934 年美国统计学家 F. Yates 就提出了通过适当减小分子,进而减小 χ^2 值,进行校正的方法。

【例 8.3】 某医生采用随机对照试验,观察甲、乙两种化疗方法对淋巴系肿瘤病人的缓解情况,结果见表 8.3。问两种方法的总体缓解率是否相同。

表 8.3 两种方法的缓解效果比较

组别	缓解	未缓解	合计	缓解率(%)
甲法	2(4.95)	11(8.05)	13	15.38
乙法	14(11.05)	15(17.95)	29	48.28
合计	16	26	42	38.10

【注】 括号内为理论频数。

(1) 建立检验假设 $H_0:\pi_1=\pi_2$,$H_1:\pi_1\neq\pi_2$

(2) 确立检验水准 $\alpha=0.05$

(3) 计算检验统计量:

按式(8.1)计算各观察值的理论频数(即表 8.3 括号中的频数)。可见,有 1 个格子的 T(4.95)介于 1 和 5 之间,同时考虑到本例 $n=42$;所以,应采用四格表资料 χ^2 检验的校正公式(8.5)或公式(8.6)。现采用式(8.6)计算校正 χ^2 值:

$$\chi^2 = \frac{(|2\times15-11\times14|-42/2)^2\times42}{(2+11)(11+15)(15+14)(14+2)} = 2.84$$

（4）确定 P 值，作出推断结论：

检验统计量为 2.84，$\nu=1$，小于界值 $\chi^2_{0.05,1}=3.84$，得出 $P>0.05$。按 $\alpha=0.05$ 的水准，不拒绝 H_0，差异无统计学意义，尚不能认为两种化疗方法的临床效果不同。

本资料若不校正时，$\chi^2=4.12$，$P<0.05$，结论与之相反。

8.2　配对设计四格表资料的 χ^2 检验

配对设计四格表资料的 χ^2 检验，通常用于：配对设计和定性资料（两分类），以比较两种处理的效果是否相同。与前面章节学过的配对设计定量资料的 t 检验相比，主要区别在于 χ^2 检验处理的是定性资料，而非定量资料；两种对应的设计类型则是相同的，即配对设计。常见的配对设计见第 6 章 6.2 节中的相关介绍。

8.2.1　基本思想

假如，同一批样品分别用甲乙两法检验，检验结果只有阳性、阴性两种类别，资料整理归纳后共有四种情况：甲$_{(+)}$乙$_{(+)}$，甲$_{(+)}$乙$_{(-)}$，甲$_{(-)}$乙$_{(+)}$，甲$_{(-)}$乙$_{(-)}$。将四种情况的对子数填入四格表，分别用 a,b,c,d 来表示，原始数据可整理成表 8.4 所示的四格表形式。

表 8.4　配对设计四格表资料比较的一般形式

甲方法	乙方法		合计
	$+$	$-$	
$+$	a	b	n_1
$-$	c	d	n_2
合计	m_1	m_2	n

由表 8.4 可见，甲法检出的阳性率$=\dfrac{n_1}{n}=\dfrac{a+b}{n}$，乙法检出的阳性率$=\dfrac{m_1}{n}=\dfrac{a+c}{n}$；甲法的阳性率－乙法的阳性率$=\dfrac{a+b}{n}-\dfrac{a+c}{n}=\dfrac{b-c}{n}$。这里 a 和 d 是两种方法检查结果一致的情况，对比较阳性率差异没有影响；所以，要比较两种检查方法的阳性率是否存在差异，只需考虑检查结果不一致的 b 和 c。在假设两种检验方法的阳性率相同的情况下，b、c 两个格子的理论频数都应该是 $(b+c)/2$；此时根据 χ^2 检验基本公式（8.2），可得

$$\chi^2 = \sum \frac{(A-T)^2}{T} = \frac{\left(b-\frac{b+c}{2}\right)^2}{\frac{b+c}{2}} + \frac{\left(c-\frac{b+c}{2}\right)^2}{\frac{b+c}{2}} = \frac{(b-c)^2}{b+c}, \quad \nu=1 \quad (8.7)$$

8.2.2　方法步骤

【例 8.4】　某研究者采用甲、乙两法对 127 名早期乳腺癌病人进行检查，结果见表 8.5。问甲乙两种方法对早期乳腺癌的检出率是否相同。

表 8.5　两种方法的检查结果

甲法	乙法		合计
	$+$	$-$	
$+$	54 (a)	10(b)	64(n_1)
$-$	32(c)	31(d)	63(n_2)
合计	86(m_1)	41(m_2)	127(n)

(1) 建立检验假设　　　　$H_0:\pi_1=\pi_2,H_1:\pi_1\neq\pi_2$

(2) 确立检验水准　　　　$\alpha=0.05$

(3) 计算检验统计量：

按公式(8.7)计算 χ^2 值：

$$\chi^2=\frac{(b-c)^2}{b+c}=\frac{(10-32)^2}{10+32}=11.52$$

(4) 确定 P 值，作出推断结论：

检验统计量 $\chi^2=11.52$，$\nu=1$，大于界值 $\chi^2_{0.005,1}=7.88$，得出 $P<0.005$。按 $\alpha=0.05$ 水准，拒绝 H_0，接受 H_1，差异有统计学意义，可以认为两种方法的阳性检出率不同。结合甲法的阳性率为 64/127＝50.39％，乙法的阳性率为 86/127＝67.72％；可认为乙法阳性率高于甲法。

8.2.3　计算公式及其应用

1. 计算公式选用的要点

前面学习成组设计 2×2 表资料的 χ^2 检验时，需根据样本量 n 及理论频数 T 的大小，选择适宜的检验统计量计算公式。在做配对设计四格表资料的 χ^2 检验时，也需注意公式的选用：

(1) 当 $b+c\geqslant40$ 时，用一般 χ^2 检验公式(8.7)。

(2) 当 $b+c<40$ 时，用校正 χ^2 检验公式(8.8)。

2. 连续性校正公式

$$\chi^2=\frac{(|b-c|-1)^2}{b+c}，\quad \nu=1 \tag{8.8}$$

【例 8.5】　采用甲、乙两种方法检查肝炎患者 60 例，检查结果见表 8.6，请分析两种检查方法的阳性检出率是否相同。

表 8.6　两种方法检查结果比较

甲法	乙法		合计
	$+$	$-$	
$+$	25	14	39
$-$	4	17	21
合计	29	31	60

(1) 建立检验假设　　　　$H_0:\pi_1=\pi_2,H_1:\pi_1\neq\pi_2$

（2）确立检验水准　　　$\alpha = 0.05$

（3）计算检验统计量：

因 $b + c = 14 + 4 = 18 < 40$，按公式（8.8）计算 χ^2 值：

$$\chi^2 = \frac{(\mid 14 - 4 \mid - 1)^2}{14 + 4} = 4.50$$

（4）确定 P 值，作出推断结论：

检验统计量 χ^2 为 4.50，$\nu = 1$，大于界值 $\chi^2_{0.05,1} = 3.84$，小于 $\chi^2_{0.01,1} = 6.63$，得出 $P < 0.05$。按 $\alpha = 0.05$ 水准，拒绝 H_0，接受 H_1，差异有统计学意义；结合甲法的阳性检出率为 $39/60 = 65.00\%$，乙法的阳性检出率为 $29/60 = 48.33\%$；可以认为甲法的阳性检出率高于乙法。

8.3　成组设计行×列表资料的 χ^2 检验

前面两节介绍了独立样本和配对设计的四格表资料卡方检验方法，然而在实际工作中，经常遇到对多个样本率或多个频率分布做出比较。如三种不同治疗方法治疗慢性支气管炎的有效率；不同民族的血型构成等。这就需要将前面所讲的四格表资料推广到行乘列表（$R \times C$）的 χ^2 检验。$R \times C$ 表资料根据资料类型可分为双向无序、单向有序和双向有序三种类型，本节介绍双向无序 $R \times C$ 表，有序资料将在第 10 章讲解。

8.3.1　行×列表（$R \times C$）基本思想与计算步骤

$R \times C$ 列联表 χ^2 检验的基本原理与前面介绍的 2×2 列联表 χ^2 检验的基本原理相同，不同的只是将计算 χ^2 统计量的式（8.2）改为等价的形式。

$$\chi^2 = n \left(\sum_{i=1}^{R} \sum_{j=1}^{C} \frac{A_{ij}^2}{n_i m_j} - 1 \right) \qquad (8.9)$$

式中，A_{ij} 为每个格子的实际频数，n_i 和 m_j 分别为与 A_{ij} 对应的第 i 行合计数与第 j 列合计数。自由度仍为 $\nu = (行数 - 1) \times (列数 - 1)$。

$R \times C$ 列联表 χ^2 检验的计算步骤与四格表 χ^2 检验的计算步骤相同，这里不再重复，仅以下面 2 个实例介绍。

8.3.2　多个独立样本率的比较

【例 8.6】用三种不同治疗方法治疗慢性支气管炎的疗效，如表 8.7 所示，试比较三种治疗方法治疗慢性支气管炎的疗效。

这是三个独立的样本率比较，行 $R = 3$，列 $C = 2$，称为 3×2 列联表。检验的步骤如下：

（1）建立检验假设，确定检验水准：

　　$H_0 : \pi_1 = \pi_2 = \pi_3$，即三种治疗方法的疗效相同

　　$H_1 : \pi_1, \pi_2, \pi_3$ 不等或不全相等

　　$\alpha = 0.05$

表 8.7　三种不同治疗方法治疗慢性支气管炎的疗效

组别	有效	无效	合计	有效率(%)
A 药	35	5	40	87.50
B 药	20	10	30	66.67
C 药	7	25	32	21.88
合计	62	40	102	60.78

（2）计算检验统计量：

按式(8.9)计算得：

$$\chi^2 = n\left(\sum_{i=1}^{R}\sum_{j=1}^{C}\frac{A_{ij}^2}{n_i m_j} - 1\right) = 32.74$$

（3）确定 P 值，做出推断：

自由度 $\nu = (3-1)\times(2-1) = 2$，查书后附表 11，$\chi^2_{0.005,2} = 10.60$，$\chi^2 = 32.74 > \chi^2_{0.005,2}$，可知 $P < 0.005$。在 $\alpha = 0.05$ 的水平上拒绝 H_0，可以认为三种药物的治疗效果不全相同。

8.3.3　多个独立样本构成比的比较

【例 8.7】　3 个少数民族的血型分布如表 8.8 所示，试问它们的构成比有无不同，或者血型与民族有无关系。

表 8.8　三个民族的血型分布

民族	A	B	O	AB	合计
傣族	112	150	205	40	507
佤族	200	112	135	73	520
土家族	362	219	310	69	960
合计	674	481	650	182	1987

这是三个独立样本频率分布的比较，$R=3$，$C=4$，称为 3×4 列联表。χ^2 检验步骤如下：

（1）建立检验假设，确定检验水准：

　　　H_0：三个少数民族的血型分布构成比相同

　　　H_1：三个少数民族的血型分布构成比不全相同

　　　$\alpha = 0.05$

（2）计算检验统计量：

按(8.9)式计算得：

$$\chi^2 = n\left(\sum_{i=1}^{R}\sum_{j=1}^{C}\frac{A^2}{n_i m_j} - 1\right) = 71.52$$

（3）确定 P 值，做出推断：

自由度 $\nu = (3-1)\times(4-1) = 6$，查附表，$\chi^2_{0.01,6} = 16.81$，$\chi^2 = 71.52 > \chi^2_{0.01,6}$，可知 $P <$

0.01。在 $\alpha=0.05$ 的水平上拒绝 H_0,可以认为上述 3 个少数民族的血型分布构成比不全相同。

注意:在进行双向无序行列表卡方检验时,应该符合行×列表中的各格子应该有 $T \geqslant 1$,并且 $1 \leqslant T < 5$ 的格子数不宜超过总格子数的 1/5,否则产生偏性。处理方法有三种:① 增大样本量,当样本含量增大时,理论频数会增大。② 根据专业知识对理论频数较小的行或列进行合并或者删除。③ 改用双向无序行×列表的 Fisher 确切概率法。

8.4 似然比检验和确切概率法

8.4.1 似然比检验

1. 基本思想

似然比检验(Likelihood ratio test,LRT)的思想是:如果约束条件成立,则相应约束模型与非约束模型的极大似然函数值是近似相等的。似然比(LR)定义为有约束条件下的似然函数最大值与无约束条件下似然函数最大值之比。LR 近似地符合卡方分布。

似然函数是一种关于统计模型中的参数的函数,表示模型参数的似然性。"似然性"与"概率"意思相近,都是指某种事件发生的可能性,但是在统计学中,二者又有明确的区分。概率用于在已知一些参数的情况下,预测接下来的观测所得到的结果,而似然性则是用于在已知某些观测所得到的结果时,对有关事物的性质的参数进行估计。似然函数可以理解为条件概率的逆反。在已知某个参数 B 时,事件 A 会发生的概率写作 $P(A|B)$;那么,已知有事件 A 发生,运用似然函数 $L(B|A)$,可估计参数 B 的可能性。

如已知箱中有黄、白两种颜色的球(球除颜色不同,其他完全相同)3 个,若进行摸取后又放回再摸的两次摸球试验(每次摸一个),结果摸到的都是白球。请估计箱中白球为 1 个的可能性。

分析:现已知有 3 个球,两种颜色,但不知每种颜色球的个数;推测白球的个数可能是 1 或 2。若白球为 1 个,那么每次摸到白球的概率为 1/3,摸到黄球的概率为 2/3,连续两次摸到白球的概率为 1/9。反过来,现连续两次均摸到白球,那么箱中有 1 个白球的可能性,即似然性就可借助似然函数求得,即:

$$L\left(P_{白}=\frac{1}{3} \mid 白白\right)=P\left(白白 \mid P_{白}=\frac{1}{3}\right)=\frac{1}{9}=0.11$$

也就是说,对于取定的似然函数,在观测到两次都摸到白球时,$P_{白}=\frac{1}{3}$ 的似然性是 0.11。

相似的,可算出箱中有两个白球的可能性:

$$L\left(P_{白}=\frac{2}{3} \mid 白白\right)=P\left(白白 \mid P_{白}=\frac{2}{3}\right)=\frac{4}{9}=0.44$$

这说明,如果参数 $P_{白}=\frac{2}{3}$,连续两次都摸到白球的概率要比假设 $P_{白}=\frac{1}{3}$ 时更大;即参数 $P_{白}=\frac{2}{3}$ 要比取成 $P_{白}=\frac{1}{3}$ 更有说服力,更为"合理"。似然函数的重要性不是它的具体取值,而是当参数变化时函数到底变小还是变大。对同一个似然函数,如果存在一个参数值,使得它的函数值达到最大的话,那么这个值就是最为"合理"的参数值。

卡方检验中,采用似然法计算统计量的公式为:

$$\chi_L^2 = 2 \sum_{i=1}^{k} A_i \times \ln \frac{A_i}{T_i} \tag{8.10}$$

其自由度的确定即临界值与 Pearson 卡方一致。理论上,当样本量足够大时,Pearson 卡方和似然比卡方都接近卡方分布;样本量不够大时都偏离卡方分布。两者的数值不同但很接近,实际应用时,可结合起来下结论。

2. 方法步骤

【例 8.8】 某研究者将 72 名 1.5~2 岁的易感儿童随机分成两组,分别接种腮腺炎疫苗和麻风腮疫苗,一个月后抗体阳转情况见表 8.9。问两种疫苗的阳转率是否相同。

表 8.9 两种疫苗的阳转率比较表

组别	阳转(A/T)	未阳转(A/T)	合计	阳转率(%)
腮腺炎疫苗接种组	35/30.333 3	7/11.666 7	42	83.33
麻风腮疫苗接种组	17/21.666 7	13/8.333 3	30	56.67
合计	52	20	72	72.22

(1) 建立检验假设　　　$H_0 : \pi_1 = \pi_2, H_1 : \pi_1 \neq \pi_2$

(2) 确立检验水准　　　$\alpha = 0.05$

(3) 计算检验统计量:

按公式(8.10)计算 χ_L^2 值:

$$\chi_L^2 = 2 \sum_{i=1}^{k} A_i \times \ln \frac{A_i}{T_i}$$

$$= 2 \left(35 \times \ln \frac{35}{30.333\,3} + 7 \times \ln \frac{7}{11.666\,7} + 17 \times \ln \frac{17}{21.666\,7} + 13 \times \ln \frac{13}{8.333\,3} \right) = 6.180$$

(4) 确定 P 值,作出推断结论:

检验统计量 χ_L^2 为 6.180,$\nu = 1$,大于界值 $\chi_{0.05,1}^2 = 3.84$,小于 $\chi_{0.01,1}^2 = 6.63$,得出 $P < 0.05$。按 $\alpha = 0.05$ 水准,拒绝 H_0,接受 H_1,差异有统计学意义;结合两组的阳转率,可以认为腮腺炎疫苗接种组的阳转率高于麻风腮疫苗接种组的阳转率。另外,若采用 Pearson 卡方,计算得到的统计量 χ^2 为 6.203,统计学结论与似然法相同。

【例 8.9】 某研究者分析了某省 2015 年和 2016 年手足口病的肠道病毒感染情况,结果见表 8.10。问该病两年的肠道病毒构成是否相同。

表 8.10 手足口病不同类型肠道病毒感染情况

年度	EV71	CoxA16	其他肠道病毒	合计
2016 年	250	85	51	386
2015 年	53	2	1	56
合计	303	87	52	442

方法步骤同例 8.8。结果:$\chi_L^2 = 26.104(\nu = 2)$,大于界值 $\chi_{0.05,2}^2 = 5.99$,也大于 $\chi_{0.01,2}^2 =$ 9.21,得出 $P < 0.01$。按 $\alpha = 0.05$ 水准,拒绝 H_0,接受 H_1,差异有统计学意义,即可以认为该病两年的肠道病毒构成不同。

8.4.2 Fisher 确切概率法

Fisher 确切概率法(Fisher's exact probability)由 R. A. Fisher 于 1934 年提出,是一种直接计算概率的假设检验方法,其理论依据为超几何分布。该法不属于 χ^2 检验的范畴,但常作为成组设计行×列表 χ^2 检验的补充。对于成组设计四格表的卡方检验,须特别注意其公式的选用;若出现样本量较小($n < 40$)或理论频数太小($T < 1$)时,须采用 Fisher 确切概率法。另外,当 χ^2 检验所得的 P 值与检验水准 α 非常接近时,也建议采用 Fisher 确切概率法。现以成组设计四格表资料为例,介绍 Fisher 确切概率法的基本思想和方法步骤。

1. 基本思想

首先,在四格表边缘合计固定不变的条件下,直接计算表内 4 个实际频数各种组合的概率 P_i;然后,计算单侧或双侧(根据研究目的确定)的累积概率 P;最后,将得到的 P 值与检验水准 α 比较,作出是否拒绝 H_0 的结论。

各组合的概率 P_i,可按照公式(8.11)计算:

$$P_i = \frac{(a+b)!(b+d)!(d+c)!(c+a)!}{a!b!c!d!n!} \tag{8.11}$$

式中,a、b、c、d 为四格表中的 4 个实际频数,n 为总例数,i 为四格表边缘合计固定不变条件下表内 4 个实际频数变动的组合数($i =$ 边缘合计中最小数 $+1$),$\sum P_i = 1$,"!" 为阶乘符号,定义 $0! = 1$。

【例 8.10】 某医院将 23 名病情相似的腰椎间盘突出症病人随机分为两组,分别采用甲、乙两种方法给予治疗,结果见表 8.11。问两种方法的疗效是否相同。

表 8.11 两种方法对腰椎间盘突出症的疗效

组别	有效	无效	合计	有效率(%)
甲法	7	5	12	58.33
乙法	3	8	11	27.27
合计	10	13	23	43.48

本例,$n = 23 < 40$,宜用 Fisher 确切概率法。此处的 $i = 10 + 1 = 11$,即在四格表周边合计固定不变时,此表内的 4 个实际频数变动的组合数共有 11 种(见表 8.12)。根据公式(8.11),可计算各种组合的四格表概率(见表 8.12)。例如,在例 8.10 中,实际观察到的四格表资料的概率为:

$$P = \frac{12!13!11!10!}{7!5!3!8!23!} = 0.1142$$

表 8.12　各种组合的四格表计算的概率

四格表序号(i)	有效	无效	$A-T$	P
1	0	12	−5.22	0.0000
	10	1		
2	1	11	−4.22	0.0006
	9	2		
3	2	10	−3.22	0.0095
	8	3		
4	3	9	−2.22	0.0635
	7	4		
5	4	8	−1.22	0.1999
	6	5		
6	5	7	−0.22	0.3198
	5	6		
7	6	6	0.78	0.2665
	4	7		
8*	7	5	1.78	0.1142
	3	8		
9	8	4	2.78	0.0238
	2	9		
10	9	3	3.78	0.0021
	1	10		
11	10	2	4.78	0.0001
	0	11		

* 为例 8.10 中实际观察到的一种组合。

2. 方法与步骤

该法的基本步骤与一般假设检验的步骤相似,现以例 8.10 为例说明。

(1) 建立检验假设,确定检验水准:

　　$H_0:\pi_1=\pi_2$,即两种方法治疗腰椎间盘突出症的有效率相同

　　$H_1:\pi_1\neq\pi_2$,即两种方法治疗腰椎间盘突出症的有效率不相同

　　$\alpha=0.05$

(2) 计算概率。即依据公式(8.11),计算在四格表周边合计数不变时,表内 4 个实际频数各种组合(共 11 种)的四格表概率(见表 8.12)。

（3）确定累计概率 P 值，作出推断结论：

在四格表周边合计数不变时，a 的理论频数 $T_{11}=10\times12/23=5.22$，恒定不变；在实际观察频数 $a=7$ 时，$|A-T|=|7-5.22|=1.78$。双侧检验时，是否拒绝 H_0，先要计算包括 $|A-T|\geqslant1.78$ 的四格表的概率之和 P，即累计概率的大小；然后比较累计概率 P 与 α 的大小关系，进而作出推断结论。单侧检验时，若有充足的理由认为甲法不会比乙法差，则计算包括 $A-T\geqslant1.78$ 的四格表的累计概率 P，进而作出推断结论。

本例双侧检验时，累计概率 P 值为：

$$P=P(1)+P(2)+P(3)+P(4)+P(8)+P(9)+P(10)+P(11)$$
$$=1-P(5)-P(6)-P(7)=0.2138$$

按 $\alpha=0.05$ 的检验水准，不拒绝 H_0，尚不能认为两种方法的疗效不同。

本例单侧检验时，累计概率 P 值为：

$$P=P(8)+P(9)+P(10)+P(11)=0.1402$$

按 $\alpha=0.05$ 的检验水准，不拒绝 H_0，尚不能认为甲法的疗效比乙法好。

注意，在资料分析时，用单侧检验还是用双侧检验，应根据研究目的在资料分析前确定；为达到某种主观愿望而临时作出单双侧选择的做法是不合理的。

8.5　χ^2 检验的多重比较

在进行多个独立样本率或者构成比的 χ^2 检验后，如果 $P<0.05$，结论为拒绝 H_0 时，仅表示多组之间有差别，即多组中至少有两组的有效概率是不同的，但并不是任两组之间都有差别，若要明确哪两组间不同，还需要进一步作多组间的两两比较，需要进行 $R\times C$ 表的分割，并对每两个率之间有无统计学意义做出结论。

比如，例 8.6 有三个处理组，两两比较有 3 种对比，要把表 8.6 分割成 3 个四格表，对每个四格表进行 χ^2 检验。但要注意的是，进行 3 次 χ^2 检验，必将增大犯第 I 类错误的机会。为此在进行多重比较的时候，需根据比较的次数修正检验水准。一般有两种情况。

8.5.1　多个试验组间的两两比较

分析目的为 K 个试验组间，任两个率均进行比较，检验水准 α' 可用下式估计：

$$\alpha'=\frac{\alpha}{\left(\dfrac{k}{2}\right)} \tag{8.12}$$

式中，$\left(\dfrac{k}{2}\right)=\dfrac{k(k-1)}{2}$，$k$ 为参加检验的组数，即 R 的水平数。

【例 8.11】　以例 8.6 中的数据为例进行两两比较，以推断任意两种疗法治疗慢性支气管炎的疗效是否有差别。

例 8.6 所述三种不同治疗方法治疗慢性支气管炎的疗效见 8.3 节表 8.7。本研究目的为 3 个试验组间的两两比较，检验水准 α' 用公式（8.12）估计得：

$$\alpha' = \frac{0.05}{3(3-1)/2} = \frac{0.05}{3} = 0.0167$$

（1）建立假设并确定检验水准：

$H_0 : \pi_A = \pi_B$，即任意两个对比组的总体有效率相等

$H_1 : \pi_A \neq \pi_B$，即任意两个对比组的总体有效率不等

$\alpha = 0.0167$

（2）计算检验统计量：

本研究为 3 个试验研究组间的两两比较，运用两两比较的 2×2 表及公式（8.2）分别计算任两对比组的检验统计量，χ^2 值结果见表 8.13。

（3）确定 P 值，作出推断结论：

由表 8.7，任意两个对比组的 P 值见表 8.13。按照检验水准 $\alpha = 0.0167$，A 药和 B 药的疗效比较，不拒绝 H_0，尚不能认为 A 药和 B 药治疗慢性支气管炎的有效率有差异；A 药和 C 药的疗效比较，拒绝 H_0，接收 H_1，可以认为 A 药和 C 药治疗慢性支气管炎的疗效有差异，A 药的疗效高于 C 药；B 药和 C 药的疗效比较，拒绝 H_0，接收 H_1，可以认为 B 药和 C 药治疗慢性支气管炎的疗效有差异，B 药的疗效高于 C 药。

表 8.13(A) A 药与 B 药疗效比较

对比组	有效	无效	合计	χ^2	P
A 药	25	5	40		
B 药	20	10	30	2.222	>0.0167
合计	45	15	70		

表 8.13(B) A 药与 C 药疗效比较

对比组	有效	无效	合计	χ^2	P
A 药	25	5	40		
C 药	7	25	32	23.418	<0.0167
合计	32	30	72		

表 8.13(C) B 药与 C 药疗效比较

对比组	有效	无效	合计	χ^2	P
B 药	20	10	30		
C 药	7	25	32	12.636	<0.0167
合计	27	35	62		

8.5.2　试验组与同一个对照组的比较

分析目的为各试验组与同一个对照组比较，而各试验组间不需要比较。检验水准 α' 可用下式估计：

$$\alpha' = \frac{\alpha}{k-1} \tag{8.13}$$

式中,k 为参加检验的组数。例如原来的检验水准为 0.05,由两个试验组与 1 个对照组进行共两次比较,于是每次两两比较的检验水准取 $\alpha=0.05/2=0.025$。其他检验方法与式(8.12)计算均相同。

8.6　SPSS 软件实现

8.6.1　例 8.1 的 SPSS 操作方法

表 8.14　两种方法治疗肝炎的疗效比较

组别	有效	无效	合计
中药	35	45	80
西药	46	44	90
合计	81	89	170

【注】 此表数据来自表 8.1。

1. 建立 SPSS 数据库

将治疗方法命名为"X1",其中"1"表示中药,"2"表示西药。将疗效命名为"X2",其中"1"表示有效,"2"表示无效。将患者人数命名为"X3"。SPSS 数据文件格式见图 8.2。

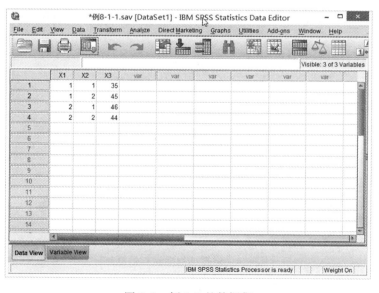

图 8.2　例 8.1 的数据集

2. SPSS 软件实现方法

(1)点击 Data 菜单中的 Weight Cases 选项(图 8.3),系统弹出 Weight Cases 的对话框,选中"Weight cases by"选项(图 8.4),将左侧变量人数 X3 导入到"Weight cases by",点

击 OK。

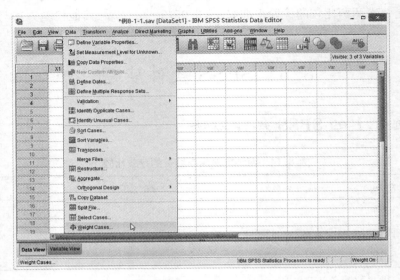

图 8.3　加权变量选项对话框

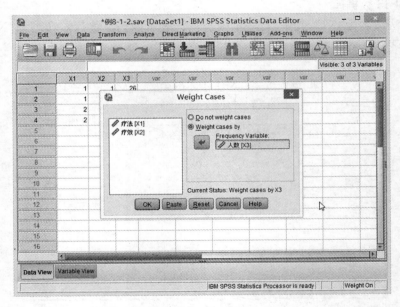

图 8.4　选择加权变量对话框

（2）点击 Analyze 选项中的 Descriptive Statistics 中的 Crosstabs（图 8.5），将治疗方法 X1 导入到 Rows 数据框中，将疗效 X2 导入到 Columns 框中（图 8.6）。

（3）点击 Statistics 按钮，选中 Chi-square 检验（图 8.7），点击 Continue 回到图 8.6 对话框；点击 Cells 按钮，选中 Observed 和 Expected 图 8.8，点击 Continue 回到图 8.6 对话框；再次点击 OK 运行。

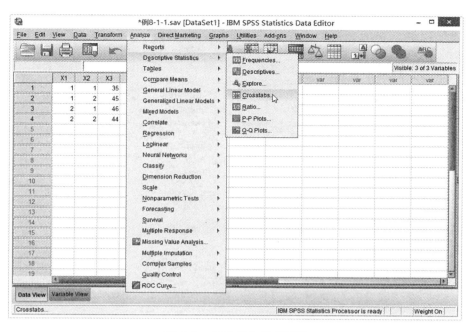

图 8.5　交叉表选项对话框

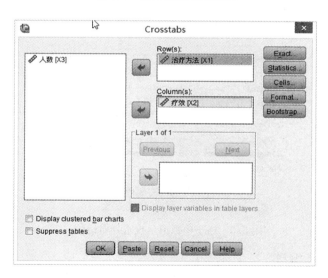

图 8.6　行和列变量选项对话框

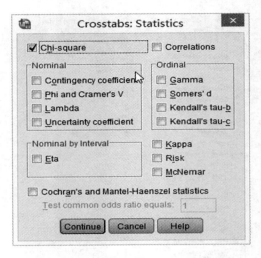

图 8.7　卡方检验统计量选择对话框

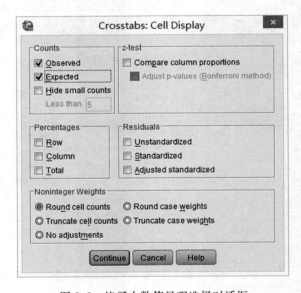

图 8.8　格子中数值呈现选择对话框

3. 主要输出结果和解释

在输出结果中给出了卡方检验的基本结果。图 8.9 给出了本次分析数据的行列表。图 8.10 给出了卡方检验的卡方值、自由度和 P 值。

			疗效		Total
			有效	无效	
治疗方法	中药	Count	35	45	80
		Expected Count	38.1	41.9	80.0
	西药	Count	46	44	90
		Expected Count	42.9	47.1	90.0
Total		Count	81	89	170
		Expected Count	81.0	89.0	170.0

图 8.9　治疗方法×疗效 Crosstabulation

	Value	df	Asymp. Sig. (2-sided)	Exact Sig. (2-sided)	Exact Sig. (1-sided)
Pearson Chi-Square	.920[a]	1	.337		
Continuity Correction[b]	.649	1	.421		
Likelihood Ratio	.921	1	.337		
Fisher's Exact Test				.359	.210
Linear-by-Linear Association	.915	1	.339		
N of Valid Cases	170				

a. 0 cells (.0%) have expected count less than 5. The minimum expected count is 38.12.

b. Computed only for a 2×2 table.

图 8.10　Chi-Square Tests

本例检验结果 Pearson Chi-square 的卡方值 $= 0.920$,双侧 $P = 0.337$,按 $\alpha = 0.05$ 水准,差异无统计学意义。尚不能认为两种方法治疗急性肝炎的疗效不同。

8.6.2　例 8.2 的 SPSS 操作方法

表 8.15　人工牛黄辅助治疗乙型脑炎的临床效果

组别	治愈	未治愈	合计
未加牛黄	26	45	71
加牛黄	53	36	89
合计	79	81	160

【注】　此表数据来自表 8.2。

1. 建立 SPSS 数据库

将疗法命名为"X1",其中"1"表示未加牛黄,"2"表示加牛黄。将疗效命名为"X2",其中"1"表示治愈,"2"表示未治愈。将患者人数命名为"X3"。SPSS 数据文件格式见图 8.11。

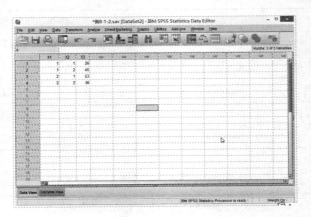

图 8.11 例 8.2 的数据集

2. SPSS 软件实现方法

（1）操作方法与步骤同 8.6.1 节。

（2）主要输出结果和解释：

在输出的结果中给出了卡方检验的基本结果。图 8.12 给出了本次分析数据的行列表。图 8.13 列出了卡方检验的卡方值、自由度和 P 值。

			疗效		Total
			有效	无效	
疗法	未加牛黄	Count	26	45	71
		Expected Count	35.1	35.9	71.0
	加牛黄	Count	53	36	89
		Expected Count	43.9	45.1	89.0
Total		Count	79	81	160
		Expected Count	79.0	81.0	160.0

图 8.12 疗法×疗效 Crosstabulation

	Value	df	Asymp. Sig. (2-sided)	Exact Sig. (2-sided)	Exact Sig. (1-sided)
Pearson Chi-Square	8.308[a]	1	.004		
Continuity Correction[b]	7.416	1	.006		
Likelihood Ratio	8.389	1	.004		
Fisher's Exact Test				.004	.003
Linear-by-Linear Association	8.256	1	.004		
N of Valid Cases	160				

a. 0 cells (.0%) have expected count less than 5. The minimum expected count is 35.06.

b. Computed only for a 2×2 table.

图 8.13 Chi-Square Tests

本例检验结果 Pearson Chi-square 的卡方值＝8.308,双侧 $P＝0.004$,按 $\alpha＝0.05$ 水准,差异有统计学意义。可以认为两种方法治疗乙型脑炎的疗效不同。

8.6.3　例 8.3 的 SPSS 操作方法

表 8.16　两种方法的缓解效果比较

组别	缓解	未缓解	合计
甲法	2	11	13
乙法	14	15	29
合计	16	26	42

【注】　此表数据来自表 8.3。

1. 建立 SPSS 数据库

将疗法命名为"$X1$",其中"1"表示甲法,"2"表示乙法。将疗效命名为"$X2$",其中"1"表示缓解,"2"表示未缓解。将患者人数命名为"$X3$"。SPSS 数据文件格式见图 8.14。

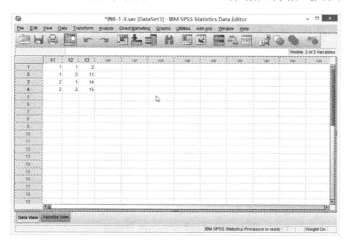

图 8.14　例 8.3 的数据集

2. SPSS 软件实现方法

（1）操作方法与步骤同 8.6.1 节。

（2）主要输出结果和解释:

在输出结果中给出了卡方检验的基本结果。图 8.15 给出了本次分析数据的行列表。图 8.16 给出了卡方检验的卡方值、自由度和 P 值。

本例 n 为 42,最小的理论频数为 4.95;故应该用四格表资料 χ^2 检验的校正公式,即用表中"Continuity Correction"的结果($\chi^2＝2.841, P＝0.092$);提示差异无统计学意义,尚不能认为甲、乙两法的疗效不同。

			疗效		Total
			缓解	未缓解	
疗法	甲法	Count	2	11	13
		Expected Count	5.0	8.0	13.0
	乙法	Count	14	15	29
		Expected Count	11.0	18.0	29.0
Total		Count	16	26	42
		Expected Count	16.0	26.0	42.0

图 8.15 疗法×疗效 Crosstabulation

	Value	df	Asymp. Sig. (2-sided)	Exact Sig. (2-sided)	Exact Sig. (1-sided)
Pearson Chi-Square	4.118[a]	1	.042		
Continuity Correction[b]	2.841	1	.092		
Likelihood Ratio	4.490	1	.034		
Fisher's Exact Test				.084	.043
Linear-by-Linear Association	4.020	1	.045		
N of Valid Cases	42				

a. 1 cells (25.0%) have expected count less than 5. The minimum expected count is 4.95.

b. Computed only for a 2×2 table.

图 8.16 Chi-Square Tests

8.6.4 例 8.4 的 SPSS 操作方法

表 8.17 两种方法的检查结果

甲法	乙法		合计
	＋	－	
＋	54	10	64
－	32	31	63
合计	86	41	127

【注】 此表数据来自表8.5。

1. 建立 SPSS 数据库

将甲法命名为"X1",其中"1"表示阳性,"2"表示阴性。将乙法命名为"X2",其中"1"表示阳性,"2"表示阴性。将患者人数命名为"X3"。SPSS 数据文件格式见图8.17。

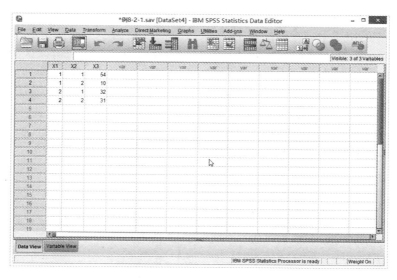

图 8.17 例 8.4 的 SPSS 数据集

2. SPSS 软件实现方法

(1) 点击 Data 菜单中的 Weight Cases 选项,在 Weight Cases 的对话框中选中 Weight cases by 选项,将左侧变量人数 X3 导入到 Weight cases by,点击 OK。

(2) 点击 Analyze 选项中的 Descriptive Statistics 中的 Crosstabs,将治疗方法 X1 导入到 Rows 数据框中,将疗效 X2 导入到 Columns 框中。

(3) 点击 Statistics 按钮,选中 McNemar 检验(图 8.18),点击 Continue 回到主对话框;点击 Cells 按钮,选中 Observed 和 Expected,点击 Continue 回到主对话框;再次点击 OK 运行。

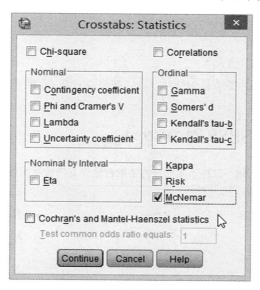

图 8.18 主对话框

3. 主要输出结果和解释

在输出结果中给出了卡方检验的基本结果。图 8.19 给出了本次分析数据的行列表。图 8.20 给出了 McNemar Test 的 P 值,即 0.001;按照 0.05 的检验水准,可以认为两种方法的检出率不同。

			乙法		Total
			1	2	
甲法	1	Count	54	10	64
		Expected Count	43.3	20.7	64.0
	2	Count	32	31	63
		Expected Count	42.7	20.3	63.0
Total		Count	86	41	127
		Expected Count	86.0	41.0	127.0

图 8.19 甲法×乙法 Crosstabulation

	Value	Exact Sig. (2-sided)
McNemar Test		.001[a]
N of Valid Cases	127	

图 8.20 Chi-Square Tests

8.6.5 例 8.5 的 SPSS 操作方法

例 8.5 所述两种方法检查结果比较见 8.2 节表 8.6。

1. 建立 SPSS 数据库
方法与 8.6.4 节相同。

2. SPSS 软件实现方法
方法与 8.6.4 节相同,主要结果:$P=0.031$;按照 $\alpha=0.05$ 的检验水准,可以认为两种方法的检出率不同。

8.6.6 例 8.6 的 SPSS 操作方法

表 8.18 三种不同治疗方法治疗慢性支气管炎的疗效

组别	有效	无效	合计
A 药	25	5	40
B 药	20	10	30
C 药	7	25	32
合计	62	40	102

【注】 此表数据来自表 8.7。

1. 建立 SPSS 数据库

将药物的类型命名为"X1",其中"1"表示 A 药型,"2"表示 B 药,"3"表示 C 药。将治疗的疗效命名为"X2",其中"1"表示有效,"2"表示无效。将患者人数命名为"X3"。SPSS 数据文件格式见图 8.21。

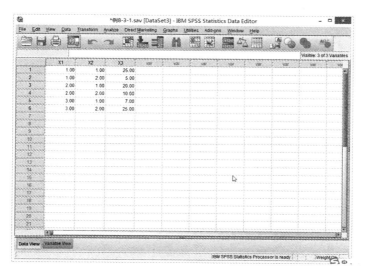

图 8.21 数据库文件格式

2. SPSS 软件实现方法

(1)点击 Data 菜单中的 Weight Cases 选项(图 8.22),系统弹出 Weight Cases 的对话框,选中 Weight cases by 选项(图 8.23),将右侧变量人数 X3 导入到 Weight cases by,点击 OK。

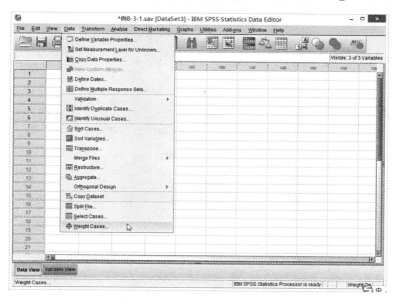

图 8.22 加权变量菜单对话框

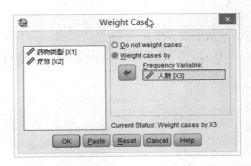

图 8.23　纳入加权变量对话框

（2）点击 Analyze 选项中 Descriptive Statistics 中的 Crosstables（图 8.24），将药物类型 X1 导入到 Rows 数据框中，将疗效 X2 导入到 Columns 框中（图 8.25）。

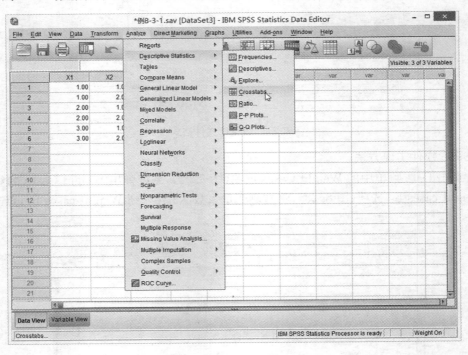

图 8.24　形成交叉表对话框

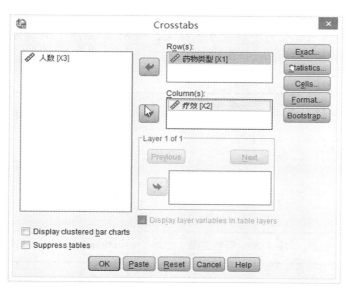

图 8.25　行和列变量纳入对话框

（3）如果要输出确切概率，可以点击右侧 Exact 按钮，选中 Exact 选项（图 8.26）。在 Statistics 按钮中，选中 Chi-square 检验（图 8.27）。点击 Continue 回到图 8.28 对话框，再次点击 OK 运行。

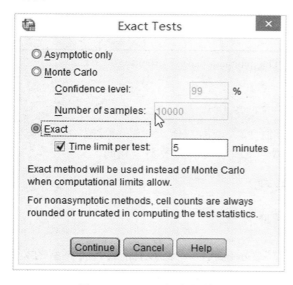

图 8.26　Exact 选项对话框

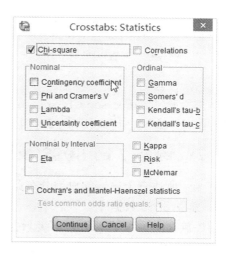

图 8.27　卡方统计量选择对话框

3. 主要的输出结果和解释

在输出的结果中给出了卡方检验的基本结果。图 8.28 列出了本次分析数据的行列表。图 8.29 列出了卡方检验的卡方值、自由度和 P 值。

Count

		疗效		Total
		1.00	2.00	
药物类型	1.00	25	5	30
	2.00	20	10	30
	3.00	7	25	32
Total		52	40	92

图 8.28　药物类型×疗效 Crosstabulation

	Value	df	Asymp. Sig. (2-sided)	Exact Sig. (2-sided)	Exact Sig. (1-sided)	Point Probability
Pearson Chi-Square	25.663[a]	2	.000	.000		
Likelihood Ratio	27.124	2	.000	.000		
Fisher's Exact Test	26.163			.000		
Linear-by-Linear Association	23.775[b]	1	.000	.000	.000	.000
N of Valid Cases	92					

a. 0 cells (.0%) have expected count less than 5. The minimum expected count is 13.04.

b. The standardized statistic is 4.876.

图 8.29　Chi-Square Tests

本例检验结果 Pearson Chi-square 的卡方值＝25.663，双侧 $P＝0.000$，按 $\alpha＝0.05$ 水准，差异有统计学意义。可以认为三种药物治疗慢性支气管炎的疗效不全相同。

8.6.7　例 8.7 的 SPSS 软件实现

例 8.7 所述三个民族的血型分布见 8.3 节表 8.8。

1. 建立 SPSS 数据库

将民族命名为"X1"，其中"1"表示傣族，"2"表示佤族，"3"表示土家族。将血型的类型命名为"X2"，其中"1"表示 A 型，"2"表示 B 型，"3"表示 O 型，"4"表示 AB 型。将人数命名为"X3"。SPSS 数据文件格式见图 8.30。

2. SPSS 软件实现方法

（1）点击 Data 菜单中的 Weight Cases 选项（图 8.31），系统弹出 Weight Cases 的对话框，选中 Weight cases by 选项，将右侧变量人数 X3 导入到 Weight cases by，点击 OK（图 8.32）。

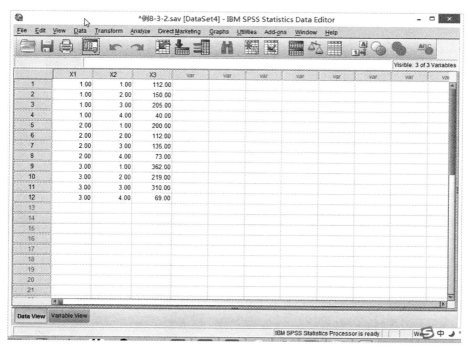

图 8.30　SPSS 数据库结构

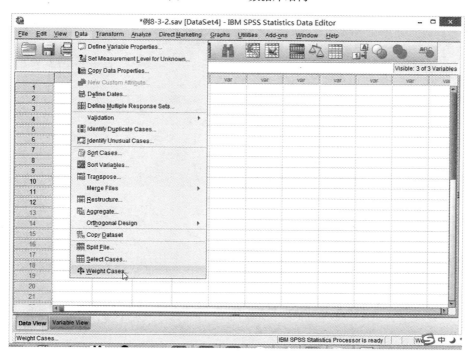

图 8.31　加权变量菜单

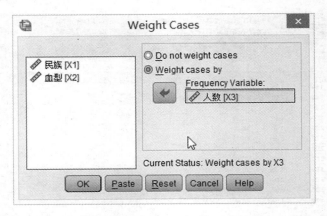

图 8.32　加权变量纳入对话框

（2）点击 Analyze 选项中的 Descriptive Statistics 中的 Crosstabs（图 8.33），将民族 X1 导入到 Row(s)数据框中,将血型 X2 导入到 Column(s)框中（图 8.34）。

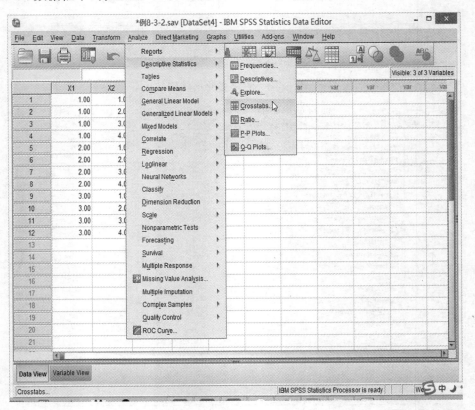

图 8.33　交叉表菜单

（3）如果要输出确切概率,可以点击右侧 Exact 按钮,选中 Exact 选项（图 8.35）,本例样本量较大,不建议选择 Exact 选项。在 Statistics 按钮中,我们选中 Chi-square 检验（图8.36）。

点击 Continue 回到图 8.34 对话框,再次点击 OK 运行。

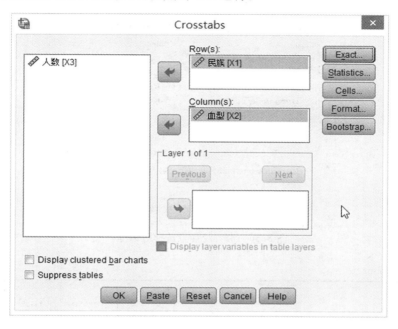

图 8.34　行和列入选对话框

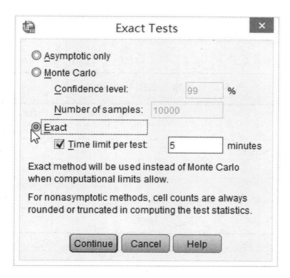

图 8.35　Exact 选项对话框

3. 主要的输出结果和解释

在输出的结果中给出了 Chi-square 的基本结果。图 8.37 的结果主要为分析数据的行列表。图 8.38 的结果输出了 χ^2 值,自由度和近似 P 值。

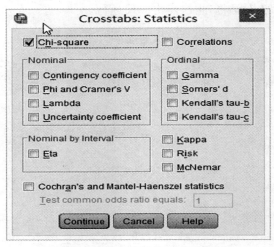

图 8.36　卡方统计量选择对话框

Count

		血型				Total
		1.00	2.00	3.00	4.00	
民族	1.00	112	150	205	40	507
	2.00	200	112	135	73	520
	3.00	362	219	310	69	960
Total		674	481	650	182	1987

图 8.37　民族×血型 Crosstabulation

	Value	df	Asymp. Sig. (2-sided)
Pearson Chi-Square	71.519[a]	6	.000
Likelihood Ratio	72.252	6	.000
Linear-by-Linear Association	19.768	1	.000
N of Valid Cases	1987		

a. 0 cells (.0%) have expected count less than 5. The minimum expected count is 46.44.

图 8.38　Chi-Square Tests

　　本例的检验结果 χ^2 值为 71.519,双侧 P 值为 0.000,按 $\alpha = 0.05$ 水准,差异有统计学意义。可认为三个少数民族血型构成不全相同。

8.6.8 例 8.8 的 SPSS 操作方法

表 8.19 两种疫苗的阳转率比较表

组别	阳转	未阳转	合计
腮腺炎疫苗接种组	35	7	42
麻风腮疫苗接种组	17	13	30
合计	52	20	72

【注】 此表数据来自表 8.9。

1. 建立 SPSS 数据库

将组别命名为"X1",其中"1"表示腮腺炎组,"2"表示麻风腮组。将阳转情况命名为"X2",其中"1"表示阳转,"2"表示未阳转。将患者人数命名为"X3"。

2. SPSS 软件实现方法

(1) 操作方法与步骤同 8.6.1 节。

(2) 主要输出结果和解释:

在输出结果中给出了卡方检验的基本结果。图 8.39 给出了本次分析数据的行列表。图 8.40 给出了卡方检验的卡方值、自由度和 P 值。似然比检验即"Likelihood Ratio"的结果($\chi_L^2 = 6.180, P = 0.013$);提示差异有统计学意义,可以认为甲、乙两法的疗效不同。

			阳转情况		Total
			阳转	未阳转	
组别	腮腺炎组	Count	35	7	42
		Expected Count	30.3	11.7	42.0
	麻风腮组	Count	17	13	30
		Expected Count	21.7	8.3	30.0
Total		Count	52	20	72
		Expected Count	52.0	20.0	72.0

图 8.39 组别×阳转情况 Crosstabulation

	Value	df	Asymp. Sig. (2-sided)	Exact Sig. (2-sided)	Exact Sig. (1-sided)
Pearson Chi-Square	6.203[a]	1	.013		
Continuity Correction[b]	4.945	1	.026		
Likelihood Ratio	6.180	1	.013		
Fisher's Exact Test				.017	.013
Linear-by-Linear Association	6.117	1	.013		
N of Valid Cases	72				

a. 0 cells (.0%) have expected count less than 5. The minimum expected count is 8.33.

b. Computed only for a 2×2 table.

图 8.40 Chi-Square Tests

8.6.9 例 8.9 的 SPSS 操作方法

例 8.9 所述手足口病不同类型肠道病毒感染情况见 8.4 节表 8.10。

1. 建立 SPSS 数据库

将年度命名为"X1",其中"1"表示 2016 年,"2"表示 2015 年。将病毒类型命名为"X2",其中"1"表示 EV71,"2"表示 CoxA16,"3"表示其他肠道病毒。将患者人数命名为"X3"。SPSS 数据文件格式见图 8.41。

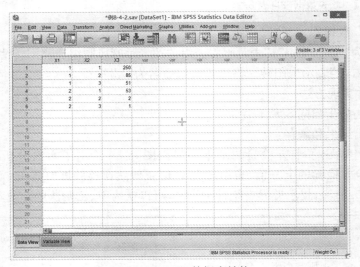

图 8.41 SPSS 数据库结构

2. SPSS 软件实现方法

(1) 操作方法与步骤同 8.6.1 节。

(2) 主要输出结果和解释:

在输出结果中给出了卡方检验的基本结果。图 8.42 给出了本次分析数据的行列表。图 8.43 列出了卡方检验的卡方值、自由度和 P 值。似然比检验结果:$\chi_L^2 = 26.104$,$P < 0.001$,提示差异有统计学意义,可以认为该病两年的肠道病毒类型构成不同。

			病毒			Total
			EV71	CoxA16	其他肠道病毒	
年度	2016 年	Count	250	85	51	386
		Expected Count	264.6	76.0	45.4	386.0
	2015 年	Count	53	2	1	56
		Expected Count	38.4	11.0	6.6	56.0
Total		Count	303	87	52	442
		Expected Count	303.0	87.0	52.0	442.0

图 8.42 年度×病毒 Crosstabulation

	Value	df	Asymp. Sig. （2-sided）
Pearson Chi-Square	20.252ᵃ	2	.000
Likelihood Ratio	26.104	2	.000
Linear-by-Linear Association	17.317	1	.000
N of Valid Cases	442		

a. 0 cells （.0%） have expected count less than 5. The minimum expected count is 6.59.

图 8.43　Chi-Square Tests

8.6.10　例 8.10 的 SPSS 操作方法

表 8.20　两种方法对腰椎间盘突出症的疗效

组别	有效	无效	合计
甲法	7	5	12
乙法	3	8	11
合计	10	13	23

【注】此表数据来自 8.4 节表 8.11。

1. 建立 SPSS 数据库

将组别命名为"X1"，其中"1"表示甲法，"2"表示乙法。将疗效命名为"X2"，其中"1"表示有效，"2"表示无效。将患者人数命名为"X3"。

2. SPSS 软件实现方法

（1）操作方法与步骤同 8.6.1 节。

（2）主要输出结果和解释：

在输出结果中给出了卡方检验的基本结果。图 8.44 给出了本次分析数据的行列表。图 8.45 列出了卡方检验的卡方值、自由度和 P 值。由于样本量不足 40，所以看确切概率法即 Fisher's Exact Test 的结果，双侧 $P=0.214$，单侧 $P=0.140$；提示差异无统计学意义，尚不能认为甲、乙两法对腰椎间盘突出症的疗效不同。

			疗效		Total
			有效	无效	
级别	甲法	Count	7	5	12
		Expected Count	5.2	6.8	12.0
	乙法	Count	3	8	11
		Expected Count	4.8	6.2	11.0
Total		Count	10	13	23
		Expected Count	10.0	13.0	23.0

图 8.44　组别×疗效 Crosstabulation

	Value	df	Asymp. Sig. (2-sided)	Exact Sig. (2-sided)	Exact Sig. (1-sided)
Pearson Chi-Square	2.253[a]	1	.133		
Continuity Correction[b]	1.166	1	.280		
Likelihood Ratio	2.301	1	.129		
Fisher's Exact Test				.214	.140
Linear-by-Linear Association	2.155	1	.142		
N of Valid Cases	23				

a. 1 cells (25.0%) have expected count less than 5. The minimum expected count is 4.78.

b. Computed only for a 2×2 table.

图 8.45   Chi-Square Tests

8.6.11   例 8.11 的 SPSS 软件实现

1. SPSS 数据库

依然采用例 8.6 建立的数据库进行分析，其变量命名为将药物的类型命名为"X1"，其中"1"表示 A 药，"2"表示 B 药，"3"表示 C 药。将治疗的疗效命名为"X2"，其中"1"表示有效，"2"表示无效。将患者人数命名为"X3"。SPSS 数据文件格式见 8.6.6 节的图 8.21。

2. SPSS 软件实现方法

（1）点击 Data 菜单中的 Weight Cases 选项（图 8.46），系统弹出 Weight Cases 的对话框，选中 Weight cases by 选项，将右侧变量人数 X3 导入到 Weight cases by，点击 OK（图 8.47）。

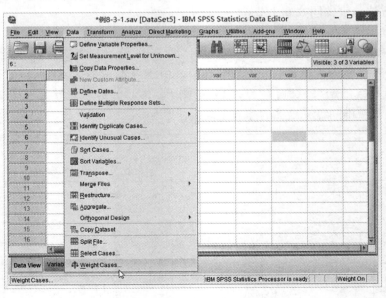

图 8.46   加权菜单对话框

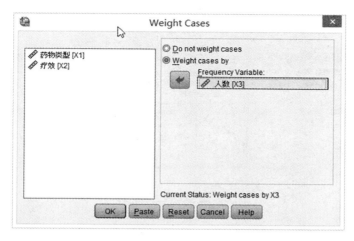

图 8.47　纳入加权变量对话框

（2）点击 Data 菜单中的 Select Cases(图 8.48)，弹出 Select Cases 对话框(图 8.49)。

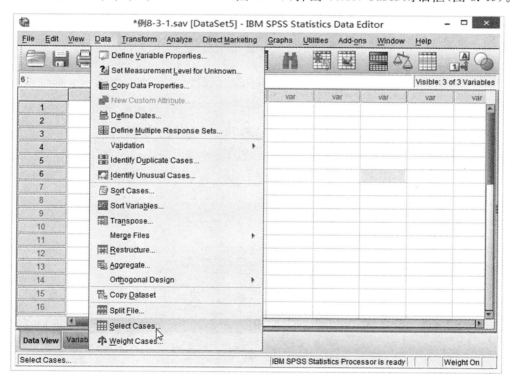

图 8.48　IF 语句菜单

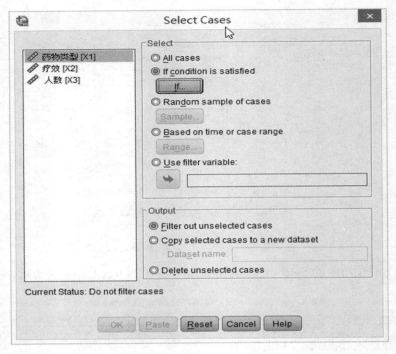

图 8.49　按条件选择对话框

（3）点击 If condition is satisfied 前面的圆圈，下面的 IF 按钮被激活，点击 IF 按钮，弹出图 8.50 所示窗口，将药物类型移入右侧对话框，再利用下面数字面板写出 X1 不等于 1 的公式，然后点击 Continue 按钮。此步操作的目的是利用 Select Cases 功能进行两两比较，本步骤是选择了 B 药和 C 药进行比较。

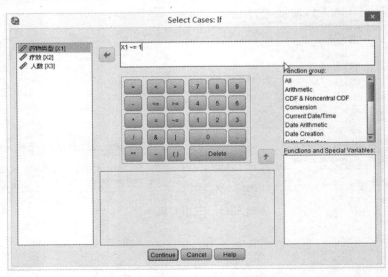

图 8.50　具体选择条件的对话框

（4）窗口返回图 8.49，点击 OK，返回数据窗口（图 8.51），在图 8.51 中可见药物类型为 1，即 A 药此时已经不参与分析。

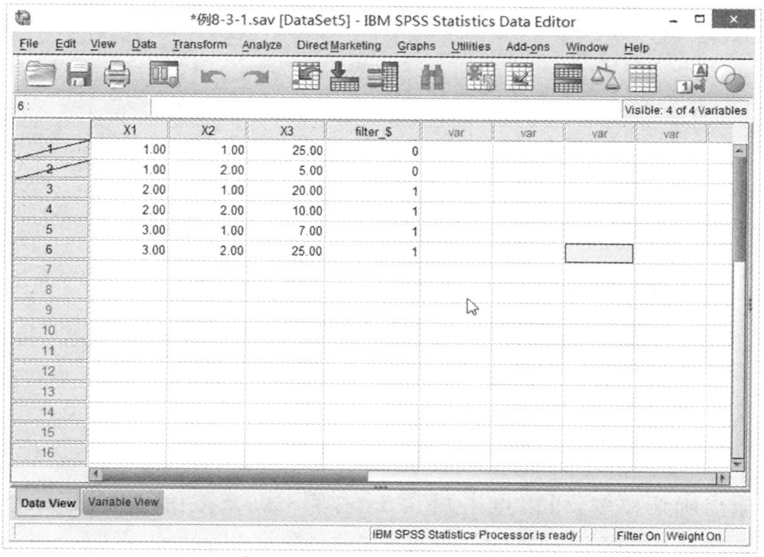

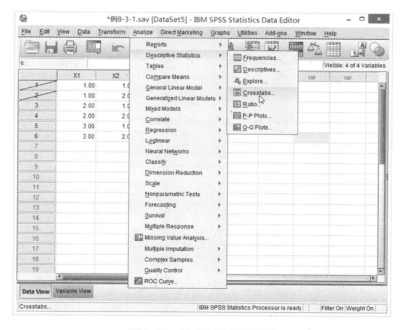

图 8.51　按条件挑选出的数据库结构示意图

（5）点击 Analyze 选项中 Descriptive Statistics 中的 Crosstabs（图 8.52），将药物类型 X1 导入到 Rows 数据框中，将疗效 X2 导入到 Column(s) 框中（图 8.53）。

图 8.52　形成交叉表对话框

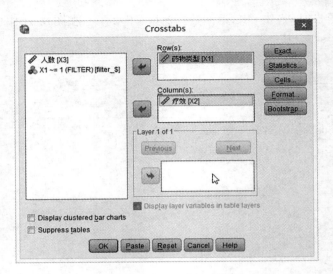

图 8.53　行和列纳入对话框

（6）如果要输出确切概率，可以点击图 8.53 右侧 Exact 按钮，选中 Exact Tests 选项（图 8.54），在Statistics按钮中，我们选中 Chi-square 检验（图 8.55）。点击 Continue 回到图 8.53，点击 OK 运行。

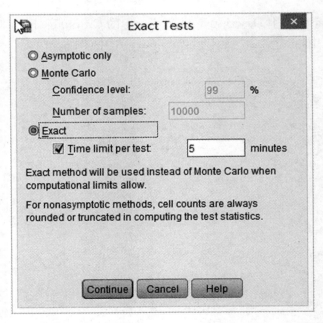

图 8.54　Exact 选项对话框

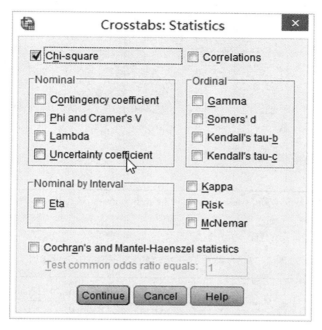

图 8.55 卡方检验选项对话框

（7）上述分析后,回到步骤（2）,重回 Select Cases 对话框,让 X1 不等于 2 和 X1 不等于 3 分别进行步骤（3）～（6）的分析。

3. 主要输出结果和解释

在输出结果中给出了 Chi-square 的基本结果。图 8.56、图 8.57 和图 8.58 分别给出了 B 药与 C 药比较;A 药与 C 药比较和 A 药与 B 药比较结果,输出了 χ^2 值,自由度和近似 P 值。

	Value	df	Asymp. Sig. (2-sided)	Exact Sig. (2-sided)	Exact Sig. (1-sided)	Point Probability
Pearson Chi-Square	12.636[a]	1	.000	.001	.000	
Continuity Correction[b]	10.880	1	.001			
Likelihood Ratio	13.104	1	.000	.001	.000	
Fisher's Exact Test				.001	.000	
Linear-by-Linear Association	12.433[c]	1	.000	.001	.000	.000
N of Valid Cases	62					

a. 0 cells（.0%）have expected count less than 5. The minimum expected count is 13.06.

b. Computed only for a 2×2 table.

c. The standardized statistic is 3.526.

图 8.56 B 药与 C 药比较的 Chi-Square Tests

	Value	df	Asymp. Sig. (2-sided)	Exact Sig. (2-sided)	Exact Sig. (1-sided)	Point Probability
Pearson Chi-Square	23.418[a]	1	.000	.000	.000	
Continuity Correction[b]	21.022	1	.000			
Likelihood Ratio	25.231	1	.000	.000	.000	
Fisher's Exact Test				.000	.000	
Linear-by-Linear Association	23.040[c]	1	.000	.000	.000	.000
N of Valid Cases	62					

a. 0 cells (.0%) have expected count less than 5. The minimum expected count is 14.52.

b. Computed only for a 2×2 table.

c. The standardized statistic is 4.800.

图 8.57　A 药与 C 药比较的 Chi—Square Tests

	Value	df	Asymp. Sig. (2-sided)	Exact Sig. (2-sided)	Exact Sig. (1-sided)	Point Probability
Pearson Chi-Square	2.222[a]	1	.136	.233	.116	
Continuity Correction[b]	1.422	1	.233			
Likelihood Ratio	2.256	1	.133	.233	.116	
Fisher's Exact Test				.233	.116	
Linear-by-Linear Association	2.185[c]	1	.139	.233	.116	.080
N of Valid Cases	60					

a. 0 cells (.0%) have expected count less than 5. The minimum expected count is 7.50.

b. Computed only for a 2×2 table.

c. The standardized statistic is 1.478.

图 8.58　A 药与 B 药比较的 Chi-Square Tests

　　图 8.56 显示 Pearson Chi-square 的检验结果 χ^2 值为 12.636，双侧 P 值为 0.000，按 $\alpha=0.0167$ 水准，差异有统计学意义。可以认为 B 药和 C 药治疗慢性支气管炎的疗效有差异，B 药效果优于 C 药。

　　图 8.57 显示 Pearson Chi-square 的检验结果 χ^2 值为 24.418，双侧 P 值为 0.000，按 $\alpha=0.0167$ 水准，差异有统计学意义。可以认为 A 药和 C 药治疗慢性支气管炎的疗效有差异，A 药效果优于 C 药。

　　图 8.58 显示 Pearson Chi-square 的检验结果 χ^2 值为 2.222，双侧 P 值为 0.136，按 $\alpha=0.0167$ 水准，不能拒绝 H_0，尚不能认为 A 药和 B 药治疗慢性支气管炎的疗效有差异。

　　注意，此时比较的检验水准为 $\alpha=0.0167$，而不是 $\alpha=0.05$。另外，如果上述四格表检验结果不符合 Pearson Chi-Square 检验，请参照 Fisher's Exact Test 计算出的 P 值下结论。

〖本 章 小 结〗

1. 卡方检验在定性资料的统计推断中应用广泛,其基本思想是判断实际频数与理论频数的吻合程度(以 χ^2 值的大小表示)。

$$\chi^2 = \sum \frac{(A-T)^2}{T}, \quad T_{RC} = \frac{n_R n_C}{n}, \quad \nu = (R-1)(C-1)$$

2. 对于不同的资料可以有不同的卡方检验方法,应用时须注意每种方法的应用条件。

(1)对于成组设计的四格表资料:① 当 $n \geqslant 40$,且所有的 $T \geqslant 5$:用普通的 Pearson χ^2 检验。② 当 $n \geqslant 40$,但 $1 \leqslant T < 5$:用 χ^2 检验的校正公式,或者用四格表资料的 Fisher 确切概率法。③ 当 $n < 40$,或 $T < 1$:用四格表资料的 Fisher 确切概率法。

(2) 对于配对设计的四格表资料:① 当 $b+c \geqslant 40$:用 McNemar 配对 χ^2 检验。② 当 $b+c < 40$,用校正的配对 χ^2 检验。

(3) 对于 $R \times C$ 表资料:①列变量与行变量应均为无序分类,特别是表示效应指标的列变量应为无序分类变量,若列变量为有序变量,χ^2 检验不能检验出程度的差别。②当 $n \geqslant 40$,且 $T < 5$ 的格子数目不足总格子数目的 1/5 时,用普通 Pearson χ^2 检验。③ 当 $n < 40$,或 $T < 5$ 的格子数目多于总格子数目的 1/5 时,用 Fisher 确切概率法检验。

(艾自胜　唐晓武)

第9章 统 计 图 表

统计表(statistical table)和统计图(statistical chart)是统计描述的重要方法之一,也是表达数据的主要工具,在科研报告和论文中,表达统计结果及进行比较分析时应用十分广泛。统计表和统计图将观察、研究的数据结果用简明的表格或图形表达出来,给人以直观清晰的印象,便于理解、分析和对比,避免冗长的文字叙述。

9.1 统 计 表

9.1.1 统计表概念及制作原则

1. 统计表概念

将统计资料及其指标以表格形式列出,称为统计表。统计表使数据系统化、条理化。统计表分为广义统计表和狭义统计表,广义统计表包括统计工作中常用的调查表、整理表和统计分析表等,狭义统计表仅指调查报告和研究论文中使用的统计分析表。

2. 统计表制作的基本原则

制作统计表一般遵循以下原则:

(1) 重点突出,即一张表一般只表达一个中心内容,不要把过多的内容堆砌在一起形成庞杂的大表,若内容较多,可考虑按不同的内容或指标分别进行表达。

(2) 层次清楚,即标目的安排和分组要合理,符合逻辑,便于分析比较。表内各栏内容的排列应有一定规则。对有统一规定次序者(如疾病分类等)应按规定次序排列;没有一定规定次序者可按事物的重要性或频度高低排列,对变量频数分配资料可按变量值的大小排列,把变量值小的放在上面;不同时期对比的内容,可按年份(或月份)先后排列,先的在上面,后的在下面。

(3) 简单明了,即一切文字、数字和线条等尽量从简。

如表 9.1,按照年龄分组,分析比较某市 2008 年度不同年龄组麻疹发病率情况。表格按照年龄大小顺序排列,其中年龄组划分依据我国麻疹疫苗接种程序(8 月龄开始接种首剂次麻疹疫苗,1 岁前完成接种为合格接种)、我国学制(如:3 岁开始上幼儿园、6 岁开始上小学等)。通过该表格能很直观发现高发年龄段,便于实践工作中发现易感年龄分布情况。

表 9.1 2008 年某市不同年龄人群麻疹发病率(1/(10 万))

年龄组	病例数	发病率
0 月～	62	461.2
8 月～	48	714.1
1 岁～	34	84.8
3 岁～	23	38.0
6 岁～	30	18.8
12 岁～	34	17.1
18 岁～	32	23.1
22 岁～	76	29.1
30 岁～	62	4.4
合计	401	17.6

9.1.2 统计表的结构和基本要求

统计表由标题、标目、线条和数字等要素构成,如表 9.2。

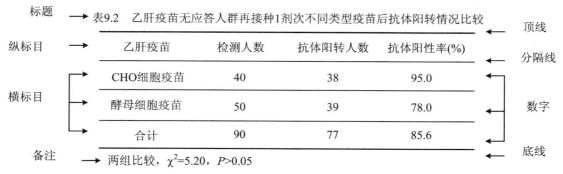

1. 标题

标题是统计表的名称,要求用词确切,高度概括、说明表的主要内容,必要时注明资料来源的时间和地点,置于表的上方正中。有多张表时需加编号,编号与标题同行,放在标题的前面,编号用"表"加上阿拉伯数字表示,如"表 1"。当文中只有一张表时,可以写成"附表"。

2. 标目

标目分为横标目和纵标目,分别说明表格中每行和每列数字的意义。习惯上,将被描述对象(常按类别、属性等分组)放在表的左边,作为横标目,是表的主语;纵标目位于表的右侧、分隔线以上,是说明横标目的标志特征或统计指标的内容,是表的谓语。主语和谓语连贯起来能读成一句完整而通顺的句子,如表 9.1 可读成 2008 年某市小于 8 月龄婴儿麻疹发病人数为 62 例,该年龄组发病率为 461.2/(10 万)。纵横标目的安排应充分利用表格的交叉形式,若有单位需注明。复合表的纵标目和横标目之上冠以总标目。标目的内容应按照顺序排列,如时间顺序、地区的自然排列、事物的重要性、数量多少等,以利于说明规律性。需要时,横标目下面、纵标目右边可设有合计栏。

3. 线条

统计表中的线条力求简洁,除了上面的顶线和下面的底线,以及纵标目下面和合计上面的横线外,其余线条一般都应去掉,表格中不宜出现竖线和斜线。其中,顶线和底线将表格与文章的其他内容分隔开来,标目分隔线将标目的文字区与表格的数字区分隔开来。部分表格还可添加短横线将合计分隔开,或将两重纵标目分割开。

4. 数字

表内数字用阿拉伯数字表示,同一指标的数据小数位数应一致且小数点对齐。表内不能有空格,常用"…"表示暂缺,用"—"表示无数字,数据为"0"时,记为"0"。

5. 备注

表中不列备注项,如需说明者,可在右上方标出"*"等符号,在表的下方以注释形式说明。

9.1.3 统计表的种类

根据说明事物主要标志的复杂程度,统计表可分为简单表和复合表。

1. 简单表

只有一个主语和一个谓语组成的表格称简单表(simple table),常用于相互独立的各个事物或者某个事物不同水平组间的比较,如表 9.1,表 9.2。

2. 复合表

复合表(combinative table)中主语分两个或两个以上标志,并与谓语结合起来。

【例 9.1】 为确定石棉粉尘与肝癌死亡的关系,某学者于 1977 年 1 月以某市石棉厂接触石棉粉尘 1 年以上工人 4 035 人、不接触石棉粉尘的该市食品加工厂工人 6 456 人为调查对象,以肝癌死亡为观察指标,开展了 30 年的随访研究;在 30 年随访研究中,随访资料完整的石棉厂工人、食品加工厂工人分别为 3 992 人,6 334 人,失访率分别为 1.07%,1.89%。

分析:该调查为探讨石棉粉尘对肝癌死亡的影响,以石棉厂接触石棉粉尘工人为暴露组,以不接触石棉粉尘的食品加工厂工人为对照组,因此不同工种是制作统计表时的主要分组标志之一。同时,该研究考虑性别因素可能对肝癌发病的影响,在资料汇总过程中,以性别特征进行分层,制作成表 9.3。该统计表分别有观察对象性别特征、工种两个分组标志,便于进一步研究分析。

表 9.3　不同工种肝癌死亡情况

调查对象	石棉厂工人			食品加工厂工人		
	观察人数	死亡人数	死亡率(%)	观察人数	死亡人数	死亡率(%)
男性	2 126	8	0.37	1 629	1	0.06
女性	1 866	6	0.32	4 705	3	0.06
合计	3 992	14	0.35	6 334	4	0.06

9.2 统 计 图

9.2.1 统计图概念及制作原则

1. 统计图概念

统计图（statistical chart）是用几何图形、线条高低、面积大小等表达统计资料的数值大小、分布、变化趋势及相互关系等，使抽象的统计数据更直观形象，便于理解和相互比较，给人以清晰而深刻的印象。有些统计图中图形元素所代表的数值大小没有确切标出，此时只能提供概略的情况，可结合统计表一起使用。

2. 统计图制作原则

制作统计图应遵循以下原则：

（1）统计图的种类较多，各有各的特点和适用范围，应该根据资料性质和分析目的选择合适的统计图。通常表示事物各组成部分的构成情况的资料可用圆图；频数分布资料可用直方图；资料内容各个独立者可用直条图；表示事物数量的发展过程的连续性资料可用线图；表示两种事物的相关性和趋势可用点图。此外尚有用点、线、颜色或符号等标志于地图上表示事物的地理分布情况者为统计地图。

（2）除圆图外，一般用直角坐标系的第一象限表示图域（制图空间），或者用长方形框架表示。

（3）所绘制的图形应准确、美观，给人以清晰的印象。

【例 9.2】 抽样调查某乡四个行政村儿童沙眼感染率，结果见表 9.4。该感染率调查结果也可用图 9.1 表示。

表 9.4　某乡四个行政村儿童沙眼感染率

村别	调查人数	感染人数	感染率（%）
甲村	84	69	82.14
乙村	94	73	77.65
丙村	74	51	68.92
丁村	62	34	54.84
合计	314	227	72.29

9.2.2 统计图的结构及基本要求

统计图由标题、图域、标目、刻度和图例等要素构成，如图 9.2 所示。

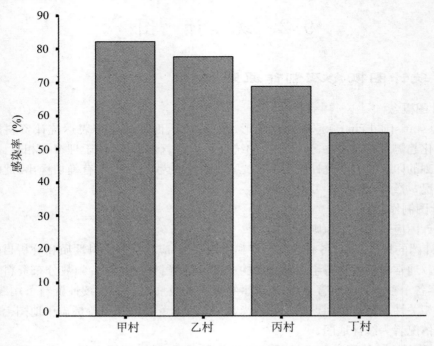

图 9.1　某乡四个行政村儿童沙眼感染率

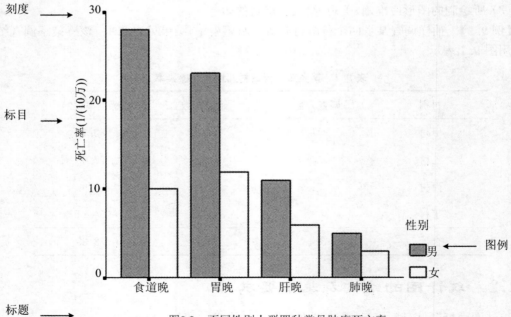

图9.2　不同性别人群四种常见肿瘤死亡率

1. 标题

与统计表类似,统计图用标题来高度概括图资料来源的时间、地点以及主要内容。标题应简明扼要,其位置一般在图的下方中央,同时注意标题前要标注图形的编号。

2. 图域

即作图空间。以纵横轴为坐标绘制的图形,一般取第一象限为作图区,以两轴的交点为起点。为了图形美观,图域的纵横比例一般以 7∶5 或 5∶7 为宜。

3. 标目

描述被研究事物或统计指标。横标目置于横轴的下方,纵标目位于纵轴的左侧。有度量衡单位时,纵、横标目均应注明单位。

4. 刻度

指在纵轴和横轴上的坐标。刻度数值按从小到大的顺序排列,纵轴自下而上,横轴从左至右。刻度值一般标于横轴下侧和纵轴外侧。

5. 图例

当一张统计图内表达不同事物和对象的统计量时,需用不同线形、图标或颜色区分不同内容,并附图例加以说明。图例可放在图域的空隙处,或图的右侧或下方位置。

9.2.3 常用统计图及其绘制方法

医学中常用的统计图有条图、直方图、圆图、百分条图、散点图、线图、半对数线图、箱式图和统计地图等,下面分别讲述各自的适用范围和绘制方法。

1. 直条图

直条图(bar chart)简称条图,适用于相互独立的资料。以等宽直条长短的比例代表各相互独立指标的数值及它们之间的对比关系。直条图分单式和复式两种,单式直条图只有一个统计指标,一个分组因素,如图 9.1。复式直条图具有一个统计指标,两个及以上分组因素,如图 9.2。

绘图要点如下:

(1) 一般以横轴为基线,表示各个独立指标,纵轴表示各个项目相应的次数,即指标的数值,直条竖放。当分析的事物较多时,直条亦可横放。

(2) 纵轴尺度必须从"0"开始,等距离划分,中间一般不折断,否则会改变各组间的对比关系,如图 9.3 所示(试与图 9.1 比较)。若个别数据偏离主体部分较远,为使图形集中在某一区间,可采取折断再续的方法,即在坐标轴上插入"∥"符号。

(3) 尺度单位在同一图内、代表同一数量者必须一律相等。

(4) 各直条宽度相等,间隔一般与直条等宽或为其一半。

(5) 各直条可按指标值大小排列,若有自然顺序也可按其自然顺序排列,如图 9.1 所示。

(6) 绘制复式直条图时,同一观察项目各组之间无间距。不同组的各直条应用不同的颜色或纹理加以区分,并附图例说明各自所代表的指标,如图 9.2 所示。有隶属关系的两事物,可用直条的全长表示事物的全部,用不同段表示其中某一部分的大小,这种图形又称分段条图,见图 9.4。当一组直条单位不相同时,可左右排列。

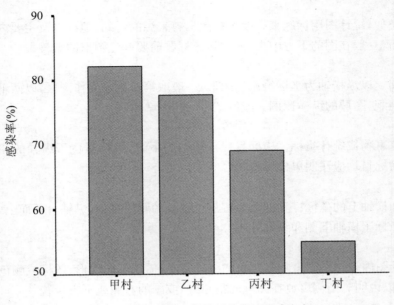

图 9.3　某乡四个行政村儿童沙眼感染率

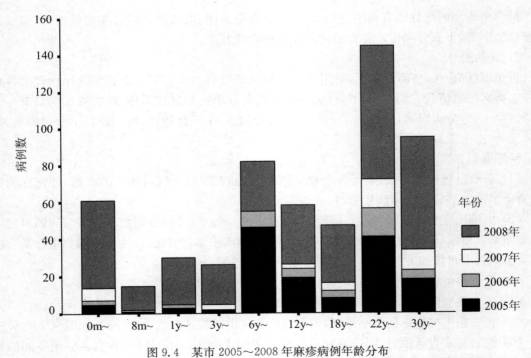

图 9.4　某市 2005～2008 年麻疹病例年龄分布

【例 9.3】　据统计，2000 年我国中小学生 4 种常见疾病城乡患病情况见表 9.5，试根据该表资料绘制统计图。

疾病	城市	乡村
蛔虫	1.1	6.6
沙眼	7.5	8.0
贫血	9.1	11.4
龋齿	4.2	0.3

表 9.5　2000 年我国中小学生 4 种常见疾病患病率(%)

分析:该表为 4 种常见疾病患病情况,且又根据城市和乡村分组,宜采用复式条图描述,如图 9.5 所示。

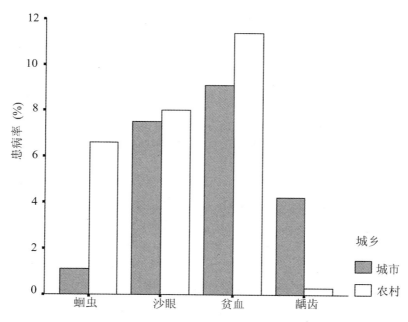

图 9.5　2000 年我国中小学生 4 种常见病患病情况城乡比较

2. 构成图

适用于构成比资料。用面积大小描述分类变量各类别所占的比例。常用的构成图有圆图和百分条图。

1) 圆图

圆图(pie chart)表示事物各个组成部分的构成情况,以圆的总面积代表事物的总数即 100%,用圆内各扇形面积表示事物内部各组成部分。

绘图要点:将圆周 360° 分成 100 等份,则每个等分为 3.6°,各构成比分别乘以 3.6°,得各构成比的圆心角度数。通常以时钟 12 点的位置为起点,以圆的半径顺时针方向量出各圆心角度数,将圆分隔成若干扇形面积,标出百分比。不同的扇面用不同颜色或纹理区别,并附加文字说明或图例标注,如图 9.6 所示。

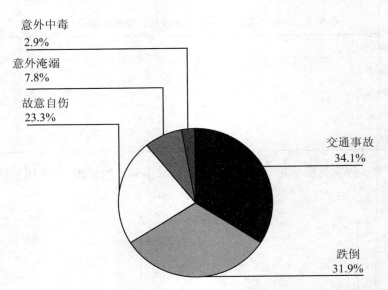

图 9.6　某省 2004～2005 年 60 岁及以上老年人致死性伤害前 5 位死因构成情况

2) 百分条图

百分条图(percent bar chart)是以直条的面积为 100％,以各段面积大小表示事物内部各组成部分。

绘图要点:

(1) 绘制一比例尺,然后以"0"为基线,画一与比例尺等长的直条。

(2) 按事物内部各部分所占的百分比,从大到小或按自然顺序把直条分成若干段,分割后的各段用不同颜色或纹理加以区分,标出百分比,并附加文字说明或图例标注。

【例 9.4】　伤害是公认的公共卫生问题,它是与传染性疾病和慢性非传染性疾病一起构成危害人类健康的 3 大类疾病之一。随着人均寿命的不断延长,老年人是一个特殊的群体,在致死性伤害方面,有着独特的流行特征。为了掌握老年人致死性伤害主要原因,某省于 2004～2005 年开展老年致死性伤害调查。调查结果见表 9.6,试根据该资料绘制统计图。

表 9.6　某省 2004～2005 年 60 岁及以上老年人致死性伤害前 5 位死因构成情况

死亡原因	男性		女性		合计	
	死亡人数	构成比(%)	死亡人数	构成比(%)	死亡人数	构成比(%)
交通事故	499	41.2	297	26.4	796	34.1
跌倒	306	25.2	440	39.1	746	31.9
故意自伤	279	23.0	266	23.6	545	23.3
意外淹溺	86	7.1	97	8.6	183	7.8
意外中毒	42	3.5	25	2.2	67	2.9
合计	1 212	100.0	1 125	100.0	2 337	100.0

分析:该表反映的是不同伤害死亡原因的构成情况,宜采用圆图或百分条图描述。图 9.6 表示 60 岁及以上老年人群致死性伤害前五位死因的构成,图 9.7 比较该年龄人群男女性别间前五位死因构成,当然可以根据不同性别分别作两个圆图进行比较,但在进行构成比较时,圆图没有百分条图直观。

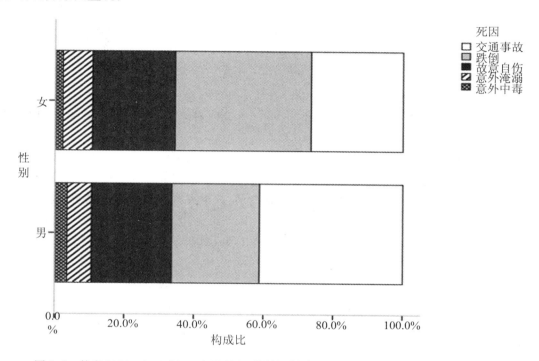

图 9.7 某省 2004～2005 年 60 岁及以上不同性别老年人致死性伤害前 5 位死因构成情况

3. 线图

适用于连续型资料。用线段的升降表示数值的变化,描述某统计量随另一连续性变量变化而变化的趋势或速度,或某统计量随时间变化的过程。例如,观察某地不同时期的出生率、发病率、死亡率等指标的动态变化,研究机体不同浓度药物反应率的变化等。常用的线图有普通线图和半对数线图。

1) 普通线图

横轴和纵轴均为算术尺度的线图称为普通线图(line chart),反映事物数量变化的绝对差别,常用以描述事物的变化趋势。

绘图要点:

(1) 横轴通常是时间或其他连续性变量,纵轴是统计指标。

(2) 纵轴坐标可以不从"0"开始,因此在看图时应注意纵轴的起点坐标。

(3) 如果以组段为单位,则每组均以组段下限为起点,数据点画在组段中间位置。

(4) 各测定值标记点间用直线连接,不可修匀成光滑的曲线。直线不能任意外延。

(5) 纵横轴尺度的间隔应适宜,横轴和纵轴的比例一般为 7:5 或 5:7,以避免人为缩小或夸大变化趋势。

（6）同一图域内不宜绘制太多曲线，以免混淆。如有两条及以上的曲线，需用不同线形或颜色来区分，无数据的组段可以用虚线连接，并附以图例说明。

2）半对数线图

横轴为算术尺度，纵轴为对数尺度的线图称为半对数线图（semi-logarithmic line chart），反映事物数量变化的相对差别，常用来描述事物的变化速度，尤其适用于所比较事物的绝对量相差悬殊的情况。

绘图要点：

（1）与普通线图一样，横轴通常是时间或其他连续性变量，纵轴是统计指标。

（2）通常在特制的半对数坐标纸上绘制；也可将纵轴指标的实际观察值换算成对数然后再在普通坐标纸上绘制。

（3）半对数线图的纵轴是对数尺度，起点不能是"0"或小于"0"，可以是"0.2、1、10"等。

【例 9.5】 在我国，冠心病已成为常见病，对人们的健康构成很大威胁。一些研究提示，冠心病发病率、死亡率在我国存在着明显的城乡差别，城市人群发病率普遍高于农村，城乡间死亡率的变化趋势与发病率变化趋势相一致。表 9.7 是某市急性冠心病事件（包括急性心肌梗塞、冠心病猝死和各种冠心病死亡）城乡的死亡率情况，试问描述该资料宜绘制何种统计图？

表 9.7　某市 2004～2011 年间城乡急性冠心病事件病死率（%）

年份	城市	农村
2004	66.8	78.4
2005	58.5	73.2
2006	63.7	54.8
2007	61.5	77.8
2008	62.2	71.9
2009	74.0	66.7
2010	60.9	68.3
2011	56.2	71.9

分析：该资料为连续型资料，反映的是某现象随时间变迁而变化的情况，可绘制普通线图描述（图 9.8）。从图上可较直观地看到城市冠心病事件总死亡率呈轻度下降趋势，农村呈上升趋势。

【例 9.6】 传染性疾病是危害人类健康的重要危险因素之一。表 9.8 是某地 20 世纪 70 年代到本世纪头十年间消化道传播和虫媒传播传染病发病率资料，试问如何用统计图来表达两种传播途径（消化道传播和虫媒传播）传染病随年代变动的速度？

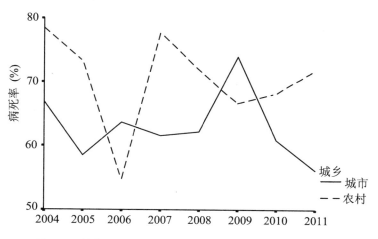

图 9.8　某市 2004～2011 年间城乡急性冠心病事件病死率

表 9.8　某地区两种传播途径法定传染病发病趋势比较

传染病	年　　　代			
	1970～	1980～	1990～	2000～2009
消化道传播	603.57	94.56	70.52	31.31
虫媒传播	6.43	1.90	1.17	0.69

分析:该资料为连续型资料,反映的是两种传播途径传染病随时间变迁而变化的情况,如果绘制普通线图,得到图 9.9,显然用于比较两种传播途径传染病随时间变动的速度是不恰当

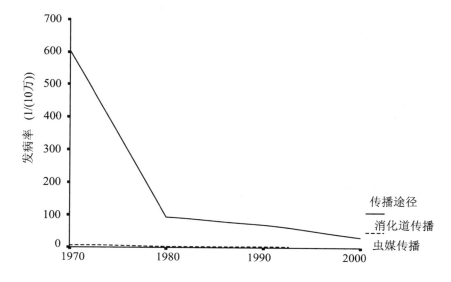

图 9.9　某地区两种传播途径法定传染病发病趋势比较

的,本例中该地区消化道传播传染病下降 19 倍多,虫媒传播传染病下降 9 倍多,但受到两类疾病发病基础(绝对数)的影响,因两组数据的绝对差较悬殊,直观上会产生消化道传播传染病下降速度快,而虫媒传播传染病发病率几乎没有变化的错觉。在普通线图中难以直观看出两者变化速度差异。

变化速度是指某事物在一定时期内发展变化的幅度或速率,是两个有联系的指标之比。变化速度实质为相对改变量,半对数线图能够反映相对改变量的变化幅度,所以半对数线图适用于描述事物的变化速度。本例中希望比较两类传染病随年代变化速度,应选用半对数线图。如图 9.10 所示。

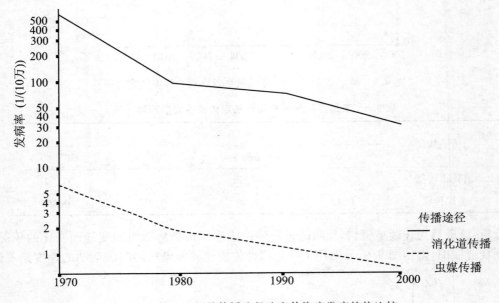

图 9.10　某地区两种传播途径法定传染病发病趋势比较

4. 直方图

直方图(histogram)用于表示连续性定量变量的频数分布或频率分布,揭示频数分布的特征(集中趋势与离散趋势)和类型(对称分布或偏态分布)。以相连直条面积的大小表示各组频数的多少。

绘图要点:

(1) 横轴表示变量,纵轴表示频数(次数)。纵轴尺度应从"0"开始。

(2) 各直条间不留空隙,条与条之间可以用直线隔开或不隔开。

(3) 组距相等的资料,可以直接依据纵轴尺度绘制相应的直条面积。组距不等的资料应先进行换算,全部转化为组距相等的频数,再用转化后的频数进行绘图。

(4) 取直条图各长方形顶端中点相连,即成多边形图,常用于两个资料的频数分布特点比较。

【例 9.7】　表 9.9 是某市 120 名 10 岁男孩身高(cm)的频数表,请选用合适的统计图描述。

表 9.9　某市 120 名 10 岁男孩身高整理表(cm)

分组	130~	132~	134~	136~	138~	140~	142~	144~	146~	148~	150~	152~	154~
人数	1	3	4	8	12	17	21	20	14	10	6	3	1

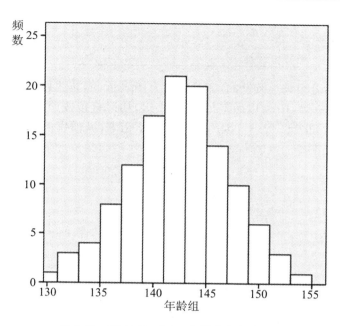

图 9.11　某市 120 名 10 岁男孩身高分布图

【例 9.8】　乙型脑炎是一种虫媒传播急性传染性疾病,多发于儿童,表 9.10 是某地某年不同年龄人群乙型脑炎病例数,试根据该表数据绘制该地乙型脑炎病例年龄分布图。

表 9.10　某市某年乙型脑炎病例的年龄分布

年龄组(岁)	病例数	每岁病例数
0~	3	3
1~	3	3
2~	9	9
3~	11	11
4~	23	23
5~	22	22
6~	11	11
7~	14	14
8~	8	8
9~	6	6

(续)表 9.10

年龄组(岁)	病例数	每岁病例数
10~	36	3.6
20~	13	1.3
30~	11	1.1
40~	4	0.4
50~60	1	0.1

分析:该数据年龄分组是连续性的,宜绘制直方图表示,但需注意该表格中年龄是不等距分组:9 岁以前是每岁一组,10 岁以后是每 10 岁一组,如果直接按照原分组病例数绘制表格,会得到一个错误的图,如图 9.12(a),因为横轴尺度不相等,纵轴病例数不是按照每岁病例数统计的,易造成错觉。正确的绘制方法应先计算出各年龄组每岁的病例数,再绘制直方图,见图 9.12(b)。

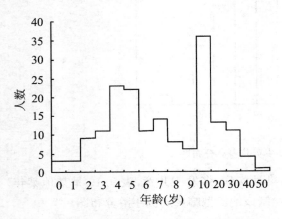

图 9.12(a)　某地某年流行性乙脑患者的
年龄分布(错误图)

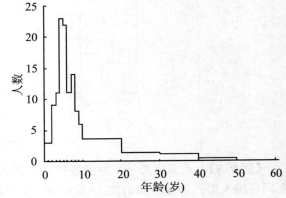

图 9.12(b)　某地某年流行性乙脑患者的
年龄分布(正确图)

5. 箱式图

箱式图(box plot)用于比较两组或多组连续性资料的平均指标和变异指标,表达它们的分布特征。箱子越长,表示资料数据越分散,即变异程度越大;反之,变异程度越小。横线在箱子中点处表示分布对称,否则为偏态分布。箱式图特别适合多组数据分布的比较。

绘图要点:

(1) 横轴表示研究对象,纵轴表示研究对象的测量值,根据纵横轴取值绘制出箱式图。

(2) 一般选用 5 个统计量反映数据的分布特征, 即:下四分位数 P_{25}(矩形上端),中位数 M(中间横线),上四分位数 P_{75}(矩形上端),除异常值外的最大值和最小值(上下两个柄)。

(3) 若数据中存在异常值用"○"标出,若存在极端值,用" ＊ "标出。

箱式图分为简单箱式图和复杂箱式图两种,如图 9.13 只是比较乙肝疫苗接种后不同应答强度人群 IL6 水平,从图中可直观看出不同应答组 IL6 的均数和离散程度;图 9.14 不仅反映不同应答组 IL6 水平,同时比较了相同应答强度人群中男女性别间差异。

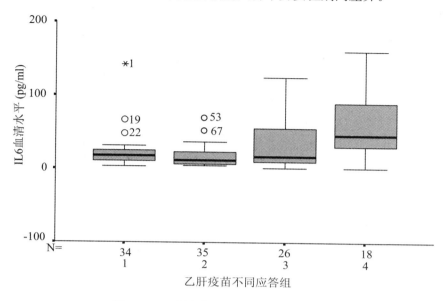

图 9.13　乙肝疫苗不同应答组 IL6 血清水平

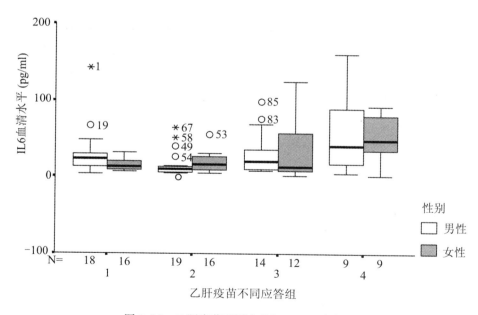

图 9.14　乙肝疫苗不同应答组 IL6 血清水平

6. 散点图

散点图(scatter plot)以点的密集程度和趋势描述两个变量之间的关系。

绘图要点:

(1) 以横轴代表自变量,纵轴代表因变量。不论横轴、纵轴的尺度,均不必从零点开始。

(2) 每组观察值由一个自变量和一个因变量组成,在图中用一点表示。

(3) 当自变量取某一个值时,可以有多个因变量值与之对应,即在坐标系上描出多个点,且散点图的点与点之间不用直线连接。

【例 9.9】 为了解体重与胸围之间的关系,2010 年调查某地 7 岁男孩 18 人,测量其体重及胸围,部分结果见表 9.11。

表 9.11 2010 年某地 18 名 7 岁男孩体重与胸围测量值

编号	体重(kg)	胸围(cm)
1	24.5	61.0
2	27.0	62.0
3	23.5	60.0
4	28.5	64.0
5	23.0	59.3
6	26.7	58.4
7	26.8	58.6
8	24.6	58.7
9	24.8	58.5
…	…	…

分析:将该资料绘制成散点图,见图 9.15,可初步判断肥胖与收缩压之间的关系。通过散点图可见 7 岁男孩胸围随着体重的增加而增加,两者呈线性正相关关系,提示可进一步做直线相关与回归分析。

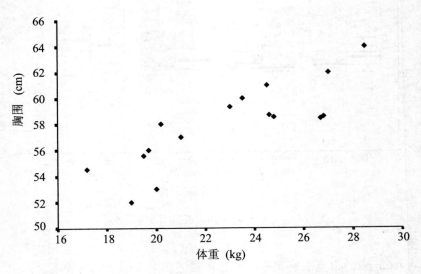

图 9.15 2010 年某地 18 名 7 岁男孩体重与胸围测量值

7. 统计地图

统计地图（statistical map）描述某事物或某现象在地域上的分布情况。在地图上用不同形式的线条（横线、纵线、方格等），线条的粗细，颜色的不同或深浅差异，或点子的疏密来表示数量的大小或多少。但不论用何种方式只能表示一个概数以观察事物分布的概况，用线条疏密或颜色深浅表示数量时，应有图例说明。用点子的疏密表示数量时，应注明每一个点子代表的例数。

例如以中国地图或某区域地图的行政区划为单位，涂以不同深浅的阴影或不同的颜色，描述某疾病的地理分布和流行程度等。限于篇幅具体案例不再赘述，留给读者在实际工作中视情处理。

9.3 SPSS 软件实现

9.3.1 例 9.2 的 SPSS 操作方法（直条图的制作）

1. 建立 SPSS 数据库

首先设置变量，分别为村别和感染率，其中变量"村别"："1"表示甲村，"2"表示乙村，"3"表示丙村，"4"表示丁村。SPSS 数据文件格式见图 9.16。

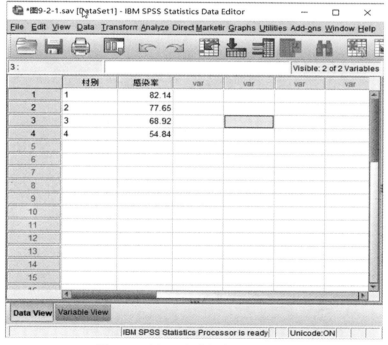

图 9.16 例 9.2 的数据库结构示意图

2. SPSS 软件实现方法

点击 Graphs 菜单中的 Bar 选项(图 9.17),系统弹出 Bar Charts 的对话框,选中 Simple 和 Summaries for Groups of Cases,点击"Define"按钮,系统弹出图 9.18 对话框,选择 Other summary function,将"感染率"选入 Variable 框,分类变量(Category)选入"村别",点击 OK,完成操作,获得 9.2 节图 9.1。

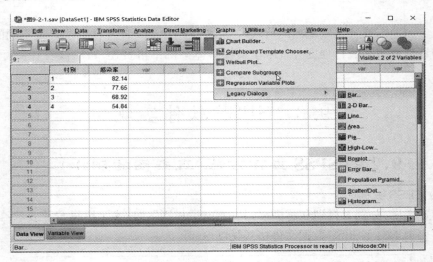

图 9.17　选择直条图选项对话框

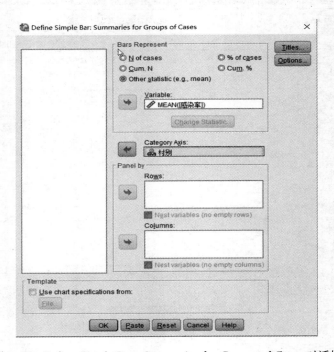

图 9.18　Define Simple Bar：Summaries for Groups of Cases 对话框

9.3.2 例 9.3 的 SPSS 操作方法(复式直条图的制作)

1. 建立 SPSS 数据库

设置三组变量,分别为疾病、城乡和患病率,变量"疾病"中:"1"表示蛔虫,"2"表示沙眼,"3"表示贫血,"4"表示龋齿;变量"城乡"中:"1"表示城市,"2"表示乡村。SPSS 数据文件格式见图 9.19。

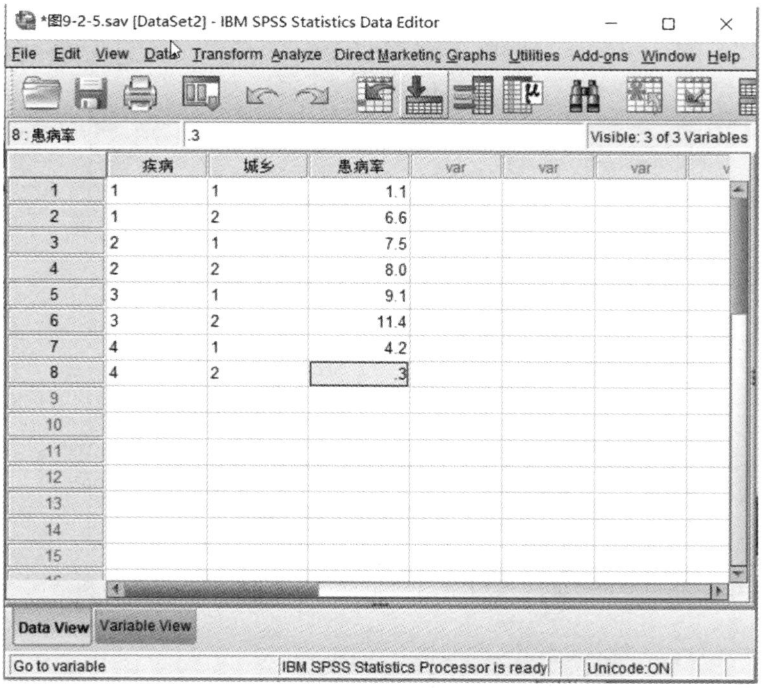

图 9.19 例 9.3 的数据库结构示意图

2. SPSS 软件实现方法

点击 Graphs 菜单中的 Bar 选项(图 9.17),系统弹出 Bar Charts 的对话框,选中 Clustered 和 Summaries for Groups of Cases,点击 Define 按钮,系统弹出图 9.20 对话框,选择 Other statistic (e. g. ,mean),将"患病率"选入 Variable 框,分类变量(Category Axis)选入"疾病",Define Cluster by:"城乡",点击 OK,完成操作,获得 9.2 节的图 9.5。

9.3.3 例 9.4 的 SPSS 操作方法(圆图的制作)

1. 建立 SPSS 数据库

设置两组变量,分别为死因和构成比,变量"死因"中:"1"表示交通事故,"2"表示跌倒,"3"表示故意自伤,"4"表示意外溺水;"5"表示意外中毒。SPSS 数据文件格式见图 9.21。

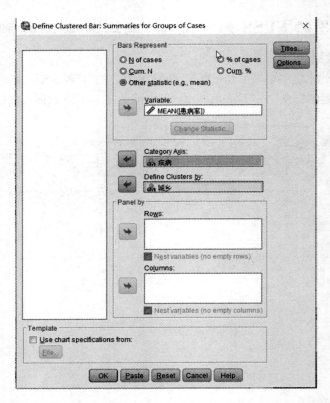

图 9.20 Define Clustered Bar：Summaries for Groups of Cases 对话框

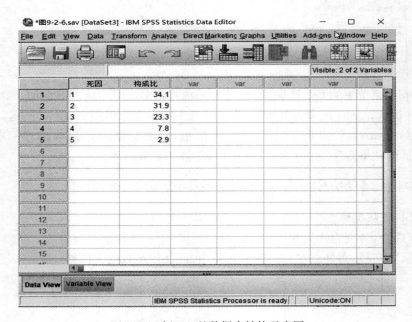

图 9.21 例 9.4 的数据库结构示意图

2. SPSS 软件实现方法

点击 Graphs 菜单中的 Pie 选项(图 9.22),系统弹出 Pie Charts 的对话框,选中 Summaries for Groups of Cases,点击 Define 按钮,系统弹出图 9.23 对话框,选择 Summaries for Groups of Cases,将"构成比"选入 Sum of variable 框,Define Slices by:"死因",点击 OK,完成操作,获得 9.2 节图 9.6(编辑后)。

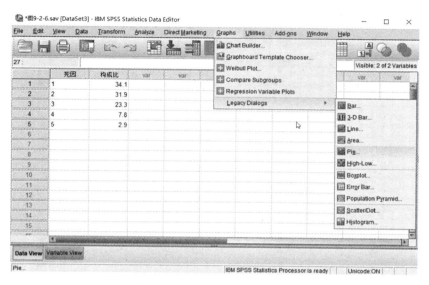

图 9.22 选择构成图选项对话框

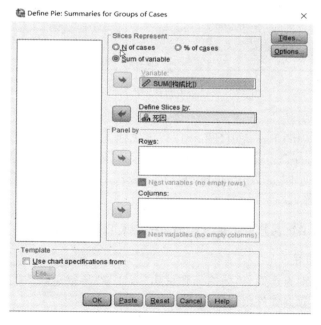

图 9.23 Define Pie：Summaries for Groups of Cases 对话框

9.3.4 例题 9.4 的中百分条图的制作

1. 建立 SPSS 数据库

设置三组变量，分别为死因、性别和构成比，变量“死因”中：“1”表示交通事故，“2”表示跌倒，“3”表示故意自伤，“4”表示意外溺水；“5”表示意外中毒。变量“性别”：“1”表示男性，“2”表示女性。SPSS 数据文件格式见图 9.24。

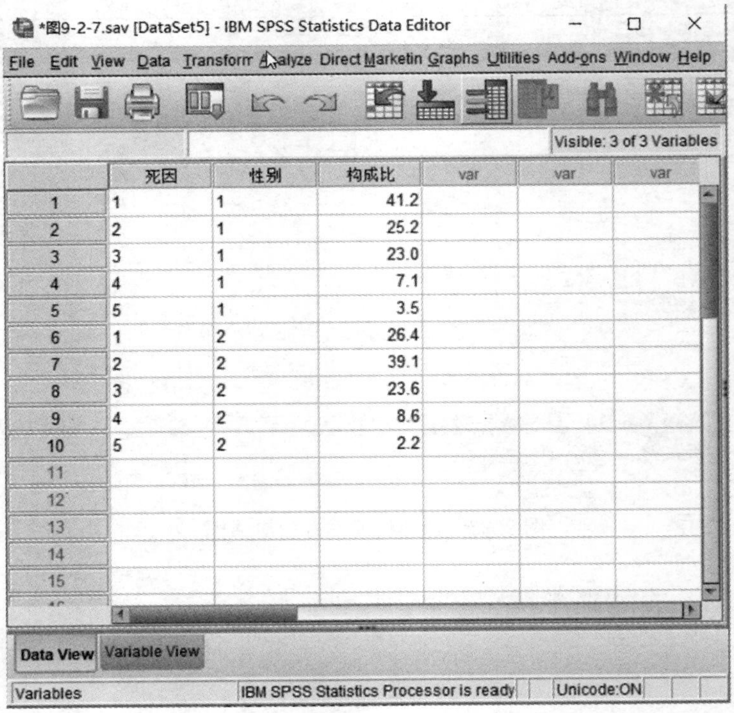

	死因	性别	构成比	var	var	var
1	1	1	41.2			
2	2	1	25.2			
3	3	1	23.0			
4	4	1	7.1			
5	5	1	3.5			
6	1	2	26.4			
7	2	2	39.1			
8	3	2	23.6			
9	4	2	8.6			
10	5	2	2.2			
11						
12						
13						
14						
15						

图 9.24 例 9.4 的数据库结构示意图

2. SPSS 软件实现方法

点击 Graphs 菜单中的 Bar 选项(图 9.17)，系统弹出 Bar Charts 的对话框，选中 Stacked 和 Summaries of groups of cases，点击 Define 按钮，系统弹出图 9.25 对话框，选择 Other summary function，将“构成比”选入 Variable 框，Category Axis：“性别”，Define Stacks by：“死因”，点击 OK，完成操作，获得 9.2 节图 9.7(编辑后)。

9.3.5 例 9.6 的 SPSS 操作方法(线图的制作)

1. 建立 SPSS 数据库

设置三组变量，分别为年代、传播途径和发病率，变量“传播途径”中：“1”消化道传播，“2”表示虫媒传播。SPSS 数据文件格式见图 9.26。

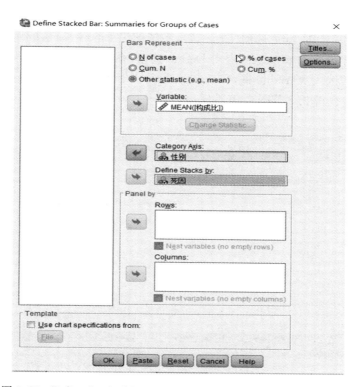

图 9.25　Define Stacked Bar：Summaries for Groups of Cases 对话框

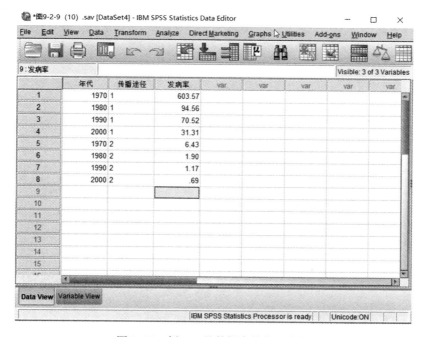

图 9.26　例 9.6 的数据库结构示意图

2. SPSS 软件实现方法

点击 Graphs 菜单中的 Line 选项(图 9.27),系统弹出 Line Charts 的对话框,选中 Multiple 和 Summaries of groups of cases,点击 Define 按钮,系统弹出图 9.28 对话框,选择 Other statistic,将"发病率"选入 Variable 框,Category Axis:"年代",Define Lines By:"传播途径",点击 OK,完成操作,获得 9.2 节图 9.9(编辑后)。

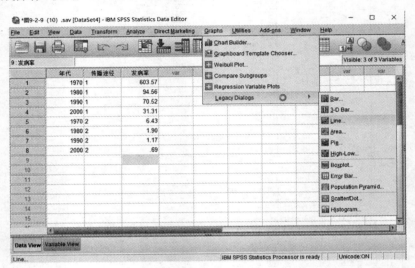

图 9.27 选择线图选项对话框

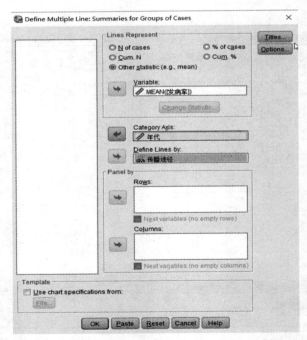

图 9.28 Define Multiple Line:Summaries for Groups of Cases 对话框

3. 普通线图转换为半对数线图

在结果输出窗口中,双击已绘制的普通线图,激活图形编辑器,如图 9.29 所示。双击纵坐标轴标度,弹出 Scale Axis 对话框,选择坐标轴标度 Scale 为常用对数标度 Log,如图 9.30。点击 Apply,获得半对数线图(见 9.2 节图 9.10)。

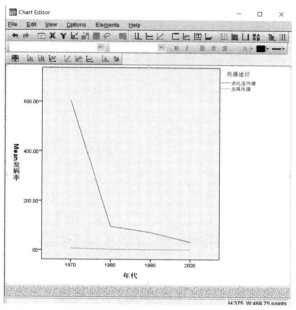

图 9.29　Chart Editor 窗口

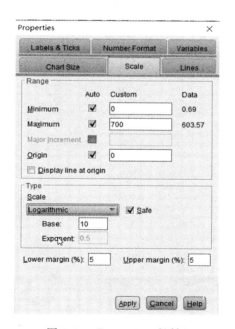

图 9.30　Properties 对话框

9.3.6 例 9.9 的 SPSS 操作方法（散点图的制作）

1. 建立 SPSS 数据库

设置两组变量，分别为体重和胸围。SPSS 数据文件格式见图 9.31。

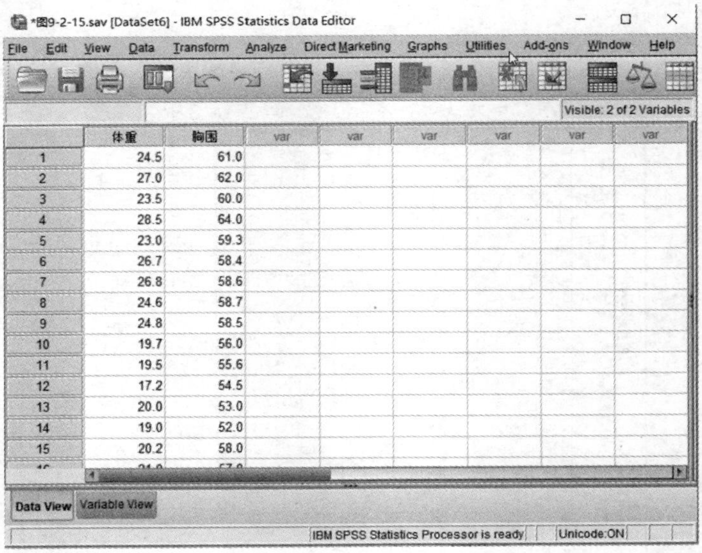

图 9.31 例 9.9 的数据库结构示意图

2. SPSS 软件实现方法

点击 Graphs 菜单中的 Scatter/Dot（图 9.32），系统弹出 Scatterplot 的对话框，选中 Simple，点击 Define 按钮，系统弹出 Simple Scatterplot 对话框，将"胸围"选入 Y Axis 框，"体重"选入 X Axis，见图 9.33，点击 OK，完成操作，获得 9.2 节图 9.15。

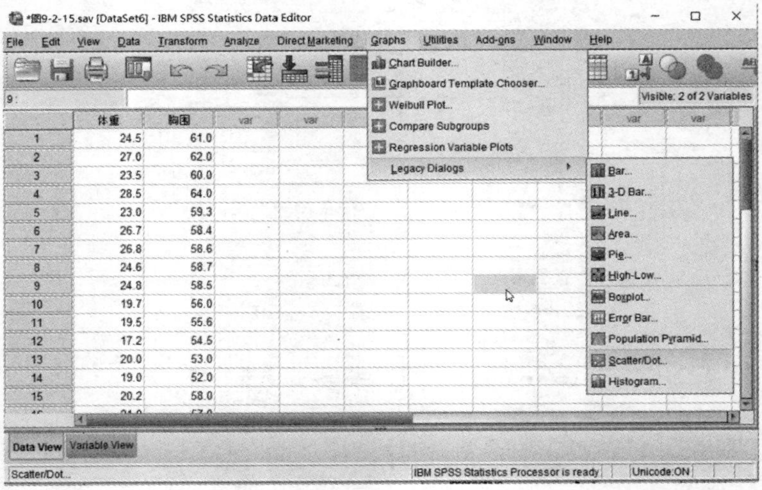

图 9.32 选择散点图选项对话框

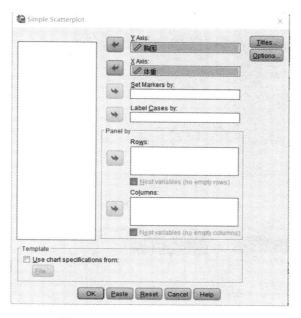

图 9.33 Simple Scatterplot 对话框

9.3.7 统计图形编辑

对于输出的统计图形,可以根据不同的要求对其进行编辑。进行编辑之前,首先要激活统计图形编辑器,常用方法有:

(1) 双击所要编辑的统计图形。

(2) 在所有编辑的统计图上单击左键,在所选框内单击右键,弹出对话框,见图 9.34,选择 Edit Content 栏 In Separate Window,打开编辑器。

(3) 在所要编辑的统计图形上单击左键,在 Edit 菜单中选择 Edit Content 栏 In Separate Window,打开编辑器。

例 9.4 的中百分条图输出结果的编辑,如前文记录的百分条图绘制过程,SPSS 结果窗口首先输出的图形,见图 9.35。根据所求图形要求或习惯,调节标目位置(顶部、中部或底部),本例选择中间位置,Title Justification 框中选择 Center,同样操作可调节横轴标目“性别”位置处于中间,点击修改纵轴标目“构成比(%)”,见图 9.36;或在纵轴刻度上直接添加“%”号(Options 栏 Scale by value),见图 9.37。为方便印刷,可将原统计图中不同色块改为黑、白、灰色,同时增加网格线加以区分不同成分。双击拟编辑色块,弹出 Properties 窗口,选择 Fill & Border 按钮,点击需要改变的成分(色块),进一步选择拟选择的颜色和网格图形,见图 9.38。按照习惯转置,点击 Options 菜单中 Transpose Chart,获得 9.2 节图 9.7。

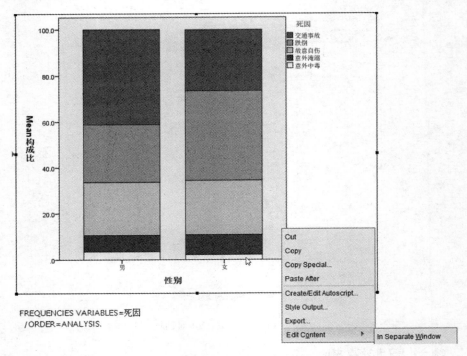

图 9.34 选择编辑图形选项

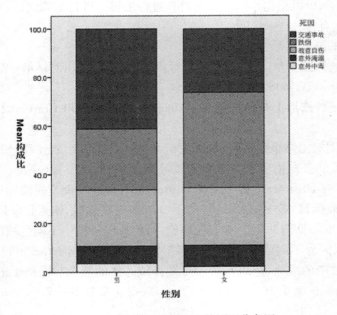

图 9.35 例 9.4 的原百分条图

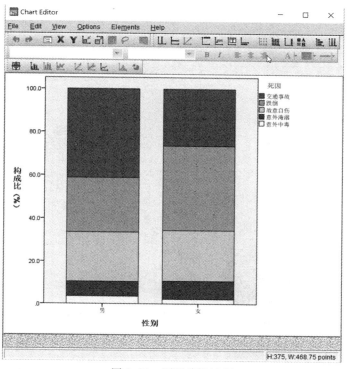

图 9.36 图形编辑过程

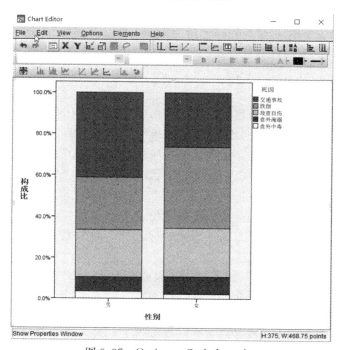

图 9.37 Options→Scale by value

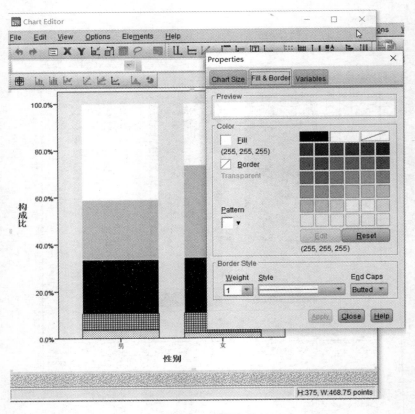

图 9.38　编辑色块

本 章 小 结

统计表和统计图将已整理的资料用简明的表格或图形表达出来，给人以直观清晰的印象，与文章描述相互补充，便于分析和对比观察、研究事物特征和规律。

统计表由标题、标目、线条和数字组成。标题应高度概括、说明表的主要内容，必要时注明资料来源及时间、地点。统计表的列表要求重点突出、层次清楚、简单明了。横标目位于表的左侧，相当于表的主语；纵标目位于标目分隔线的上方，是被研究事物的各项统计指标，相当于表的谓语。纵横标目连贯起来表达一个完整的意思。

统计表分为简单表和复合表。只有一个分组标志的为简单表，有两个或两个以上分组标志的为复合表。

常用统计图有：直条图、构成图、线图、直方图、箱式图等。

绘制统计图时应根据资料选择合适的统计图类型。例如：独立资料用直条图；连续资料用线图或直方图；构成比资料用百分条图或圆图；双变量资料用散点图；地区性资料用统计地图等。统计图应尽可能形象地表达出统计指标的数量关系。绘制图形应注意准确、美观、协调，给人以清晰的印象。

统计图要有合适的标题。标题写在图的下方,其要求和统计表标题的要求一样,要能够概括图的内容。

　　直条图、线图、半对数线图和直方图的纵、横坐标上要有刻度和单位,刻度要均匀等距(半对数线图的纵坐标除外)。

(倪进东　艾　东)

第10章 有序定性资料的分析方法

无序 R×C 表定性资料可以采用前面介绍的 χ^2 检验,但对于有序定性资料,例如主要的分组标志是无序的,而主要评价指标是有序的;或者两者都是有序的 R×C 表资料,就需要采用本章介绍的各种统计分析方法。

10.1 单向有序行×列表数据的分析

10.1.1 两组单向有序分类资料的秩和检验

所谓两组单向有序分类资料,本节主要是指在 R×C 表定性资料中,主要分组标志是无序的,而主要分析或者评价指标是有序的,如两种药物治疗某病疗效的比较,疗效评价指标是痊愈、好转、无效和死亡等。

【例 10.1】 用复方猪胆胶囊治疗老年性慢性支气管炎患者 403 例,疗效见表 10.1。问该药对此两型(喘息型和单纯型)支气管炎疗效是否相同?

表 10.1 复方猪胆胶囊治疗两型老年性慢性支气管炎疗效比较

疗效	人数		合计	秩次范围	平均秩次	秩和	
	喘息型	单纯型				喘息型	单纯型
(1)	(2)	(3)	(4)	(5)	(6)	(7)=(2)×(6)	(8)=(3)×(6)
治愈	23	60	83	1～83	42	966	2 520
显效	83	98	181	84～264	174	14 442	17 052
好转	65	51	116	265～380	322.5	20 962.5	16 447.5
无效	11	12	23	381～403	392	4 312	4 704
合计	$n_1=182$	$n_2=221$	403			$T_1=40\,682.5$	$T_2=40\,723.5$

1. 秩和检验的步骤

(1) 建立检验假设和确定检验水准:

H_0:两型老慢支疗效分布相同

H_1:两型老慢支疗效分布不同

$\alpha=0.05$

(2) 编秩。本例各等级重复人数较多,故先计算各等级合计人数,见第(4)栏。再确定秩次范围,计算平均秩次。例如"治愈"组共有 83 人,秩次范围应为 1~83,平均秩次为 (1+83)/2=42。仿此得第(5)、(6)栏。

(3) 求秩和 T。将表 10.1 第(2)、(3)栏每组各等级例数与第(6)栏相应等级的平均秩次相乘,再求和,见第(7)、(8)栏。求得 $T_1=40\ 682.5$,$T_2=40\ 723.5$,$T_1+T_2=40\ 682.5+40\ 723.5=81\ 406$。又 $N=n_1+n_2=403$,即 $T_1+T_2=N(1+N)/2=81\ 406$,表明秩和计算无误。

(4) 确定检验统计量 T。若两样本例数不等,以例数较少者为 n_1,即恒取 $n_1<n_2$,规定 n_1 组的秩和为 T;若例数相等,则任取一组的秩和为 T。故本例 $n_1=182$,$n_2=221$,检验统计量 $T=T_1=40\ 682.5$。

(5) 确定 P 值,作出推断结论。可酌情选用查表法或正态近似法。

① 查表法:若 $n_1\leqslant10$,且 $n_2-n_1\leqslant10$,可直接查书后附表 13(T 界值表)。先从表左侧找到相应的 n_1,再从表上方找到相应的 n_2-n_1,n_1 与 n_2-n_1 相交处有对应的 4 行界值。表中所列范围表示,在 H_0 成立的条件下,统计量 T 有相应的概率位于该范围内。若统计量 T 值在界值范围内,其 P 值大于相应的概率;若 T 值在界值范围外,则 P 值小于相应的概率;若 T 值恰等于界值,其 P 值小于或等于相应的概率。

② 正态近似法:当 $n_1>10$ 或 $n_2-n_1>10$ 时,T 分布已接近均数为 $n_1(N+1)/2$,方差为 $n_1n_2(N+1)/12$ 的正态分布,故可按式(10.1)直接计算 Z 值,按标准正态分布界定 P 值并作出推断结论。

$$Z=\frac{|T-n_1(N+1)/2|-0.5}{\sqrt{n_1n_2(N+1)/12}} \tag{10.1}$$

式中,0.5 为连续性校正数,在无相同观察值(即无相同秩次)时使用的,相同秩次不太多时可得近似值,但若相同秩次过多时(如超过 25%),计算出的 Z 值偏小,应按(10.2)式进行校正。Z 经校正后可略增大,P 值相应减小。

$$Z_C=Z/\sqrt{C} \tag{10.2}$$

式中,$C=1-\sum(t_j^3-t_j)/(N^3-N)$,$t_j$ 为第 j 个相同秩次的个数。如表 10.1 中治疗转归"痊愈"的有 83 个,"显效"的有 181 个,"好转"的有 116 个,"无效"的有 23 个,即 $t_1=83$,$t_2=181$,$t_3=116$,$t_4=23$,$\sum(t_j^3-t_j)=(833-83)+(1813-181)+(1163-116)+(233-23)=8\ 074\ 188$。将例 10.1 数据代入(10.1)式,得

$$Z=\frac{|40\ 682.5-182(403+1)/2|-0.5}{\sqrt{(182)(221)(403+1)/12}}=3.366\ 9$$

本例相同秩次极多,需进行校正:

$$C=1-\frac{\sum(t_j^3-t_j)}{N^3-N}=1-\frac{8\ 074\ 188}{65\ 450\ 424}=0.876\ 6$$

$$Z_C=Z/\sqrt{C}=3.366\ 9/\sqrt{0.876\ 6}=3.596\ 1$$

$Z_{0.01}=2.58$,$P<0.01$,按 $\alpha=0.05$ 水准,拒绝 H_0,接受 H_1,差异有统计学意义。可认为复方猪胆胶囊治疗老年性慢性支气管炎喘息型与单纯型的疗效有差别。

2. 基本思想

两样本比较的秩和检验的基本思想是：比较的两个样本（样本含量分别为 n_1 及 n_2）如果来自同一总体或分布相同的两个总体（即 H_0 成立），则 n_1 样本的秩和 T 与其理论秩和 $n_1(N+1)/2$ 之差 $[T-n_1(N+1)/2]$ 由抽样误差所致，故此差值一般不会很大，差值很大的概率应很小。若从现有样本中算得的 T 与其理论秩和相差很大，则说明从 H_0 规定的总体中随机抽得现有样本及更极端样本的概率 P 很小，故按检验水准拒绝 H_0。

10.1.2 多组单向有序定性资料的秩和检验

多组单向有序定性资料是两组单向有序分类资料的扩展，相当于单因素方差分析的秩和检验。称为 H 检验（W. H. Kruskal 与 W. A. Wallis，1952），又称 Kruskal-Wallis 法。

【例 10.2】 某医院用三种复方小叶枇杷治疗老年性慢性支气管炎，数据见表 10.2 第 (1)～(4)栏，比较其疗效有无差异？

表 10.2　三种复方小叶枇杷治疗老年性慢性支气管炎疗效比较

疗效等级	例数			合计	秩次范围	平均秩次	秩和		
	老复方	复方Ⅰ	复方Ⅱ				老复方	复方Ⅰ	复方Ⅱ
(1)	(2)	(3)	(4)	(5)	(6)	(7)	(8)＝(2)×(7)	(9)＝(3)×(7)	(10)＝(4)×(7)
控制	36	4	1	41	1～41	21.0	756.0	84.0	21.0
显效	115	18	9	142	42～183	112.5	12 937.5	2 025.0	1 012.5
好转	184	44	25	253	184～436	310.0	57 040.0	13 640.0	7 750.0
无效	47	35	4	86	437～522	479.5	22 536.5	16 782.5	1 918
合计	382	101	39	522			93 270.0	32 531.5	10 701.5

1. 秩和检验的步骤

（1）建立检验假设和确定检验水准：

　　H_0：三药疗效总体分布相同

　　H_1：三药疗效总体分布不同或不全相同

　　$\alpha = 0.05$

（2）编秩。编秩方法同上。先计算各等级合计人数，见表 10.2 第(5)栏。再确定秩次范围，计算平均秩次，结果见第(6)、(7)栏。

（3）求秩和 T。三个处理组的秩和计算即第(8)、(9)、(10)栏的合计。

（4）按(10.3)式计算检验统计量 H。

$$H = \frac{12}{N(N+1)} \sum \frac{R_i^2}{n_i} - 3(N+1) \tag{10.3}$$

式中，n_i 为各组例数，$N = \sum n_i$，R_i 为各组秩和。

$$H = \frac{12}{522 \times (522+1)} \times \left(\frac{93\,270^2}{382} + \frac{32\,531.5^2}{101} + \frac{10\,701.5^2}{39}\right) - 3 \times (522+1) = 21.632\,5$$

若相同秩次较多(如本例),按(10.3)式算得的 H 值偏小,需按(10.4)式进行校正:

$$H_C = H/C \tag{10.4}$$

式中,$C = 1 - \sum(t_j^3 - t_j)/(N^3 - N)$,$t_j$ 为第 j 个相同秩次的个数。本例各等级的合计数即为相同秩次的个数。

$$\sum(t_j^3 - t_j) = (41^3 - 41) + (142^3 - 142) + (253^3 - 253) + (86^3 - 86)$$
$$= 19\,762\,020$$
$$C = 1 - 19\,762\,020/(522^3 - 522) = 0.861\,1$$
$$H_C = H/C = 21.632\,5/0.861\,1 = 25.121\,9$$

(5) 确定 P 值,作出推断结论:

若组数 $k=3$,每组例数$\leqslant 5$,可直接查附表 H 界值(见书后附表 14)表确定 P 值;若 $k \geqslant 4$,或最大样本例数大于 5,则 H 近似服从 $\nu = k-1$ 的 χ^2 分布,可查附表 χ^2 界值表确定 P 值。本例因每组例数远远超过 5,故按 $\nu = k-1 = 3-1 = 2$ 查 χ^2 界值表,得 $\chi^2_{0.05,2} = 10.60$,$H_c > \chi^2_{0.05,2}$,$P < 0.005$。按 $\alpha = 0.05$ 水准拒绝 H_0,认为三药疗效有差别。

2. 基本思想

本方法的基本思想与单因素的方差分析类似。假设有 k 个对比组,各组样本含量、秩和、平均秩和分别记为:$n_j,R_j,\bar{R}_j$;$N = n_1 + n_2 + \cdots + n_k$。则总秩和为 $N(N+1)/2$,总秩次之平均为:$(N+1)/2$。假设没有相同的等级,则秩次的总离均差平方和为

$$Q_{总} = \sum_{i=1}^{N}\left(i - \frac{N+1}{2}\right)^2 = N(N^2-1)/12 \tag{10.5}$$

秩次的组间离均差平方和为

$$Q_{组间} = \sum_{j=1}^{k} n_j\left(\bar{R}_j - \frac{N+1}{2}\right)^2 = \sum_{j=1}^{k}\frac{R_j^2}{n_j} - \frac{N(N+1)^2}{4} \tag{10.6}$$

$$H = \frac{Q_{组间}}{Q_{总}/(N-1)} \tag{10.7}$$

即统计量 H 的核心部分是秩次的组间变异与总变异之比。H 越大,说明组间变异越大,反之亦然。当相同秩次较多时(超过 25%),按(10.4)式校正。

10.1.3 两两比较的秩和检验(t 检验法)

经过多组比较的 Kruskal-Wallis 检验拒绝 H_0 后,需进一步作两两比较推断哪些总体分布不同。两两比较的方法较多,此处介绍扩展的 t 检验法,各组例数相等或不等时均可适用。统计量 t 值的计算公式如下:

$$t = \frac{|\bar{R}_A - \bar{R}_B|}{\sqrt{\dfrac{N(N+1)(N-1-H)}{12(N-k)}\left(\dfrac{1}{n_A} + \dfrac{1}{n_B}\right)}}, \quad v = N - k \tag{10.8}$$

式中，$\bar{R}_A$ 及 $\bar{R}_B$ 为两对比组 A 与 B 的平均秩次；n_A 与 n_B 为样本含量；k 为处理组数；N 为总例数；H 为 Kruskal-Wallis 的 H 检验中算得的统计量 H 值或 H_c 值。式（10.8）中的分母为 $(\bar{R}_A - \bar{R}_B)$ 的标准误。

【例 10.3】 分析例 10.2 资料哪些总体间分布有差异。

（1）建立假设检验和确定检验水准：

H_0：三个处理组中任两个总体分布均相同

H_1：三个处理组中任两个总体分布均不同

$\alpha = 0.05$

（2）各组平均秩次 $\bar{R}_i$：令老复方组为第 1 组、复方 I 为第 2 组、复方 II 为第 3 组，则：$\bar{R}_1 = 93270/382 = 244.16, \bar{R}_2 = 32531.5/101 = 322.09, \bar{R}_3 = 10701.5/39 = 274.40$。

（3）列出两两比较计算表，求得 t 值。（见表 10.3）

表 10.3　例 10.2 资料的两两比较

对比组	样本含量		两平均秩次之差	t	P
A 与 B	n_A	n_B	$\lvert \bar{R}_A - \bar{R}_B \rvert$		
(1)	(2)	(3)	(4)	(5)	(6)
1 与 2	382	101	77.93	4.7156	<0.001
1 与 3	382	39	30.24	1.2179	>0.20
2 与 3	101	39	47.69	1.7126	>0.05

表 10.3 中第（5）栏为按（10.8）式计算的 t 值。本例中，$N = 522, k = 3, H_c = 23.3120$，则 1 与 2 比较时的 t 值为：

$$t = \frac{\lvert 322.09 - 244.16 \rvert}{\sqrt{\dfrac{522(522+1)(522-1-23.312)}{12 \times (522-3)}\left(\dfrac{1}{382} + \dfrac{1}{101}\right)}} = 4.7156$$

仿此得表 10.3 第（5）栏。

（4）确定 P 值，作出推断结论。

根据表 10.3 第（5）栏中的 t 值，按 $\nu = 522 - 3$，查 t 界值表，得 P 值，见表 10.3 第（6）栏。按 $\alpha = 0.05$ 水准，老复方与复方 I 组之间差别有统计学意义，其余组间差别无统计学意义。

10.2　双向有序属性相同行×列表数据的分析

双向有序属性相同行×列表数据，常为 2×2 配对设计的扩展。其行和列变量均反映同一事物某一属性的相同水平。其数据结构如表 10.4 所示，分析此类数据一般使用 Kappa 一致性检验。

表 10.4　双向有序属性相同行×列表的数据结构

方向 1	方向 2				合计
	1	2	$\cdots$	R	
1	A_{11}	A_{12}	$\cdots$	A_{1R}	n_1
2	A_{21}	A_{22}	$\cdots$	A_{2R}	n_2
$\cdots$	$\cdots$	$\cdots$	$\cdots$	$\cdots$	$\cdots$
R	A_{R1}	A_{R2}	$\cdots$	A_{RR}	n_R
合计	m_1	m_2	$\cdots$	m_R	n

【**例 10.4**】　甲乙两位专家同时对 200 名肿瘤患者的病理切片的病理分期进行读片评定，结果如表 10.5。分析两位专家评定结果是否一致？

表 10.5　两位专家对 200 名肿瘤患者的病理切片的病理分期评定结果

甲专家	乙专家			合计
	低度分化	中度分化	高度分化	
低度分化	50	10	5	65
中度分化	10	50	15	75
高度分化	10	20	30	60
合计	70	80	50	200

Kappa 检验着重判断两个"方向"下的一致性，出现在表 10.5 上的总数越多，则一致性越好。Kappa 值可用下式计算：

$$Kappa = \frac{p_0 - p_e}{1 - p_e} \tag{10.9}$$

p_0 为实际一致率，p_e 为理论一致率，其计算公式为

$$P_0 = \frac{A_{11} + A_{22} + \cdots + A_{RR}}{n} \tag{10.10}$$

$$P_e = \frac{n_1 m_1 + n_2 m_2 + \cdots + n_R m_R}{n^2} \tag{10.11}$$

式中，A_{ii} 表示交叉表对角线的实际频数 n_i 和 m_i 分别代表对角线某实际数对应的行合计数和列合计数，n 代表总合计数，$Kappa$ 值的计算公式可转变为

$$Kappa = \frac{n(A_{11} + A_{22} + \cdots + A_{RR}) - (n_1 m_1 + n_2 m_2 + \cdots + n_R m_R)}{n^2 - (n_1 m_1 + n_2 m_2 + \cdots + n_R m_R)} \tag{10.12}$$

例 10.4 的 Kappa 值计算如下：

$$Kappa = \frac{200 \times (50 + 50 + 30) - (65 \times 70 + 75 \times 80 + 60 \times 50)}{200^2 - (65 \times 70 + 75 \times 80 + 60 \times 50)} = 0.471$$

$Kappa = 1$，说明两结果完全一致；$Kappa = -1$，说明两结果完全不一致；$Kappa = 0$，表明观察一致率完全由机遇所致。其参考评价原则为：$Kappa \geqslant 0.75$ 时，表示两结果一致性较好；$0.40 < Kappa < 0.75$ 时，表示一致性中等；$0 < Kappa \leqslant 0.40$ 时，一致性较差；$Kappa < 0$，

说明一致程度比机遇造成的还差,两次检查结果很不一致,在实际应用中意义不大。通过计算得到的 Kappa 值为 0.471,介于 0.40 和 0.75 之间,可以推测甲乙两位专家对 200 名肿瘤患者病理分期判断结果一致性中等。Kappa 值为 0.471 样本指标,对总体的推断需要作假设检验,计算的统计量为

$$U = \frac{Kappa}{S_{\overline{k}}} \qquad (10.13)$$

由于 $S_{\overline{K}}$ 的计算较为复杂,直接使用 SPSS 统计软件包计算结果,详见 10.4 节内容。

(1)建立检验假设和确定检验水准:

$H_0 : K = 0$

$H_1 : K \neq 0$

$\alpha = 0.05$

(2)计算检验统计量:

SPSS 统计软件包计算得 $U = 9.401$。

(3)确定 P 值,作出推断结论:

根据软件计算结果,$P < 0.05$,在 $\alpha = 0.05$ 的水准上拒绝 H_0,差异有统计学意义,可以认为两位专家的评定结果存在一致性。

10.3 双向有序属性不同行×列表数据的分析

双向有序属性不同行×列表数据是经常遇到的一种数据形式,指标变量和分组变量都是有序的,检验的目的是指标在各组间的分布是否有差异,可以按照单向有序资料进行分析。

【例 10.5】 某地区地方性氟中毒各年龄组的治疗效果资料见表 10.6,问各年龄组之间治疗效果是否有差异?

表 10.6 地方性氟中毒各年龄组疗效观察

年龄组	例数				合计	平均秩次	秩和			
	治愈	显效	好转	无效			治愈	显效	好转	无效
10~	35	1	1	2	39	20	700	20	20	40
20~	32	8	8	1	49	64	2 048	512	512	64
30~	16	14	12	3	45	111	1 776	1 554	1 332	333
40~	15	10	8	2	35	151	2 265	1 510	1 208	302
≥50	11	10	22	6	49	193	2 123	1 930	4 246	1 158
合计	109	43	51	14	217	539	8 912	5 526	7 318	1 897

(1)建立检验假设和确定检验水准:

H_0:各年龄组间疗效总体分布相同

H_1:各年龄组间疗效总体分布不全相同

$\alpha = 0.05$

（2）编秩。编秩同多组单向有序分类资料的秩和检验：先计算各等级的合计，再确定秩次范围及平均秩次。

（3）计算检验统计量：

$$H = \frac{12}{N(N+1)} \sum \frac{R_i^2}{n_i} - 3(N+1)$$

$$= \frac{12}{217 \times (217+1)} \sum \left(\frac{9\,912^2}{109} + \frac{5\,526^2}{48} + \frac{7\,318^2}{51} + \frac{1\,997^2}{14} \right) - 3 \times (217+1) = 54.2$$

$$C = 1 - \sum \frac{t_j^3 - t_j}{N^3 - N}$$

$$= 1 - \frac{(39^3-39)+(49^3-49)+(45^3-45)+(35^3-35)+(49^3-49)}{(217^3-217)} = 0.96$$

$$H_C = H/C = 54.2/0.96 = 56.5$$

（4）确定 P 值，做出推断结论：

已知 H_0 成立时，H_c 近似服从 $\nu = k-1 = 4$ 的 χ^2 分布。$H_c = 56.5$ 查卡方界值表，得 $P < 0.001$，按 $\alpha = 0.05$ 水准，拒绝 H_0，认为各年龄组间疗效分布差异有统计学意义。

第二种情况，考察两指标之间是否存在相关性，则采用 Spearman 等级相关检验。

【例 10.6】 某研究者调查一批高血压患者的血压控制情况和食用盐的口味，汇总情况见表 10.7，问血压情况与食盐口味是否有相关性？

表 10.7 一批高血压患者的血压控制情况和食用盐的口味汇总情况

食盐口味	血压控制情况		
	良好	尚可	不良
重	4	13	44
中	15	2	15
轻	20	24	51

将两变量 x、y 成对的观察值分别从小到大排序编秩，p_i 表示 x_i 的秩次，q_i 表示 y_i 的秩次，具体的编秩方法与分类资料的编秩方法相同。Spearman 相关系数用 r_s 表示。

$$r_s = \frac{l_{pq}}{\sqrt{l_{pp}l_{qq}}} \tag{10.14}$$

$$l_{pp} = \sum p^2 - \frac{\left(\sum p\right)^2}{n} \tag{10.15}$$

$$l_{qq} = \sum q^2 - \frac{\left(\sum q\right)^2}{n} \tag{10.16}$$

$$l_{pq} = \sum pq - \frac{\left(\sum p\right)\left(\sum q\right)}{n} \tag{10.17}$$

（1）计算相关系数：

$$r_s = \frac{l_{pq}}{\sqrt{l_{pp}l_{qq}}} = -0.15$$

（2）相关系数的假设检验：

类似于积差相关系数。$H_0 : \rho_s = 0, H_1 : \rho_s \neq 0$

当 $n \leqslant 50$ 时，可查 r_s 界值表（见书后附表 17），若秩相关系数超过临界值，则拒绝 H_0；当 $n > 50$ 时，可以采用 t 检验，公式见直线相关与回归章节。

本例经 t 检验，$P = 0.04$，拒绝 H_0，认为高血压控制情况与食盐口味相关有统计学意义。

10.4 SPSS 软件实现

10.4.1 例 10.1 的 SPSS 操作方法

表 10.8 复方猪胆胶囊治疗两型老年性慢性支气管炎疗效比较

疗效	人数		合计
	喘息型	单纯型	
(1)	(2)	(3)	(4)
治愈	23	60	83
显效	83	98	181
好转	65	51	116
无效	11	12	23
合计	$n_1 = 182$	$n_2 = 221$	403

1. 建立 SPSS 数据库

将慢性支气管炎患者的类型命名为"X_1"，其中"1"表示喘息型，"2"表示单纯型。将治疗的疗效命名为"X_2"，其中"1"表示无效，"2"表示好转，"3"表示显效，"4"表示治愈。将患者人数命名为"X_3"。SPSS 数据文件格式见图 10.1。

图 10.1 SPSS 软件数据库结构

2. SPSS 软件实现方法

（1）数据加权，点击 Data 菜单中的 Weight Cases 选项（图 10.2），系统弹出 Weight Cases 的对话框，选中 Weight cases by 选项（图 10.3），将左侧变量人数 X_3 导入到 Weight cases by，点击 OK。

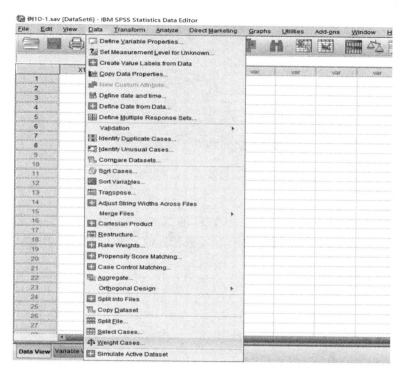

图 10.2　频数变量加权菜单对话框示意图

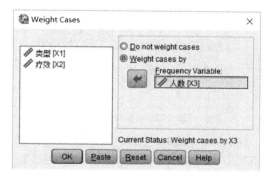

图 10.3　纳入加权变量示意图

（2）点击 Analyze 选项中的 Nonparametric Tests，再选择 Legacy Dialogs 菜单中的 Two-Independent-Samples tests，将疗效 X_2 导入到 Test Variable List 框中，将类型 X_1 导入到 Grouping Variable 框中，点击 Define Groups（图 10.4），在弹出的对话框中填上 1 和 2，1 和 2 分别代表两种慢性支气管炎的类型，并点击 Continue。如果要输出确切概率，可以点击右侧

Exact 按钮，选中 Exact 选项。在检验方法中我们选中 Mann-Whitney U 检验。点击 OK。

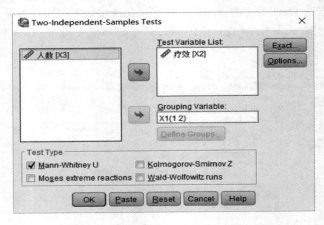

图 10.4　成组设计秩和检验主界面示意图

3. 主要的输出结果

在输出的结果中给出了 Mann-Whitney Test 的基本结果。图 10.5 的结果主要包括两组的人数，平均秩和与总秩和。同时结果输出了 Z 值和近似 P 值以及确切 P 值。

Ranks

	类型	N	Mean Rank	Sum of Ranks
疗效	喘息型	182	180.47	32845.50
	单纯型	221	219.73	48560.50
	Total	403		

Test Statistics[a]

	疗效
Mann-Whitney U	16192.500
Wilcoxon W	32845.500
Z	−3.596
Asymp. Sig. （2-tailed）	.000

a. Grouping Variable：类型

图 10.5　成组设计秩和检验显著性检验的结果

4. 结论

本例的检验结果 Z 值为 −3.596，双侧 P 值为 0.000，按 $\alpha=0.05$ 水准，差异有统计学意义。可认为复方猪胆胶囊治疗老年性慢性支气管炎喘息型与单纯型的疗效有差别。

10.4.2 例 10.2 的 SPSS 操作方法

表 10.9 三种复方小叶枇杷治疗老年性慢性支气管炎疗效比较

疗效等级 (1)	例数		
	老复方 (2)	复方 I (3)	复方 II (4)
控制	36	4	1
显效	115	18	9
好转	184	44	25
无效	47	35	4
合计	382	101	39

1. 建立 SPSS 数据库

将复方的类型命名为"X_1",其中"1"表示老复方,"2"表示复方 I,"3"表示复方 II。将治疗的疗效命名为"X_2",其中"1"表示控制,"2"表示显效,"3"表示好转,"4"表示无效。将患者人数命名为"X_3"。SPSS 数据文件格式见图 10.6。

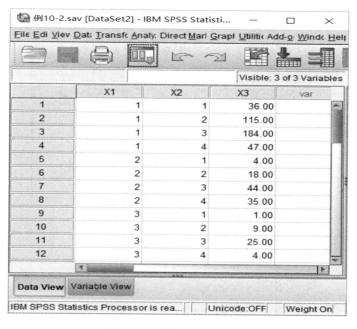

图 10.6 数据库结构示意图

2. SPSS 软件实现方法

(1) 点击 Data 菜单中的 Weight Cases 选项,系统弹出 Weight Cases 的对话框,选中 Weight cases by 选项,将左侧变量人数 X_3 导入到 Weight cases by,点击 OK。

213

（2）点击 Analyze 选项中的 Nonparametric Tests,再选择 Legacy Dialogs 菜单中的 K In-dependent Samples,将疗效 X_2 导入到 Test Variable List 框中(图 10.7),将类型 X_1 导入到 Grouping Variable 框中,点击 Define Range,在弹出的对话框中填上 1 和 3,并点击 Continue。在检验方法中我们选中 Kruskal-Wallis H 检验。点击 OK。

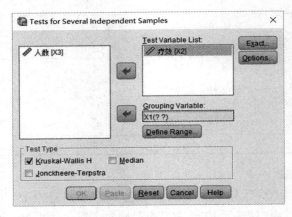

图 10.7　完全随机设计秩和检验主界面示意图

3. 主要的输出结果

在输出的结果中给出了 Kruskal-Wallis Test 的基本结果。图 10.8 的结果主要包括三组的人数,平均秩和。同时结果输出了 χ^2 值,自由度和近似 P 值。

Ranks

	类型	N	Mean Rank
疗效	老复方	382	244.16
	复方 1	101	322.09
	复方 2	39	274.40
	Total	522	

Test Statistics[a,b]

	疗效
Chi-Square	25.123
df	2
Asymp. Sig.	.000

a. Kruskal Wallis Test

b. Grouping Variable：类型

图 10.8　多组独立样本秩和检验显著性检验结果

4. 结论

本例的检验结果 χ^2 值为 25.123,双侧 P 值为 0.000,按 $\alpha=0.05$ 水准,差异有统计学意义。可认为老复方,复方 I,复方 II 三组在疗效上不完全相同。

10.4.3　例 10.4 的 SPSS 操作方法

本研究所述两位专家对 200 名肿瘤患者病理分期评定结果见 10.2 节表 10.5。

1. 建立 SPSS 数据库

将甲专家的评审结果的类型命名为"X_1",其中"1"表示低度分化,"2"表示中度分化,"3"表示高度分化。将乙专家的评审结果的类型命名为"X_2",其中"1"表示低度分化,"2"表示中度分化,"3"表示高度分化。将人数命名为"X_3"。SPSS 数据文件格式见图 10.9。

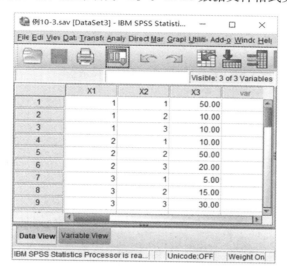

图 10.9　数据库结构示意图

2. SPSS 软件实现方法

(1)点击 Data 菜单中的 Weight Cases 选项,系统弹出 Weight Cases 的对话框,选中 Weight Cases by 选项,将左侧变量人数 X_3 导入到 Weight cases by,点击 OK。

(2)点击 Analyze 选项中的 Analyze 的 Descriptive Statistics 中的 Crosstabs,将甲专家 X_1 导入到 Row(s)框中,将类型 X_2 导入到 Column(s)框中(图 10.10)。点击右侧 Statistics 按钮,选中 Kappa 选项(图 10.11)。点击 OK。

3. 主要的输出结果

在输出的结果中给出了 Mann-Whitney Test 的基本结果(图 10.12)。在 Symmetric Measures 结果中输出了 Kappa 值,P 值。

4. 结论

本例的检验结果为 $Kappa=0.471$,P 值为 0.000,按 $\alpha=0.05$ 水准,差异有统计学意义,可以认为两位专家的评定结果存在一致性。

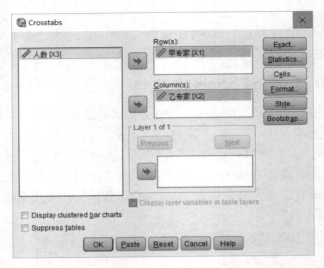

图 10.10　形成交叉表主界面示意图

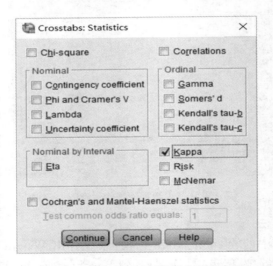

图 10.11　Kappa 一致性检验选项示意图

Symmetric Measures

	Value	Asymp. Std. Error[a]	Approx. T[b]	Approx. Sig.
Measure of AgreementKappa	.471	.051	9.401	.000
N of Valid Cases	200			

a. Not assuming the null hypothesis.

b. Using the asymptotic standard error assuming the null hypothesis.

图 10.12　Kappa 检验主要分析结果

10.4.4　例 10.6 的 SPSS 操作方法

本研究有关高血压患者的血压控制情况和食用盐的口味汇兑情况见表 10.7 所示。

1. 建立 SPSS 数据文件

对于这种频数表资料,在建立数据库时可直接输入三个变量,行变量、列变量和记录每个格子中频数的变量,SPSS 数据文件格式见图 10.13,然后用 Weight Cases 过程指定频数变量。

2. SPSS 软件实现方法

(1) 点击 Analyze 菜单中的 Correlate 子菜单,选择 Bivariate 选项,系统弹出 Bivariate Correlations 对话框,点击食盐口味、血压控制进入 Variables 框内,选择 Spearman 检验,点击 OK 按钮,如图 10.14。

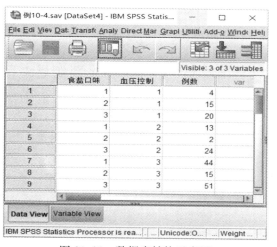

图 10.13　数据库结构示意图

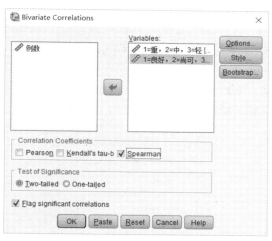

图 10.14　双变量等级相关主界面示意图

(2) Spearman 相关分析结果输出如图 10.15。

Correlations

			1=重,2=中,3=轻	1=良好,2=尚可,3=较差
Spearman's rho	1=重,2=中,3=轻	Correlation Coefficient	1.000	−.150*
		Sig. (2-tailed)	.	.040
		N	188	188
	1=良好,2=尚可,3=较差	Correlation Coefficient	−.150*	1.000
		Sig. (2-tailed)	.040	.
		N	188	188

*. Correlation is significant at the 0.05 level (2-tailed).

图 10.15　等级相关显著性检验的结果

3. 主要输出结果

输出结果见图 10.15，主要给出了几个基本统计量，Correlation Coefficient，Sig，N。

4. 结论

本例相关系数 $r_s = -0.15$，$P = 0.04$，差异有统计学意义，认为高血压控制情况与食盐口味有统计学关联。

本 章 小 结

1. 本章有序资料的分析方法分为单向有序、双向有序属性相同和双向有序属性不同 3 类。

2. 单向有序数据的特点是主要分组标志是无序的，而评价或分析指标是有序，主要的统计分析方法可以采用独立样本的秩和检验（Mann-Whitney Test）。

3. 双向有序属性相同数据的特点是指分组标志和评价指标都是有序的，而且是相同属性，主要统计分析方法可以采用一致性检验（Kappa 检验）等。

4. 双向有序属性不同数据的特点是指主要分组标志和评价指标都是有序的，但属性不同，如分析不同年龄组的晶状体浑浊度等级之间有无关联。这类资料的分析方法可以采用等级相关（Spearman 相关分析）等。

（张　旭　杨佳佳）

第11章　秩和检验

非参数统计（nonparametric statistics）也是统计学的一个重要分支，是对参数统计（parametric statistics）的补充或扩展，它在医学研究中应用十分广泛。有些统计分析方法需假设样本来自已知分布的总体，最常见的是正态分布总体，据此建立的统计分析方法为参数统计分析法。而非参数统计分析方法不需要假设总体的分布类型，有些统计学者视它为与分布无关的方法。在参数统计分析中，由于对总体作了严格的限制，因而所得的统计方法，一般精度与效率均较高；随之而来的缺点是，当所讨论的总体分布并不符合假设时，精度与效率都会下降，稳健性较差。相反，在非参数统计分析中，对总体假设无要求或要求极少。因此，非参数统计分析方法，在有些统计问题中虽然会损失一些效率，但较稳健。在实际问题中区分参数统计法与非参数统计法是很重要的，在满足参数统计方法的条件下，应尽量选用参数统计分析法；在不能满足时，应尽量选用非参数统计分析法。非参数统计分析法主要用于下述情况：① 等级资料；② 偏态资料。当观察资料呈偏态或极度偏态而又未经任何变量变换，或虽经变量变换但仍未达到正态或近似正态分布时；③ 总体分布类型未知的资料；④ 要比较的各组资料方差不齐；⑤ 一端或两端有不确切数值的资料等。

非参数方法中的一个重要概念是秩次，所谓秩次是指观察值相对的大小位次，由各观察值所换算成秩次，可称之为秩变换，由各个秩次所构成的统计量称之为秩次统计量，只用到秩次统计量的统计方法称为秩和检验，秩和检验是建立在秩次及秩次统计量基础上的非参数统计方法，包括配对设计资料的 Wilcoxon 符号秩和检验、单样本资料的 Wilcoxon 符号秩和检验、完全随机设计两独立样本的 Wilcoxon 秩和检验、完全随机设计多个独立样本的 Kruskal-Wallis 秩和检验和随机区组设计资料的 Friedman M 检验。秩和检验计算方法简便，对总体分布族的假设极为一般，而且检验效能也比较高，所以秩和检验在总体分布不满足参数检验的条件时应用非常广泛，是非参数统计分析方法中的主要方法，但是也有不是基于秩次的方法如某些非参数回归方法。本章节主要介绍秩和检验及 SPSS 软件的操作过程及结果解释。

11.1　配对设计资料的秩和检验

配对设计的设计要求与配对 t 检验的设计要求相同。配对设计资料主要是对差值进行分析，常用 Wilcoxon 符号秩和检验（wilcoxon signed rank test）。该检验是由 Wilcoxon（1945）提出的，研究的目的是检验配对设计样本的差值是否来自中位数为 0 的总体，即总体中位数是否为 0，亦即两个总体中位数是否相等，即两种处理的效应是否相同。现以例 11.1 讲述配对设计资料的 Wilcoxon 符号秩和检验的基本思想和方法步骤。

【例 11.1】 为观察血浆置换法治疗出凝血功能异常的临床疗效,某医师治疗了 11 名该病患者,置换前后各患者凝血酶原时间见表 11.1,问血浆置换治疗前后有无差别。

表 11.1 出凝血功能异常患者血浆置换治疗前后凝血酶原时间(s)结果

患者编号	血浆置换治疗前	血浆置换治疗后	患者编号	血浆置换治疗前	血浆置换治疗后
1	25.33	14.69	7	79.27	13.39
2	10.45	13.13	8	14.38	12.05
3	30.87	12.68	9	75.29	15.17
4	24.31	13.45	10	15.08	12.95
5	15.50	15.50	11	11.85	12.48
6	58.25	14.20			

11.1.1 Wilcoxon 符号秩和检验的基本思想

结合例 11.1 资料可见,研究者欲检验血浆置换治疗前后凝血酶原时间是否有差别,若假设治疗前后凝血酶原时间无差别,那么治疗前后凝血酶原时间是变长还是变短是随机的,对于每个研究对象来说,其前后的差值理论上应该等于 0,但由于误差的影响,差值应较接近于 0 且均匀分布在 0 的左右,也就是说差值的总体中位数为 0。我们按照差值的绝对值由小到大编秩次,求出差值为正的秩次之和 T_+ 和差值为负的秩次之和 T_-,两者一般相差不大;反之,若 T_+ 和 T_- 相差较大,则不能认为差值的总体中位数等于 0,进而拒绝"治疗前后凝血酶原时间无差别"的假设,做出接受"治疗前后凝血酶原时间有差别"的结论。

11.1.2 Wilcoxon 符号秩和检验的方法步骤

1. 建立检验假设,确定检验水准

H_0:治疗前后凝血酶原时间无差别,即差值的总体中位数 $M_d=0$

H_1:治疗前后凝血酶原时间有差别,即差值的总体中位数 $M_d\neq0$

$\alpha=0.05$。

2. 计算检验统计量 T 值

(1) 求差值:见表 11.2 第(4)栏。

表 11.2 出凝血功能异常患者血浆置换治疗前后凝血酶原时间(s)结果的比较

患者编号 (1)	血浆置换前 (2)	血浆置换后 (3)	差值 d (4)=(2)−(3)	秩次 (5)
1	25.33	14.69	10.64	5
2	10.45	13.13	−2.68	−4
3	30.87	12.68	18.19	7
4	24.31	13.45	10.86	6

(续)表 11.2

患者编号 (1)	血浆置换前 (2)	血浆置换后 (3)	差值 d (4)=(2)−(3)	秩次 (5)
5	15.50	15.50	0.00	—
6	58.25	14.20	44.05	8
7	79.27	13.39	65.88	10
8	14.38	12.05	2.33	2.5
9	75.29	15.17	60.12	9
10	15.08	12.95	2.33	2.5
11	11.85	12.48	−0.63	−1
				$T_+=50.0, T_-=5.0$

(2) 编秩次:按差值的绝对值由小到大编秩次,并根据差值的正负给秩次加上正负号。若差值为 0,则舍去不计,相应的对子数 n 随之减少。若差值的绝对值相等,则取平均秩次。本例差值的绝对值为 2.33 的有 2 个,其秩次依次应为 2 和 3,取平均秩次则都为 (2+3)/2=2.5,见表 11.2 第(5)栏。

(3) 求秩和:分别求出正、负秩和,以 T_+ 和 T_- 表示,T_+ 和 T_- 之和应为 $n(n+1)/2$(n 为差值不等于 0 的对子数),此式可用于验证 T_+ 和 T_- 的计算是否正确。本例 $T_+=50.0$,$T_-=5.0$,总秩和为 55,而 $n(n+1)/2=10(10+1)=55$,可见 T_+ 和 T_- 的计算无误。

(4) 确定检验统计量:任取 T_+ 或 T_- 为检验统计量 T,本例取 $T=5.0$。

3. 确定 P 值,作出推断性结论

1) 查表法

当 $5 \leqslant n \leqslant 50$ 时,可直接查 T 界值表(见书后附表 12),确定 P 值。查表时,先从表左侧第一列找到相应的 n(差值不为 0 的对子数)及其所在的行,将检验统计量 T 与该行的界值相对比,若 T 值在某上、下界值范围内,则 P 值大于该界值对应的概率;若 T 值在上、下界值范围外,则 P 值小于相应的概率;若 T 值恰好等于界值,则 P 值等于(一般是近似等于)相应的概率。

注意:当 $n<5$ 时,应用秩和检验不能得出双侧有统计学意义的概率。

本例中 $n=10$,$T=5.0$,查 T 界值表,得 $T_{0.05,10}=8 \sim 47$,T 值在上、下界值范围外,则 $P<0.05$,按 $\alpha=0.05$ 的水准,拒绝 H_0,接受 H_1,差异有统计学意义,可以认为血浆置换治疗前后出凝血异常患者的凝血酶原时间有差别。

2) 正态近似法

若 $n>50$,超出 T 界值表的可查范围,此时的 T 分布已逐渐接近均数为 $n(n+1)/4$,方差为 $n(n+1)(2n+1)/24$ 的正态分布,故可按式(11.1)直接计算 Z 值,按标准正态分布界定 P 值并作出推断结论。

$$Z=\frac{|T-n(n+1)/4|-0.5}{\sqrt{n(n+1)(2n+1)/24}} \tag{11.1}$$

式中,分子上的 0.5 为连续性校正数(Z 分布是连续的,而 T 分布是不连续的),当 n 较大时,对结果影响不大,可省去。

若相同秩次较多时(如超过 25%),用(11.1)式计算出的 Z 值偏小,应按(11.2)式进行校正。Z 值经校正后可略增大,P 值相应减小。

$$Z_C = Z / \sqrt{C} \qquad\qquad (11.2)$$

式中,C 为校正系数,$C = 1 - \sum (t^3 - t_j)/48$,$t_j$ 为第 j 个相同秩次的个数。假定相同秩次(平均秩)中有 2 个 2.5,5 个 5,3 个 6.5,则 $\sum (t^3 - t_j) = (2^3 - 2) + (5^3 - 5) + (3^3 - 3) = 150$。

11.2　两组定量数据比较的秩和检验

完全随机(成组)设计两样本的比较是指对从两个不同的总体中分别获得的两个独立随机样本进行分析,可用 Wilcoxon 秩和检验(wilcoxon rank sum test)。该检验的目的是推断两独立样本所来自总体的分布位置是否存在差异。

两样本比较的秩和检验的基本思想是:假设 H_0 成立,即比较的两个样本(样本含量分别为 n_1 及 n_2)来自同一总体或分布相同的两个总体,将两个样本统一由小到大编秩次,然后分别计算两组的 T_1 与 T_2,取 T_1(样本含量较小组的秩和)作为检验统计量 T,此时 T 与理论秩和 $n_1(N+1)/2$ 之差完全为抽样误差所致,故此差值一般不会很大。若从现有样本中算得的 T 与其理论秩和相差很大,则说明从 H_0 规定的总体中随机抽得现有样本及更极端样本的概率 P 很小,有理由怀疑 H_0 的成立,从而按检验水准拒绝 H_0。

11.2.1　原始数据的两样本比较

【例 11.2】　甲、乙两法治疗贫血,2 月后所增红细胞的变化如表 11.3 第(1)、(3)栏,问两法治疗贫血效果有无差别。

表 11.3　两组不同疗法治疗贫血 2 月后所增红细胞数的比较(万/mm³)

甲法		乙法	
所增红细胞数	秩次	所增红细胞数	秩次
(1)	(2)	(3)	(4)
107	4	70	1
118	5	85	2
120	7.5	101	3
124	10	119	6
134	11	120	7.5
134	12	122	9
145	13		
147	14		
$n_2 = 8$	$T_2 = 76.5$	$n_1 = 6$	$T_1 = 28.5$

1. 建立检验假设,确定检验水准

H_0:两总体分布相同,即两法所增红细胞数的总体分布相同

H_1:两总体分布不同,即两法所增红细胞数的总体分布不同

$\alpha = 0.05$

2. 计算检验统计量 T 值

(1)编秩次:先将两组数据分别由小到大排序,再统一由小到大编秩次。对相同数据,在不同组需取平均秩次,在同一组可按顺序排秩次。如本例甲、乙两法中均有 120,取平均秩次为 $(7+8)/2 = 7.5$。

(2)求秩和:两组秩次分别相加求秩和,本例 $n_1 = 6, n_2 = 8$,所对应的秩和分别为 $T_1 = 28.5, T_2 = 76.5$。

(3)确定检验统计量:若两组样本含量相等,则任取一组的秩和为 T;若两组样本含量不等,则取样本含量较小组的秩和为统计量 T,本例取 $T = 28.5$。

3. 确定 P 值,作出推断性结论

1)查表法

当 $n_1 \leq 10$ 且 $n_2 - n_1 \leq 10$ 时,可直接查 T 界值表(见书后附表 12),确定 P 值。查表时,先查找 n_1 与 $n_2 - n_1$ 相交处对应的 4 行界值,再将检验统计量 T 与各行的界值相比较,若 T 值在某界值范围内,则 P 值大于该界值对应的概率;若 T 值恰好等于界值,则 P 值等于(一般是近似等于)相应的概率;若 T 值在界值范围外,则 P 值小于相应的概率。

本例中 $n_1 = 6, n_2 - n_1 = 2$,查 T 界值表,得相应的界值范围分别为 $31 \sim 59, 29 \sim 61, 27 \sim 63, 25 \sim 65, T = 28.5$,故 $0.02 < P < 0.05$,按 $\alpha = 0.05$ 的水准,拒绝 H_0,接受 H_1,差异有统计学意义,可以认为两法治疗贫血效果有差别,甲法优于乙法。

2)正态近似法

若 $n_1 > 10$,或者 $n_2 - n_1 > 10$,超出 T 界值表的可查范围,可以按正态近似法做 Z 检验,按 (11.3) 式计算 Z 值。

$$Z = \frac{|\, T - n_1(n_1 + n_2 + 1)/2\,| - 0.5}{n_1 n_2 (n_1 + n_2 + 1)/12} \qquad (11.3)$$

式中,分子上的 0.5 为连续性校正数,本式为原始数据中无相同观察值时使用,相同秩次不多时,可得近似值,对结果影响不大。

若相同秩次较多时(如超过 25%),用 (11.3) 式计算出的 Z 值偏小,应按 (11.4) 式进行校正。Z 值经校正后可略增大,P 值相应减小。

$$Z_c = Z/\sqrt{C} \qquad (11.4)$$

式中,C 为校正系数,$C = 1 - \sum (t_j^3 - t_j)/(N^3 - N)$,$t_j$ 为第 j 个相同秩次的个数。

11.2.2　频数表数据的两样本比较

【例 11.3】 比较表 11.4 中两组肝炎婴儿的血清胆红素有无差别。

表 11.4　两组肝炎婴儿的血清总胆红素的结果(μmol/L)比较

总胆红素 μmol/L	人 数		合计	秩次范围	平均秩次	秩 和	
	一般组	重症组				一般组	重症组
(1)	(2)	(3)	(4)	(5)	(6)	(7)=(2)×(6)	(8)=(3)×(6)
<17	4		4	1～4	2.5	10	
17～	10		10	5～14	9.5	95	
80～	15	2	17	15～31	23	345	46
160～	1	9	10	32～41	36.5	36.5	328.5
240～		2	2	42～43	42.5		85
320～		4	4	44～47	45.5		182
400～		2	2	48～49	48.5		97
合计	$n_2=30$	$n_1=19$	49			486.5(T_2)	738.5(T_1)

1. 建立检验假设,确定检验水准

H_0:两总体分布相同,即两组婴儿的血清胆红素总体分布相同

H_1:两总体分布不同,即两组婴儿的血清胆红素总体分布不同

$\alpha=0.05$

2. 计算检验统计量 T 值

(1) 编秩次:本资料为频数表资料,按组段计算出两组的总人数,见表 11.4 第(4)栏,由此确定第(5)栏各组段秩次范围,然后计算出各组段的平均秩次,见第(6)栏。如本例"<17"者共 4 例,则秩次范围为 1～4,平均秩次为(1+4)/2=2.5。余之以此类推。

(2) 求秩和:以各组段的平均秩次分别与各组的人数相乘,可得两组在各组段的秩和。详见第(7)、(8)栏。

(3) 确定检验统计量:本例 $n_1=19$,$T_1=738.5$,由于 $n_1=19$ 且 $n_2-n_1=11$,均超过 T 界值表范围,需用 Z 检验。又由于相同秩次过多(每个组段的人数即表示相同秩次的个数),故用公式(11.4)计算 Z_c 值。

按公式(11.3)得

$$Z = \frac{738.5 - 19 \times (19+30+1)/2 - 0.5}{\sqrt{19 \times 30 \times (19+30+1)/12}} = 5.3966$$

$$C = 1 - \sum(t_j^3 - t_j)/(N^3 - N) = 0.9404$$

$$Z_c = Z/\sqrt{C} = 5.3966/\sqrt{0.9404} = 5.5652$$

3. 确定 P 值,作出推断性结论

$z_c=5.5652>2.58$,得 $P<0.01$,按 $\alpha=0.05$ 的水准,拒绝 H_0,接受 H_1,差异有统计学意义,故可以认为两组婴儿的血清胆红素总体分布不同,重症组高于一般组。

11.3　多组定量数据比较的秩和检验

完全随机(成组)设计多样本的比较是指对从多个不同的总体中分别获得的多个独立随机样本进行分析,可用 Kruskal-Wallis 秩和检验(W. H. Kruskal 与 W. A. Wallis,1952),又称为 K-W 检验或 H 检验。该检验的目的是推断多个独立样本所来自总体的分布位置是否存在差异。

Kruskal-Wallis 秩和检验的基本思想与单因素的方差分析类似。假设有 k 个对比组,各组样本含量、秩和、平均秩和分别为:n_i,R_i,$\overline{R}_i$;$N=n_1+n_2+\cdots+n_k$,则总秩和为 $N(N+1)/2$,总秩次之平均为:$(N+1)/2$。假设没有相同的等级,则秩次的总离均差平方和为

$$Q_{\text{总}} = \sum_{i=1}^{N} \left(i - \frac{N+1}{2}\right)^2 = N(N^2-1)/12 \tag{11.5}$$

秩次的组间离均差平方和为

$$Q_{\text{组间}} = \sum_{j=1}^{k} n_j \left(\overline{R}_j - \frac{N+1}{2}\right)^2 = \sum_{j=1}^{k} \frac{R_j^2}{n_j} - \frac{N(N+1)^2}{4} \tag{11.6}$$

显见,由(11.6)式定义的 H 值有

$$H = \frac{Q_{\text{组间}}}{Q_{\text{总}}/(N-1)} \tag{11.7}$$

即统计量 H 的核心部分是秩次的组间变异与总变异之比。显然,H 越大,说明组间变异越大,反之亦然。当有相同等级时,按式(11.2)校正。

将 Kruskal-Wallis 法用于两组比较时,与上面章节的 Wilcoxon 法等价。

11.3.1　原始数据的多样本比较

【例 11.4】　某医院外科用 3 种手术方法治疗肝癌患者 15 例,每组 5 例,进入各组患者是用随机分配法分配,每例术后生存月数如表 11.5 所示,试比较 3 种疗法的优劣。

表 11.5　三种手术方法治疗肝癌患者的术后生存月数的比较

甲法		乙法		丙法	
月数 (1)	秩次 (2)	月数 (3)	秩次 (4)	月数 (5)	秩次 (6)
2	2.5	5	6	1	1
3	4	8	12	2	2.5
6	7.5	9	13	4	5
7	10	11	14	6	7.5
7	10	12	15	7	10
$n_1=5$	$R_1=34$	$n_2=5$	$R_2=60$	$n_3=5$	$R_3=26$

1. 建立检验假设,确定检验水准

H_0:三种方法术后生存月数的总体分布相同

H_1:三种方法术后生存月数的总体分布不同或不全相同

$\alpha = 0.05$

2. 计算检验统计量 H 值

(1) 编秩次:先将三组数据分别由小到大排序,再统一由小到大编秩次。对相同数据,在不同组需取平均秩次,在同一组可按顺序排秩次。如本例的月数中 3 人是 7,分别在甲、丙两组,秩次位置为 9、10、11,取平均秩次为 $(9+10+11)/3 = 10$。

(2) 求秩和:将三组秩次分别相加,得到各组秩和,本例的秩和分别为 $R_1 = 34, R_2 = 60, R_3 = 26$。

(3) 计算检验统计量,按(11.8)式计算:

$$H = \frac{12}{N(N+1)} \sum \frac{R_i^2}{n_i} - 3(N+1) \tag{11.8}$$

式中,n_i 为各组例数,$N = \sum n_i$,R_i 为各组秩和。将本例数据代入(11.8)式,得

$$H = \frac{12}{15 \times (15+1)} \times (\frac{34^2}{5} + \frac{60^2}{5} + \frac{26^2}{5}) - 3 \times (15+1) = 6.32$$

当相同秩次较多时,按(11.7)式算得的 H 值偏小,尚需按(11.9)式进行校正。

$$H_C = H/C \tag{11.9}$$

式中,C 为校正系数,$C = 1 - \sum (t_j^3 - t_j)/(N^3 - N)$,$t_j$ 为第 j 个相同秩次的个数。

3. 确定 P 值,作出推断性结论

1) 查表法

当组数 $k = 3$ 且每组例数 $n_i \leqslant 5$ 时,可直接查 H 界值表(见书后附表 14),确定 P 值,做出推断性结论。查表时,先以总组例数 N 和各组例数 n_i 查找相对应的界值,再将检验统计量 H 与界值相比较,若 H 值小于界值,则 P 值大于该界值对应的概率;若 H 值恰好等于界值,则 P 值等于(一般是近似等于)相应的概率;若 H 值大于界值,则 P 值小于相应的概率。

本例中,$N = 15, n_1 = n_2 = n_3 = 5$,查 H 界值表,得 0.05 概率水平相对应的界值为 5.78,$H = 6.32 > 5.78$,故 $P < 0.05$,按 $\alpha = 0.05$ 的水准,拒绝 H_0,接受 H_1,差异有统计学意义,可以认为三种方法肝癌患者术后生存月数不同或不全相同。

2) χ^2 分布近似法

若 $k = 3$ 且各组最小样本的例数 > 5,或 $k > 3$ 时,则 H 或 H_C 值近似服从 $\nu = k-1$ 的 χ^2 分布,查 χ^2 界值表(见书后附表 11),确定 P 值。

11.3.2 频数表数据的多样本比较

【例 11.5】 某医院用三种复方小叶枇杷治疗老年性慢性支气管炎,数据见表 11.6 第(1)～(4)栏,试比较其疗效有无差异。

表 11.6 三种复方小叶枇杷治疗老年性慢性支气管炎疗效比较

疗效 等级 (1)	例数			合计 (5)	秩次 范围 (6)	平均 秩次 (7)	秩和		
	老复方 (2)	复方 I (3)	复方 II (4)				老复方 (8)	复方 I (9)	复方 II (10)
控制	36	4	1	41	1～41	21.0	756.0	84.0	21.0
显效	115	18	9	142	42～183	112.5	12 937.5	2 025.0	1 012.5
好转	184	44	25	253	184～436	310.0	57 040.0	13 640.0	7 750.0
无效	47	35	4	86	437～522	479.5	22 536.5	16 782.0	1 918.0
合计	382	101	39	522			93 270.0	32 531.5	10 701.5

1. 建立检验假设,确定检验水准

H_0:三药疗效总体分布相同

H_1:三药疗效总体分布不同或不全相同

$\alpha = 0.05$

2. 计算检验统计量 H 值

(1) 编秩次:编秩方法同上。先计算各等级合计人数,见表 11.6 第(5)栏。再确定秩次范围,计算平均秩次,结果见表 11.6 第(6)、(7)栏。

(2) 求秩和:三个处理组的秩和计算即表 11.6 第(8)、(9)、(10)栏之合计。

(3) 计算检验统计量 H:

将本例数据代入(11.8)式,得

$$H = \frac{12}{522 \times (522+1)} \times \left(\frac{93\,270^2}{382} + \frac{32\,531.5^2}{101} + \frac{10\,701.5^2}{39}\right) - 3 \times (522+1) = 21.6325$$

本例相同秩次较多,按(11.8)式算得的 H 值偏小,尚需按(11.9)式进行校正:

$$\sum (t_j^3 - t_j) = (41^3 - 41) + (142^3 - 142) + (253^3 - 253) + (86^3 - 86) = 19\,762\,020$$

$$C = 1 - [19\,762\,020/(522^3 - 522)] = 0.8611$$

$$H_C = H/\sqrt{C} = 21.6325/0.927\,955 = 23.3120$$

3. 确定 P 值,作出推断性结论

本例因为每组例数远超过 5,所以按 $\nu = k-1 = 3-1 = 2$ 查 χ^2 界值表,得 $\chi^2_{0.005,2} = 10.60$,$H_C > \chi^2_{0.005,2}$,$P < 0.005$。按 $\alpha = 0.05$ 水准拒绝 H_0,接受 H_1,差异有高度统计学意义,可以认为三药的疗效有差别。

11.3.3 成组设计多样本两两比较的秩和检验(t 检验法)

多组定量数据或等级资料经过多个样本比较的 Kruskal-Wallis 秩和检验拒绝 H_0 后,认为各总体的分布位置不同,实际工作中需进一步作两两比较的秩和检验,以推断哪两个总体分布位置不同,Kruskal-Wallis 秩和检验看不出这种差别。两两比较的秩和检验方法较多,此处介

绍扩展的 t 检验法，各组例数相等或不等时均可适用。统计量 t 值的计算公式如下：

$$t = \frac{|\bar{R}_A - \bar{R}_B|}{\sqrt{\dfrac{N(N+1)(N-1-H)}{12(N-k)}\left(\dfrac{1}{n_A} + \dfrac{1}{n_B}\right)}} \tag{11.10}$$

$$\nu = N - k$$

式中，$\bar{R}_A$ 及 $\bar{R}_B$ 为两两对比组中，任意两个对比组 A 与 B 的平均秩和；n_A 与 n_B 为相应的样本含量；k 为处理组数；N 为各处理组的总例数；H 为 Kruskal-Wallis 秩和检验（H 检验）中算得的统计量 H 值或 Hc 值；分母为 $(\bar{R}_A - \bar{R}_B)$ 的标准误。其计算方法和步骤见例 11.6。

【例 11.6】 请分析例 11.5 资料哪些总体间分布有差异。

1. 建立检验假设，确定检验水准

    H_0：三个处理组中的任意两个总体分布均相同

    H_1：任意两个总体的分布位置不同或不全相同

    $\alpha = 0.05$

2. 计算各组平均秩和 $\bar{R}_i$

$\bar{R}_1 = 93270/382 = 244.16$ $\bar{R}_2 = 32531.5/101 = 322.09$ $\bar{R}_3 = 10701.5/39 = 274.40$

3. 列出两两比较的计算表

求得 t 值。见表 11.7。

表 11.7 例 11.5 资料三个样本间的两两比较的秩和检验

对比组 A 与 B	样本含量		两平均秩和之差 $\|\bar{R}_A - \bar{R}_B\|$	t	P
	n_A	n_B			
(1)	(2)	(3)	(4)	(5)	(6)
1 与 2	382	101	77.93	4.715 6	<0.001
1 与 3	382	39	30.24	1.217 9	>0.20
2 与 3	101	39	47.69	1.712 6	>0.05

【注】 1. 老复方组；2. 复方 I 组；3. 复方 II 组。

表 11.7 中第（5）栏为按公式（11.10）计算的 t 值。本例 $N=522$，$k=3$，$Hc=23.3120$，则 1 与 2 比较时的 t 值为

$$t = \frac{|322.09 - 244.16|}{\sqrt{\dfrac{522 \times (522+1) \times (522-1-23.312)}{12 \times (522-3)} \times \left(\dfrac{1}{382} + \dfrac{1}{101}\right)}} = 4.7156$$

其余仿此计算，可得表 11.7 第（5）栏的 t 值。

4. 确定 P 值，作出推断性结论

根据表 11.7 第（5）栏中的 t 值，按 $\nu = 522 - 3$，查 t 界值表，得 P 值，见表 11.7 第（6）栏。按 $\alpha = 0.05$ 水准，拒绝 H_0，接受 H_1，故三种方剂疗效总体分布不全相同，差别主要存在于老

复方小叶枇杷与复方 I 组之间,其余各组间比较差别无统计学意义。

11.4 配伍组设计资料的秩和检验

配伍组(即随机区组)设计的资料分析,首先应考虑采用配伍组(随机区组)设计的方差分析,如果资料数据变异较大,不能满足方差分析的条件,可采用 Friedman M 检验来推断配伍组设计的多个相关样本所来自的多个总体分布是否有差别。该检验是由 M. Friedman 在符号检验的基础上提出来的,因要计算检验统计量 M 值,故又称为 M 检验。

Friedman M 检验的基本思想:假设 H_0 成立,各配伍组内的观察值按由小到大的顺序编秩次,各配伍组内秩次 $1, 2, \cdots, k$ 应以相等的概率出现在各处理(列)中,各处理组的秩和应该基本相同,不太可能出现较大差别。M 值反映了实际获得的 k 个处理组的秩和与平均秩和 $\overline{R}$ 偏离的程度,M 值越大越有理由怀疑各处理组的总体分布不同。随着 b 和 k 的增大,M 值近似服从 $\nu = k - 1$ 的 χ^2 分布。

下面结合例 11.7 资料介绍配伍组设计多个相关样本比较的 Friedman M 检验的基本步骤。

11.4.1 处理组间的比较

【例 11.7】 用某新药治疗血吸虫病患者,采用三天疗法,在治疗前及治疗后测定 7 名患者的血清谷丙转氨酶(SGPT)的变化,以观察该药对肝功能的影响,测定结果见表 11.8,问四个阶段的 SGPT 有无差别。

表 11.8 某新药治疗血吸虫病患者治疗前后 SGPT(单位)的变化

患者号	治疗前	治疗后		
		1 周	2 周	4 周
(1)	(2)	(3)	(4)	(5)
1	63(2)	188(4)	138(3)	54(1)
2	90(1)	238(4)	220(3)	144(2)
3	54(1)	300(4)	82(2)	92(3)
4	45(1)	140(3)	213(4)	100(2)
5	54(2)	175(4)	150(3)	36(1)
6	72(1)	300(4)	163(3)	90(2)
7	64(1)	207(4)	185(3)	87(2)
R_i	9	27	21	13

1. 建立检验假设,确定检验水准

H_0:治疗前后四个阶段患者的 SGPT 的总体分布相同

H_1:四个总体的分布位置不同或不全相同

$\alpha = 0.05$

2. 计算检验统计量 M 值

(1) 编秩次:每一配伍组(在比较四个阶段的 SGPT 时,每一个患者为一个配伍组)内由小到大编秩次,相同数据各取平均秩次,见表 11.8 中括号内数据。

(2) 求秩和:分别求出四个处理组的秩和 R_i。

(3) 计算平均秩和 $\bar{R}$,按公式(11.11)计算:

$$\bar{R} = \sum R_i / k \tag{11.11}$$

式中,k 为处理组数。本例中 $\bar{R} = (9+27+21+13)/4 = 17.5$。

(4) 计算检验统计量 M,按公式(11.12)计算:

$$M = \sum (R_i - \bar{R})^2 \tag{11.12}$$

将本例数据代入公式(11.12),得

$$M = (9-17.5)^2 + (27-17.5)^2 + (21-17.5)^2 + (13-17.5)^2 = 195$$

3. 确定 P 值,做出推断性结论

1) 查表法

以配伍组数 b(即各处理组的样本含量 n,本例为 7)和处理组数 k(本例为 4)直接查附表 M 界值表(见书后附表 15),确定 P 值,做出推断性结论。检验统计量 M 与界值相比较,若 M 值小于界值,则 P 值大于该界值对应的概率;若 M 值恰好等于界值,则 P 值等于(一般是近似等于)相应的概率;若 M 值大于界值,则 P 值小于相应的概率。

本例中 $M=195$,$M_{0.05}=92$,故 $P<0.05$,按 $\alpha=0.05$ 的水准,拒绝 H_0,接受 H_1,差异有统计学意义,可以认为治疗前后四个阶段的 SGPT 肝癌患者术后生存月数不同或不全相同。

2) χ^2 分布近似法

若配伍组数 $b>15$,或处理组数 $k>15$ 时,超出 M 界值表的可查范围,则可用 χ^2 近似法,按公式(11.13)计算 χ^2 值。这时,χ_r^2 分布近似于自由度 $\nu = k-1$ 的 χ^2 分布,可查 χ^2 界值表,确定 P 值,得出结论。

$$\chi_r^2 = \frac{12}{bk(k+1)} \sum R_i^2 - 3b(k+1) \qquad \nu = k-1 \tag{11.13}$$

11.4.2 配伍组设计多个样本间的多重比较

当配伍组设计资料进行秩和检验认为各总体的分布位置不同时,可进一步作两两比较的秩和检验。其计算方法和步骤见例 11.8。

【例 11.8】 对例 11.7 资料作四个样本间的两两比较。

1. 建立检验假设,确定检验水准

H_0:治疗前后四个阶段患者的 SGPT 中任意两个总体分布均相同

H_1:任意两个总体的分布位置不同或不全相同

$\alpha = 0.05$

2. 列出两两比较用表

首先将各处理组的秩和由小到大排列：

	1	2	3	4
组次	治疗后 1 周	治疗后 2 周	治疗后 4 周	治疗前
秩和 R_i	27	21	13	9

由此确定各对比组及每两对比组范围包括的组数 a，同时求出各对比组秩和之差 $R_A - R_B$，列出表 11.9。

表 11.9 四个阶段 SGPT 的两两比较

对比组 A 与 B	两秩和之差 $R_A - R_B$	组数 a	q	P
(1)	(2)	(3)	(4)	(5)
1 与 4	18	4	5.27	<0.05
1 与 3	14	3	4.10	<0.05
1 与 2	6	2	1.76	>0.05
2 与 4	12	3	3.51	<0.05
2 与 3	8	2	2.34	>0.05
3 与 4	4	2	1.17	>0.05

a 的确定是依据对比组 A 和 B 的范围中包括的组数。如"1 与 4"对比组，其中包含 1, 2, 3, 4 共四个组，故 $a = 4$；余之仿此。

3. 计算统计量 q 值

按(11.14)式计算：

$$q = \frac{|R_A - R_B|}{\sqrt{\dfrac{nk(k+1)}{12}}} \tag{11.14}$$

4. 确定 P 值，作出推断性结论

根据表 11.9 第(4)栏中的 q 值，按 $\nu = \infty$ 查 q 界值表（见书后附表 8），得 P 值，见表 11.9 第(5)栏。本例按 $\alpha = 0.05$ 水准，可以认为治疗后 1 周、治疗后 2 周 SGPT 有所升高，而治疗后 4 周与治疗后 1 周相比有所下降，与治疗前相比，已看不出差别了。

11.5 SPSS 软件实现

11.5.1 配对设计资料秩和检验的 SPSS 操作方法

例 11.1 为观察血浆置换法治疗出凝血功能异常的临床疗效，某医师治疗了 11 名该病患者，置换前后各患者凝血酶原时间见 11.1 节中表 11.1，问血浆置换治疗前后有无差别。

1. 建立 SPSS 数据库文件

定义变量"血浆置换治疗前"及"血浆置换治疗后"分别为"X1"和"X2",根据表 11.1 资料,依次录入 11 名出凝血功能异常患者的凝血酶原时间(s),建立 SPSS 数据库文件"例 11.1. sav",如图 11.1 所示。

图 11.1　例 11.1. sav 数据库文件

2. SPSS 软件实现方法

(1) 点击 SPSS 主界面中的 Analyze 选项,展开下拉菜单。在下拉菜单中选 Nonparametric Tests,弹出小菜单,然后选择 Legacy Dialogs 选项。

(2) 点击 Two-Related-Samples Tests 选项,系统弹出 Two-Related-Samples Tests 主对话框,将左侧源变量"X1"和"X2"按照配对方式,导入右侧 Tests Pairs 矩形框,见图 11.2。

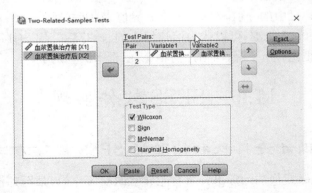

图 11.2　Two Related Samples Tests 主对话框

（3）检验类型，选择系统默认的 Wilcoxon 方法。

（4）点击 OK 按钮，提交系统运行，输出结果见图 11.3 和图 11.4。

		N	Mean Rank	Sum of Ranks
血浆置换治疗后-血浆置换治疗前	Negative Ranks	8[a]	6.25	50.00
	Positive Ranks	2[b]	2.50	5.00
	Ties	1[c]		
	Total	11		

a. 血浆置换治疗后 ＜ 血浆置换治疗前

b. 血浆置换治疗后 ＞ 血浆置换治疗前

c. 血浆置换治疗后 ＝ 血浆置换治疗前

图 11.3　Ranks

	血浆置换治疗后-血浆置换治疗前
Z	−2.293[b]
Asymp. Sig.（2-tailed）	.022

a. Wilcoxon Signed Ranks Test

b. Based on positive ranks.

图 11.4　Tests Statistics[a]

3. 结果分析

（1）Wilcoxon 符号秩和检验：本例正秩和为 2，负秩和为 8。

（2）检验统计量：本例的检验结果 Z 值为 −2.293，双侧 P 值为 0.022，按 $\alpha = 0.05$ 水准，差异有统计学意义，可以认为血浆置换治疗前后出凝血异常患者的凝血酶原时间有差别。

11.5.2　完全随机设计两样本资料秩和检验的 SPSS 操作方法

例 11.2　为甲、乙两种方法治疗贫血，2 个月后所增红细胞的变化如 11.2 节表 11.3 第（1）、（3）栏所示，问两法治疗贫血效果有无差别。

1. 建立 SPSS 数据库文件

将"分组"变量定义为"X1"，其中"1"表示甲法，"2"表示乙法。连续性变量"所增红细胞数"定义为"X2"，根据表 11.3 资料，建立 SPSS 数据库文件"例 11.2.sav"，如图 11.5 所示。

2. SPSS 软件实现方法

（1）点击 SPSS 主界面中的 Analyze 选项，展开下拉菜单。在下拉菜单中选 Nonparametric Tests，弹出小菜单，然后选择 Legacy Dialogs 选项。

（2）点击 Two-Independend-Samples Tests 选项，系统弹出 Two-Independend-Samples Test 主对话框，见图 11.6。

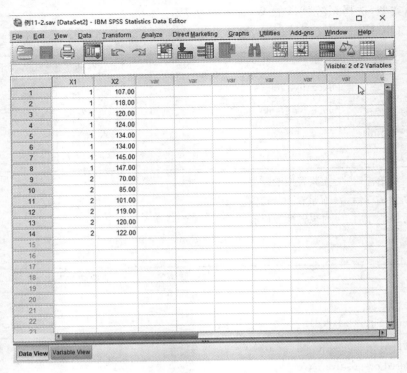

图 11.5　例 11.2. sav 数据库文件

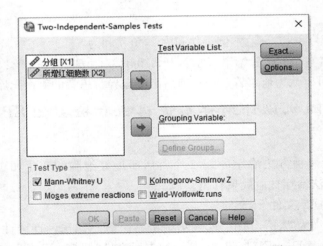

图 11.6　Two Independend Samples Test 主对话框

（3）点击"X2"变量进入 Test Variable List 框中，点击"X1"变量进入 Grouping Variable 框中，激活并点击 Define Groups 来定义分组的取值范围，在组 1 中键入 1，在组 2 中键入 2，如图 11.7。单击 Continue，返回主对话框。

（4）检验类型，选择系统默认的 Mann-Whitney U 方法。

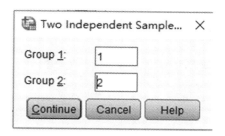

图 11.7　Two Independend Samples Test 中 Define Groups 对话框

（5）点击 OK 按钮,提交系统运行,输出结果见图 11.8 和图 11.9。

	分组	N	Mean Rank	Sum of Ranks
所增红细胞数	甲法	8	9.56	76.50
	乙法	6	4.75	28.50
	Total	14		

图 11.8　Ranks

	所增红细胞数
Mann-Whitney U	7.500
Wilcoxon W	28.500
Z	−2.135
Asymp. Sig. (2-tailed)	.033
Exact Sig. [2 * (1-tailed Sig.)]	.029[b]

a. Grouping Variable：分组

b. Not corrected for ties.

图 11.9　Tests Statistics[a]

3. 结果分析

（1）结果表明,甲法的平均秩次为 9.56,秩和为 76.50;乙法的平均秩次为 4.75,秩和为 76.50。

（2）Mann-Whitney U＝7.500,Wilcoxon W＝28.500,$Z＝−2.135$,双侧 P 值为 0.033,按 $\alpha＝0.05$ 水准,差异有统计学意义,可以认为两法治疗贫血效果有差别。

11.5.3　完全随机设计多样本资料秩和检验的 SPSS 操作方法

例 11.5 为某医院用三种复方小叶枇杷治疗老年性慢性支气管炎,数据见表 11.10 第(1)～(4)栏,试比较其疗效有无差异。

表 11.10　三种复方小叶枇杷治疗老年性慢性支气管炎疗效比较

疗效等级 (1)	例数		
	老复方 (2)	复方Ⅰ (3)	复方Ⅱ (4)
控制	36	4	1
显效	115	18	9
好转	184	44	25
无效	47	35	4
合计	382	101	39

【注】　表中数据源于表 11.6。

1. 建立 SPSS 数据库文件

　　将分类变量"复方的类型"定义为"X1",其中"1"表示"老复方","2"表示"复方Ⅰ","3"表示"复方Ⅱ"。将分类变量"治疗的疗效等级"定义为"X2",其中"1"表示"无效","2"表示"好转","3"表示"显效","4"表示"控制"。将连续性变量"患者人数"定义为"X3"。根据表 11.10 资料,建立 SPSS 数据库文件"例 11.5.sav",如图 11.10 所示。

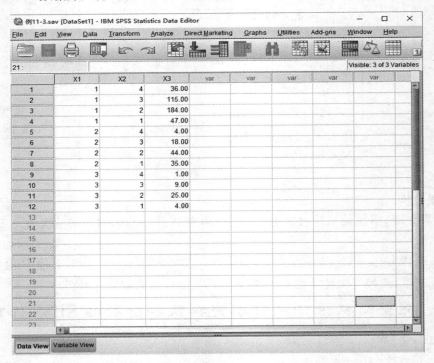

图 11.10　例 11.5.sav 数据库文件

2. SPSS 软件实现方法

（1）点击 SPSS 主界面中的 Data 选项，展开下拉菜单。在下拉菜单中选 Weight Cases 选项，系统弹出 Weight Cases 对话框，选中 Weight cases by 选项，将右侧变量"X3"导入到 Weight cases by 矩形框内，点击 OK 返回主界面，见图 11.11。

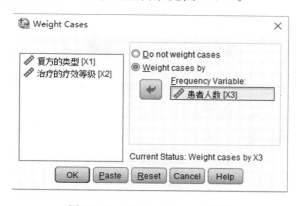

图 11.11 Weight Cases 对话框

（2）点击 SPSS 主界面中的 Analyze 选项，展开下拉菜单。在下拉菜单中选 Nonparametric Tests，弹出小菜单，然后选择 Legacy Dialogs 选项。

（3）点击 K Independent Samples 选项，系统弹出 K Independent Samples Test 主对话框，见图 11.12。将变量"X2"导入到 Test Variable list 矩形框中，将变量"X1"导入 Grouping Variable 框中，激活并点击 Define Groups 来定义分组的取值范围，在弹出的对话框中最小值键入"1"，最大值键入"3"，单击 Continue，返回主对话框，见图 11.13。

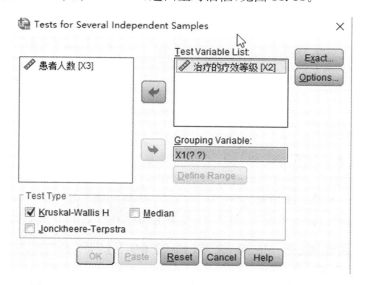

图 11.12 Tests for Several Independent Samples 主对话框

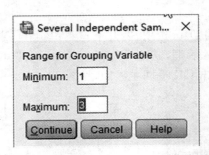

图 11.13　Tests for Several Independent Samples 中的 Define Groups 对话框

（4）检验类型，选择系统默认的 Kruskal-Wallis H 检验。

（5）点击 OK 按钮，提交系统运行，输出结果见图 11.14 和图 11.15。

	复方的类型	N	Mean Rank
治疗的疗效等级	老复方	382	278.84
	复方Ⅰ	101	200.91
	复方Ⅱ	39	248.60
	Total	522	

图 11.14　Ranks

	治疗的疗效等级
Chi-Square	25.123
df	2
Asymp. Sig.	.000

a. Kruskal Wallis Test

b. Grouping Variable：复方的类型

图 11.15　Tests Statistics[a,b]

3. 结果分析

（1）结果表明，老复方组治疗 382 例，平均秩次为 278.84；复方Ⅰ组治疗 101 例，平均秩次为 200.91；复方Ⅱ组治疗 39 例，平均秩次为 248.60。

（2）经 Kruskal-Wallis H 检验，χ^2 值为 25.123，双侧 P 值小于 0.001，按 $\alpha=0.05$ 水准，差异有统计学意义，可以认为老复方，复方Ⅰ，复方Ⅱ三组在疗效上不完全相同。

11.5.4　配伍组设计资料秩和检验的 SPSS 操作方法

例 11.7　为用某新药治疗血吸虫病患者，采用三天疗法，在治疗前及治疗后测定 7 名患者的血清谷丙转氨酶（SGPT）的变化，以观察该药对肝功能的影响，测定结果见表 11.11，问四个阶段的 SGPT 有无差别。

表 11.11　某新药治疗血吸虫病患者治疗前后 SGPT(单位)的变化

患者号	治疗前	治疗后		
		1 周	2 周	4 周
(1)	(2)	(3)	(4)	(5)
1	63	188	138	54
2	90	238	220	144
3	54	300	82	92
4	45	140	213	100
5	54	175	150	36
6	72	300	163	90
7	64	207	185	87

【注】　表中数据源于表 11.8。

1. 建立 SPSS 数据库文件

　　将变量"治疗前"定义为"X1",变量"治疗后 1 周"定义为"X2",变量"治疗后 2 周"定义为"X3",变量"治疗后 4 周"定义为"X4"。定义"血清 SGPT"为连续性变量,根据表 11.11 资料,建立 SPSS 数据库文件"例 11.7.sav",如图 11.16 所示。

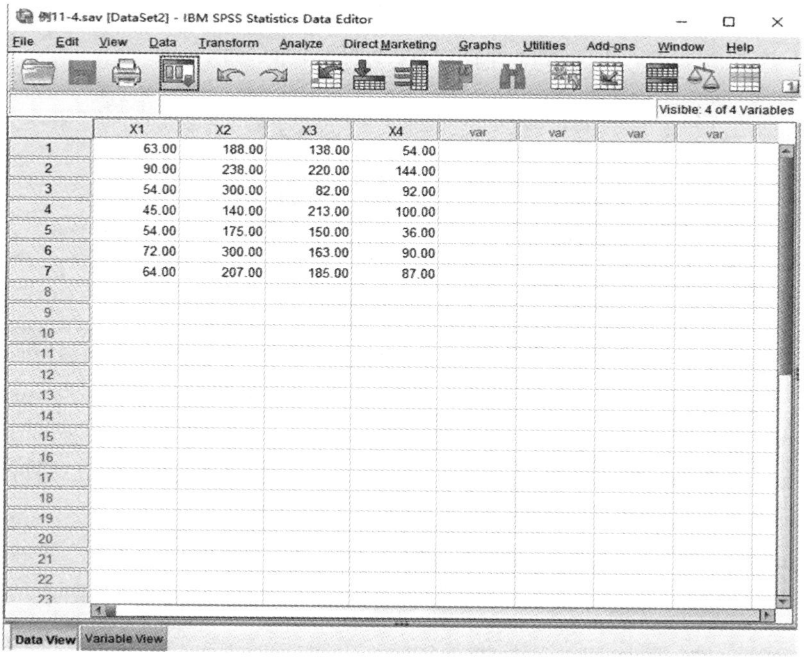

![SPSS Statistics Data Editor 窗口,显示例 11-4.sav 数据文件,包含 X1、X2、X3、X4 四列数据]

图 11.16　例 11.7.sav 数据库文件

2. SPSS 软件实现方法

（1）点击 SPSS 主界面中的 Analyze 选项，展开下拉菜单。在下拉菜单中选 Nonparametric Tests，弹出小菜单，然后选择 Legacy Dialogs 选项。

（2）点击 K Related Samples 选项，系统弹出 Tests for Several Related Samples 主对话框。将左侧变量 X1、X2、X3 和 X4 调入右侧 Test Variables 矩形框中，见图 11.17。

（3）检验类型，选择系统默认的 Friedman 检验方法。

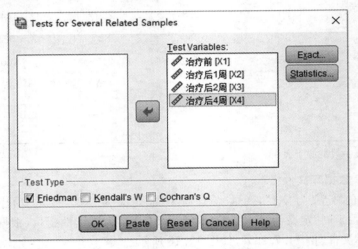

图 11.17　Tests for Several Related Samples 主对话框

（4）点击 OK 按钮，提交系统运行，输出结果见图 11.18 和图 11.19。

	Mean Rank
治疗前	1.29
治疗后 1 周	3.86
治疗后 2 周	3.00
治疗后 4 周	1.86

图 11.18　Ranks

N	7
Chi-Square	16.714
df	3
Asymp. Sig.	.001

a. Friedman Test

图 11.19　Tests Statistics[a]

3. 结果分析

（1）结果表明，治疗前的平均秩次为 1.29；治疗后 1 周的平均秩次为 3.86；治疗后 2 周的平均秩次为 3.00；治疗后 4 周的平均秩次为 1.86。

（2）经 Friedman 检验，χ^2 值为 16.714，$P=0.001$，按 $\alpha=0.05$ 水准，差异有统计学意义，可以认为患者在治疗前以及治疗后三个不同阶段的血清 SGPT 值不完全相同。

本章小结

1. 本章介绍了非参数统计方法的基本概念,重点强调非参数统计方法是指研究者在对所推断总体的参数特征知之甚少的情况下,对总体分布及其位置进行统计推断的方法。注意非参数方法不涉及特定的总体分布,不需要估计特定总体分布参数就可以进行假设检验等统计推断,也被称为任意分布检验或分布无关检验,但不应理解为与所有分布(例如有关秩的分布)无关。非参数统计方法常用于解决那些总体分布未知的统计问题,检验的是分布而不是参数,具有广泛的适应性和较好的稳定性。但由于损失了部分资料信息,非参数方法的检验效能较低。因此,对符合参数统计条件,或经变量变换后符合参数统计条件的资料应首选参数统计方法。

2. 秩和检验适用的资料类型很广:分类资料(包括有序或无序的);样本所代表的总体分布不明确的资料;分布呈非正态而又无适当的变量变换方法的资料等。以上均可用非参数统计方法,尤其是秩和检验。

3. 本章介绍的几种常用的秩和检验方法是根据不同设计类型,分别编秩次、求出秩和,以此确定或计算出检验统计量,进行假设检验,图 11.20 概括总结了上述各种秩和检验方法的设计类型、数据特点、方法要点和使用注意事项。

检验方法	设计类型和数据特点	方法要点	使用注意事项
Wilcoxon 符号秩和检验	1. 适合配对设计,差值来自非正态总体 2. 单一样本与中位数比较,样本资料来自非正态总体或总体分布无法确定	1. 按差值的绝对值编秩次,再以差值的正负号,求 T_+ 和 T_- 2. 确定检验统计量 T:任取 T_+ 或 T_- 为 T 3. 确定 P 值:当 $n \leqslant 50$ 时,查表法;若 $n > 50$,正态近似法	1. 编秩时,若差值绝对值相等,则平均秩次 2. 当 $n < 5$ 时,不能得出双侧有显著性的结论
Wilcoxon 秩和检验	1. 适合完全随机设计两独立样本比较 2. 两样本为连续型变量,来自非正态总体或方差不齐 3. 两样本为有序多分类变量	1. 按两组数据混合后统一由小到大编秩次,再按各组分别求秩和 2. 确定检验统计量 T:以 n 较小组的秩为 T 3. 确定 P 值:当 $n_1 \leqslant 10$ 且 $n_2 - n_1 \leqslant 10$ 时,查表法;若 $n_1 > 10$,或 $n_2 - n_1 > 10$,正态近似法	1. 编秩次时如相同数据时,应取平均秩次 2. 当相同秩次较多时,应使用校正公式

图 11.20　几种常用的秩和检验方法的要点及使用注意事项

检验方法	设计类型和数据特点	方法要点	使用注意事项
K-W 检验 或 H 检验	1. 适合完全随机设计多组独立样本比较 2. 多组独立样本为连续型变量，来自非正态总体或方差不齐；或进行变量变换仍不满足正态性或方差齐性 3. 各样本为有序多分类变量	1. 按 k 组数据混合后统一由小到大编秩次，再按各组分别求秩和 R_i 2. 计算检验统计量 H：由 R_i 计算出 H 3. 确定 P 值：当 $k=3$ 且 $n_i \leqslant 5$ 时，查 H 界值表；若 $k>3$ 或 $n_i>5$，χ^2 分布近似法 4. 有统计学意义应进行多个样本两两比较的秩和检验	1. 编秩次时如相同数据时，应取平均秩次 2. 当相同秩次较多时，应使用校正公式
Friedman M 秩和检验	1. 适合配伍组（随机区组）设计多组样本比较 2. 多组样本为连续型变量，数据不满足方差分析的条件；或进行变量变换仍不满足条件	1. 按各区组内数据由小到大编秩次，再按各处理组分别求秩和 R_i 2. 计算检验统计量 M：由 R_i 计算出 M 3. 确定 P 值：当 $n \leqslant 15$，$g \leqslant 15$ 时，查 M 界值表；若 $k>3$ 或 $n_i>5$，χ^2 分布近似法 4. 有统计学意义应进行多个样本两两比较的秩和检验	1. 编秩次时如相同数据时，应取平均秩次 2. 当相同秩次较多时，应使用校正公式

图 11.20（续）

（艾　东　倪进东）

第 12 章　简单线性相关与回归

在医学研究中,根据研究需要,常常要分析两个或多个定量变量之间的关系,如血压与年龄,体温与脉搏,环境污染物浓度与食物蓄积等。相关分析与回归分析就是用于分析定量变量之间关系问题的一类统计方法。本章主要介绍对定量变量之间进行线性相关与线性回归分析,以判断两个定量变量是否相关以及是否呈线性关系。

12.1　线　性　相　关

12.1.1　线性相关的概念

【例 12.1】　某研究者用 10 只体重相近的大白鼠做试验,研究一种饲料的营养价值。经过一段时间的喂养,观察大白鼠的进食量与体重增加的关系,具体资料见表 12.1。如何判断这两项指标有无关联?

表 12.1　10 只大白鼠进食量与体重增加量的测量值

动物编号	1	2	3	4	5	6	7	8	9	10
进食量(g)	935	640	820	783	745	698	786	762	856	832
体重增加量(g)	187	123	164	159	159	135	167	156	164	161

首先可以通过绘制散点图来直观地说明大白鼠进食量与其体重增加量的分布,初步判断两个指示是否相关。以进食量为横轴,以体重增加量为纵轴,将表 12.1 中的数据绘成散点图(scatter plot),见图 12.1。

如图 12.1 所示,可见散点的分布呈近似线性关系,随着进食量的增加,体重增加量也随之增高,且两者呈同向变化。这表明两项指标之间可能存在线性相关,且为正相关。

当一个数值变量增大(或减小)时,另一个数值变量也随之增大(或减小),变化趋势是同向的,则两变量之间的关系为正相关(positive correlation)。如年龄与舒张压、年龄与肿瘤发病率等。当一个变量增大(或减小)时,另一个变量反而随其减小(或增大),变化趋势是反向的,则称为负相关(negative correlation)。如凝血酶浓度越高,凝血时间越短;高密度脂蛋白胆固醇水平越低,冠心病发病率越高。正相关和负相关并不一定表示一个变量的改变是引起另一变量变化的原因,有可能是同时受另一个因素的影响,因此,相关关系并不一定是因果关系。如果当一个变量增大(或减小)时,另一个变量无任何线性变化趋势,这种关系则称为无相关或零相关(zero correlation)。

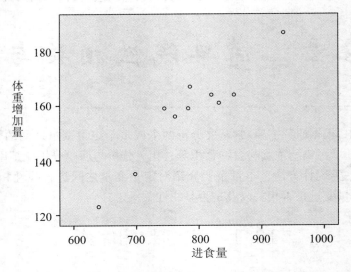

图 12.1　10 只大白鼠进食量和体重增加量散点图

　　相关关系可分为线性相关和非线性相关。两个变量之间关系的性质可由散点图(scatter diagram)直观地说明,即将两个变量分别作为 x 与 y,在直角坐标系中——标出对应的点,见图 12.2。如果两个具有相关关系的随机变量组成的坐标点(散点图)在直角坐标系中呈直线趋势,如图 12.2(c)和(d),就称这两个变量存在线性相关关系;图 12.2(e)中散点分布呈抛物线形,表示两变量之间无线性关系;图 12.2(f)中的散点分布呈圆形,表示两个变量之间无相关关系。

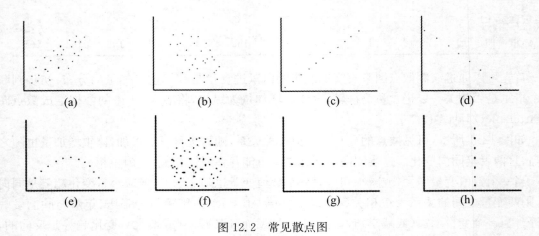

图 12.2　常见散点图

　　散点图仅能粗略地描述两变量间变化趋势的关系,如果要精确地描述两变量间的线性关系,应进行相关分析。

　　线性相关(linear correlation)又称简单相关(simple correlation),用于描述两个随机变量

X、Y 之间线性趋势的关系,随机变量 X、Y 必须服从正态分布,即用于双变量正态分布(bivari-ate normal distribution)资料。

12.1.2　相关系数的意义及计算

线性相关系数(linear correlation coefficient)又称为 Pearson 积矩相关系数(Pearson product moment coefficient),简称相关系数(correlation coefficient),是说明两变量间线性关系的密切程度和相关方向的一个统计指标。样本的相关系数用 r 表示,总体相关系数用 ρ 表示。

相关系数的特点:

(1) 相关系数 r 没有单位;其取值范围为 $-1 \leqslant r \leqslant 1$。

(2) r 值为正表示正相关;r 值为负表示负相关;r 值等于 0 为零相关。

(3) 相关系数的绝对值越接近于 1,表示两变量间的相关关系的密切程度越高;越接近于 0,则表示相关程度越不密切。

(4) $|r| = 1$,为完全相关。医学研究中,由于影响两变量之间的因素众多,因此很少完全相关。

相关系数的计算公式为:

$$r = \frac{\sum (X - \overline{X})(Y - \overline{Y})}{\sqrt{\sum (X - \overline{X})^2 \sum (Y - \overline{Y})^2}} = \frac{l_{XY}}{\sqrt{l_{XX} l_{YY}}} \tag{12.1}$$

式中,l_{XX} 表示自变量 X 的离均差平方和。

$$l_{XX} = \sum (X - \overline{X})^2 = \sum X^2 - \frac{\left(\sum X\right)^2}{n} \tag{12.2}$$

l_{YY} 表示因变量 Y 的离均差平方和。

$$l_{YY} = \sum (Y - \overline{Y})^2 = \sum Y^2 - \frac{\left(\sum Y\right)^2}{n} \tag{12.3}$$

l_{XY} 表示自变量 X 与因变量 Y 的离均差乘积和。

$$l_{XY} = \sum (X - \overline{X})(Y - \overline{Y}) = \sum XY - \frac{\left(\sum X\right)\left(\sum Y\right)}{n} \tag{12.4}$$

【例 12.2】　计算例 12.1 中大白鼠进食量和体重增加量的相关系数。

由公式(12.2)、(12.3)、(12.4)分别算出

$$l_{XX} = 61\,698.1, \quad l_{YY} = 2\,760.5, \quad l_{XY} = 12\,219.5$$

代入式(12.1),得

$$r = \frac{12\,219.5}{\sqrt{61\,698.1 \times 2\,760.5}} = 0.936$$

结果表明,10 只大白鼠的进食量与体重增加量的相关系数为 0.936。说明体重增加量随进食量增大而增加,两变量呈正相关。

12.1.3 相关系数的统计推断

根据样本资料计算得出的相关系数 r,是一个样本统计量,是对总体相关系数 ρ 的估计值。从 $\rho=0$ 的总体中进行随机抽样,由于抽样误差的影响,所得 r 值不一定等于零。因此计算出 r 值后,应做 ρ 是否为 0 的假设检验,以判断总体中两变量是否存在线性相关关系。

常用的检验方法有两种:

1. 查表法

计算出相关系数后,直接查相关系数临界值表。根据 $\nu=n-2$,查相关系数界值表(书后附表 16),比较 $|r|$ 与临界值,统计量绝对值越大,概率 P 越小;统计量绝对值越小,概率 P 越大。

2. t 检验

H_0 为 $\rho=0$,即进食量与体重增加量之间无线性相关关系

H_1 为 $\rho\neq0$,即进食量与体重增加量之间存在线性相关关系

统计量 t 值为:

$$t=\frac{r-0}{S_r}=\frac{r}{\sqrt{\dfrac{1-r^2}{n-2}}} \tag{12.5}$$

H_0 成立时,t 值服从自由度 $\nu=n-2$ 的 t 分布。

【例 12.3】 对例 12.2 求得的 r 值,进行 t 检验,检验相关是否具有统计学意义。

检验假设为:

$H_0:\rho=0$

$H_1:\rho\neq0$

$\alpha=0.05$

已知:$n=10,r=0.936$

$$t=\frac{r-0}{S_r}=\frac{r}{\sqrt{\dfrac{1-r^2}{n-2}}}=7.518$$

$$\nu=10-2=8$$

查 t 界值表,得 $P<0.05$,按 $\alpha=0.05$ 水准拒绝 H_0,接受 H_1,故可以认为进食量与体重增加量之间存在正相关关系。

12.1.4 线性相关分析时应注意的问题

(1) 散点图可以帮助我们直观地判断两变量分布特点及两变量间是否存在线性关系,因此在进行相关分析前应先绘制散点图,以提示是否有必要进行线性相关分析。

(2) 线性相关分析要求两个变量都是随机变量,而且仅适用于二元正态分布资料。有些研究中,一个变量的数值随机变动,而另一个变量的数值范围却是人为选定且分布较窄的,此时不宜作相关分析。

（3）作相关分析时,应该剔除离群值。相关系数的数值受这些点的影响较大,应核查并剔除,或作敏感性分析。

（4）相关分析要有实际意义,两变量存在统计学相关并不代表两变量间一定存在因果联系。例如,根据儿童身高与小树树高资料算得的相关系数,有统计学意义,可是两者并非因果关系,而是由于时间变量与二者的潜在联系,造成了儿童身高与树高相关的假象。揭示两个变量内在关系时,必须基于专业的理论依据,在因果关系未被认识之前,相关分析可为理论研究提供线索。

（5）相关性大小由相关系数决定,而非统计量 P 值。出现较低相关系数时不应过度解读 P 值;同时,出现较低相关系数而有统计学关联时,提示非线性相关关系或相关关系仅限于特定范围亚组人群。

（6）分层资料盲目合并时易出现假象。进行相关分析的样本须来自同质总体,否则易掩盖真实的相关关系。如原本分层看各具相关性的资料,合并后相关性反而无统计学意义。

12.2　等　级　相　关

Pearson 积矩相关分析仅适用于二元正态分布资料,对不符合这种分布类型的资料,不宜用相关系数描述关联性。如何进行分析和获得正确的统计学结果至关重要。

12.2.1　等级相关的概念及其统计描述

等级相关,也称秩相关（rank correlation）,是描述两个变量间相关关系的密切程度与相关方向的指标。它是一种非参数统计方法,其中最常用的统计量是 Spearman 秩相关系数 r_s,又称等级相关系数,介于 -1 到 1 之间,$r_s>0$ 为正相关,$r_s<0$ 为负相关。等级相关应用范围: ① 偏态分布;② 总体分布类型未知的资料;③ 原始数据用等级表示的资料。

Spearman 秩相关系数 r_s 的计算分两步:先将 n 对实测值 X_i 与 Y_i（$i=1,2,3,\cdots,n$）分别从小到大排序编秩;接着以秩次代入式（12.1）。

【例 12.4】 为探讨贫血患者的体征与血红蛋白含量的相关性,某研究者检测了某市 10 例女性贫血患者的血红蛋白含量,研究其相关性,结果见表 12.2,试作秩相关分析。

表 12.2　某市 10 例女性贫血患者的血红蛋白含量(g/L)与贫血体征

病人编号 (1)	血红蛋白含量 X (2)	秩次 p (3)	贫血体征 Y (4)	秩次 q (5)
1	27	1	+++	9.5
2	36	2	+++	9.5
3	45	3	++	7
4	58	4	++	7
5	62	5	++	7
6	73	6	+	4

病人编号 (1)	血红蛋白含量 X (2)	秩次 p (3)	贫血体征 Y (4)	秩次 q (5)
7	82	7	+	4
8	93	8	—	1.5
9	102	9	+	4
10	115	10	—	1.5
合计	—	55		55

将两变量 X、Y 成对的观察值分别从小到大排序编秩，p 表示血红蛋白 X 的秩次，q 表示贫血体征 Y 的秩次，见表中秩次栏，观察值相同的取平均秩次；将 p、q 直接替换式(12.1)中的 X 与 Y，得

$$l_{pp} = 82.5, \qquad l_{qq} = 77.5, \qquad l_{pq} = -75$$

$$r_s = \frac{l_{pq}}{\sqrt{l_{pp}l_{qq}}} = -0.938$$

由样本算得的秩相关系数是否有统计学意义，应作假设检验。

12.2.2 秩相关系数的统计推断

类似于积矩相关系数，关于秩相关系数的假设检验为：

$$H_0 : \rho_s = 0, \qquad H_1 : \rho_s \neq 0, \qquad \alpha = 0.05$$

当 $n \leqslant 50$ 时，可查 r_s 界值表(书后附表 17)，若秩相关系数超过临界值，则拒绝 H_0；当 $n > 50$ 时，可以采用 t 检验，公式见式(12.5)。

【例 12.5】 对例 12.4 的秩相关系数作假设检验。

在例 12.4 中，算得 $r_s = -0.938$，$n = 10$，查 r_s 界值表(书后附表 17)得 $|r_s| > r_{s(0.005,10)} = 0.830$，$P < 0.005$，按 $\alpha = 0.05$ 的水准，拒绝 H_0，接受 H_1，有统计学意义，可以认为血红蛋白含量与贫血体征之间存在负相关关系。

12.3 定性资料的相关

两个定量变量之间或定量变量与等级资料之间的相关性可以用 Pearson 积矩相关系数或秩相关系数来描述，定性资料间的相关性常用列联系数 r_n(contingency coefficient)来描述。

12.3.1 2×2 四格表资料的相关分析

【例 12.6】 为了观察大学生专业与艾滋病知晓程度之间是否有关，某研究生调查了某大学一年级不同专业的 500 名学生，结果见表 12.3。试分析大学生专业与艾滋病知晓程度之间的关系。

表 12.3 是将含量为 500 的随机样本按艾滋病知晓程度和专业类别属性汇总的频数表。

表 12.3　大学生专业与艾滋病知晓程度的关系

大学生专业	艾滋病知晓程度		合计
	高	低	
医学预科	31(a)	91(b)	122($a+b$)
其他	19(c)	359(d)	378($c+d$)
合计	50($a+c$)	450($b+d$)	500(n)

可按(12.6)式计算列联系数 r_n 来描述艾滋病知晓率和大学生专业这两个变量之间的密切程度和方向：

$$r_n = \frac{(ad - bc)}{\sqrt{(a+b)(c+d)(a+c)(b+d)}} \tag{12.6}$$

本例中,将 a、b、c、d 值带入(12.6)式计算得 $r_n = 0.2801$。与相关系数 r 类似,列联系数 r_n 取值范围为 $-1 \leqslant r_n \leqslant 1$,其正负表示相关方向,绝对值越大,相关越密切；$r_n$ 为 0 时,表示无相关。

12.3.2　行 × 列表资料的相关分析

【例 12.7】　某医生欲探讨职业类型与胃病类型是否有关联,将收治的 310 名胃病患者按主要的职业类型与胃病类型两种属性交叉分类,结果见表 12.4。

表 12.4　310 名胃病患者按胃病类型与职业两种属性的交叉分类表

职业	胃病类型			合计
	浅表性胃炎	慢性胃炎	胃溃疡	
机关干部	80	48	4	132
工厂工人	52	62	12	126
公交车司机	20	22	10	52
合计	152	132	26	310

首先根据行×列表进行两种属性的 χ^2 检验,然后计算关联系数。

H_0：胃病类型与职业互相独立

H_1：胃病类型与职业互相关联

$\alpha = 0.05$

用第 8 章中 χ^2 检验公式进行计算,得 χ^2 值为 20.838,自由度 $v = (3-1)(3-1) = 4$,查 χ^2 临界值表,$\chi^2 > \chi^2_{0.005,4} = 14.86$,$P < 0.005$,拒绝 H_0,说明胃病类型与职业之间有关联性。利用公式(12.7)：

$$r_n = \sqrt{\frac{\chi^2}{\chi^2 + n}} \tag{12.7}$$

计算关联强度 r_n 为 0.251。

12.4 线性回归

相关分析用于分析两个变量间是否存在相关关系以及相关性大小和方向，并不严格区分两变量之间的因果关系。在实际研究中，常需要分析一个变量对另一个变量的依赖关系，即回归分析，确定两者之间的线性关系，然后通过可测或易测的变量对未知或难测的变量进行估计，以达到预测目的。

我们通常把一个变量称为自变量(independent variable)，或解释变量，用 X 表示，另一个变量称为应变量(dependent variable)，或因变量，用 Y 表示。它们之间的关系是自变量影响因变量，或者说是因变量依赖于自变量。其中 X 可以是规律变化的或人为选定的(非随机变量)，也可以是随机变量，前者称为 I 型回归，后者称为 II 型回归。

本节重点介绍两个连续型变量之间线性依存关系的统计方法，即简单线性回归。

12.4.1 线性回归的概念

线性回归(linear regression)是分析两个定量变量间数量依存关系的统计分析方法。如果某一个变量随着另一个变量的变化而变化，并且它们的变化关系呈直线趋势，就可以用直线回归方程来定量地描述它们之间的数量依存关系，这就是线性回归分析。

线性回归分析是通过建立线性回归方程来描述 Y 与 X 的数量依存关系的。

12.4.2 线性回归分析的适用条件(**LINE**)

(1) 因变量 Y 与自变量 X 呈线性 (linear)关系。

通过绘制 (X,Y) 散点图，观察散点的分布形态是否有直线趋势，来判断线性关系是否成立。

(2) 每个个体观察值之间相互独立(independent)。

通常利用专业知识来判断这项条件是否满足，即任意两个观察值之间不应该有关联性。

(3) 因变量 Y 属于正态随机变量(normal distribution)。

通过专业知识或残差的散点图来判断这项条件是否满足，如果数据不满足正态性条件，首先考虑对原始数据进行变量变换使其正态化。

(4) 在一定范围内，不同的 X 值所对应的随机变量 Y 的方差相等(equal variance)。

通常可利用 (X,Y) 的散点图或残差的散点图来判断等方差性，如果数据不满足等方差条件，可采用变量变换使其方差齐性化，或采用加权回归的方法。

12.4.3 线性回归方程的建立

线性回归方程的一般表达式为：

$$\hat{Y} = a + bX \tag{12.8}$$

式中，X 为自变量，$\hat{Y}$ 为因变量 Y 的估计值，a 为回归直线在纵轴上的截距(intercept)。$a>0$

时,表示直线或其延长线与 Y 轴在原点上方相交;$a<0$ 时,表示直线或其延长线与 Y 轴在原点下方相交;$a=0$ 时,回归直线或其延长线通过原点。b 为回归系数(coefficient of regression),即直线的斜率(slope),表示自变量 X 每改变一个单位时,因变量 Y 平均变化 b 个单位。$b>0$,表示随 X 增加,Y 亦增加;$b<0$,表示随 X 增加,Y 值减少;$b=0$,表示回归直线与 X 轴平行,即为 Y 与 X 无关。

建立线性回归方程的过程就是根据样本数据计算出 a 和 b 的过程。

求线性回归方程依据的是最小二乘法(least square method)的原理,即各实测点到回归直线的纵向距离的平方和最小,使回归方程可以较好地反映各点的分布情况。a 和 b 的计算式为:

$$b = \frac{\sum (X-\overline{X})(Y-\overline{Y})}{\sum (X-\overline{X})^2} = \frac{l_{XY}}{l_{XX}} \tag{12.9}$$

$$a = \overline{Y} - b\overline{X} \tag{12.10}$$

【例 12.8】 某研究人员为了研究男性身高与前臂长的关系,调查测量了 10 名 20 岁正常男青年的身高与前臂长,数据见表 12.3,试作回归分析。

表 12.5　10 名 20 岁健康男性身高与前臂长的测量结果

编号	身高(cm)	前臂长(cm)
1	170	45
2	173	42
3	160	44
4	155	41
5	173	47
6	188	50
7	178	47
8	183	46
9	180	49
10	165	43

根据身高和前臂长数据,画出散点图,如图 12.3 所示。

本例中:

$$l_{XX} = 962.5, \qquad l_{XY} = 226, \qquad \overline{X} = 172.5, \qquad \overline{Y} = 45.4$$

$$b = \frac{l_{XY}}{l_{XX}} = \frac{226}{962.5} = 0.2348$$

$$a = \overline{Y} - b\overline{X} = 45.4 - 0.2348 \times 172.5 = 4.9$$

由身高(X)估计前臂长(Y)的线性回归方程为:

$$\hat{Y} = 4.9 + 0.2348X$$

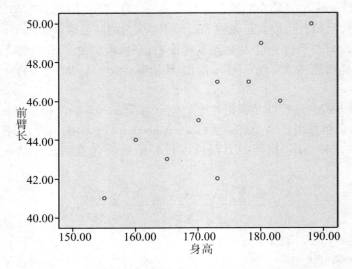

图 12.3　10 名 20 岁正常男青年身高与前臂长散点图

12.4.4　线性回归系数的统计推断

根据样本数据建立的直线回归方程,需要对回归系数 b 的总体回归系数 β 是否为零作假设检验,方法有方差分析和 t 检验两种。

1. 方差分析

方差分析的基本思想是将因变量 Y 的总变异 $SS_{总}$ 分解为 $SS_{回归}$ 和 $SS_{残差}$,然后利用方差分析来推断回归方程是否成立。下面通过图 12.4 加以说明。

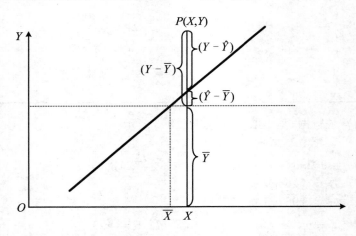

图 12.4　应变量 Y 的离均差平方和划分示意图

任一点 P 的纵坐标被回归直线与均数 $\bar{Y}$ 截成三段:

第一段长度为 $(Y-\hat{Y})$,表示实测点 P 与回归直线的纵向距离,即实际值 Y 与估计值 $\hat{Y}$ 之差,称为残差。

第二段长度为$(\hat{Y}-\overline{Y})$,即Y估计值$\hat{Y}$与均数$\overline{Y}$之差,它与回归系数b有关。$|b|$值越大,$(\hat{Y}-\overline{Y})$也越大;反之亦然。当$b=0$时,$(\hat{Y}-\overline{Y})$亦为0,则$(Y-\hat{Y})=(Y-\overline{Y})$,也就是回归直线不能使残差$(Y-\hat{Y})$减小。

经数学推导可得下式:

$$\sum (Y-\overline{Y})^2 = \sum (\hat{Y}-\overline{Y})^2 + \sum (Y-\hat{Y})^2$$

用符号表示为:

$$SS_{总} = SS_{回归} + SS_{残差} \tag{12.11}$$

式中,$SS_{总}$即$\sum (Y-\overline{Y})^2$,为Y的离均差平方和(total sum of squares),反映未考虑X与Y的回归关系时Y的变异,此时没有考虑X对Y的影响。

$SS_{回归}$即$\sum (\hat{Y}-\overline{Y})^2$,为回归离均差平方和,简称为回归平方和(regression sum of squares),它反映在Y的总变异中由于X与Y的直线关系而使Y的总变异减小的部分,即在Y的总变异中可以用X解释的部分。$SS_{回归}$越大,说明回归效果越好。

$SS_{残差}$即$\sum (Y-\hat{Y})^2$,为残差平方和(residual sum of squares),它反映的是X以外的因素引起的Y的变异(包括抽样误差),即在总平方和$SS_{总}$中无法用X解释的部分。$SS_{残差}$越大,直线回归的估计误差越大,在散点图上则表现为各实测点距回归直线越远。

上述三个平方和的自由度ν分别为:

$$\nu_{总} = \nu_{回归} + \nu_{残差}$$
$$\nu_{总} = n-1, \quad \nu_{回归} = 1, \quad \nu_{残差} = n-2 \tag{12.12}$$

式中,n为样本含量。

$SS_{总}$的计算:

$$SS_{总} = \sum (Y-\overline{Y})^2 = \sum Y^2 - \frac{(\sum Y)^2}{n} \tag{12.13}$$

$SS_{回归}$和$SS_{残差}$可通过下列公式进行计算:

$$SS_{回归} = bl_{XY} = \frac{l_{XY}^2}{l_{XX}} \tag{12.14}$$

$$SS_{残差} = SS_{总} - SS_{回归} \tag{12.15}$$

方差分析时的步骤与一般假设检验相同。统计量F的计算:

$$F = \frac{SS_{回归}/\nu_{回归}}{SS_{残差}/\nu_{残差}} = \frac{MS_{回归}}{MS_{残差}} \tag{12.16}$$

【例 12.9】 对例12.9的直线回归系数进行方差分析。

H_0:总体回归系数$\beta=0$,即身高与前臂长之间无直线关系

H_1:总体回归系数$\beta\neq0$,即身高与前臂长之间有直线关系

$\alpha=0.05$

利用以上各公式得：

$$SS_{总} = 78.4$$

$$SS_{回归} = 53.1$$

$$SS_{残差} = SS_{总} - SS_{回归} = 25.3$$

$$F = \frac{SS_{回归}/\nu_{回归}}{SS_{残差}/\nu_{残差}} = \frac{MS_{回归}}{MS_{残差}} = 16.79$$

已知 $\nu_1 = \nu_{回归} = 1$，$\nu_2 = \nu_{残差} = n-2 = 8$，查 F 界值表得 $F_{\alpha(\nu_1,\nu_2)} = F_{0.05(1,8)} = 5.32$，今求得 $F = 16.79 > 5.32$，则 $P < 0.05$，按 $\alpha = 0.05$ 水准拒绝 H_0，差别有统计学意义。可认为身高与前臂长之间有直线回归关系。

通常将上述结果列成方差分析表（见表 12.6）。

表 12.6　线性回归的方差分析表

变异来源	SS	df	MS	F	P
总变异	78.4	9			
回归	53.1	1	53.1	16.79	<0.05
残差	25.3	8	3.16		

2. t 检验

检验假设同上，检验统计量 t 的计算公式为：

$$t = \frac{b-0}{S_b}, \qquad \nu = n-2 \tag{12.17}$$

$$S_b = \frac{S_{Y.X}}{\sqrt{l_{XX}}} \tag{12.18}$$

$$S_{Y.X} = \sqrt{\frac{\sum(Y-\hat{Y})^2}{n-2}} \tag{12.19}$$

$$(Y-\hat{Y})^2 = \sum(Y-\overline{Y})^2 - \sum(\overline{Y}-\hat{Y})^2 = l_{YY} - \frac{l_{XY}^2}{l_{XX}} \tag{12.20}$$

式中，S_b 为样本回归系数的标准误；$S_{Y.X}$ 为剩余标准差（residual standard deviation），它是指扣除了 X 对 Y 的线性影响后，Y 的变异，可用以说明估计值 $\hat{Y}$ 的精确性。$S_{Y.X}$ 越小，表示回归方程的估计精度越高。

【例 12.10】　对例 12.8 的线性回归系数进行 t 检验。

检验假设同例 12.9。

$$l_{YY} = \sum Y^2 - (\sum Y)^2/n = 298\,525 - 1\,725^2/10 = 78.4$$

$$l_{XX} = 962.5, \qquad l_{XY} = 226$$

$$\sum(Y-\hat{Y})^2 = l_{YY} - \frac{l_{XY}^2}{l_{XX}} = 78.4 - \frac{226^2}{962.5} = 25.3$$

$$S_{Y.X} = \sqrt{\frac{\sum (Y - \hat{Y})^2}{n-2}} = \sqrt{\frac{25.3}{10-2}} = 1.778$$

$$S_b = \frac{S_{Y.X}}{\sqrt{l_{XX}}} = \frac{1.778}{\sqrt{962.5}} = 0.0573$$

$$t = \frac{b}{S_b} = \frac{0.2348}{0.0573} = 4.096$$

以 $\nu = n - 2 = 8$，查 t 界值表（见书后附表 2），得 $P < 0.05$，按 $\alpha = 0.05$ 水准，拒绝 H_0，接受 H_1，可以认为身高与前臂长之间有直线回归关系。

对同一资料作总体回归系数 β 是否为 0 的假设检验，方差分析和 t 检验是等价的，并且有 $t_b = \sqrt{F}$ 的关系。

因为回归系数 b 的检验过程较为复杂，而相关系数 r 的检验过程相对简单并与之等价，故也可以用相关系数 r 的检验来代替回归系数 b 的检验。

3. 总体回归系数 β 的置信区间

由例 12.8 计算得到的样本回归系数 $b = 0.2348$，只是总体回归系数 β 的一个点估计值。类似于总体均数的置信区间，β 的 $(1-\alpha)$ 置信区间为

$$b \pm t_{\alpha/2, n-2} S_b \tag{12.19}$$

其中，S_b 为样本回归系数 b 的标准误；$t_{\alpha/2, n-2}$ 为对应于残差自由度 $n-2$ 的 t 界值。

【例 12.11】 试估计例 12.8 资料的总体回归系数 β 的 95％ 置信区间。

已算得 $b = 0.2348$，$S_b = 0.0573$，$\nu = 8$，查 t 界值（见书后附表 2）表得 $t_{0.05/2,8} = 2.306$。

求得 β 的 95％ 置信区间为 $(0.2348 \pm 2.306 \times 0.0573) = (0.1027, 0.3669)$。

12.4.5　决定系数

在直线回归分析中，通过计算决定系数 R^2 来评价回归的实际效果，R^2 的计算公式：

$$R^2 = \frac{SS_{回归}}{SS_{总}} \tag{12.20}$$

(12.20)式决定系数反映了应变量 Y 的总变异中，自变量 X 对 Y 的回归关系所能解释的比例，取值范围在 0 到 1 之间，且无单位。例 12.8 中，计算可得 $R^2 = 0.677$，说明身高可以解释前臂长信息的 67.7％，还有 32.3％ 的信息可以通过身高以外的因素来解释。

12.4.6　线性回归方程的图示

为了进行直观分析，按求得的直线回归方程在 X 值实测范围内任取两个值，算得对应的 $\hat{Y}$ 值，在图上确定两个点，连接两点就可得到回归方程的图示。应该注意的是，所绘回归直线不应超过 X 的实测值范围；所绘回归直线必然通过 $(\overline{X}, \overline{Y})$；将直线的左端延长与纵轴交点的纵坐标必等于截距 a，据此可判断所绘图形是否正确。

12.4.7 线性回归方程的应用

1. 描述两个变量之间的数量依存关系

直线回归方程定量地表达了两个变量在数量上的依存关系,对回归系数 b 进行假设检验后,若 $P<\alpha$,可认为两变量间存在直线回归关系,则直线回归方程定量地表达了两个变量在数量上的依存关系。

2. 利用直线回归方程进行预测

利用回归方程进行统计预测,是回归分析最重要的应用。所谓预测就是将预报因子(自变量 X)代入回归方程对预报量进行估计。将自变量 X 的值代入回归方程,即可得到因变量 Y 的估计值及总体均数的置信区间。

3. 利用直线回归方程进行控制

统计控制是利用回归方程进行的逆估计,指的是为满足 Y 最高不超过限定的某一个数值或最低不低于限定的某一个数值时,X 应控制在多大? 即规定 Y 值的变化,通过控制 X 的范围来实现统计控制的目标。

12.4.8 应用直线回归的注意事项

(1) 进行直线回归分析时,应先绘制散点图,若提示有直线趋势存在时,可作直线回归分析;若提示无明显直线趋势,则应根据散点分布类型,选择合适的曲线模型(curvilinear modal),经数据变换后,化为线性回归来解决。

(2) 进行直线回归分析时,一般要求因变量 Y 是来自正态总体的随机变量,自变量 X 可以是正态随机变量,也可以是精确测量和严密控制的值。

(3) 进行直线回归分析要有实际意义,不能把毫无关联的两个事物或现象进行直线回归分析,例如,对儿童身高与小树的生长数据进行线性回归分析,既无道理也无用途。

(4) 进行回归分析必须进行假设检验,以推断两变量间的线性关系是否存在。

(5) 回归直线慎重外延。直线回归的适用范围一般以自变量取值范围为限,在此范围内求出的估计值 $\hat{Y}$ 称为内插(interpolation),超过自变量取值范围所计算的 $\hat{Y}$ 称为外延(extrapolation)。一般应该避免随意外延。

12.5 直线回归与相关的区别及联系

12.5.1 区别

1. 资料要求不同

相关分析要求两个变量均为随机变量,并服从双变量正态分布。回归分析只要求因变量 Y 服从正态分布,而自变量 X 可以是正态分布的随机变量,也可以是能精确测量和严格控制的变量。

2. 统计意义不同

相关反映两变量间的相互关系,这种关系是对等的。回归则反映两变量间的依存关系,有自变量与因变量之分,因变量随自变量的变化而变化。

3. 分析目的不同

相关分析表明两变量间线性关系的密切程度及相关方向。回归分析则用函数公式定量表达因变量随自变量变化的关系。

12.5.2　联系

1. 变量间关系的方向一致

对同一资料,其相关系数 r 与回归系数 b 的正负号一致。

2. 假设检验等价

对同一样本,有 $t_r = t_b = \sqrt{F}$。由于 t_b 计算较复杂,实际分析中常以 r 的假设检验代替对 b 的检验。

3. r 与 b 值可相互换算

$$r = \frac{l_{XY}}{\sqrt{l_{XX}l_{YY}}} = \frac{l_{XY}}{l_{XX}}\sqrt{\frac{l_{XX}}{l_{YY}}} = b\sqrt{\frac{l_{XX}}{l_{YY}}}$$

$$b = r\sqrt{\frac{l_{YY}}{l_{XX}}}$$

$$(12.21)$$

4. 用回归解释相关

相关系数的平方 r^2 称为决定系数(coefficient of determination):

$$R^2 = r^2 = \frac{l_{XY}^2}{l_{XX}l_{YY}} = \frac{l_{XY}^2/l_{XX}}{l_{YY}} = \frac{SS_{回}}{SS_{总}} \tag{12.22}$$

R^2 是回归平方和与总的离均差平方和之比,表示由 X 与 Y 的直线关系导致的 Y 的变异 $SS_{回归}$ 在总变异 $SS_{总}$ 中所占的比重,即反映回归效果的好坏,R^2 越接近 1,回归的效果越好;反之,R^2 越接近 0,则说明回归的效果不好或意义不大。

12.6　SPSS 软件实现

12.6.1　直线相关分析的 SPSS 实现方法

对于医学研究中收集的资料拟进行直线相关分析时,一般先绘制散点图,若散点图呈现直线趋势则进行直线相关分析,否则不宜作直线相关分析。下面根据例 12.1 的资料,介绍 SPSS 实现直线相关分析的过程。

1. 建立 SPSS 数据文件

将进食量测得结果命名为"x",体重增加量测得结果命名为"y",建立的 SPSS 数据文件见图 12.5。

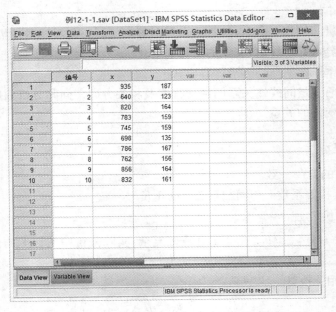

图 12.5　进食量和体重增加量测量资料

2. 绘制散点图

（1）点击 Graphs 菜单中的 Legacy Dialogs 子菜单（图 12.6），选择 Scatter/Dot 项，在弹出的 Scatter/Dot 对话框中选择 Simple Scatter，并点击 Define（图 12.7），系统弹出 Simple Scattertplot 对话框。

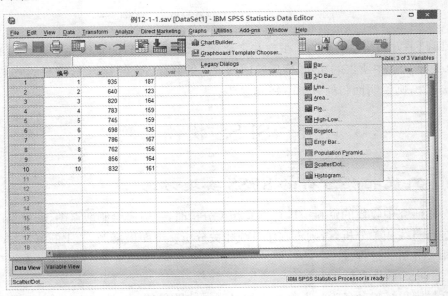

图 12.6　绘制散点图程序选择过程

（2）在 Simple Scattertplot 对话框中，点击 x 进入 X Axis 框内，点击 y 进入 Y Axis 框内，点击 OK 提交系统运行(图 12.8)。

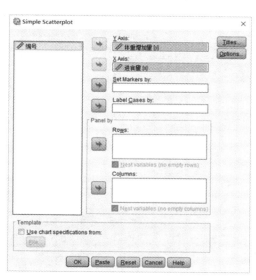

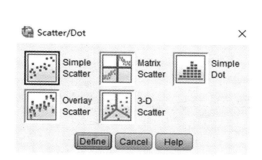

图 12.7　绘制散点图 Scatter/Dot 对话框设定　　　　图 12.8　Simple Scattertplot 对话框设定

（3）输出结果：见图 12.9。

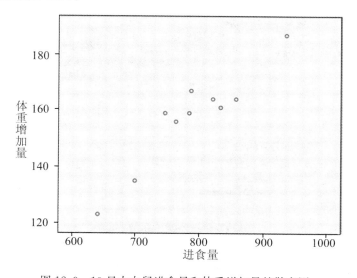

图 12.9　10 只大白鼠进食量和体重增加量的散点图

由图 12.9 可见，散点呈直线趋势，提示两变量之间呈线性关系，故可进行线性相关分析。

3. 计算相关系数并进行假设检验

（1）点击 Analyze 菜单中的 Correlate 子菜单，选择 Bivariate 项(图 12.10)。系统弹出 Bivariate Correlations 对话框。

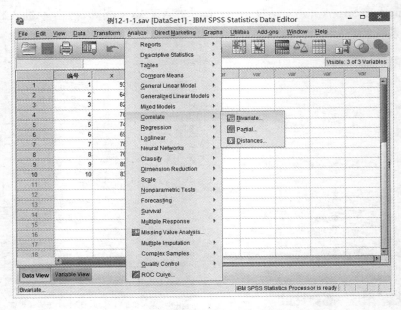

图 12.10　直线相关分析程序选择过程

（2）在 Bivariate Correlations 对话框中，点击 x 和 y 进入 Variable 框内，在 Correlation Coefficients 下选择 Pearson，点击 OK 提交系统运行，如图 12.11。

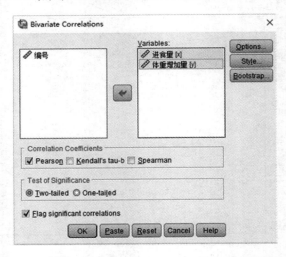

图 12.11　直线相关分析 Bivariate Correlations 对话框设定

（3）输出结果：见图 12.12。

		X	Y
进食量	Pearson Correlation	1	.936**
	Sig.（2-tailed）		.000
	N	10	10
体重增加量	Pearson Correlation	.936**	1
	Sig.（2-tailed）	.000	
	N	10	10

＊＊．Correlation is significant at the 0.01 level (2-tailed).

图 12.12　直线相关分析输出结果

　　输出结果中，给出了 X 和 Y 的相关系数为 0.936，对相关系数进行假设检验的结果为 $P<$ 0.05，表明就总体而言 X 和 Y 之间具有线性相关关系，亦即进食量和体重增加量之间有线性相关关系。

　　4. 结论

　　本例中，相关系数 r 是正的，这意味着，如果进食量比较小，另一种体重增加量也比较小，而如果进食量比较大，那么体重增加量也比较大。$r＝0.936$，非常接近于最大的可能值 1，这表明两者间具有很强的相关性。

12.6.2　直线回归分析的 SPSS 实现方法

　　进行线性回归分析时，一般也应先绘制散点图，若散点图呈现直线趋势则进行线性回归分析。下面根据例 12.8 的资料，介绍 SPSS 实现线性回归分析的过程。

　　1. 建立 SPSS 数据文件

　　以"身高"作为 x，"前臂长"作为 y，建立 SPSS 数据文件（例 12.8.sav），见图 12.13。

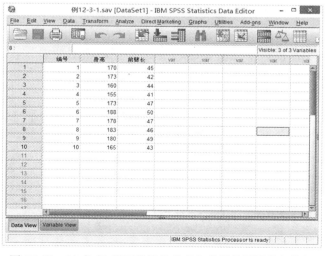

图 12.13　10 名 20 岁正常男性身高与前臂长测量数据资料

2. 绘制散点图

过程同直线相关分析,操作如"图 12.6"至"图 12.9"。输出结果见图 12.14。

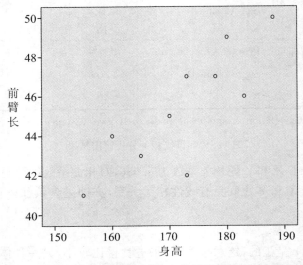

图 12.14　10 名 20 岁正常男性身高与前臂长数据散点图输出结果

由图 12.14 可见散点呈直线趋势,提示两变量之间呈线性关系,故可进行线性回归分析。

3. 计算回归系数和截距,建立直线回归方程并进行假设检验

(1) 点击 Analyze 菜单中的 Regression 子菜单,选择 Linear 项(图 12.15),系统弹出 Linear Regression 对话框。

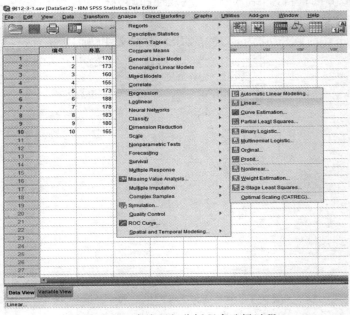

图 12.15　直线回归分析程序选择过程

（2）在 Linear Regression 对话框中，点击"前臂长"进入 Dependent 框内，点击"身高"进入 Independent(s)框内，点击 OK 提交系统运行，见图 12.16。

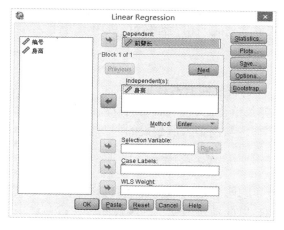

图 12.16　Linear Regression 对话框设定

（3）输出结果：见图 12.17，图 12.18，图 12.19。

Model	R	R Square	Adjusted R Square	Std. Error of the Estimate
1	.823[a]	.677	.636	.1.780

a. Predictors：（Constant），身高

图 12.17　Model Summary

Model		Sum of Squares	df	Mean Square	F	Sig.
1	Regression	53.066	1	53.066	16.757	.003[b]
	Residual	25.334	8	3.167		
	Total	78.400	9			

a. Dependent Variable：前臂长

b. Predictors：（Constant），身高

图 12.18　ANOVA[a]

Model		Unstandardized Coefficients		Standardized Coefficients	t	Sig.
		B	Std. Error	Beta		
1	(Constant)	4.896	9.911		.494	.635
	身高	.235	.057	.823	4.094	.003

a. Dependent Variable：前臂长

图 12.19　Coefficients[a]

在输出结果中,图 12.19 给出了回归系数为 0.235,截距为 4.896,同时也给出了对回归系数进行假设检验(t 检验)的结果:$t=4.094$,$P=0.003$。图 12.18 给出了对回归系数进行方差分析的结果:$F=16.757$,$P=0.003$,表明 x 和 y 之间具有线性回归关系。图 12.17 给出了 $r=0.823$,$R^2=0.677$,根据 R^2 的数值表明相关性较好,表明了男性身高在较大程度上影响了其前臂长的长度。

4. 结论

20 岁正常男性身高与前臂长之间有线性回归关系。本例中,回归系数 b 是正的,这意味着,如果身高值比较小,前臂长值也比较小,而如果身高值比较大,那么前臂长值也较大。在实际工作中,可以根据容易测得的身高带入所建立的回归方程去推算不易测得的前臂长。

本 章 小 结

1. 对服从二元正态分布的两变量,若有一份随机样本,可绘制散点图,发现有线性趋势,进而计算 Pearson 相关系数,以此描述两变量的线性相关性;对有序分类或不满足正态分布的两变量,仍可绘制散点图,发现有递增或递减趋势之后,可采用 Spearman 秩相关系数来描述两变量的关联性。

2. 简单回归分析是根据样本数据在最小二乘原则下建立线性回归方程,以便用自变量(X)的数值估计因变量(Y)的数值及其变异。

3. 最小二乘原则,能保证各实测点到回归直线的纵向距离的平方和最小,使回归方程可以较好地反映各点的分布情况。

4. 线性回归模型的适用条件为:线性、独立、正态和等方差,简记为 LINE。

5. 作总体回归系数 β 是否为零的假设检验,可用方差分析或 t 检验。

6. 决定系数反映了回归平方和在总平方和中所占的比例,常用来反映回归的实际效果。

(沈　冲　唐晓武)

第 13 章　调　查　设　计

调查研究属于观察性研究。调查研究常用于医学、社会学、教育学等领域,如人口普查、疾病调查、公共卫生突发事件现场调查、民意调查等。下面来看一个例子:

【例 13.1】 Doll 和 Hill 的吸烟与肺癌关联研究。Doll 和 Hill 于 1948 年至 1952 年间向伦敦及附近 20 所医院的肺癌住院病人询问吸烟情况,同时寻找同性别年龄相差不超过 5 岁非肺癌患者作对照,并调查对照组吸烟情况,结果发现吸烟者比不吸烟者患肺癌的危险性增加。

上述案例是近代有名的调查范例,其特点:① 被动地观察两组人群吸烟与不吸烟,没有人为干预。② 吸烟与不吸烟等因素是客观存在的。

调查研究的主要特点是无干预措施,欲研究的对象及其相关特征是客观存在的。故常将具有上述特点的研究统称为调查研究。

调查设计是调查研究工作全过程的计划,包括专业设计和统计设计。统计设计的主要内容是资料收集、资料整理和资料分析。调查设计的好坏直接关系到调查的实施和调查结果的质量,因此提前做好周密细致的调查设计是保证调查能够顺利实施和获得可靠调查结果的关键。

13.1　调查研究的分类

调查研究按照不同的角度有不同的划分方法。

13.1.1　按调查对象分类

(1) 全面调查。全面调查又称普查,是对总体中所有的研究对象进行调查,例如人口普查。其优点是无抽样误差,但其他误差较大,成本高,组织实施要求高。

(2) 抽样调查。抽样调查是从总体随机抽取部分具有代表性的个体组成样本,然后用样本信息对总体进行推断。是医学研究中最为常用的方法。为使样本具有较好的代表性,常采用随机抽样的方法获得样本。常用的随机抽样方法包括单纯随机抽样、系统抽样、分层抽样、整群抽样和多阶段抽样等(具体方法可参阅:方积乾.卫生统计学[M].6 版.北京:人民卫生出版社,2009.)。

(3) 典型调查。典型调查是有目的的选择典型的事件和单位进行调查。目的是总结经验和教训,进一步发掘事物的特征。

13.1.2 按调查涉及的时间分类

一般按时间的长短分为横断面调查和纵向调查,其中纵向调查又分为:

(1) 病例对照研究。病例对照研究是通过回顾性调查分析病例组和对照组的暴露因素的差异,实现"由果推因"的研究。

(2) 队列研究。队列研究是通过前瞻性分析暴露组和对照组的发病率的差异,实现"由因到果"的研究。

还有按抽取样本的方式分为概率抽样和非概率抽样研究,等等。调查研究方法多,应用范围广,周密合理的设计尤为关键。

13.2 调 查 设 计

完整的调查设计包括调查计划、组织计划、整理计划和分析计划。

13.2.1 调查计划

【例 13.2】 某公司欲开发针对大学生皮肤角质护理的护肤产品,为了解相关情况,联合某大学对某市大学生皮肤角质层认知和护理情况进行调查。

现以此为例来阐述调查计划的相关内容。

1. 确定调查目的和指标

调查目的各有不同,但从统计学角度,大致可把调查目的分为两类:一是了解总体参数(如某病患病率,某群体对某一问题的知晓率)以说明总体特征,另一类研究事物之间的联系(如某病与某种生活习惯的联系,健康与环境污染的关系)以探索病因。

调查目的要通过具体的调查指标来实现。调查指标应简洁具体,针对要解决的问题,不可贪多求全,浪费人力、物力、财力,力求选取客观性强、灵敏度高、可靠性好的指标。一般来说,定量资料灵敏度高,客观性强。

例 13.2 的调查目的是了解某市大学生皮肤角质层认知情况和护理情况。调查指标有角质层相关知识的知晓率,角质层产品的使用率、有效率、不良反应率等。

2. 确定调查对象和观察单位

调查对象即调查研究的总体,要明确规定其在时间、空间、人群的范围。观察单位是所调查的总体或样本的个体,可以是人次、家庭或单位。

例 13.2 的调查对象是调查期间某市的在读大学生,观察单位是每个符合条件的"大学生"。

3. 选择调查方法

调查方法的确定应依据调查的目的、对象和调查条件来综合选择。如果调查目的是在于了解总体参数,可选用现况调查;如果是研究事物之间的相关联系,可选用病例对照研究或队列研究;如果是要说明事物的典型特征,可采用典型调查。当调查的总体不大、调查条件较好,人力、物力、财力充足时可采取全面调查;当调查的总体较大,人力、物力、财力有限时可采用抽样调查。

例13.2中,调查的目的在于了解某市大学生对皮肤角质层认知、护理情况,也就是了解总体参数的情况。此外,这项调查的总体(某市)较大,因此可采用现况调查和抽样调查的方法。

4. 确定样本含量

在抽样调查中,样本含量如何确定需要我们注意。抽样误差的大小与样本含量直接有关,因此,确定一个合适的样本含量对于控制抽样误差也是十分必要的。样本含量少,所得指标不稳定,调查结果可靠性不佳;样本含量大,不仅浪费资源,还可能增加各种非抽样误差。样本含量估算的目的是在保证抽样调查结果可靠的前提下,确定最少的样本例数。样本含量估计方法主要有公式估算法、查表法和经验法。(各方法具体内容可参阅:罗家洪,薛茜. 医学统计学:案例版[M]. 北京:科学出版社,2008.)

5. 选择资料收集方式

资料收集方式主要有三种。

(1)观察法。观察法是由调查员对调查对象进行直接检查、测量或计数来取得资料。如对身高、体重、血压等指标的测量。此方法的优点是资料由现场观察所得,真实可靠,应答率高;缺点是需要大量人力、财力、物力的支持,成本高。

(2)直接访问法。调查人员对调查对象面对面的访问,通过调查对象的现场回答来获得资料。如现场问卷、访谈、开会等。本方法的优点是有利于调查对象对问题的理解,保证资料准确性和应答率。现场调查员与调查对象的非结构式访谈,形式多样、问题灵活,可以在短时间内获得深入、广泛的信息,可与问卷调查结合使用或作为问卷调查的补充。

(3)间接访问法。调查人员对调查对象采用通讯或电话等方式询问,获得调查资料的方法。如信访、电话访问、网络访问等。本方法的优点是保密性好、调查区域广、节约费用等;缺点是应答率低,调查质量差。

例13.2中,根据研究情况,可选用现场自填问卷的方式获得资料。

6. 制定调查表和调查项目

把调查项目按逻辑顺序列成表格形式供调查使用就是调查表。调查表按格式可以分为一览表和单一表。一览表可调查多个调查对象,适用于项目较少的调查。单一表只调查一个调查对象,适用于调查项目较多的调查。调查项目包括分析项目和备查项目。分析项目是直接用于计算调查指标以及考虑因素之间关系必须的内容。备查项目是为了便于核查、填补和更正而设置的,通常不用于直接分析,如表13.1中的"儿童姓名"、"联系电话"等项目。

13.2.2　组织计划

调查研究是一项社会性很高的工作,因此周密细致的组织计划对于调查研究的顺利实施和质量保证至关重要。调查计划主要包括组织领导、宣传动员调查对象、调查员的选择和培训、时间进度安排、经费预算、调查表、宣传资料和器材的准备等。

在正式调查之前,特别是在大规模的调查之前,应在小范围内实施预调查,预调查的方式与正式调查一样,以便检验调查的结果,发现问题,及时反馈,对调查方案作出修改和完善。预调查成功之后方可进行大规模的正式调查。

下面重点介绍调查员的选择和培训。

表 13.1 合肥市大学生皮肤角质层认知、护理情况调查表

合肥市大学生皮肤角质层认知、护理情况调查

各位大学生:

您好! 为了解大学生皮肤角质层认知、护理情况,以便更好的反馈相关信息和开发适宜的护理产品,我们特设计此份调查问卷,请您配合我们完成以下调查问卷,请在相应的序号上打"√",不要有空项,谢谢!

安徽医科大学流行病与卫生统计学系

2011 年 6 月

编号 □□□□□□□□

姓名_____ 性别_____ 出生日期_____年_____月_____日

联系电话_____

一、皮肤一般情况

1. 您的皮肤属于:① 油性 ② 干性 ③ 混合性 ④ 敏感性
2. 有无皮肤病史:① 有 ②无
3. 有无使用以下作用的护肤品:

    3.1 保温 ① 有 ②无

    3.2 防晒 ① 有 ②无

    3.3 美白 ① 有 ②无

    3.4 抗过敏 ① 有 ②无

    3.5 抗氧化 ① 有 ②无

......

---

1. 调查员的选择

调查员是调查研究的实施者,调查员的调查水平直接关系到所获取的调查资料的质量。

(1) 调查员应该诚实认真,勤奋踏实;对调查工作有一定的兴趣;有一定的语言表达和交际能力。

(2) 根据具体调查任务的不同,调查员的性别、年龄、民族、职业等特征要符合要求。比如,对妇女的调查最好选择女性调查员;对疾病、生活习惯的调查,最好选择有医学背景知识的人;对民族风俗习惯的调查,最好选择对其较为了解的调查员。

(3) 教育程度。当调查比较复杂时,需要较高的理解、表达能力,教育程度越高的调查员,这些方面的能力相对较强。因此,应根据调查的难度,考虑教育程度合适的调查员。

2. 调查员的培训

(1) 了解调查概况。应让调查员了解本次调查的目的、内容、方法等有关情况,让调查员对本次调查有一个整体性的认识。

(2) 分配具体内容和任务。向调查员分配各自的任务,明确其调查范围和数量、工作时间、报酬等,让调查员明白自己的权利和义务。

(3) 调查问卷的培训。对问卷的内容逐条统一讲解和讨论,达成共识。

（4）调查方法和技巧的培训。规范调查方法，统一调查用语，统一操作手法。介绍相关的调查技巧，例如，敏感问题如何调查，如何让被访者放松情绪，取得其信任，如何引导被访者正确完成相关操作。

（5）模拟调查。可采用目前比较流行的参与式、角色扮演等方式让调查者模拟调查现场。模拟后归纳和总结。

（6）建立本次调查的调查员手册。包括调查员的联系、监督、管理细则，保证调查工作的顺利实施和完成。

13.2.3　整理计划

调查收集的原始资料大多数是零散的、不系统的，只反映事物的表面现象，这些资料不能直接用于统计分析，必须要经过整理。整理计划就是把原始资料进行科学加工，使之系统化、条理化，便于进一步地统计分析，揭示事物的本质和规律性。整理计划包括以下几个步骤：问卷接收、问卷核查、数据编码、数据的计算机录入与清理、数据分组。

1. 问卷接收

问卷接收是整理工作的第一步，对回收的问卷进行专门登记、存放和管理，记录完成日期、回收日期、接收份数、接收员等信息。

2. 问卷核查

问卷核查包括完整性核查和逻辑核查。

（1）完整性核查。是指调查员在现场回收问卷时核查调查项目有无填写完整，如有漏填应及时补填。

（2）逻辑核查。是指检查逻辑上的错误，如出生日期与年龄的矛盾等。

3. 数据编码

资料要输入计算机必须要进行编码，包括对问题和答案的编码。比如性别的编码，男为1，女为2。在问卷设计时编码称为事前编码，在问卷收集后的编码称为事后编码。事后编码主要是针对一些开放性的问题以及封闭性问题中的"其他"这一选项。

4. 数据的计算机录入与清理

采用数据库系统如 EXCEL、SPSS、EPIDATA 等建立数据库结构后录入原始数据。录入时为了保证录入质量，需要注意以下几点：① 提供每位录入员一份统一的录入说明书。② 可用两位录入人员分别录入同一份资料，对两人录入结果不一致的地方，核对原始调查表进行纠正。③ 录入完成后，抽取部分或全部调查表核查。

数据清理，即对错误的、不合理的数据进行处理。可以采用双录入纠错、逻辑纠错以及借助统计软件发现异常值。

5. 数据分组

资料整理通常按类别进行归纳汇总，就是把性质相同的观察单位合在一起，将性质不同的观察单位分开，即进行分组，把组内的共性、组间的差异显示出来。但是只有抓住研究对象最主要的、本质的特征进行分组，才能揭示事物内部的规律。

分组有两种：质量分组和数量分组。质量分组，也称类型分组，就是按资料的性质或类别来分组,适用于定性资料,如按性别、职业、疾病分类分组。数量分组,就是按观察单位数量大小来分组,适用于定量资料,如按年龄大小、体重高低、血压高低来分组。分组数的多少取决于研究目的、资料性质和观察单位的多少。分组过多可能掩盖事物的规律性,分组较少可能掩盖组间的本质差异。在不太清楚研究事物和现象的变化规律前,分组宁可细一些,分析资料时可根据需要做合并。分组的界限应清楚,不应有重叠或间隔。此外,为了便于资料间的相互比较,需注意习惯上或国际上惯用的分组方法,例如计算年龄别死亡率时,年龄(岁)分组习惯上分为:0~,1~,5~,10~,…,每 5 岁或 10 岁一组。

13.2.4 分析计划

制订分析计划即考虑最后用何种方法进行统计分析。应根据研究目的、资料的性质,预期会做哪些统计描述和统计推断,采用什么统计方法控制混杂因素等。最好列出统计分析表,并通过表来检测设计是否妥当,以便及时补充和完善。

13.3 调查表的设计与考评

13.3.1 调查表的设计

调查表是在调查前制作完成的包括各项调查项目的书面或电子材料,其形式多样,可以是简单的调查提纲,也可以是问题较多的调查表格等,统称为问卷。

1. 调查表设计的步骤

(1)建立设计小组。根据研究要求设立由各方面相关人员组成的设计小组,负责调查表的设计。

(2)提出调查项目。主要有头脑风暴法和借用其他问卷项目的方法。头脑风暴法主要是由设计小组根据自己的经验和专业知识自由发表意见,提出相关调查项目,然后进行归类、合并、删除等方法整理。借用其他问卷项目就是从已有的、同类的调查问卷中选用符合本次研究要求的项目。

(3)筛选调查项目。对提出的调查项目整理后进行分析和筛选,以精简调查表,初步确定调查项目。方法有小组讨论和专家访谈等。

(4)确定调查表初稿。将筛选后这些调查项目组合起来,组合时要注意问题的归类,前后顺序,逻辑结构,被调查者是否便于回答等多方面因素。

(5)调查表的修改。主要包括专家评价和预调查。专家评价是将调查表初稿送至该领域的专家,请他们评价、修改。之后再进行小范围的预调查。

(6)信度和效度检验。通过信度和效度检验来评价调查表的质量。

(7)完善调查表。在上述基础上对调查表做最后的修改,确定最终的调查表。

2. 调查表的结构

1)说明部分

在调查表的开头或封面,常常有卷首语或简短的封面信。主要向被调查者说明调查的目的、意义,调查内容的保密,调查对象的感谢等,这是使被调查者了解调查目的,取得被调查者理解、信任和合作的重要方式。

2) 识别项目

识别项目是对调查对象的一般情况的调查,主要是一些人口学特征,比如:姓名、性别、年龄、民族、职业、文化程度、婚姻情况、家庭情况等。这些项目一般用于对调查资料的分组,从而分析这些因素对调查结果的影响。识别项目应根据研究目的和要求而定,并非多多益善。

3) 研究项目

研究项目是调查表的核心内容,是根据研究目的和要求确定的需要向被调查者获得的内容。这些获得的指标在后期供统计分析使用,是分析的主要材料。

4) 核查项目

核查项目是调查员或审核人员对调查表各项目调查结果进行审核时所需填写的项目,目的在于质量控制。例如,调查人员姓名、调查时间、核对人姓名、核对日期等。这有助于提高调查人员的责任感,便于防止和更正调查表中的错误,以保证调查结果的质量。

3. 调查问题的形式

调查问题的基本形式有提问和陈述两种。提问即直接提出问题由调查对象回答,如你的性别是什么? 男＝0,女＝1;陈述即陈述某一观点,由调查对象表达对这一观点的态度,如你的性别是:男＝0,女＝1。提问和陈述这两种方式没有本质区别,一般来说在设置时应考虑调查对象的文化程度和理解能力,文化程度低或理解能力弱则多用一些提问式,大多数情况用陈述式。

根据问题答案形式,调查问题可分为封闭式和开放式。

(1) 封闭式问题。针对所提问题,调查者事先设计好两个或多个固定答案供调查对象作答时选择。例如,您的肤质属于(1＝油性,2＝干性,3＝混合性,4＝敏感性)。

封闭式问题的优点是答案标准化,易于作答,拒答率低,易于后期的统计分析。缺点是调查对象可能随便选择;调查对象只能在规定范围作答,可能无法反映其真实想法;设计难度较高,一旦有设计缺陷,对调查质量影响较大。

(2) 开放型问题。只提出问题,不给出备选答案,由调查对象自由作答。例如,您认为您的皮肤存在哪些问题?

开放型问题的优点是调查对象可以自由地发表自己的意见想法,所得的信息量丰富。缺点是容易被调查对象误解题意或拒答;所得资料整理分析比较麻烦。此类问题比较适合那些答案很多、很复杂的问题,或者是探索性的问题。

在实际调查中,应根据具体情况选择封闭性问题或开放性问题,也可以两种问题结合使用。例如,您使用过哪些功能的护肤品(1＝保湿,2＝防晒,3＝美白,4＝抗氧化,5＝清洁,6＝其他)。

4. 问题设计的一般原则

(1) 尽量避免专业术语。在设计问题时,应尽量避免专业术语,使用通俗易懂的语句;应遵循"就低不就高的原则",保证文化程度低的调查对象能够正确理解问题的含义。

(2) 避免语义模糊。在设计问题时应尽量避免使用不确切的词,如"很久"、"经常"、"大概"等,这些词各人理解不同,作答结果也就无可比性。比如,"您是否经常使用去角质产品?",回答者不知"经常"是指一周、一个月,还是多久。

(3) 避免双重问题。所谓双重问题是指在一个问题中实际包含两个问题。例如,"您的父母患有遗传性疾病吗?"这样的问题会让父母中有一人患病的调查对象无法回答"有"或"没有"。再比如,"你是否患有高血压并接受过住院治疗?"

(4) 避免诱导性提问。所谓诱导性提问是指研究者有意或无意引导调查对象向某一方面回答问题。例如,"有人认为高盐饮食会导致血压升高,您同意吗?"。此类问题会增加某些回答的概率,产生偏倚,故应避免,而尽可能采用中性提问的方式。

(5) 问题要适合全部调查对象并合乎逻辑。在问题设计时,要考虑问题适合所有的调查对象,并采用跳答的形式安排和给出指导语指导作答。例如,"您的孩子几岁了?"并不适合所有的调查对象。应按照逻辑顺序设置为几个有关问题,如您是否有孩子,您的孩子几岁了等,并采用指导语指导跳答。

(6) 问题的安排顺序。问题的安排顺序应注意以下几点:① 先易答问题、后难答问题。② 符合逻辑顺序。③ 先一般问题,后特殊问题。④ 先封闭式问题,后开放性问题。⑤ 敏感问题放在后面。

(7) 敏感问题的处理:对象假定法、转移法等,详见 13.4 节。

13.3.2　调查表的考评

制订好一份调查表后,还需要对其进行考评,了解调查表的质量,考评结果的反馈可为进一步修改和完善调查表提供依据。考评一般从以下三个方面进行:效度考评、信度考评、可接受度考评。

1. 效度考评

效度亦称准确度,指调查表的有效性和正确性,它反映研究者所得的数据在多大程度上符合客观事物的真实性。效度考评包括以下几个方面:

(1) 表面效度。指测量结果符合专家和公众共识的情况。例如,专业技术职称的划分说明医务工作者的学术水平和临床工作水平。

(2) 内容效度。指测量内容与所要测量的内容之间的符合情况。例如,测量儿童的健康情况,应测量体格指标、试验室指标和心理健康指标,若只包含体格指标,则内容效度不好。

(3) 结构效度。也称特征效度,指调查表的结构是否符合理论结构。它利用测量结果与其他变量的关系评价效度。例如,儿童的身体发育水平,身高、体重的测量结果应与父母的身高、体重以及营养状况相符合。结构效度的评价较为复杂,通常采用多元统计分析方法中的因子分析、主成分分析来揭示多重变量之间的关系。

(4) 标准关联效度。指调查表所得的数据与某种外部标准(效标)间的关联程度,常用测量数据与效标之间的相关系数表示。

2. 信度考评

信度也称可靠性、精确度,反映相同条件下重复测量所得结果的一致性或可以再现的程度。信度主要受测量误差或观察误差的影响。评价信度有很多方法,这里仅介绍常用的几种:

(1) 重测信度。也称再测信度、稳定系数。指在调查条件没有发生主要改变的情况下,用同一调查表分不同的时间进行重复测量,两次结果的一致性即为重测信度。可用两次结果的相关系数或差异的假设检验来评价重测信度。

(2) 分半信度。分半信度是在一次测量后将所测指标分为相等且独立的两个部分,分别计算两部分的得分,以其相关系数作为信度指标。

一般常用的统计分析软件,如 SAS、SPSS、STATA 等都具有计算分半信度的功能。

(3) 内部一致性信度。是分半信度的推广,它以条目之间的相互关联的程度对信度做出估计。主要测量方法有 Kuder-Richardson 公式和 Chronbach α 系数(也称克朗巴赫 α 系数)。

Kuder-Richardson 公式以两分类项目统计量为基础,适用于 0,1 计分的测验项目。这里仅介绍克朗巴赫 α 系数,克朗巴赫 α 系数可测定多重计分的测验项目。其公式为

$$\alpha = \frac{k}{k-1}\left(1 - \frac{\sum S_i^2}{S^2}\right) \tag{13.1}$$

式中,k 为测量项目的总数,S_i^2 为第 i 个项目得分的方差,S^2 为总分的方差,$i = 1, 2, \cdots, k$。

【例 13.3】　某大学某班级 20 名同学卫生统计学试卷包含五项:30 分选择题,20 分填空题,20 分简答题,15 分综合题 I,15 分综合题 II(表 13.2)。试通过此 20 名同学成绩用克朗巴赫 α 系数对此份试卷的信度进行分析。

表 13.2　某大学某班级 20 名同学卫生统计学分数

编号	选择题	填空题	简答题	综合题 I	综合题 II	总分
1	20	6	8	3	0	37
2	22	7	9	5	3	46
3	24	7	7	8	3	49
4	23	9	9	8	5	54
5	23	8	10	10	5	56
6	25	8	12	7	5	57
7	25	10	13	10	5	63
8	26	11	18	7	7	69
9	27	13	12	13	5	70
10	25	13	15	12	7	72
11	26	15	17	9	5	72
12	27	15	16	12	5	75
13	28	17	16	8	9	78
14	28	16	15	13	7	79
15	28	19	20	8	8	83
16	28	18	18	13	7	84
17	29	20	19	7	10	85
18	28	20	17	13	10	88
19	30	19	20	14	5	88
20	30	20	20	15	9	94

本题中测量项目的总数 $k=5$，把数值带入式(13.1)，最后算得 α 系数等于 0.915，一般来说，信度系数在 0.8 以上都是可以接受的，信度在 0.9 以上表示信度很好，因此该试卷是一份信度很好的卫生统计学试卷。

3. 可接受度考评

可接受性是指调查对象对调查表的接受程度。影响可接受性的因素主要有：

(1) 调查表的简单性，问题较少且通俗易懂，便于理解。

(2) 调查表的内容是被调查者熟悉或者感兴趣的，认为调查有意义。

(3) 调查表填写方式简单，调查对象看完简短的指导语即可知道如何填写。

(4) 完成调查表的时间不宜过久，一般应控制在 30 分钟以内，否则容易使调查对象感到厌烦，胡乱作答或不完整填写。

具体考评指标包括调查表回收率、调查表合格率(事先给定合格标准)和填表所需时间等。

13.4　敏感问题调查方法

【例 13.4】　某学者进行一项关于大学生考试作弊的调查，300 名学生(N)接受调查，然而像考试作弊之类的问题属于个人隐私问题，被调查者未必会如实回答。面对涉及隐私的问题，我们应该采取怎样的调查方法呢？

以上考试作弊问题我们称之为敏感性问题，敏感性问题是诸如个人隐私、性行为、性病、宗教信仰或高度机密等问题的统称。如"您偷过东西吗？""您有婚前性行为吗？"。在国家法律的允许下，调查者应对被调查者的个人隐私等问题保密，不可随意泄露；有关民族风俗习惯等问题，在得到该民族允许的情况下，可以进行适当的调查，若未允许，不应进行调查或报道。面对这些敏感性问题，大部分人多少会有些抵触情绪，当需要进行敏感问题调查时，为了得到更为真实的回答，可以采取适当的提问或调查方法，如：

(1) 假定法。先告知被调查者一个假定条件句，然后询问其看法。例如，"如果准许生育多个孩子，您想生几个孩子？"。

(2) 转移法。把本想让被调查者根据自己的情况回答的问题，转移到由被调查者根据他人的情况来阐述自己的想法。

(3) 释疑法。在被调查者将回答的敏感问题前加上一段消除其顾虑的文字，或在调查表引言中注明将为被调查者严格保密。

(4) 随机应答技术(randomized response technique，RRT)。如果调查主要用于估计某种事情(如婚外情、青少年犯罪等)发生的概率，则随机应答技术是比较理想的方法。使用随机应答技术调查敏感问题时，需向被调查者耐心说明调查技术的保密性，以取得其信任和配合。随机应答技术现已发展成了一套完整的技术，它是在 1965 年由社会学家 Warner 提出的，目前已有许多实用的数据信息模型，可以对敏感问题进行定性或半定量的调查。以下为随机应答技术的具体操作方法：

事先设计好两个问题，可以是相互无关的问题(无关模型)或相互对立的问题(相互模型)，然后由被调查者随机抽取,并告知其不管抽到哪一题都要如实回答,通过其回答情况来推断出某种事情发生的概率。因为此种方法调查者和其他人均不知道被调查者回答的是哪一题,故而使得被调查者能够放心的回答。

例如,要调查某一学校的学生考试作弊的发生率,可以先设计两个相互无关的问题:

A. 您在大学期间有过考试作弊吗?

B. 您今天打电话了吗?

然后让被调查者用二项随机试验的方法(如掷硬币等)悄悄地确定回答哪一个问题。比如,被调查者可以约定硬币人头朝上时回答问题 A,数字朝上时回答问题 B,但是不要告诉调查者自己回答的是哪一题。接下来调查者可按(13.2)式来估计被调查者对问题 A 回答"是"的频率(P_A),其标准误差可按(13.3)式估算。

$$P_A = \frac{\lambda - (1-P)P_B}{P} \tag{13.2}$$

$$S_{PA} = \sqrt{\frac{\lambda(1-\lambda)}{NP^2}} \tag{13.3}$$

其中,λ 为所有被调查者对 A、B 两个问题回答"是"的总频率,P 与 $1-P$ 分别为抽中 A 题与 B 题的概率,可由所选的随机方法得知,P_B 为对非敏感问题回答"是"的样本概率,可由样本信息或者再做一个非敏感问题的简单调查得知。

如例 13.4,可以先设计好如上 A、B 两个问题,要求被调查者根据抛硬币来选择回答哪一题,人头朝上时回答问题 A,数字朝上时回答问题 B,然后将答案"是"、"否"写在纸条上。经统计得到"是"120 张(Y),"否"180 张。全部调查完后再进行一个调查:"您今天是否打了电话,是、否",得到打了电话的人数为 96 人(M)。

因为抛硬币人头朝上和数字朝上的概率均为 0.5,于是 $P = 1-P = 0.5$,$\lambda = Y/N = 120/300 = 0.4$,$P_B = M/N = 96/300 = 0.32$,代入(13.2)式和(13.3)式,得 $P_A = 0.48$,$S_{PA} = 0.057$。故而有 48% 的学生有过考试作弊,其标准误差为 5.7%。

如果采取相关问题(相互对立)模型,则应将 A、B 问题设计为相互否定,例如:

A. 您在大学期间有过考试作弊吗?

B. 您在大学期间没有过考试作弊吗?

此时,P_A 及其标准误差分别用公式(13.4)和式(13.5)来估算:

$$P_A = \frac{\lambda - (1-P)}{2P-1}, \qquad P \neq 0.5 \tag{13.4}$$

$$S_{PA} = \sqrt{\frac{\lambda(1-\lambda)}{N(2P-1)^2}}, \qquad P \neq 0.5 \tag{13.5}$$

选择相关模型还是无关模型要视情况而定,相关问题与无关问题相比有以下优点:① 不论被调查者回答"是"或"否",其他人都不知道回答的是哪个问题,起到绝对保密作用。② 调查方案简便易行,不需要另外调查非敏感问题的频率。相关模型的缺点是 B 为否定性问题,容易让一些文化程度不高的人难以正确理解,从而造成误答,需要告知被调查者看清问题,而且此方法要求 $P \neq 0.5$。实践中,调查者可以采用几种方法调查同一个敏感问题,相互检验,保证结果的价值性。

13.5 调查的质量控制

调查是为了了解总体的真实情况,但一般情况下调查结果并不能绝对准确地反映客观实际情况,常常会出现误差。因此,为了控制误差,保证调查的质量,我们需要进行调查的质量控制。

13.5.1 调查误差的种类

(1) 非抽样误差。在调查设计、资料收集与整理、资料分析的整个过程中,由于各种人为因素或偶然因素造成。如设计方案不周密、调查员水平有问题、测量仪器不准确等,它主要涉及设计人员、调查员、调查对象、资料整理和分析人员等。

(2) 抽样误差。在抽样调查中会产生抽样误差,抽样误差不可避免,但有一定的规律,可以控制和估算。

13.5.2 调查的质量控制

1. 调查设计阶段

调查设计阶段的质量控制主要从以下几个方面进行:

(1) 正确划分调查范围,明确定义调查对象。

(2) 明确定义调查指标,合理设计调查问题。

(3) 选择适当的调查方式,保证调查质量。

(4) 广泛听取专家意见,找出方案中的问题,及时修改。

(5) 预调查。通过预调查,可对方案的合理性、可行性、是否达到研究目的进行检验,以便及时修改和完善调查表。

2. 资料收集阶段

资料收集阶段的误差主要来源于调查员和调查对象。调查员的调查技巧不足,调查方式不规范,调查态度不好以及调查对象的不理解、不配合、记忆不清等都会影响调查的质量。

针对调查员,要进行严格的挑选和培训。调查员的选择要注意工作态度、专业知识、实际经验、专业技能、熟悉当地风俗文化等。调查员的培训,要使调查员能准确的理解调查目的和要求、规范调查操作、掌握调查技巧。在调查的初期,可在每天完成调查后组织交流、讨论,以便及时发现问题,及时给予指导。

3. 资料整理和分析阶段

资料整理和分析阶段的误差可能来源于编码、录入、汇总和计算分析方面的错误。应采取有效措施予以避免。如资料录入时采用"双录入"方式。

13.5.3　调查质量的评价

1. 抽样复查

调查完成后,随机抽取部分调查对象再次调查。复查的比例一般为 $5\%\sim10\%$,复查时调查员不能采用原来的调查员。通过两次调查的对比,来评价调查质量。

2. 与不同来源的同类资料对比分析

比如,婴儿出生缺陷的调查,调查结果可与医院或卫生统计部门的资料做对比分析。

3. 一致性分析

一致性分析就是分析同一批调查对象两次调查结果的一致性。根据变量的不同类型,可采用不同的指标进行一致性分析。对于数值变量,可采用信度分析,具体分析 13.3 节已阐述。对于分类变量可用一致性评价指标来分析,常用的有 Kappa 指数。设某分类变量有 m 个类别,两次调查结果见如下 $m \times m$ 的列联表中(表 13.3)。其中,m 为类别数,A_{ii} 为对角线上的实际例数,n_{Bi} 为第 i 行的合计,n_{Ci} 为第 i 列的合计,N 为总例数。

表 13.3　分类变量两次调查结果一致性比较

第二次观察 类别	第一次观察:类别				行合计
	1	2	...	4	
1	A_{11}				n_{B1}
2		A_{22}			n_{B2}
...			...		...
m				A_{mm}	n_{Bm}
列合计	n_{C1}	n_{C2}	...	n_{Cm}	N

(1) Kappa 指数的计算公式为

$$Kappa = \frac{P_A - P_e}{1 - P_e} \tag{13.6}$$

式中,P_A 为两次调查的实际一致率,它是实际观测一致的指标数与调查总指标数之比,即 $P_A = \sum A_{ii}/N$,P_e 为期望一致率,是指由于偶然因素导致的两次调查结果相同的一致率,其计算公式是:

$$P_e = \frac{\sum\limits_{i=1}^{m} n_{Bi}n_{Ci}}{N^2} \tag{13.7}$$

Kappa 指数的取值范围在 -1 和 $+1$ 之间,根据经验,$Kappa \geqslant 0.75$ 表明两者一致性极好,$0.75 > Kappa > 0.4$ 表明两者一致性较好,$Kappa \leqslant 0.4$,则两者一致性较差。

(2) Kappa 指数的假设检验:根据实际资料计算的 Kappa 指数只是样本统计量,需要检验其是否来自于 Kappa 指数总体为零的总体。可用 Z 检验:

$$Z = \frac{Kappa}{S_{Kappa}} \tag{13.8}$$

式中，S_{Kappa} 为 Kappa 指数的标准误。

【例 13.5】 某高中班级 50 名学生先后两次进行内容相同的一月内是否服用过抗生素的调查，两次调查相隔两个月，调查结果见表 13.4。试评价该调查的一致性。

表 13.4 是否服用过抗生素的两次调查结果

第一次调查	第二次调查		合计	比率
	是	否		
是	9	6	15	0.3
否	4	31	35	0.7
合计	13	37	50	
比率	0.26	0.74		

把数值带入(13.6)式和(13.7)式，计算得到 Kappa 指数为 0.505。

Kappa 指数的假设检验：

H_0：两次调查结果不一致

H_1：两次调查结果一致

$\alpha = 0.05$

$$Z = \frac{Kappa}{S_{Kappa}} = 3.258$$

可见，$Z > 2.58$，则 $P < 0.01$，按 $\alpha = 0.05$ 水准认为两次调查结果一致，结合 $Kappa = 0.505$，认为两次调查结果的一致性较好。

13.6 SPSS 软件实现

13.6.1 例 13.3 的 SPSS 操作方法

1. 建立 SPSS 数据库

将 30 分选择题得分命名为 A，20 分填空题得分命名为 B，20 分简答题得分命名为 C，15 分综合题 1 得分命名 D1，15 分综合题 2 得分命名为 D2，总分命名为 Total。SPSS 数据文件格式见图 13.1。

2. SPSS 软件实现方法

点击 Analyze 菜单中的 Scale→Reliability Analysis（图 13.2），系统弹出 Reliability Analysis 对话框，将左侧变量 A、B、C、D1、D2 导入到右侧 Items 框中（图 13.3）。点击 Statistics，弹出 Statistics 子对话框，在选项 Scale 和 Scale if item deleted 上勾选，点击 Continue（图 13.4）。点击 OK。

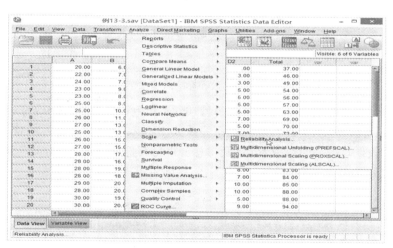

图 13.1 例 13.3 的数据库结构示意图

图 13.2 Analyze→Scale→Reliability Analysis

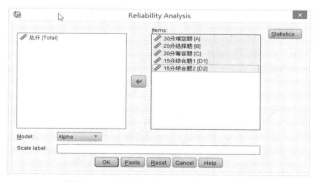

图 13.3 Reliability Analysis 对话框

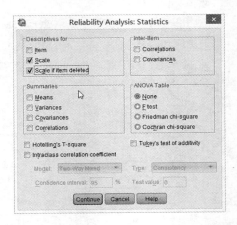

图 13.4　Reliability Analysis：Statistics 对话框

3. 主要的输出结果和解释

图 13.5 依次给出的是每个学生总成绩的均数、方差、标准差、变量的个数。

Scale Statistics

Mean	Variance	Std. Deviation	N of Items
69.9500	250.997	15.84290	5

图 13.5　均数和标准差输出结果

图 13.6 给出的是如果将相应的变量（题目）删除，试卷的信度会如何改变。依次列出的是总分的均数改变、方差改变、该题与总分的相关系数、α 系数的改变。重要的是后两项，如综合题 1 的相关系数较低，这表示该题得分高低与总分得分高低关系不大，无法区分学生水平。删除该题后 α 系数为 0.929，说明该题区分性不好，删除后可提高试卷信度。

Item-Total Statistics

	Scale Mean if Item Deleted	Scale Variance if Item Deleted	Corrected Item-Total Correlation	Cronbach's Alpha if Item Deleted
30 分填空题	43.8500	175.608	.946	.878
20 分选择题	56.4000	122.989	.935	.872
30 分简答题	55.4000	144.147	.863	.879
15 分综合题 1	60.2000	187.221	.596	.929
15 分综合题 2	63.9500	190.366	.783	.906

图 13.6　Item-Total Statistics

图 13.7 给出的是 α 系数，等于 0.915，说明试卷信度很高。该试卷是一份较好的统计学试卷。

Reliability Statistics

Cronbach's Alpha	N of Items
.915	5

图 13.7　信度系数

13.6.2　例 13.5 的 SPSS 操作方法

1. 建立 SPSS 数据库

建立三个变量 survey1、survey2、count，分别表示第一次调查结果、第二次调查结果、频数。SPSS 数据文件见"例 13.5.sav"，文件格式见图 13.8。

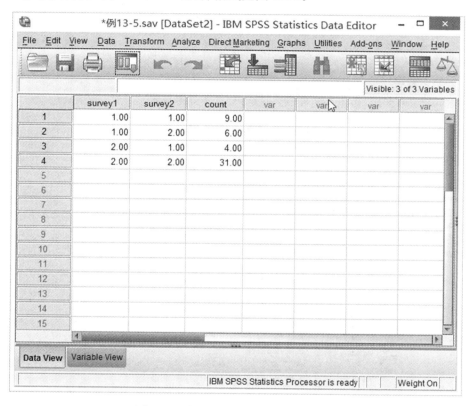

图 13.8　例 13.5 的数据库结构示意图

2. SPSS 软件实现方法

点击 Data 菜单中的 Weight Cases（图 13.9），系统弹出 Weight Cases 对话框，点击 Weight Cases by，把左侧的 count 变量导入右侧 Frequency Variable 框中（图 13.10），对频数进行加权，点击 OK。点击 Analyze 菜单栏中 Descriptive Statistics Crosstabs（图 13.11），系统弹出 Crosstabs 对话框，将左侧 survey1、survey2 分别导入右侧 Row(s)框、Column(s)框中（图 13.12）。点击 Statistics，弹出 Statistics 子对话框，在选项 Kappa 上勾选，点击 Continue（图

13. 13）。点击 OK。

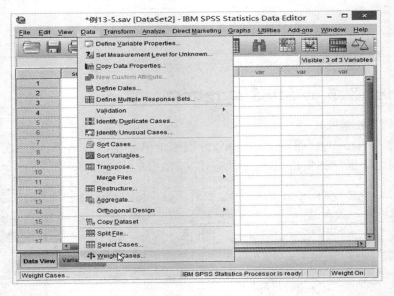

图 13.9　Data→Weight Cases

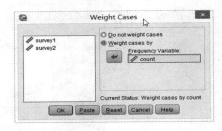

图 13.10　Weight Cases 对话框

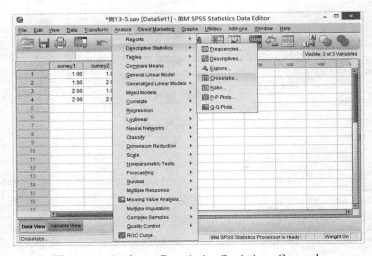

图 13.11　Analyze→Descriptive Statistics→Crosstabs

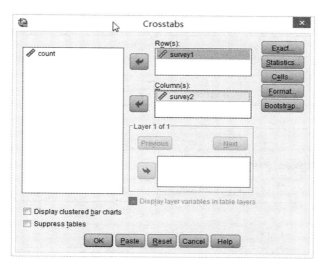

图 13.12　Crosstabs 对话框

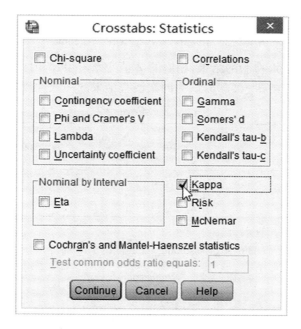

图 13.13　Crosstabs：Statistics 对话框

3. 主要的输出结果和解释

图 13.14 给出的是处理记录缺失值情况报告,可见 50 例均为有效值。

Case Processing Summary

	Cases					
	Total		Valid		Missing	
	N	Percent	N	Percent	N	Percent
survey1 * survey2	50	100.0%	0	.0%	50	100.0%

图 13.14　Case Processing Summary

图 13.15 列出的四格表,和原始表格一样。

survey1×survey2 Crosstabulation

		survey2		Total
		是	否	
survey1	是	9	6	15
	否	4	31	35
Total		13	37	50

图 13.15　urvey1×survey2 Crosstabulation

　　图 13.16 给出了 Kappa 检验的结果,相应的 p 值小于 0.001,因此拒绝无效假设,认为两次调查结果一致,结合 $Kappa=0.505$,认为两次调查结果的一致性较好。

Symmetric Measures

		Value	Asymp. Std. Error[a]	Approx. T[b]	Approx. Sig.
Measure of Agreement	Kappa	.505	.135	3.588	.000
N of Valid Cases		50			

a. Not assuming the null hypothesis.

b. Using the asymptotic standard error assuming the null hypothesis.

图 13.16　Symmetric Measures

本 章 小 结

　　1. 调查研究的主要特点是无干预措施,欲研究的对象及其相关特征是客观存在的。故常将具有这些特点的研究统称为调查研究。

　　2. 调查研究分类从不同的角度有不同的划分方法。按调查对象可分为全面调查、抽样调查、典型调查;按调查涉及的时间可分为横断面调查和纵向调查,其中纵向调查又分为病例对照研究和队列研究;还有按抽取样本的方式可分为概率抽样和非概率抽样研究。

　　3. 调查设计是调查研究工作全过程的计划,完整的调查设计包括调查计划、组织计划、整理计划和分析计划。

4. 调查表是在调查前制作好的,包括各项调查项目的书面、电子材料,其形式多样,可以是简单的调查提纲,也可以是问题较多的调查表格等,统称为问卷。调查表设计的步骤主要有建立设计小组、提出调查项目、项目筛选、确定调查表初稿、调查表的修改、信度和效度检验、完善调查表。调查表的结构包括说明部分、核查项目、研究项目、识别项目。

5. 调查表的考评可从效度、信度、可接受性三个方面进行。其中,效度包括表面效度、内容效度、结构效度、标准关联效度;信度包括重测信度、分半信度、内部一致信度等;可接受性包括调查表回收率、完成率和填表所需要平均时间等。

6. 调查误差包括非抽样误差和抽样误差。为了控制误差,保证调查的质量,我们需要进行调查的质量控制。质量控制一般分调查设计、资料收集、资料整理和分析三个阶段进行。质量控制的评价可从抽样复查、一致性分析、与不同来源的同类资料对比分析等方面进行。

(张铁军 邹延峰)

第14章　几种特殊试验设计方案及分析方法

良好的设计是顺利进行科学研究和数据统计分析的前提，也是获得预期研究结果的重要保障。设计包括专业设计和统计设计两部分，专业设计是从专业角度考虑试验的科学安排，它包括选题、建立假设、确定研究对象和技术方法等；统计设计则是从统计学的角度考虑设计的科学性，使研究结果具有较好的可靠性和重现性。统计设计是指对资料的收集、整理和分析全过程的总的设想和安排，它包括设计类型、估算样本量、选定统计分析指标和方法等。根据研究者的研究类型不同，科学研究可分为调查研究和试验研究，两类研究中均包含统计设计，本章主要介绍几种特殊试验设计中的统计设计部分。

14.1　试验设计的基本原则和基本要素

14.1.1　基本原则

试验设计的主要作用就是减少非处理因素的干扰，以较少的受试对象取得较为可靠的信息。因此在设计时必须遵循对照原则、随机化原则和重复原则。

1. 对照的原则

1）设立对照的必需性

对照原则就是在对试验组做试验干预的同时，设立相对应的对照组。只有设立了对照才能较好地控制非处理因素对试验结果的影响，从而将处理因素的效应充分地显露出来。不设立对照往往会误将非处理因素造成的偏倚当成处理效应，从而得出错误的结论。如研究某药物对上呼吸道感染的疗效，由于上呼吸道感染患者往往具有自愈性，如果没有设立对照，即使该药物没有效果或者疗效甚微，也有可能得到疗效较好的结论。

2）设立对照的均衡性

均衡是指在设立对照时，除给予的处理因素不同外，对照组和试验组的其他重要的、可控制的非处理因素应保持一致。在整个试验过程中，对照组和试验组应始终处于同时同地，即应设立同期对照或平行对照。考查对照组是否满足均衡性，可采用 t 检验、方差分析和卡方检验等方法对试验组和对照组非处理因素的差别作均衡性检验。

3）对照的形式

根据研究目的和内容加以选择。常用如下几种：

（1）空白对照（blank control）。这是一种不给任何处理的对照。在动物试验和试验室方法研究中最常见，常用于评价测量方法的准确度，评价试验是否处于正常状态等。如在试验中设置空白管并同时测定以检测本底值。在临床试验中,空白对照虽然简单易行,但常涉及伦理方面的问题,且实施过程中容易引起试验组和对照组在心理上的差异,从而影响结果的可靠性,因此较为少用。

（2）试验对照（experiment control）。采用与试验组操作条件一致的对照措施。例如,观察某中药烟熏灭菌效果,若仅仅设立空白对照,则不能将各平皿中菌落数的差值全部判为中药的效应,因为可能还包含有单纯烟熏的作用,故该研究应同时设立试验对照组,即安排无中药的烟熏作为试验对照,再设一组空白对照,无烟熏,三组同时观察,可以得到更为合理的结果。

（3）安慰剂对照（placebo control）。安慰剂是一种无任何药理作用的制剂,不含试验药物的有效成分,但其外观,如剂型、大小、颜色、重量、气味及口味等都与试验药物一样,不能被受试对象所识别。设置安慰剂对照的目的在于克服研究者、受试对象等心理因素导致的偏倚,还可消除疾病自然进程的影响,分离出试验药物所引起的真正效应,从而直接度量试验药物和安慰剂之间的差异。安慰剂对照一般与盲法结合使用,同时,对急、重病或器质性疾病的研究不宜使用安慰剂对照。

（4）标准对照（standard control）。采用现有的标准方法或常规方法作为对照。标准对照在临床研究中使用较多,因为很多情况下不给患者任何治疗是不道德的。另外,在试验室研究中常用于某种新检验方法是否能代替传统方法的研究。但是,不设立对照组,仅用现有标准值或参考值作对照是不提倡的,因为,试验组的时间、地点和环境不同于人们现有标准值或参考值产生的时间、地点和环境,违背了同期对照的原则。

（5）自身对照（self control）。对照与试验在同一受试对象身上进行,如身体对称部位或试验前后两阶段分别接受不同的试验因素,一个为对照,一个为试验,比较其差异。自身对照简单易行,使用较多。如研究不同进针法的静脉穿刺对血管组织的损伤,对大白兔一侧耳缘静脉采用针尖斜面向上进针法,另一侧耳朵对称部位采用针尖斜面向下进针法。

2. 重复的原则

重复是指在相同试验条件下进行多次试验或多次观察,以提高试验的可靠性和科学性。广义包括三种情形:

（1）整个试验的重复:可以确保试验的重现性,从而提高试验的可靠性。不可重复的研究是没有科学性的。重复试验才能估计多次试验结果之间的变异性（精密度）。

（2）用多个受试对象进行重复观察:可避免把个别现象误认为普遍的情况,将试验结果错误地推广到群体。多个试验对象的重复才能估计个体之间的变异性（个体差异）。通过一定数量的重复,使结论置信,即研究要有足够的样本量。

（3）同一受试对象的重复观察:可以保证观察结果的精密度。相同条件下对同一观测指标进行重复测定,才能估计测量值的变异性（随机误差）。如血压可连续测 3 次,以 3 次的平均数作为最终的结果。

3. 随机化的原则

设置对照是为了客观地比较,对照的好坏在于是否均衡,均衡性的实现在于随机化。随机化是指采用随机的方式,使每个受试对象都有同等的机会被抽取或分配到试验组或对照组,或者先后接受处理的机会相同。

随机化应贯穿于试验研究全过程,在受试对象的抽样、分组以及实施过程中均应遵循随机化的原则,随机化体现在如下三个方面:

(1) 随机抽样。即研究总体中的每一个个体都有同等的机会被抽到研究样本中来。它保证了所得样本具有代表性,使试验结论具有普遍意义。

(2) 随机分组。每个受试对象被分配到各组的机会相等。它可保证大量难以控制的非处理因素在对比组间尽可能达到均衡,以提高组间的可比性。常用的随机化法有抽签法,抓阄法,扔硬币法,随机数字表等。具体使用哪种方法,应根据实际情况来定。

(3) 试验顺序随机。每个受试对象先后接受试验处理的机会相等,它使试验顺序的影响也达到均衡。

在试验设计中常通过随机数来实现随机化。获得随机数的常用方法有两种:随机数字表和计算机的伪随机数发生器。随机数字表常用于抽样研究及随机分组,具体应用请参看相关书籍。随着计算机的普及,目前普遍推荐的方法是使用计算机进行随机化。值得注意的是,如果不同人将伪随机数发生器的种子数设为一样,则他们产生的伪随机数重现性将完全一样,而这就是伪随机数的可重现性。

上面所述随机抽样、随机分组和随机试验顺序均可通过软件实现,下面的例 14.1 采用 SPSS 阐述了随机抽样的过程,随机分组和随机试验顺序原理类似。

【例 14.1】 有 20 只试验动物,现随机抽取 10 只进行后续试验。请采用 SPSS 进行随机选取。详细操作请参见本章 14.7 节 SPSS 操作部分。

14.1.2 基本要素

处理因素(treatment factor)、受试对象(object)和试验效应(experimental effect)是试验设计的三个基本要素,它们贯穿于整个试验研究过程,从不同侧面影响着试验研究的结果,在试验设计中必须予以足够重视。例如,用两种药物治疗糖尿病病人,观察比较两组病人血糖、尿糖的下降情况,这里所用的药物为处理因素,糖尿病病人为受试对象,血糖值、尿糖值为试验效应。如何合理选择这三个要素是试验设计的关键。

1. 处理因素

在试验过程中,影响试验结果的因素是多方面的,根据研究目的可分为处理因素和非处理因素两类。处理因素是指研究者通过统计研究设计有计划地安排试验,从而科学地考察其作用大小的因素,例如,药物的种类、剂量、浓度、作用时间等;非处理因素是指对评价处理因素作用有一定干扰,但研究者并不想通过试验考察其作用大小的因素,例如,病人的病情、病程等。当处理因素为单个时,称为单因素;处理要素为多个时称为多因素。每个要素在量或强度上可以不同,这种量或强度的不同称为水平(level)。

依照研究要素与水平的不同,可产生四类试验:单因素单水平试验,如研究教育干预法预防小儿单纯性肥胖的效果;单因素多水平试验,如研究不同含氟量的防龋齿制剂的防龋效果;多因素单水平试验,如比较不同治疗方案对椎间盘突出的治疗效果;多因素多水平试验,如研究多种药物不同剂量的联合治疗对消化性溃疡的疗效。在一次科学试验中,安排的处理要素不宜过多,否则会使分组以及所需受试对象的数量增多,致使整个试验难于控制。在选择处理因素时应当遵循以下基本原则：

（1）要抓住试验中的主要因素。试验效应是多种因素作用的结果，由于研究目的不同，以及人力、物力和时间所限，研究者不可能通过一次或几次试验就能把已知的所有因素都进行处理与分析，只能抓主要的。例如，我们要改进某种细胞的培养方法，与其有关的因素很多，如温度、pH 值、培养液、培养时间等。其中每个因素又分若干水平（或等级），如温度从 34℃ 至38℃，每 1℃ 为一个水平，则有 5 个水平；pH 值从 6.5 至 7.4，每 0.1 为一个水平，则有 10 个水平；培养液有 2 个水平；培养时间有 3 个水平时，需做 $5 \times 10 \times 2 \times 3 = 300$ 种条件的试验，若每种条件的试验重复 10 次的话，就需要做 3000 次试验，不可能在一次或几次试验中完成。可根据专业知识和研究目的在众多因素与水平中抓住主要的因素，且因素的水平数不宜过多。

（2）要分清处理因素和非处理因素。例如，研究综合治疗糖尿病的效果，处理因素为药物治疗加饮食疗法；合理调配作息时间和其他辅助治疗措施也能缓解症状，有助于康复，但不是本次研究的处理因素，而是非处理因素。研究者应采取各种措施，尽可能使非处理因素在所比较的各组中基本相同，以便充分显示处理因素的作用。

（3）处理因素必须标准化。处理因素标准化就是如何保证处理因素在整个试验过程中始终如一，保持不变。例如，进行药物疗效的试验观察，在整个试验过程中，所使用药物的生产厂家、批号、药品标准等必须一致。所以，在试验设计时，必须制定处理因素标准化的具体措施和方法。

2. 受试对象

受试对象是处理因素的受体，受试对象选择的合适与否，也是一项试验是否成功的重要影响因素。医学研究受试对象有人和动物，一般先做动物试验后做人体观察，如新药疗效的观察一般是先做动物试验，初步观察其疗效和副作用后，再进一步在患者身上做临床试验，以确定其疗效和副作用。有些试验则可直接在人体上进行观察，如生理、生化正常值的测定等。根据受试对象是动物还是人，选择受试对象应遵循以下基本原则：

（1）动物的选择。试验研究中，动物的选择比较灵活，但要紧紧围绕着试验目的选择动物。研究内容不同对动物的要求也不同，动物的选择，除种类、品系外，年龄、体重、窝别、营养状况等也应该注意。

（2）病例的选择。在临床试验中，病例的选择不像动物选择那样灵活，由于受试对象是人，所以选择时必须遵循伦理学要求，同时还必须明确病例的纳入和排除标准，以保证受试对象的同质性。在医学研究中，所选受试对象必须同时满足两个基本条件：① 对处理因素敏感。② 反应必须稳定。例如，研究某药物对高血压的治疗效果，常选用Ⅰ、Ⅱ期高血压患者作为受试对象，因为Ⅲ期高血压患者对药物不够敏感。为使研究结果具有普遍性和推广价值，须保证受试对象的同质性和代表性。同时临床试验的受试对象大多数是患者，应选择诊断明确、依从性好的病例，并且注意其性别、年龄、民族、职业、文化程度和经济状况等。

3. 试验效应

试验效应是在处理因素作用下，受试对象的反应或结局，它一般通过观察指标来体现，定量或定性地反映试验效应。如果指标选择不当，未能准确反映处理因素的作用，获得的研究结果就缺乏科学性。因此选择恰当的观察指标是关系研究成败的重要环节。选择观察指标应注意以下几点：

（1）客观性。尽可能选择客观指标，避免一些笼统的、不确切的指标。有时客观指标还具有判断的主观性问题，如 X 线胸片是客观的，但判断时存在主观性问题，所以，对于这种情况，须制定明确的判断标准。

（2）精确性。选用的指标应尽量精确。指标的精确性包括准确度和精密度，准确度是指所观察结果的真实程度，即观测值与真实值的接近程度，属系统误差；精密度是指所观察结果的稳定性，即重复观测时，观测值与平均值的接近程度，属随机误差。试验效应指标既要准确又要精密，在实际工作中，应根据研究目的来权衡两者的重要性。

（3）灵敏性。指标的灵敏度反映其检出真阳性的能力，灵敏度高的指标能够将处理因素高的效应更好地显示出来。例如，研究某药物治疗缺铁性贫血的效果，既可以选择临床症状、体征，也可以选择血红蛋白含量等作为观察指标，但这些指标只有在缺铁比较明显的情况下才有较大的波动，所以不够灵敏。而选用血清铁蛋白作为观察指标，则可灵敏地反映出处理因素的效应。有时高灵敏的指标往往需要高灵敏的仪器进行检测，费用较为昂贵。应根据试验经费，选择既相对廉价，灵敏度又高的测量方法。

（4）特异性。指标的特异性反映其鉴别真阴性的能力。为了更好地揭示研究问题的本质，观察指标应具备一定的特异性。例如，在诊断糖尿病时，测定血糖的特异性就比测定尿糖的特异性要高。特异度高的指标不易受混杂因素的干扰。

14.2　交叉设计及其方差分析

交叉设计（cross-over design）是一种特殊的自身对照设计，它按事先设计好的试验次序，在各个时期对受试对象先后实施各种处理，以比较处理组间的差异。受试对象可以采用完全随机的方法分为两组或分层随机化的方法来分组。例如，设有两种处理 A 和 B，首先将一组同质的受试对象随机分为两组，然后分别将 A 因素施与 I 组，同时将 B 因素施与 II 组，待第一阶段试验结束后再进行交换，此时按 A 因素施与 II 组，而 B 因素施与 I 组，进行第二阶段试验。实际上每个受试对象都接受了两种处理，同时 A 和 B 两种处理在两个时间阶段上都进行试验，这样 A 和 B 两种因素先后试验的机会相等，平衡了试验顺序的影响。其类型包括二阶段交叉设计、三阶段交叉设计和四阶段交叉设计等。此节以最简单的二阶段交叉设计进行介绍。

【例 14.2】　为了比较在血液透析过程中，低分子肝素钙（A）与速避凝（B）对凝血酶原时间（TT）的影响，选择 20 例接受血液透析的病人作为研究对象，采取二阶段交叉设计，试验数据如表 14.1 所示，试对数据进行分析。

表 14.1　两种抗凝药对 $TT(s)$ 的影响

	第 1 阶段	第 2 阶段
$A-B$	11.0	15.6
	11.5	18.3
	19.5	17.6
	16.2	20.0
	19.9	22.2
	15.7	18.8
	12.3	13.6
	12.0	31.8
	22.3	22.5
	14.6	17.9
$B-A$	32.6	19.9
	14.1	32.3
	36.7	59.9
	23.1	16.2
	13.8	13.8
	13.3	11.3
	17.9	21.9
	15.0	19.7
	13.5	12.3
	44.8	27.4

1. 建立检验假设, 确定检验水准

对于处理药物:

H_0: 两种药物间凝血酶原时间相同

H_1: 两种药物间凝血酶原时间不同

对于阶段:

H_0: 两个阶段的凝血酶原时间相同

H_1: 两个阶段的凝血酶原时间不同

对于个体:

H_0: 不同个体间凝血酶原时间相同

$$H_1：不同个体间凝血酶原时间不同$$

均取 $\alpha = 0.05$。

2. 计算检验统计量

将表 14.1 整理成表 14.2 形式并进行统计计算。参照二阶段交叉方差分析表 14.3 进行统计计算。

表 14.2　两种抗凝药对 $TT(s)$ 的影响

受试者	第 1 阶段	第 2 阶段	受试者合计
1	A11.0	B15.6	26.6
2	A11.5	B18.3	29.8
3	A19.5	B17.6	37.1
4	A16.2	B20.0	36.2
5	A19.9	B22.2	42.1
6	A15.7	B18.8	34.5
7	A12.3	B13.6	25.9
8	A12.0	B31.8	43.8
9	A22.3	B22.5	44.8
10	A14.6	B17.9	32.5
11	B32.6	A19.9	52.5
12	B14.1	A32.3	46.4
13	B36.7	A59.9	96.6
14	B23.1	A16.2	39.3
15	B13.8	A13.8	27.6
16	B13.3	A11.3	24.6
17	B17.9	A21.9	39.8
18	B15.0	A19.7	34.7
19	B13.5	A12.3	25.8
20	B44.8	A27.4	72.2

$$\sum X_A = 389.7, \quad \sum X_B = 423.1, \quad \sum X_I = 379.8, \quad \sum X_{II} = 433$$

表 14.3　二阶段交叉方差分析表

变异来源	自由度	SS	MS	F
总变异	$2n-1$	$\sum X_{ijk}^2 - C$		
处理	1	$\dfrac{1}{n}\sum T_i^2 - C$	$SS_{处理}/\nu_{处理}$	$MS_{处理}/MS_{误差}$
阶段	1	$\dfrac{1}{n}\sum W_j^2 - C$	$SS_{阶段}/\nu_{阶段}$	$MS_{阶段}/MS_{误差}$
个体	$n-1$	$\dfrac{1}{2}\sum B_k^2 - C$	$SS_{个体}/\nu_{个体}$	$MS_{个体}/MS_{误差}$
误差	$n-2$	$SS_总 - SS_{处理} - SS_{阶段} - SS_{个体}$	$SS_{误差}/\nu_{误差}$	

【注】　$N=g^2-1,\ C=\sum X_{ijk}{}^2$

计算得　　　$\sum X = 812.8,\ \sum X^2 = 20\,323.06, n = 40$

$C = \left(\sum X\right)^2/n = 812.8^2/40 = 16\,516.096$

$SS_总 = \sum X^2 - C = 20\,323.06 - 16\,516.096 = 3\,806.964$

$SS_{处理} = \dfrac{1}{n}\sum T_i^2 - C = 389.7 \times 389.7/20 + 423.1 \times 423.1/20 - 16\,516.096 = 27.889$

$SS_{阶段} = \dfrac{1}{n}\sum W_j^2 - C = 379.8 \times 379.8/20 + 433 \times 433/20 - 16\,516.096 = 70.756$

$SS_{个体} = \dfrac{1}{2}\sum B_k^2 - C = 26.6 \times 26.6/2 + 29.8 \times 29.8/2 + \cdots + 72.2 \times 72.2/2 - 16\,516.096$

　　　　$= 2\,842.124$

$SS_{误差} = SS_总 - SS_{处理} - SS_{阶段} - SS_{个体} = 866.195$

3. 结果

结果见表 14.4。

表 14.4　交叉设计方差分析结果

方差来源	SS	df	MS	F	P
处理效应	27.889	1	27.889	.580	.456
阶段效应	70.756	1	70.756	1.470	.241
个体间变异	2 842.124	19	149.585	3.108	.010
误差	866.195	18	48.122		
合计	3 806.964	39			

4. 确定 P 值,作出推断结论

根据表 14.4 中结果,两种药物间凝血酶原时间差异无显著性意义($P=0.456$)。两阶段间凝血酶原时间差异无显著性意义($P=0.241$)。个体间凝血酶原时间差异有显著性意义($P=0.010$)。

14.3 拉丁方设计及其方差分析

将 γ 个拉丁字母排列成 γ 行 γ 列的方阵,使每行、每列中 γ 个字母都各出现一次,这样的方阵称为 γ 阶拉丁方($\gamma \times \gamma$ Latin Square),如图 14.1 为 4~6 阶基本型拉丁方示例。按照拉丁方进行试验设计,使字母、行、列各对应一个试验因素,共包括 3 个因素且 3 因素的水平数都等于 γ,这种试验设计称为拉丁方设计。拉丁方设计中通常用字母对应主要的处理因素,同时考虑 2 个区组因素(分别对应行和列),双向控制误差,与随机区组设计相比试验效率更高。

A	B	C	D
B	C	D	A
C	D	A	B
D	A	B	C

(a) 4阶拉丁方

A	B	C	D	E
B	C	D	E	A
C	D	E	A	B
D	E	A	B	C
E	A	B	C	D

(b) 5阶拉丁方

A	B	C	D	E	F
B	C	D	E	F	A
C	D	E	F	A	B
D	E	F	A	B	C
E	F	A	B	C	D
F	A	B	C	D	E

(c) 6阶拉丁方

图 14.1 几种拉丁方基本型示例图

拉丁方设计的步骤通常是:① 根据主要处理因素的水平数设定另外 2 个因素的水平数,使三因素的水平数相等,且据此确定拉丁方的阶数。② 将基本型拉丁方进行随机化,既可将任意 2 行互换位置或任意 2 列互换位置,并重复若干次,也可利用计算机软件完成随机化过程。③ 指定每一字母代表主要处理因素的哪个水平,每一行代表相应因素的哪一个水平,每一列代表相应因素的哪一个水平,按照随机化的拉丁方安排试验。

拉丁方设计的资料进行方差分析时,总变异分解为 4 部分:字母间、行间、列间、随机误差,方差分析表见表 14.5。实际研究中最常用的拉丁方是 4~9 阶,因为 3 阶以下误差项自由度过小,而 10 阶以上较少用到是因为处理因素的水平数通常不可能太多。

表 14.5 拉丁方设计的方差分析表

变异来源	自由度(ν)	离均差平方和(SS)	均方(MS)	F 值
总变异	γ^2-1	$\sum x^2 - C$		
行间	$\gamma-1$	$\sum_{i=1}^{\gamma} \dfrac{(\sum x)_i^2}{\gamma} - C$	$SS_{行}/\nu_{行}$	$MS_{行}/MS_{差}$
列间	$\gamma-1$	$\sum_{j=1}^{\gamma} \dfrac{(\sum x)_j^2}{\gamma} - C$	$SS_{列}/\nu_{列}$	$MS_{列}/MS_{差}$
字母间	$\gamma-1$	$\sum_{k=1}^{\gamma} \dfrac{(\sum x)_k^2}{\gamma} - C$	$SS_{字母}/\nu_{字母}$	$MS_{字母}/MS_{差}$
误差	$(\gamma-1)(\gamma-2)$	$SS_{总}-SS_{行}-SS_{列}-SS_{字母}$	$SS_{差}/\nu_{差}$	

【注】 $C=(\sum x)^2/N, N=\gamma^2$。

下面通过实例说明拉丁方设计及其资料分析的过程。

【例 14.3】 某燃油公司拟比较 4 种不同汽油的燃油效率,同时考虑控制车型和驾驶员的影响。燃油效率的评价指标为在规定的行驶路程中每加仑①汽油行驶的里程数(miles per gallon,mpg)。请进行试验设计并根据试验结果进行数据分析。

设计:本研究问题包括三个因素(汽油类型、车型、驾驶员),采用拉丁方设计,车型和驾驶员均设置为 4 个水平。用字母(A、B、C、D)分别代表 4 种汽油,每行(1、2、3、4)代表一名驾驶员,每列(Ⅰ、Ⅱ、Ⅲ、Ⅳ)分别代表一种车型。选择 4 阶基本型拉丁方,进行随机化,根据随机化的拉丁方安排试验,得以下试验结果(表 14.6):

表 14.6 4 种汽油燃油效率比较的拉丁方试验结果

驾驶员	车型				行合计
	Ⅰ	Ⅱ	Ⅲ	Ⅳ	
1	D 15.5	B33.9	C13.2	A29.1	91.7
2	B 16.3	C26.6	A19.4	D22.8	85.1
3	C 10.8	A31.1	D17.1	B30.3	89.3
4	A 14.7	D34.0	B19.7	C21.6	90.0
列合计	57.3	125.6	69.4	103.8	356.1
字母合计	A94.3	B100.2	C72.2	D89.4	

【注】 A、B、C、D 分别代表 4 种汽油。

表 14.6 中第一行第一列试验结果的含义为车型 Ⅰ 的车辆装载 D 种汽油,由驾驶员 1 驾驶,燃油效率为每加仑汽油行驶 15.5 英里。其他依次类推。

数据分析:

1. 建立假设,确定检验水准。

(1) H_0:4 种汽油的燃油效率相同

H_1:4 种汽油的燃油效率不全相同

$\alpha = 0.05$

(2) H_0:4 种车型的平均耗油率相同

H_1:4 种车型的平均耗油率不全相同

$\alpha = 0.05$

(3) H_0:4 个驾驶员驾车的平均耗油情况相同

H_1:4 个驾驶员驾车的平均耗油情况不全相同

$\alpha = 0.05$

---

① 加仑为非法定计量单位,1 加仑=4.546 092 dm³(准确值),1 加仑水约为 3.79kg。下文的英里亦如此,1 英里=1.6093 千米。这里是引用资料,未作规范化处理。

2. 计算检验统计量

本例中,行、列、字母对应的合计值见表 14.6,方差分析计算如下:

$$C = (\sum x)^2/n = 356.1^2/16 = 7925.25$$

$$SS_{总} = \sum x^2 - C = 8801.05 - 7925.45 = 875.60$$

$$SS_{行间} = \sum_{i=1}^{\gamma} \frac{(\sum x)_i^2}{\gamma} - C = \frac{91.7^2}{4} + \frac{85.1^2}{4} + \frac{89.3^2}{4} + \frac{90.0^2}{4} - 7925.45 = 5.90$$

$$SS_{列间} = \sum_{j=1}^{\gamma} \frac{(\sum x)_j^2}{\gamma} - C = \frac{57.3^2}{4} + \frac{125.6^2}{4} + \frac{69.4^2}{4} + \frac{103.8^2}{4} - 7925.45 = 736.91$$

$$SS_{字母间} = \sum_{k=1}^{\gamma} \frac{(\sum x)_k^2}{\gamma} - C = \frac{94.3^2}{4} + \frac{100.2^2}{4} + \frac{72.2^2}{4} + \frac{89.4^2}{4} - 7925.45 = 108.98$$

$$SS_{误差} = SS_{总} - SS_{行间} - SS_{列间} - SS_{字母间} = 875.60 - 5.90 - 736.91 - 108.98 = 23.81$$

上述方差分析计算结果列于表 14.7。

表 14.7 例 14.3 资料的方差分析表

变异来源	SS	ν	MS	F	P
总变异	875.60	15			
行间(驾驶员)	5.90	3	1.97	0.495	0.699
列间(车型)	736.91	3	245.64	61.903	<0.001
字母间(汽油种类)	108.98	3	36.33	9.155	0.012
误差	23.81	6	3.97		

根据以上分析结果,本例结论为:4 名驾驶员驾车的耗油情况差异无统计学意义;而 4 种车型的平均耗油量差异有统计学意义;4 种汽油的平均燃油效率差异有统计学意义。

14.4 正交试验设计及其方差分析

正交试验设计(orthogonal experimental design)利用一套规格化的正交表,使每次试验的各因素及其水平得到合理安排,是一种高效的多因素试验设计方法。正交设计不仅可以探索多个因素的主效应,还可以根据需要考虑因素之间的交互作用,但是与多因素全水平搭配的析因设计相比,正交设计为部分搭配的试验,因此通常用于只需考虑部分一级交互作用的情形。正交设计还可以根据试验结果选择各因素的最佳搭配,即用来确定最佳试验条件。

正交表是运用组合数学中拉丁方和正交拉丁方思想构造的一种表格,是正交设计的基础。通常一般的正交表可以用 $L_n(K^m)$ 表示,其中 n 表示正交表的行数,对应安排的试验组数;m 为正交表的列数,表示最多可以考虑的因素个数及交互作用项数的和;k 为表中每列的数字个数,表示研究因素的水平数。例如,表 14.8(a)和(b)分别为 $L_8(2^7)$ 和 $L_9(3^4)$ 两个正交表。

表 14.8　正交表 $L_8(2^7)$ 和 $L_9(3^4)$

(a) 正交表 $L_8(2^7)$

试验号	列号						
	1	2	3	4	5	6	7
1	1	1	1	1	1	1	1
2	1	1	1	2	2	2	2
3	1	2	2	1	1	2	2
4	1	2	2	2	2	1	1
5	2	1	2	1	2	1	2
6	2	1	2	2	1	2	1
7	2	2	1	1	2	2	1
8	2	2	1	2	1	1	2

(b) 正交表 $L_9(3^4)$

试验号	列号			
	1	2	3	4
1	1	1	1	1
2	1	2	2	2
3	1	3	3	3
4	2	1	2	3
5	2	2	3	1
6	2	3	1	2
7	3	1	3	2
8	3	2	1	3
9	3	3	2	1

　　正交表具有以下特点：① 每一列各数字出现的次数相等，如 $L_8(2^7)$ 中每列 1、2 两个数字各出现 4 次，$L_9(3^4)$ 中每列 1、2、3 各出现 3 次；② 任意两列有序数对出现的次数相等，如 $L_8(2^7)$ 中任意两列（1 1）、（1 2）、（2 1）、（2 2）各出现 2 次，$L_9(3^4)$ 中任意两列（1 1）、（1 2）、（1 3）、（2 1）、（2 2）、（2 3）、（3 1）、（3 2）、（3 3）各出现 1 次。第一个特点使得每个因素不同水平的试验次数相等，第二个特点使得任意两个因素不同水平组合的试验次数相等，即每一因素的任一水平下都均衡地包含着另一因素的各个水平，因此保证正交试验设计所设定的试验条件均匀分散、整齐可比。

　　正交表除各因素水平数都相等的 $L_n(k^m)$ 型以外，还有混合水平的正交表，可安排水平数不同的因素，用 $L_n(k_1^{m_1} \cdot k_2^{m_2})$ 表示有 n 行、(m_1+m_2) 列、因素水平数分别为 k_1 和 k_2，如 $L_8(4 \cdot 2^4)$、$L_{12}(3 \cdot 2^4)$、$L_{12}(6 \cdot 2^4)$ 等。实际应用中，若各因素水平数不等，必要时还可利用现有正交表进行拟水平设计。

　　正交设计的一般步骤通常为：首先，根据研究目的和专业知识，确定试验因素的个数以及需要考虑的交互作用项；其次，根据各因素的水平数确定选用哪一类正交表，根据因素个数和交互作用项，确定选多大的正交表；最后，根据所选的正交表进行表头设计，即将各因素和交互作用对应至正交表的相应列，此时需要参照相应正交表的交互作用表。

　　正交设计试验结果的资料分析最常用的方法也是方差分析。下面通过实例说明正交设计及其资料分析的过程。

　　【例 14.4】　某农药厂生产一种农药，拟通过试验寻找效率最高的生产条件。根据以往经验，考察以下 4 个因素，每个因素各取 2 个水平，其中，因素 A 与 B 之间可能存在交互作用。

	因素	水平 1	水平 2
A	反应温度	60℃	80℃
B	反应时间	2.5h	3.5h
C	成分配比	1.1：1	1.2：1
D	真空度	500×133.33Pa	600×133.33Pa

对此试验进行正交设计,并根据试验结果进行资料分析。

设计:本研究考虑 4 个因素的主效应和 1 项交互作用($A×B$)的效应,且 4 个因素全部为 2 水平,因此需选择 $k=2$、列数 $m>5$ 的正交表,本例选用正交表来安排试验。$L_8(2^7)$ 的交互作用表见表 14.9。

表 14.9　正交表 $L_8(2^7)$ 的交互作用表

列号	列　号						
	1	2	3	4	5	6	7
1		3	2	5	4	7	6
2			1	6	7	4	5
3				7	6	5	4
4					1	2	3
5						3	2
6							1

本例的表头设计如下:第 1 列安排 A 因素,第 2 列安排 B 因素,交互作用表显示第 1 列与第 2 例的交互作用体现在第 3 列,因此 C 因素安排在第 4 列,第 5、6、7 可任选一列安排 D 因素,本例将 D 因素安排在了第 7 列。结果如下:

列号	1	2	3	4	5	6	7
因素	A	B	$A×B$	C			D

按照以上设计进行试验,得试验结果如下(见表 14.10):

表 14.10　农药生产效率的正交试验结果

试验号	1	2	3	4	5	6	7	试验条件	收药率(%)
	A	B	$A×B$	C			D		
1	1	1	1	1	1	1	1	$A_1B_1C_1D_1$	86
2	1	1	1	2	2	2	2	$A_1B_1C_2D_2$	95
3	1	2	2	1	1	2	2	$A_1B_2C_1D_2$	91
4	1	2	2	2	2	1	1	$A_1B_2C_2D_1$	94

试验号	1	2	3	4	5	6	7	试验条件	收药率(%)
	A	B	$A \times B$	C			D		
5	2	1	2	1	2	1	2	$A_2 B_1 C_1 D_2$	91
6	2	1	2	2	1	2	1	$A_2 B_1 C_2 D_1$	96
7	2	2	1	1	2	2	1	$A_2 B_2 C_1 D_1$	83
8	2	2	1	2	1	1	2	$A_2 B_2 C_2 D_2$	88
1 水平合计	366	368	352	351			359		724（Σx）
2 水平合计	358	356	372	373			365		65668（Σx^2）

数据分析：

$$H_0 : \mu_{A_1} = \mu_{A_2} ; \mu_{B_1} = \mu_{B_2} ; \mu_{C_1} = \mu_{C_2} ; \mu_{D_1} = \mu_{D_2} ; \quad A 、B \ 因素间无交互作用$$

$$H_1 : \mu_{A_1} \neq \mu_{A_2} ; \mu_{B_1} \neq \mu_{B_2} ; \mu_{C_1} \neq \mu_{C_2} ; \mu_{D_1} \neq \mu_{D_2} ; \quad A 、B \ 因素间有交互作用$$

$$C = \left(\sum X \right)^2 / n = (724)^2 / 8 = 65522$$

$$SS_{总} = \sum X^2 - C = 65668 - 65522 = 146$$

$$SS_A = SS_{1列} = \frac{(\,\mathrm{I}\,)^2 + (\,\mathrm{II}\,)^2}{4} - C = \frac{(366)^2 + (358)^2}{4} - 65522 = 8$$

$$SS_B = SS_{2列} = \frac{(368)^2 + (356)^2}{4} - 65522 = 18$$

$$SS_C = SS_{4列} = \frac{(351)^2 + (373)^2}{4} - 65522 = 60.5$$

$$SS_D = SS_{7列} = \frac{(359)^2 + (365)^2}{4} - 65522 = 4.5$$

$$SS_{A \times B} = SS_{3列} = \frac{(352)^2 + (372)^2}{4} - 65522 = 50$$

$$SS_{误差} = SS_{5列} + SS_{6列} = \frac{(361)^2 + (363)^2}{4} - 65522 + \frac{(359)^2 + (365)^2}{4} - 65533 = 0.5 + 4.5 = 5$$

或 $SS_{误差} = SS_{总} - SS_A - SS_C - SS_D - SS_{A \times B} = 146 - 8 - 18 - 60.5 - 4.5 - 5 = 5$

数据分析结果列于表 14.11。

表 14.11　例 14.4 资料的方差分析表

变异来源	SS	ν	MS	F 值	P 值
总变异	146.0	7			
A（反应温度）	8.0	1	8.0	3.20	0.216
B（反应时间）	18.0	1	18.0	7.20	0.115
C（成分配比）	60.5	1	60.5	24.20	0.039
D（真空度）	4.5	1	4.5	1.80	0.312
$A \times B$	50.0	1	50.0	20.00	0.047
误差	5.0	2	2.5		

由方差分析结果可知，A、B、D 三个因素的主效应均不显著（$P>0.05$），而 C 因素（成分配比）2 水平差异显著，A 因素与 B 因素的交互作用显著。根据试验结果推断，生产效率最高的试验条件是 $A_1B_2C_2$ 或 $A_2B_1C_2$，即成分配比为 1.2∶1、反应温度 60 ℃、反应时间 3.5 h，或者成分配比为 1.2∶1、反应温度 80 ℃、反应时间 2.5h。

14.5 临床试验设计及其统计分析

14.5.1 临床试验设计

【例 14.5】 某研究者欲对董氏开胃散外敷治疗小儿厌食症湿食困脾征的有效性及安全性做出初步评价，在两家医院进行了临床试验，小儿厌食症湿食困脾征患者共 120 例，每家医院各 60 例，均随机分配到试验组和对照组各 30 例，试验组服用董氏开胃散，对照组服用好娃友口服液，两种药物剂型不同，用法不同，故采用"随机、双盲双模拟、平行对照、双中心"的临床试验。主要了解：① 试验组和对照组的总有效率有无差异。② 两组的不良反应率有无差异。（资料来源：《中成药》，2005 年第 27 卷第 11 期，1284～1287 页.）

1. 临床试验的特点

上述例 14.5 中的研究属于临床试验研究。临床试验是以人（患者或健康志愿者）为试验对象，对干预措施（新药或新疗法）的疗效及安全性进行前瞻性的追踪研究。

临床试验主要有以下四个特点：

（1）以人为试验对象。

（2）前瞻性的追踪研究。

（3）容易失访，容易造成较大偏倚。

（4）试验对象需要一定时间的积累。

2. 临床试验的原则

临床试验也属于试验研究，要遵循试验设计的"对照、随机、重复"三个基本原则，此处不再赘述。同时，由于临床试验是以人为试验对象，具有以上所提到的几个特点，所以它还要遵循"医学伦理、盲法"的原则。

1）医学伦理

临床试验必须符合《赫尔辛基宣言》和国际医学科学组织委员会颁布的《人体生物医学研究国际道德指南》的道德原则，即：公正、尊重人格、力求使受试者最大程度受益和尽可能避免伤害。因此，选择临床试验方法必须符合科学和伦理标准，必须周密考虑该试验的目的、要解决的问题、预期的治疗效果及可能产生的危害，同时试验方案必须得到临床研究负责单位的国家临床试验机构伦理委员会批准，还需要得到受试对象或其亲属、监护人的知情同意，才可以实施。

2）盲法

盲法是控制观察性偏倚的一种重要措施，其优点在于能够降低或避免观察者方和被观察者方的主观因素对试验结果评价的干扰,得到更为客观置信的试验结果。观察者方包括:研究者、参与试验结果评价的研究人员、数据管理人员及统计分析人员;被观察者方是指受试对象及其亲属或监护人。

(1) 双盲:观察者方和被观察者方均不知道受试对象分在哪一组,称为双盲。

在双盲临床试验中,盲法应自始至终贯穿于整个试验,即:产生随机数编制盲底、药物的随机分配、受试对象的入组用药、试验结果的记录及评价、试验过程的检查、数据管理、统计分析,都需要保持盲态。如果发生了任何非规定情况所致的盲底泄漏,称为破盲。

当试验组和对照组的样本量相等时,需要进行两次揭盲。等到试验数据收集、整理、录入计算机内,并经检查审核确定无误后被锁定,进行第一次揭盲,知道每个受试对象所在的组别是 A 组还是 B 组(不清楚 A、B 分别对应的是试验组还是对照组),交给统计学专业人员进行数据的统计分析;当统计分析结束后再进行第二次揭盲,知道 A、B 分别对应的是试验组还是对照组。而当两组样本量不相等时,只有第一次揭盲。

同时从医学伦理方面考虑,双盲试验为每个受试对象设置了一份密封的应急信件,信件内容为该受试对象所在的组别及用药情况,在临床试验中发生紧急情况或个别的受试对象需要抢救必须知道其所接受的是何种处理,这时需要紧急揭盲,而且一旦揭盲,该受试对象将中止试验,按脱落处理,并记录在病例报告表中。

但是,当全部或大部分受试对象被揭盲,该临床试验视作无效,需要查找原因、重新设计、重新实施。

(2) 双盲双模拟技术:在标准对照的临床试验中,比如,试验组给予新药,对照组给予传统有效的药物,如果新药和传统药的剂型/外观不同或剂型/外观虽相同但数量不等,无法实施双盲,这时可以采用双模拟技术。对于第一种情形,假设新药是片剂、传统药是胶囊剂,或者新药是小片剂、传统药是大片剂,所采用的双模拟技术即为:分别制备新药的安慰剂和传统药的安慰剂,试验组的受试对象服用"新药"和"传统药的安慰剂",而对照组服用"传统药"和"新药的安慰剂"。对于第二种情形,假设新药和传统药均为大小一致的片剂,但新药需 2 粒、传统药需 3 粒,所采用的双模拟技术即为:分别制备新药的安慰剂和传统药的安慰剂,试验组的受试对象服用"2 粒新药"和"3 粒传统药的安慰剂",而对照组服用"3 粒传统药"和"2 粒新药的安慰剂"。均能保证双盲的实施。

(3) 单盲:仅被观察者方不知道自己分到哪一组,称为单盲。

有些临床试验无法做到双盲,比如,探讨不同剂量的麻醉剂对子宫切除患者全身麻醉效果及血流动力学影响的临床试验中,如果观察者(施行麻醉的医生)也不知道受试对象分到哪一组,则可能会引发较大的临床风险,有违医学伦理道德,这时双盲试验不可行,宜采用单盲试验。采用单盲试验时,应制定控制偏倚的相应措施,使已知来源的偏倚降到最低。在刚才的麻醉临床单盲试验中,为了使试验评价结果更客观,施行麻醉的医生需要密切观察受试对象的生命安全,同时让另一位麻醉专业的医生评价受试对象的麻醉效果及血流动力学指标,从而降低乃至避免观察性偏倚。

3. 新药临床试验的概况

(1) 新药临床试验的法制法规:为确保新药临床试验研究的科学性、严谨性、规范性,世界卫生组织(WHO)、人用药品注册技术规定国际协调会议(ICH)以及各发达国家均制定了药品临床试验管理规范(GCP)。我国 1998 年正式成立国家药品监督管理局(SDA),2003 年在 SDA 的基础上成立国家食品药品监督管理局(SFDA),先后颁布《中华人民共和国药品管理法》、《药品注册管理办法》、《新药审批办法》、《药物临床试验质量管理规范》、《药品临床试验的若干规定》等一系列法规,同时出台《化学药物和生物制品临床试验的生物统计学技术指导原则》,这些都标志着我国药品管理与国际接轨。

(2) 新药临床试验的分期:一般分为 Ⅰ、Ⅱ、Ⅲ、Ⅳ 四期。各期新药临床试验的目的及要求见表 14.12。

表 14.12　各期新药临床试验的目的及要求

分期	阶段名称	目的	样本量要求*
Ⅰ期	初步的临床药理学及人体安全性评价阶段	观察人体对新药的耐受程度和药代动力学	试验组不少于 24 例
Ⅱ期	治疗作用初步评价阶段	初步评价药物对目标适应证患者的治疗作用和安全性	试验组不少于 100 例
Ⅲ期	治疗作用确证阶段	进一步验证药物对目标适应证患者的治疗作用和安全性,评价利益与风险的关系	试验组不少于 300 例
Ⅳ期	上市后的应用研究阶段	考察新药在广泛使用条件下的疗效和不良反应,评价其使用的利益与风险关系	试验组不少于 2000 例

*:我国《新药审批办法》中所规定的最低试验组例数要求。

14.5.2　临床试验的统计分析

1. 常用的统计分析数据集

(1) 全分析集(full analysis set,FAS):根据处理意向(intention-to-treat,ITT)分析原则,所有经随机化分组的受试对象都应参与统计分析,而不管其是否接受预先计划的处理。全分析集是指尽可能接近符合 ITT 分析原则的理想受试对象集,该数据集是从所有参与随机化分配的受试对象中以最少、最合理的方法剔除若干后得出的。

(2) 符合方案集(per protocol set,PPS):PPS 是充分依从于试验方案的病例数据集,亦称有效病例、合格病例、可评价病例样本,是 FAS 的一个子集。纳入 PPS 的病例应接受试验分配的治疗,具有主要指标的测量值以及具备较好的依从性(如:至少接受 2/3 以上疗程的治疗,主要观察指标不缺失等)。

(3) 安全性数据集(safety set,SS):该数据集包括所有随机化后至少接受一次治疗和一次安全性评价的受试对象,对该数据集进行统计分析的目的是用于安全性和耐受性评价。

在新药临床试验的统计分析中,以 FAS 分析所得结论为主,当 PPS 分析和 FAS 分析的结论一致时,该临床试验的置信度会增大;而当两者结论不一致时,应分别对 PPS 和 FAS 进行可比性分析,找出结果不一致的原因。

2. 常用的统计分析内容及其统计分析方法

(1) 临床试验的统计分析内容主要包括:可比性分析、疗效评价、安全性评价。① 可比性分析:对不同处理组受试对象的基线信息进行比较、分析,如两组的年龄、性别、病情等基线信息有无可比性。② 疗效评价:对不同处理组受试对象的主要指标、次要指标及全局评价指标进行比较分析,以明确处理因素(或干预措施)是否具有治疗效果,如两组的治愈率、有效率有无差异。③ 安全性评价:对不同处理组受试对象的不良反应发生率进行比较分析,如两组发生腹泻、腹痛、恶心呕吐的比例是否有差异。

（2）统计分析方法:统计分析方法的选择参考前面各章节内容。

14.6　临床随访研究及其统计分析

14.6.1　临床随访研究

【例 14.6】　某医师将 20 例某恶性肿瘤患者随机分到两组,分别采用甲、乙两种疗法治疗,随访观察一年,记录每组患者的生存情况,以了解:① 两种疗法的生存率。② 两种疗法的优劣。

【例 14.7】　某课题组对 2005 年 12 月至 2008 年 7 月某医院普外科行根治性手术的Ⅱb 和Ⅲa 期 270 例大肠癌患者完成了门诊、住院或电话的临床随访研究,随访每 3 个月一次,连续 2 年,以后每 6 个月一次,总共随访 2～3 年。采用流式细胞仪对大肠癌组织细胞的 DNA 倍体进行检测,随访记录患者的术后生存情况,以了解:① 大肠癌组织细胞的 DNA 二倍体和异倍体的术后 1 年、2 年、3 年生存率高低。② DNA 倍体类型是否是Ⅱb 和Ⅲa 期大肠癌预后的影响因素。(资料来源:《中国实用医刊》,2011 年第 38 卷第 18 期,109～110 页.)

1. 临床随访研究的特点

上述两项研究均属临床随访研究。临床随访研究是以临床病人为研究对象而进行的前瞻性追踪研究。

临床随访研究主要有三个特点:① 以临床病人为研究对象。② 前瞻性的追踪研究。③ 容易出现失访。此三个特点与 14.5 节中临床试验研究的前三个特点是一样的。

2. 临床随访研究的内容

1)研究的目的

一般包括两个目的:① 描述某临床症状或疾病的发生、发展或转归。② 分析某临床干预措施或某暴露因素是否与某临床症状或疾病有关联。

2)随访病例的纳入标准

应明确随访病例的纳入及排除标准,因为同样的干预措施可因研究对象的病情轻重或年龄、性别不同及个体差异而产生不同的研究结果,也可因研究对象有特定的某种身体条件或不同的依从性而影响结果,从而导致随访的结果也会不同。因此,随访时应尽量使研究对象的基线相同,确保研究结果的可靠性以及可重复性。

3)随访的方法

包括直接的和间接的随访方法。直接的随访方法有:电话随访、信函随访、家庭访视、门诊或收住院随访等。间接的随访如:查阅医院病历、死亡登记、疾病报告卡、人事劳保档案资料等。采用何种随访方法需要根据研究目的及研究结局的性质来选用。本节主要简单介绍一些直接随访方法的适用条件及优缺点。

（1）电话随访：适用于随访内容简单、不需要做理化检查、容易获得信息的随访研究。其优点是节省人力、物力，方便快捷；缺点是容易遭到拒绝，不便于深入访问。

（2）信函随访：适用于自填式调查问卷。优点是节省人力，可以获得比较详细的随访信息；缺点是信函的回复率及信息的真实性不易控制，容易发生无应答偏倚。

（3）家庭访视：适用于需要深入到研究对象的家中或方便接待的地方才能得到私密性较强信息的随访研究，也适用于研究对象行动不方便，需要研究观察者上门随访的研究。优点是可以节约研究对象的时间，便于获取详细的信息；缺点是会耗费研究观察者的时间，有时可能会遭到研究对象的拒绝。

（4）门诊或收住院随访：适用于需要获取研究对象详细的理化检查信息的研究。优点是可以获得研究对象准确详细的健康状况信息；缺点是可能会影响研究对象的依从性。

4）随访时间

在随访研究中，要明确随访起始时间和终止时间，以便精确计算出每个研究对象的随访观察时间长短。根据不同的研究目的选择不同的随访观察起点时间，例如，观察手术效果，手术之日就是起点时间；观察药物疗效，用药开始时间即为起点时间；研究癌症患者的生存过程，该癌症的病理确诊时间即为起点时间。终止时间的选定主要根据所观察疾病或临床症状的具体情况和研究目的而定，因为临床随访研究中有时要对一种治疗措施做出全面评价，不仅要注意近期疗效，同时还注重远期疗效，因此，要有适当的及足够的随访观察期，才能得到真实的观察效果和可靠的研究结果。

5）随访结局

根据具体的研究目的来确定随访结局。一般而言，绝大多数临床随访研究中的研究对象是恶性肿瘤病人，如肺癌、大肠癌、白血病等。研究目的是"分析患者的生存情况"，则其随访结局常常是"死亡"。如果研究目的是"分析某疗法对某疾病或某症状是否有缓解作用"，则其随访结局为"缓解"；如果研究目的是"某疾病或某症状采用某方法治疗后是否复发"，则其随访结局为"复发"，等等。

随访结局的测量必须有临床上严格的标准，且标准口径要统一，例如，死亡的确定标准，某症状缓解的标准，某疾病复发的标准等。

6）统计分析方法

根据研究目的及研究资料的特点来确定所采用的统计分析方法。具体内容详见本章14.6.2节。

7）注意事项及原则

（1）医学伦理：只要是以人（病人或正常人）作为研究对象，该研究就必须符合《赫尔辛基宣言》和国际医学科学组织委员会颁布的《人体生物医学研究国际道德指南》的道德原则，同时研究方案必须得到临床研究负责单位的国家临床试验机构伦理委员会批准，还需要得到研究对象或其亲属、监护人的知情同意，才可以实施。

（2）随机性及对照原则：在例14.6的临床随访研究中，要比较甲、乙两种疗法的优劣（当然,前提条件是:甲、乙两种疗法在临床上都已属成熟),要求 20 例患者是随机地分到两组(这一点与 14.5 节的临床试验研究类似),两组互为对照,再随访一年观察生存情况;但在例 14.7 的临床随访研究中,是对同一批 270 例大肠癌患者进行 2～3 年的随访观察,大肠癌组织细胞的 DNA 二倍体和 DNA 异倍体两组不是随机分成的,而是自然形成的,属于组内对照。

(3) 盲法:盲法的具体操作已在 14.5 节中介绍过。例 14.6 中的临床随访研究,可以做到双盲,即临床观察者和研究对象均不知道;但如果其中甲疗法是外科手术,乙疗法是药物保守治疗,无法实施盲法的情况下,要尽量接近盲法,例如,要求两组患者治疗前均进行心理安慰和辅导,治疗后让另外一名没有参与两组治疗的专业医师进行统一临床观察等。但是,例 14.7 的临床随访研究是针对同一批研究对象采用同样的手术治疗,研究对象及临床观察者双方均知道具体的治疗方法,所以对于此类临床随访研究就无需实施盲法。

综合上述(2)、(3)项,临床随访研究要根据具体的研究目的及临床背景来确定是否需要随机分组,对照组的性质如何,是否需要实施盲法及如何实施。

14.6.2　临床随访研究的统计分析

描述、评价恶性肿瘤患者的生存情况一般采用生存率指标。

如果随访信息中没有失访情况,生存率指标则可以采用前面 3.3 节中的公式(3.24)进行计算而得;若比较两组的生存率,则可以直接采用 χ^2 检验方法进行推断。

如果到了规定的随访观察截止日期,有的患者尚未达到终点(如死亡),有的患者失访,此类随访信息我们称为截尾值,也称不完全数据。存在截尾值的情况下,需要特定的生存分析方法处理随访资料。

生存分析方法的优势在于:能将研究对象的随访结局(有无达到终点)和生存时间两个因素同时结合起来考虑,能处理截尾值并充分利用所获取的随访信息。

表 14.13 中显示了生存分析方法的主要内容及常用的研究方法。

表 14.13　生存分析方法的主要内容及常用的研究方法

主要内容	常用的研究方法
生存过程的描述	乘积—极限法(Kaplan-Meier)、寿命表法(Life Tables)
生存过程的比较	对数秩检验(Log-rank)
影响因素的分析	Cox 比例风险模型

以例 14.6 为例,阐述生存分析方法中的"生存过程的描述"和"生存过程的比较"。

例 14.6 中的随访数据见表 14.14。数据说明:甲组 11 例、乙组 9 例,表格中的具体数值为生存时间(周),数值右上标带有"＋"表示该信息为截尾值,如甲组中的"5"表示该例患者活满 5 周时间后死亡,"7⁺"表示该例患者观察到 7 周时因某原因而失访,他至少活了 7 周时间,但仍记录为 7 周生存时间。

表 14.14　20 例某恶性肿瘤患者两种疗法的生存时间(周)

疗法	1	2	3	4	5	6	7	8	9	10	11
甲	5	7+	13	13	23	30	30+	38	42	42	45+
乙	1	3	3	7	10	15	15	23	30		

具体的计算过程省略。下面呈现的主要结果是经 SPSS 统计软件中的乘积—极限法模块实现而得(具体的 SPSS 软件操作见 14.7 节)。

1. 生存过程的描述

(1) 甲疗法:5 周生存率=90.9%,13 周生存率=70.7%,23 周生存率=60.6%,38 周生存率=37.9%,中位生存时间=38(周)。

(2) 乙疗法:1 周生存率=88.9%,7 周生存率=55.6%,15 周生存率=22.2%,23 周生存率=11.1%,中位生存时间=10(周)。

"中位生存时间"定义为:当有一半(50%)人达到终点(如死亡)时的时间。

2. 生存过程的比较

经 Log-rank 检验,检验统计量 χ^2 值=7.628,自由度 $\nu=1$,$P=0.006<0.05$,则甲、乙两疗法的生存过程有差异,结合两者的中位生存时间及生存率的高低,可以得出甲疗法优于乙疗法。

该例中所采用的统计方法属于生存分析中的单因素分析方法,因为只涉及一个影响因素(即疗法)。

如果随访资料中除了暴露因素之外,还有若干混杂因素,这时就要采用生存分析中的多因素回归分析方法。生存分析中的多因素回归包括参数方法和半参数方法,其中参数方法包括:指数分布模型、Weibull 分布模型、Gompertz 分布模型、对数正态分布模型、对数 logistic 分布模型等;半参数方法主要是 Cox 比例风险模型(简称为 Cox 回归)。生存分析中的参数方法均假设风险函数服从某分布,而半参数方法中不需指定风险函数的分布情况,所以 Cox 回归最常用。半参数方法中 Cox 回归的详细介绍见本书 15.3 节。

14.7　SPSS 软件实现

14.7.1　例 14.1 的 SPSS 操作方法

1. 建立 SPSS 数据库

对于例 14.1,将 20 只试验动物进行编号,建立数据库如图 14.2 所示。设立随机数字种子,如图 14.3 和图 14.4 所示。

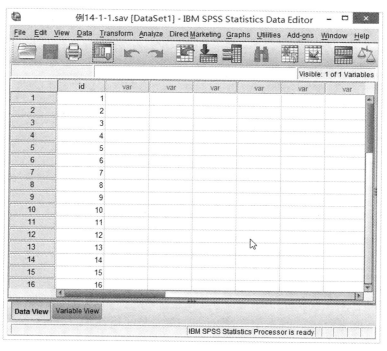

图 14.2　例 14.1 的数据库结构示意图

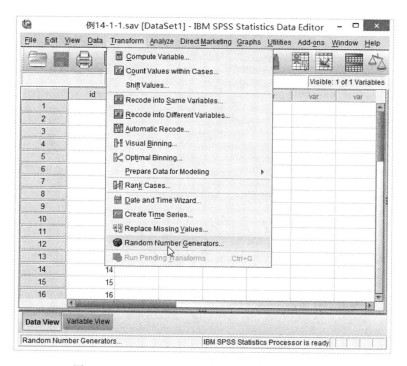

图 14.3　Transform→Random Number Generators

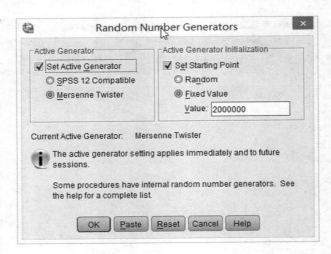

图 14.4　Random Number Generators 对话框

2. 随机抽取样本

　　点击 Data-Select Cases,如图 14.5。在弹出的窗口中,点击 Random sample of cases,如图 14.6。选择精确选取 Exactly,前一个框填入 10,表示要随机抽取 10 例样本,后一个框填入 20,因为要从 20 例个案中选取(图 14.7),点击 Continue 回到上级窗口,点击 OK,出现运行结果(图 14.8)。随机分组和随机试验顺序可参照本方法进行。(注意:如果想重现试验结果,请记住随机数字种子和数字产生器的类型。)

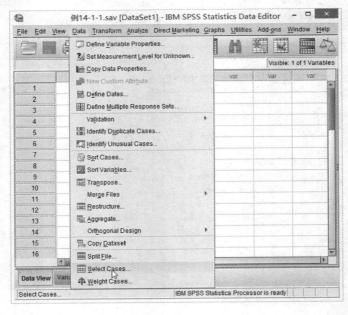

图 14.5　Data→Select Cases

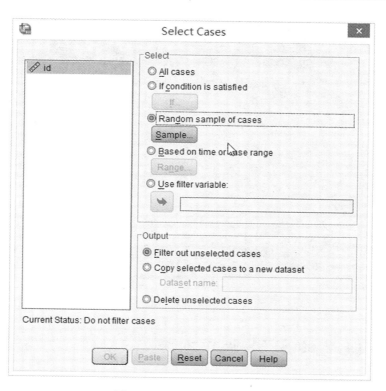

图 14.6　Select Cases 对话框

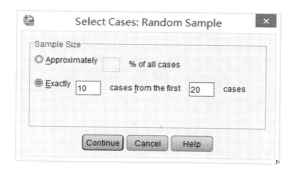

图 14.7　Select Cases：Random Sample 对话框

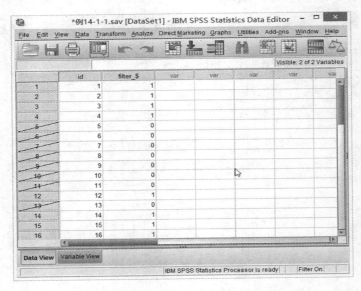

图 14.8　精确选取后的输出结果

14.7.2　例 14.2 的 SPSS 操作方法

1. 建立 SPSS 数据库

将处理因素药物定义变量名"drug"。其中"1"表示低分子肝素钙，"2"表示速避凝；定义阶段因素为"stage"，其中"1"表示第一阶段，"2"表示第二阶段；病人个体定义为"subject"；凝血酶原时间定义为"*tt*"。SPSS 数据文件格式见图 14.9。

图 14.9　例 14.2 的数据库结构示意图

2. SPSS 软件实现方法

（1）点击 Analyze 选项中的 General Linear Model，再选择 Univariate（图 14.10），弹出对话框，将凝血酶原时间 tt 移入 Dependent Variable，将阶段 stage 和药物类型 drug 放入 Fixed Factor(s) 框，将 subject 放入 Random Factor(s) 框（图 14.11）。

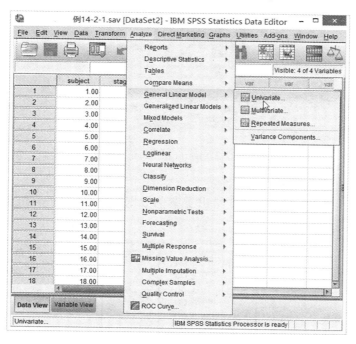

图 14.10　Analyze→General Linear Model→Univariate

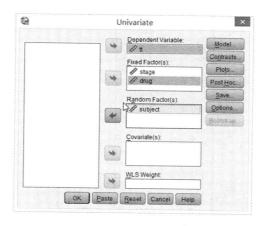

图 14.11　Univariate 对话框

（2）点击 Model 按钮，弹出 Model 对话框，选中 Custom，将 stage、drug 和 subject 移入右侧框中，并将 Build Term(s) 框中 Type 改为主效应模型（Main effects），见图 14.12，点击 Continue 返回，点击 OK 运行。

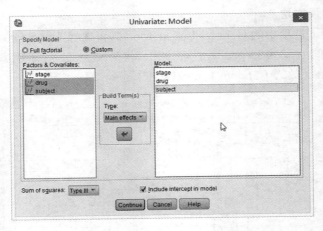

图 14.12　Univariate：Model 对话框

3. 主要的输出结果和解释

输出结果见图 14.13。图 14.13 中给出了案例数据的信息，便于分析者查看和核查。图 14.14 为本例的主要分析结果。

		N
stage	1.00	20
	2.00	20
drug	1.00	20
	2.00	20
subject	1.00	2
	2.00	2
	3.00	2
	4.00	2
	5.00	2
	6.00	2
	7.00	2
	8.00	2
	9.00	2
	10.00	2
	11.00	2
	12.00	2
	13.00	2
	14.00	2
	15.00	2
	16.00	2
	17.00	2
	18.00	2
	19.00	2
	20.00	2

图 14.13　输出数据信息

Dependent Variable：tt

Source		Type III Sum of Squares	df	Mean Square	F	Sig.
Intercept	Hypothesis	16516.096	1	16516.096	110.412	.000
	Error	2842.124	19	149.585a		
stage	Hypothesis	70.756	1	70.756	1.470	.241
	Error	866.195	18	48.122b		
drug	Hypothesis	27.889	1	27.889	.580	.456
	Error	866.195	18	48.122b		
subject	Hypothesis	2842.124	19	149.585	3.108	.010
	Error	866.195	18	48.122b		

a.　MS(subject)

b.　MS(Error)

图 14.14　方差分析输出结果

本例不同药物 drug 间比较，$F=0.580$，$P=0.456$，不能拒绝 H_0，两种药物间凝血酶原时间差异无显著性意义；不同阶段 stage 间比较，$F=1.470$，$P=0.241$，不能拒绝 H_0，两阶段间凝血酶原时间差异无显著性意义；不同个体 subject 间比较，$F=3.108$，$P=0.010$，拒绝 H_0，接受 H_1，可以认为不同个体间凝血酶原时间差异有显著性意义。

14.7.3　例 14.3 的 SPSS 操作方法

1. 建立 SPSS 数据库

对于例 14.3，建立如下数据集，包含 4 个变量：Driver、Car、Gasoline 和 Feul_Eff，分别表示驾驶员、车型、汽油种类 3 个因素和燃油效率的试验结果，录入数据。建立好的数据集见图 14.15。

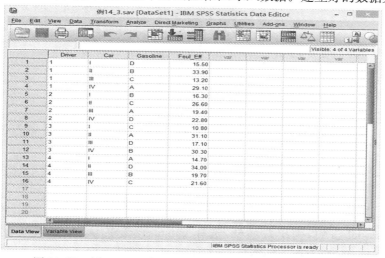

图 14.15　例 14.3 四种汽油的燃油效率比较的 SPSS 数据集

313

2. SPSS 软件实现方法

（1）选择 Analyze 菜单下的 General Linear Model，再选择 Univariate（图 14.16），弹出对话框，将燃油效率 Feul_Eff 移入 Dependent Variable，将因素 Driver、Car、Gasoline 放入 Fixed Factor(s)框（图 14.17）。

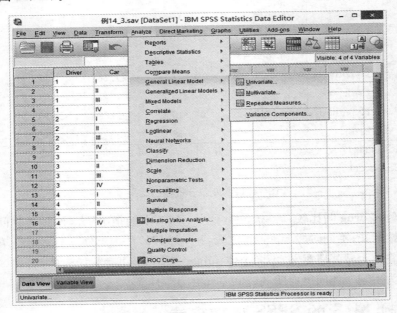

图 14.16 例 14.3 的资料分析方法选择

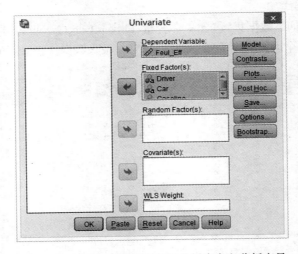

图 14.17 例 14.3 资料的方差分析中定义分析变量

（2）点击 Model 按钮，弹出对话框，选择 Custom，选中 Driver、Car、Gasoline，将 Build Term(s)中的 Type 改为 Main effects（主效应），点击右箭头，将 Driver、Car、Gasoline 移入右侧 Model 框中（图 14.18）。

（3）点击 Continue 按钮，返回 Univariate 对话框。点击 OK 运行。

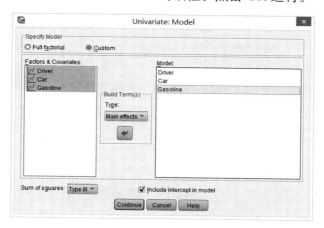

图 14.18　例 14.3 资料的方差分析中定义为各因素的主效应模型

3. 输出结果及其解释

输出结果包括数据信息（图 14.19）和方差分析结果（图 14.20）。方差分析结果的解释见第 14.3 节。

Between-Subjects Factors

		N
Driver	1	4
	2	4
	3	4
	4	4
Car	I	4
	II	4
	III	4
	IV	4
Gasoline	A	4
	B	4
	C	4
	D	4

图 14.19　例 14.3 的输出结果——数据基本信息

Tests of Between-Subjects Effects

Dependent Variable：Feul_Eff

Source	Type Ⅲ Sum of Squares	df	Mean Square	F	Sig.
Corrected Model	851.791ᵃ	9	94.643	23.851	.001
Intercept	7925.451	1	7925.451	1997.278	.000
Driver	5.897	3	1.966	.495	.699
Car	736.912	3	245.637	61.903	.000
Gasoline	108.982	3	36.327	9.155	.012
Error	23.809	6	3.968		
Total	8801.050	16			
Corrected Total	875.599	15			

a. R Squared = .973（Adjusted R Squared = .932）

图 14.20　例 14.3 的输出结果——方差分析表

14.7.4　例 14.4 的 SPSS 操作方法

1. 建立 SPSS 数据集

对于例 14.4，建立如下数据集，包含 5 个变量：A、B、C、D 和 Effect，分别表示 4 个因素和收药率的试验结果，录入数据。建立好的数据集见图 14.21。

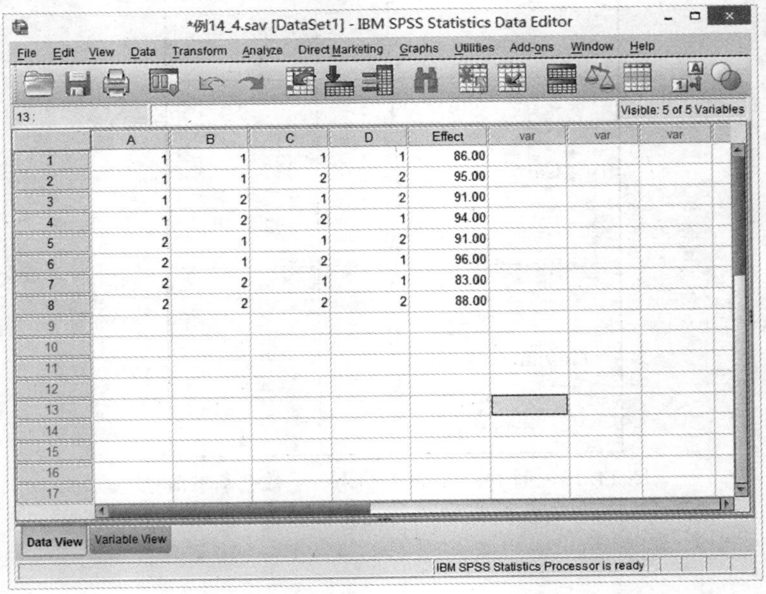

图 14.21　例 14.4 的 SPSS 数据集

2．方差分析的 SPSS 软件实现

（1）选择 Analyze 菜单下的 General Linear Model，再选择 Univariate（图 14.22），弹出对话框，将收药率 Effect 移入 Dependent Variable，将因素 A、B、C、D 放入 Fixed Factor(s)框（图 14.23）。

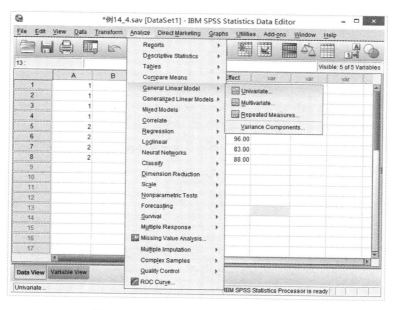

图 14.22　例 14.4 的资料分析方法选择

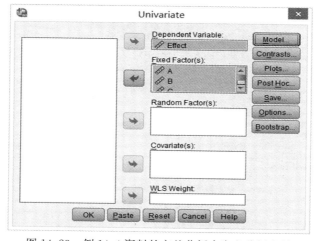

图 14.23　例 14.4 资料的方差分析中定义分析变量

（2）点击 Model 按钮，弹出对话框，选择 Custom，选中 A、B、C、D，将 Build Term(s)中的 Type 改为 Main effects（主效应）（图 14.24），点击右箭头，将 A、B、C、D 移入右侧 Model 框中；然后再选中左侧的 A、B，将 Build Term(s)中的 Type 改为 Interaction（交互效应）（图 14.25），点击右箭头，则将 A＊B 移入右侧 Model 框中（图 14.26）。

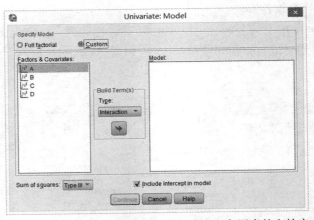

图 14.24　例 14.4 资料的方差分析中定义各因素的主效应

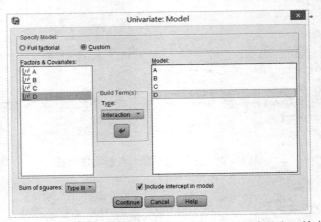

图 14.25　例 14.4 资料的方差分析中定义 A 与 B 因素的交互效应

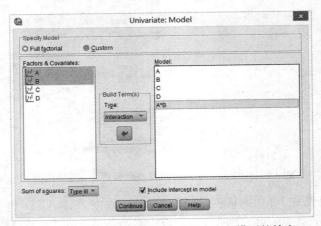

图 14.26　例 14.4 资料的方差分析中定义模型的效应

（3）点击 Continue 按钮，返回 Univariate 对话框。点击 OK 运行。

3. 输出结果及其解释

输出结果包括数据信息(图 14.27)和方差分析结果(图 14.28)。方差分析结果的解释见第 14.4 节。

Between-Subjects Factors

			N
A		1	4
		2	4
B		1	4
		2	4
C		1	4
		2	4
D		1	4
		2	4

图 14.27　例 14.4 资料的方差分析 SPSS 输出结果——数据信息

Tests of Between-Subjects Effects

Dependent Variable：Feul_Eff

Source	Type Ⅲ Sum of Squares	df	Mean Square	F	Sig.
Corrected Model	141.000[a]	5	28.200	11.280	.083
Intercept	65522.000	1	65522.000	26208.800	.000
A	8.000	1	8.000	3.200	.216
B	18.000	1	18.000	7.200	.115
C	60.500	1	60.500	24.200	.039
D	4.500	1	4.500	1.800	.312
A * B	50.000	1	50.000	20.000	.047
Error	5.000	2	2.500		
Total	65668.000	8			
Corrected Total	146.000	7			

a. R Squared = .966 (Adjusted R Squared = .880)

图 14.28　例 14.4 资料的方差分析 SPSS 输出结果——方差分析表

14.7.5　例 14.6 的 SPSS 操作方法

1. 建立 SPSS 数据库

对于例 14.6,将表 14.14"20 例某恶性肿瘤患者两种疗法的生存时间(周)"中的数据正确地导入到 SPSS 数据编辑窗口中。SPSS 数据文件格式见图 14.29。group 中 1 代表甲疗法、2 代表乙疗法，t 代表生存时间，status 中 1 代表达到终点、0 代表截尾值。

图 14.29　例 14.6 的数据库结构示意图

2. SPSS 操作实现方法

点击 Analyze→Survival→Kaplan-Meier(图 14.30)，系统弹出 Kaplan-Meier 对话框，将左侧框中的变量 t 导入到上方的 Time 变量栏中，再将左侧框中的变量 status 导入到 Time 变量栏下方的 Status 变量栏中，点击其下方的 Define Event 按钮，弹出 Kaplan-Meier：Define Event For Status 对话框，在 Single Value 选项后面空白栏中填上"1"，说明"1 代表达到终点"，见图 14.31。然后点击 Kaplan-Meier：Define Event For Status 对话框中右边的 Continue 按钮，回到 Kaplan-Meier 对话框。

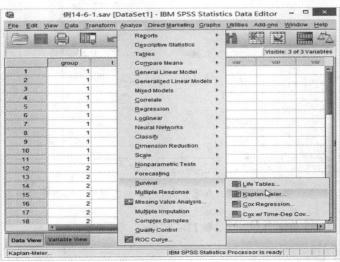

图 14.30　Analyze→Survival→Kaplan-Meier

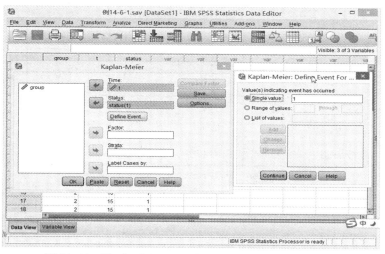

图 14.31　Kaplan-Meier：Define Event for Status 对话框

在 Kaplan-Meier 对话框中，将左侧框中的变量 group 导入到右边的 Factor 变量栏中，激活对话框中左下角的 Compare Factor 按钮后点击该按钮，弹开 Kaplan-Meier：Compare Factor Levels 对话框，选择 Log rank 选项（图 14.32），点击右边的 Continue 按钮，回到 Kaplan-Meier 对话框，然后点击 OK。

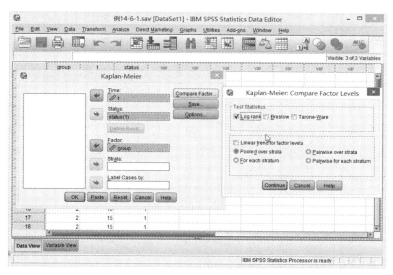

图 14.32　Kaplan-Meier：Compare Factor Levels 对话框

3. 主要的输出结果和解释

输出结果见图 14.33～图 14.36。具体解释见前面 14.6.2 节内容。

Case Processing Summary

group	Total N	N of Events	Censored	
			N	Percent
1	11	8	3	27.3%
2	9	9	0	.0%
Overall	20	17	3	15.0%

图 14.33　Case Processing Summary

Survival Table

group		Time	Status	Cumulative Proportion Surviving at the Time		N of Cumulative Events	N of Remaining Cases
				Estimate	Std. Error		
1	1	5.000	1	.909	.087	1	10
	2	7.000	0	.	.	1	9
	3	13.000	1	.	.	2	8
	4	13.000	1	.707	.143	3	7
	5	23.000	1	.606	.154	4	6
	6	30.000	1	.505	.158	5	5
	7	30.000	0	.	.	5	4
	8	38.000	1	.379	.161	6	3
	9	42.000	1	.	.	7	2
	10	42.000	1	.126	.116	8	1
	11	45.000	0	.	.	8	0
2	1	1.000	1	.889	.105	1	8
	2	3.000	1	.	.	2	7
	3	3.000	1	.667	.157	3	6
	4	7.000	1	.556	.166	4	5
	5	10.000	1	.444	.166	5	4
	6	15.000	1	.	.	6	3
	7	15.000	1	.222	.139	7	2
	8	23.000	1	.111	.105	8	1
	9	30.000	1	.000	.000	9	0

图 14.34　生存率估计值

group	Median			
	Estimate	Std. Error	95% Confidence Interval	
			Lower Bound	Upper Bound
1	38.000	10.645	17.135	58.865
2	10.000	4.472	1.235	18.765
Overall	15.000	5.341	4.532	25.468

图 14.35　中位生存时间估计值

Overall Comparisons

	Chi-Square	df	Sig.
Log Rank（Mantel-Cox）	7.628	1	.006

Test of equality of survival distributions for the different levels of group.

图 14.36　Chi-Square Tests

本 章 小 结

1. 试验设计包括三个基本要素:处理因素、试验对象、试验效应;试验设计必须遵循三个基本原则:对照、随机、重复。

2. 交叉设计是一种特殊的自身对照设计,它按事先设计好的试验次序,在各个时期对受试对象先后实施各种处理,以比较处理组间的差异。

3. 拉丁方设计实际上是一种特殊类型的 3 个因素试验设计,其水平数必须相同;由于拉丁方仅为 3 个因素的每个水平之间完全组合的一部分,一般不考虑交互影响。

4. 正交设计适用于因素和水平数较多时进行最佳因素和水平组合筛选的研究,是利用正交表合理安排试验和数据分析;同时,要根据研究目的和试验方案选择合适的正交表。

5. 在交叉设计、拉丁方设计和正交设计中,若观察指标为数值变量时,一般都采用方差分析方法进行统计推断;方差分析的基本原理见第 7 章内容。

6. 临床试验中除了要遵循对照、随机、重复原则之外,还要符合医学伦理,并且要尽可能实施盲法,以避免偏倚。

7. 临床随访研究的内容包括:目的、研究对象的纳入标准、随访的方法、随访时间、随访结局、统计分析方法,同时还需考虑医学伦理、随机性、盲法等问题。当随访资料中有截尾值,则考虑采用生存分析方法进行处理。

8. 能熟练掌握交叉设计、拉丁方设计和正交设计方差分析的 SPSS 统计软件操作;熟练掌握生存分析中乘积—极限法的 SPSS 统计软件操作。

（王　静　刘　静　王艾丽）

第 15 章 医学多元统计分析

15.1 多元线性回归模型

简单的直线回归研究两个变量(一个因变量与一个自变量)之间线性依存关系的问题,但医学研究中,影响因变量的自变量往往不止一个,而是多个,如人的身高与年龄、体重以及父母的平均身高等有关。在流行病学研究中,影响慢性非传染性疾病发病的因素众多,如高血压病人的血压值。因此需要进行一个因变量与多个自变量间的回归分析,即多元回归(multiple regression),而其中最为简单、常用并且具有基础性质的是多元线性回归(multiple linear regression),许多非线性回归(non-linear regression)和多项式回归(polynomial regression)都可以化为多元线性回归来解决,因而多元线性回归分析有着广泛的应用。研究多元线性回归分析的思想、方法和原理与直线回归分析基本相同,但是涉及的概念和计算分析要比直线回归分析复杂得多,需要利用统计软件进行计算。

多元线性回归分析的基本任务包括:根据因变量与多个自变量的实际观测值建立因变量对多个自变量的多元线性回归方程;检验、分析各个自变量对因变量的综合线性影响有无统计学意义;检验、分析各个自变量对因变量的单纯线性影响有无统计学意义,根据对因变量影响有统计学意义的自变量,建立最优多元线性回归方程等。

15.1.1 多元线性回归方程的建立

1. 多元线性回归的数学模型

设因变量 Y 与自变量 $X_1, X_2, \cdots, X_m$ 共有 n 组实际观测数据,示于表 15.1。

表 15.1 多元线性回归的数据格式

观察单位	因变量(Y)	自变量			
		X_1	X_2	$\cdots$	X_m
1	Y_1	X_{11}	X_{21}	$\cdots$	X_{m1}
2	Y_2	X_{12}	X_{22}	$\cdots$	X_{m2}
$\vdots$	$\vdots$	$\vdots$	$\vdots$	$\cdots$	$\vdots$
N	Y_n	X_{1n}	X_{2n}	$\cdots$	X_{mn}

假定因变量 Y 与自变量 $X_1, X_2, \cdots, X_m$ 间存在线性关系,其数学模型为

$$Y_j = \beta_0 + \beta_1 X_{1j} + \beta_2 X_{2j} + \cdots + \beta_m X_{mj} \qquad j = 1, 2, \cdots, N \tag{15.1}$$

式中,$X_1, X_2, \cdots, X_m$ 为可以观测的一般变量(或为可以观测的随机变量),Y 为可以观测的随机变量,ε_j 为相互独立且都服从 $N(0, \sigma^2)$ 的随机变量。我们可以根据实际观测值对 $\beta_0, \beta_1, \beta_2, \cdots, \beta_m$ 以及方差 σ^2 作出参数估计。

2. 建立线性回归方程

设 Y 对 $X_1, X_2, \cdots, X_m$ 的 m 元线性回归方程为

$$\hat{Y} = b_0 + b_1 X_1 + b_2 X_2 + \cdots + b_m X_m \tag{15.2}$$

其中,$b_0, b_1, b_2, \cdots, b_m$ 为 $\beta_0, \beta_1, \beta_2, \cdots, \beta_m$ 的最小二乘估计值。即 $b_0, b_1, b_2, \cdots, b_m$ 应使实际观测值 Y 与回归估计值 $\hat{Y}$ 的偏差平方和最小。

令
$$
\begin{aligned}
Q &= \sum_{j=1}^{n} (Y_j - \hat{Y}_j)^2 \\
&= \sum_{j=1}^{n} (Y_j - b_0 - b_1 X_{1j} - b_2 X_{2j} - \cdots - b_m X_{mj})^2
\end{aligned}
$$

由最小二乘法,可得到关于回归系数 $b_0, b_1, b_2, \cdots, b_m$ 的正规方程组:

$$
\left.
\begin{aligned}
Nb_0 + (\sum X_1)b_1 + (\sum X_2)b_2 + \cdots + (\sum X_m)b_m &= \sum Y \\
(\sum X_1)b_0 + (\sum X_1^2)b_1 + (\sum X_1 X_2)b_2 + \cdots + (\sum X_1 X_m)b_m &= \sum X_1 Y \\
(\sum X_2)b_0 + (\sum X_2 X_1)b_1 + (\sum X_2^2)b_2 + \cdots + (\sum X_2 X_m)b_m &= \sum X_2 Y \\
\cdots \\
(\sum X_m)b_0 + (\sum X_m X_1)b_1 + (\sum X_m X_2)b_2 + \cdots + (\sum X_m^2)b_m &= \sum X_m Y
\end{aligned}
\right\} \tag{15.3}
$$

由方程组(15.3)式中的第一个方程可得

$$b_0 = \overline{Y} - b_1 \overline{X}_1 - b_2 \overline{X}_2 - \cdots - b_m \overline{X}_m \tag{15.4}$$

即

$$b_0 = \overline{Y} - \sum_{i=1}^{m} b_i \overline{X}_i$$

其中

$$\overline{Y} = \frac{1}{N} \sum_{j=1}^{n} Y_j, \quad \overline{X}_i = \frac{1}{N} \sum_{j=1}^{N} X_{ij}$$

并将 $b_0 = \overline{Y} - b_1 \overline{X}_1 - b_2 \overline{X}_2 - \cdots - b_m \overline{X}_m$ 分别代入方程组(15.3)式中的后 m 个方程,记为:

$$
\left.
\begin{aligned}
b_1 l_{11} + b_2 l_{12} + \cdots + b_m l_{1m} &= l_{1Y} \\
b_1 l_{21} + b_2 l_{22} + \cdots + b_m l_{2m} &= l_{2Y} \\
\cdots \\
b_1 l_{m1} + b_2 l_{m2} + \cdots + b_m l_{mn} &= l_{mY}
\end{aligned}
\right\} \tag{15.5}
$$

可解出参数 $b_1, b_2, \cdots, b_m$,于是得到 m 元线性回归方程

$$\hat{Y} = b_0 + b_1 X_1 + b_2 X_2 + \cdots + b_m X_m \tag{15.6}$$

b_0 称为回归常数项,当 $X_1 = X_2 = \cdots = X_m = 0$ 时,$\hat{Y} = b$。在 b_0 有实际意义时,b_0 表示 Y 的

起始值；$b_i(i=1,2,\cdots,m)$ 称为因变量 Y 对自变量 X_i 的偏回归系数（partial regression coefficient），表示除自变量 X_i 以外的其余 $(m-1)$ 个自变量都固定不变时，自变量 X_i 每变化一个单位，因变量 Y 平均变化的单位数值，确切地说，当 $b_i > 0$ 时，自变量 X_i 每增加一个单位，因变量 Y 平均增加 b_i 个单位；当 $b_i < 0$ 时，自变量 X_i 每增加一个单位，因变量 Y 平均减少 b_i 个单位。

若将 $b_0 = \overline{Y} - b_1\overline{X}_1 - b_2\overline{X}_2 - \cdots - b_m\overline{X}_m$ 代入上式，则

$$\hat{Y} = \overline{Y} + b_1(X_1 - \overline{X}_1) + b_2(X_2 - \overline{X}_2) + \cdots + b_m(X_m - \overline{X}_m) \tag{15.7}$$

3. 多元线性回归方程的剩余

以上根据最小二乘法，即使剩余平方和 $\sum(Y-\hat{Y})^2$ 最小，建立了多元线性回归方程。剩余平方和 $\sum(Y-\hat{Y})^2$ 的大小表示了实测点与回归平面的偏离程度，因而剩余平方和又称为离回归平方和。统计学已证明，在 m 元线性回归分析中，剩余平方和的自由度为 $(N-m-1)$，于是可求得剩余均方为 $\sum(Y-\hat{Y})^2/(N-m-1)$。剩余均方是模型(15.1)式中 σ^2 的估计值。剩余均方的平方根称作剩余差的标准误，记为 $S_{Y.12\cdots m}$（或简记为 S_e），即

$$S_{Y.12\cdots m} = S_e = \sqrt{\sum(Y-\hat{Y})^2/(N-m-1)} \tag{15.8}$$

剩余标准误 $S_{Y.12\cdots m}$ 的大小表示了回归平面与实测点的偏离程度，即回归估计值 $\hat{y}$ 与实测值 y 偏离的程度，于是我们把剩余标准误 $S_{Y.12\cdots m}$ 用来表示回归方程的偏离度。剩余标准误 $S_{Y.12\cdots m}$ 大，表示回归方程偏离度大，剩余标准误 $S_{Y.12\cdots m}$ 小，表示回归方程偏离度小。

利用公式 $\sum(Y-\hat{Y})^2$ 计算离回归平方和，因为先需计算出各个回归预测值 $\hat{Y}$，计算量大，下面我们将介绍计算剩余平方和的简便公式。

15.1.2 多元线性回归的假设检验

由于我们事先并不能断定因变量 Y 对 $X_1, X_2, \cdots, X_m$ 之间是否真正存在线性关系，因此，在建立了多元线性回归方程之后，还必须对因变量与多个自变量间的线性关系进行假设检验。其检验内容分为：① 对多元线性回归方程的假设检验。② 对方程中各偏回归系数作假设检验。这里应用 F 检验方法。

1. 多元线性回归方程的假设检验

多元线性回归方程的假设检验，就是检验原假设 $H_0: \beta_1 = \beta_2 = \cdots = \beta_m = 0$ 是否成立，即检验各总体偏回归系数是否相等且均等于零。常用方差分析方法，即 F 检验来进行，步骤如下：

(1) 建立检验假设，确定检验水平 α：

$H_0: \beta_1 = \beta_2 = \cdots = \beta_m = 0$

H_1：各总体偏回归系数不等或不全相等

$\alpha = 0.05$

(2) 计算统计量：

$$F = \frac{U/m}{Q/(n-m-1)} \sim F_{\alpha(m, n-m-1)}$$

式中，U 为回归平方和（regression sum of square），它反映由于方程中 m 个自变量与因变量 Y

间的线性关系,且使因变量 Y 变异减小的部分;m 为回归自由度,即方程中所含自变量的个数;Q 为剩余平方和(residual sum of squares),它说明除自变量外,其他随机因素对因变量 Y 变异的影响;$n-m-1$ 为剩余自由度。显然,Q 越小,F 越大,则回归方程拟合效果就越好。

需要特别说明的是,上述多元线性方程的假设检验,实质上是测定各自变量对因变量的综合线性影响。如果经过 F 检验,多元线性回归关系或者多元线性回归方程有统计学意义,则不一定每一个自变量与因变量都存在线性关系,或者说每一个偏回归系数不一定都有统计学意义;也就说,这并不排斥其中存在着与因变量无线性关系的自变量的可能性。在上述多元线性回归方程的假设性检验中,无法区别全部自变量中,哪些与因变量存在线性关系,哪些无线性关系。因此,当多元线性回归方程经假设检验有统计学意义时,还必须逐一对各偏回归系数进行假设检验。

(3)确定 P 值,作出推断:

根据方差分析结果,若 $F < F_{\alpha,(m,n-m-1)}$,即 $P > \alpha$,则按 $\alpha = 0.05$ 检验水平,不拒绝 H_0,尚不能认为 Y 与 m 个自变量间存在线性关系;若 $F > F_{\alpha,(m,n-m-1)}$,$P < \alpha$,则按 $\alpha = 0.05$ 检验水平,拒绝 H_0,接受 H_1,即认为 Y 与 m 个自变量间存在线性关系,建立的回归方程成立。

【例 15.1】　某课题组针对社区中老年人群高血压危险因素开展了研究,调查了 60 个调查对象,资料见表 15.2。

表 15.2　调查对象血压及相关指标

编号	X_1	X_2	X_3	X_4	Y
1	63	23.1	329	1.88	120
2	66	19.9	278	1.38	125
3	73	22.8	327	1.61	120
4	62	23.6	294	1.76	120
5	63	24	262	1.5	125
6	82	19.2	578	1.08	160
7	74	25.4	484	2.38	120
8	63	25.9	438	1.77	150
9	64	23.8	429	1.53	140
10	70	24.4	406	2.03	160
11	69	31.6	369	2.15	150
⋮	⋮	⋮	⋮	⋮	⋮
58	73	25.6	304	1.25	155
59	72	23.3	318	3.72	130
60	77	18.6	378	0.72	150

表 15.2 中,X_1 为年龄(岁),X_2 为体质指数(BMI,kg/m²),X_3 为尿酸(μmol/L),X_4 为甘

油三酯(mmol/L),Y 为收缩压(mmHg)。

所得资料建立数据库后,采用 SPSS 统计软件分析处理。结果如下:

输出多元回归方程的假设检验结果,见表 15.3。由表 15.3 可知,$P<0.001$,按 $\alpha=0.05$ 检验水平,拒绝 H_0,接受 H_1,可认为因变量 Y 与自变量间总体上存在线性关系,即收缩压 Y 与性别、年龄、体质指数、尿酸间存在线性关系。

表 15.3　回归方程方差分析表

模型	平方和	自由度	均方	F 值	P 值
回归	9037.113	4	2259.278	10.950	0.000
剩余	11347.470	55	206.318		
总和	20384.583	59			

表 15.4 是输出各偏回归系数估计值(partial regression coefficient estimation)。

表 15.4　偏回归系数估计及其假设检验

变量	参数估计	标准误	标准化回归指数	t 值	P 值
常量	22.300	20.021	1.114	0.270	
X_1	0.804	0.194	0.425	4.133	<0.001
X_2	1.206	0.682	0.188	1.767	0.083
X_3	0.084	0.023	0.381	3.618	0.001
X_4	−0.320	1.812	−0.019	−0.177	0.860

由表 15.4 可以建立多元线性回归方程:

$$\hat{Y} = 22.300 + 0.804X_1 + 1.206X_2 + 0.084X_3 - 0.320X_4$$

2. 偏回归系数的假设检验

当多元线性回归方程的假设检验有统计学意义时,还必须对每个偏回归系数进行假设检验,以判断每个自变量对因变量的线性影响是否有统计学意义,以便从回归方程中剔除那些没有统计学意义的自变量,重新建立更为简单的多元线性回归方程。偏回归系数 $b_i(i=1,2,\cdots,m)$的假设检验或某一个自变量对因变量的线性影响有无统计学意义的假设检验所建立的无效假设与备择假设为:

$$H_0:\beta_i = 0, \quad H_1:\beta_i \neq 0 \quad (i=1,2,\cdots,m)$$

有两种完全等价的假设性检验方法——t 检验与 F 检验。

1) t 检验

$$t_{b_i} = \frac{b_i}{S_{b_i}}, \quad df = n-m-1 \quad (i=1,2,\cdots,m) \tag{15.9}$$

式中,$S_{b_i} = S_{Y.12\cdots m} \cdot \sqrt{c_{ii}}$ 为偏回归系数标准误;

$$S_{Y.12\cdots m} = \sqrt{\frac{\sum (Y - \hat{Y})^2}{n - m - 1}} = \sqrt{MS_r}\ \text{为离回归标准误;}$$

c_{ii} 为 (15.5) 式中系数矩阵的主对角线元素。

2）F 检验

在多元线性回归分析中,回归平方和 SS_R 反映了所有自变量对因变量的综合线性影响,它总是随着自变量的个数增多而有所增加,但决不会减少。因此,如果在所考虑的所有自变量当中去掉一个自变量时,回归平方和 SS_R 只会减少,不会增加。减少的数值越大,说明该自变量在回归中所起的作用越大,也就是该自变量越重要。

设 SS_R 为 m 个自变量 $X_1, X_2, \cdots, X_m$ 所引起的回归平方和,SS'_R 为去掉一个自变量 X_i 后 $m-1$ 个自变量所引起的回归平方和,那么它们的差 $SS_R - SS'_R$ 即为去掉自变量 X_i 之后,回归平方和所减少的量,称为自变量 X_i 的偏回归平方和,记为 SS_{b_i},即:

$$SS_{b_i} = SS_R - SS'_R$$

可以证明:

$$SS_{b_i} = b_i^2 / c_{ii} \qquad (i = 1, 2, \cdots, m) \tag{15.10}$$

偏回归平方和可以衡量每个自变量在回归中所起作用的大小,或者说反映了每个自变量对因变量的影响程度的大小。值得注意的是,在一般情况下,存在:

$$SS_R \neq \sum_{i=1}^{m} SS_{b_i}$$

这是因为 m 个自变量之间往往存在着不同程度的相关,使得各自变量对因变量的作用相互影响。只有当 m 个自变量相互独立时,才有

$$SS_R = \sum_{i=1}^{m} SS_{b_i}$$

偏回归平方和 SS_{b_i} 是去掉一个自变量使回归平方和减少的部分,也可理解为添入一个自变量使回归平方和增加的部分,其自由度为 1,称为偏回归自由度,记为 df_{b_i},即 $df_{b_i} = 1$。显然,偏回归均方 MS_{b_i} 为

$$MS_{b_i} = SS_{b_i} / df_{b_i} = SS_{b_i} = b_i^2 / c_{ii} \qquad (i = 1, 2, \cdots, m) \tag{15.11}$$

检验各偏回归系数 F 检验法应用下述 F 统计量:

$$F_{b_i} = MS_{b_i} / MS_r \qquad (df_1 = 1, df_2 = n - m - 1) \qquad (i = 1, 2, \cdots, m) \tag{15.12}$$

上述两种偏回归系数的假设检验得出的结论是一致的,理论上,$t_{b_j}^2 = F_{b_j}$。

对例 15.1 的偏回归系数的假设检验结果见表 15.4,结果显示 X_1(性别)和 X_3(尿酸)两个自变量与因变量 Y 之间存在线性关系。

3. 标准偏回归系数

标准偏回归系数(standard partial regression coefficient)为第 i 个自变量 X_i 的标准偏回归系数。

$$b'_i = b_i \frac{S_i}{S_Y} = b_i \sqrt{\frac{l_{ii}}{l_{YY}}} \qquad (i = 1, 2, \cdots, m) \tag{15.13}$$

式中,S_i 为第 i 个自变量 X_i 的样本标准差,S_Y 为因变量 Y 的样本标准差。

标准偏回归系数为不带单位的相对数，其绝对值的大小可以衡量对应的自变量对因变量作用的相对重要性。在多元线性回归分析中，在各自变量之间相互独立的情况下，可以比较各标准偏回归系数绝对值的大小，绝对值大，其对应的自变量对因变量的作用或贡献则大。

在例 15.1 中，求得的标准偏回归系数见表 15.4。标准回归方程为：

$$\hat{Y} = 0.425X_1 + 0.188X_2 + 0.381X_3 + 0.019X_4$$

由此方程可以看出，X_1 对 Y 的贡献最大，其次为 X_3。

4. 复相关系数

复相关系数(multiple correlation coefficient)又称多元相关系数，用 R 表示，用于度量因变量 Y 与自变量 $X_1, X_2, \cdots, X_m$ 线性组合间相关关系的密切程度，也即 Y 与 $\hat{Y}$ 的相关。

在多元线性回归分析中，如果 m 个自变量对因变量的回归平方和 SS_R 占因变量 Y 的总平方和 SS_y 的比率越大，则表明因变量 Y 和 m 个自变量的线性联系越密切，或者表明因变量 Y 与 m 个自变量的线性相关越密切，复相关系数的平方亦称为决定系数：

$$R^2 = SS_{回} / SS_{总} = U/l_{YY} \tag{15.14}$$

其意义表明，由于引入有统计学意义的自变量，而使总平方和减少的部分。回归平方和 U 在总平方和中所占比重越大，R^2 越接近于 1，说明引入方程的自变量与因变量间相关的程度越高，所有自变量与因变量间回归效果也越好。因此，常被用作衡量多元线性回归方程效果好坏的一项指标。

15.1.3 SPSS 软件实现

以例 15.1 的数据演示 SPSS 操作方法，具体如下：

1. 建立数据库

把表 15.2 的数据分列输入 SPSS23.0 软件中，如图 15.1 所示。

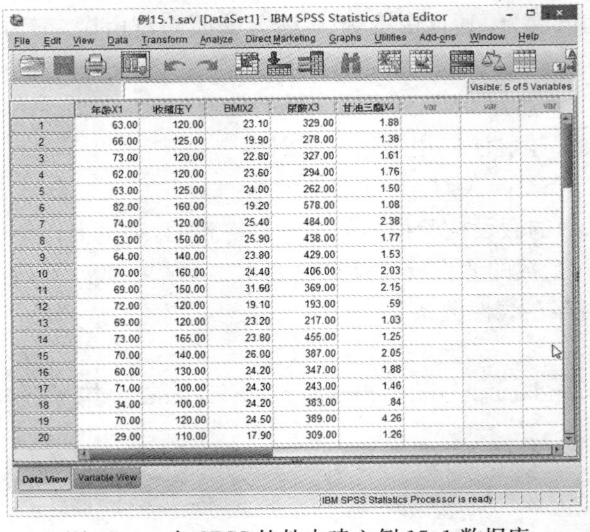

	年龄X1	收缩压Y	BMIX2	尿酸X3	甘油三酯X4	var	var	var
1	63.00	120.00	23.10	329.00	1.88			
2	66.00	125.00	19.90	278.00	1.38			
3	73.00	120.00	22.80	327.00	1.61			
4	62.00	120.00	23.60	294.00	1.76			
5	63.00	125.00	24.00	262.00	1.50			
6	82.00	160.00	19.20	578.00	1.08			
7	74.00	120.00	25.40	484.00	2.38			
8	63.00	150.00	25.90	438.00	1.77			
9	64.00	140.00	23.80	429.00	1.53			
10	70.00	160.00	24.40	406.00	2.03			
11	69.00	150.00	31.60	369.00	2.15			
12	72.00	120.00	19.10	193.00	.59			
13	69.00	120.00	23.20	217.00	1.03			
14	73.00	165.00	23.80	455.00	1.25			
15	70.00	140.00	26.00	387.00	2.05			
16	60.00	130.00	24.20	347.00	1.88			
17	71.00	100.00	24.30	243.00	1.46			
18	34.00	100.00	24.20	383.00	.84			
19	70.00	120.00	24.50	389.00	4.26			
20	29.00	110.00	17.90	309.00	1.26			

图 15.1　在 SPSS 软件中建立例 15.1 数据库

2. SPSS 软件实现方法

如图 15.2,在主菜单"Analyze"中选择子菜单"Regression"—"Linear",出现一个子窗口,如图 15 3,分别把因变量"收缩压 Y"选择入"Dependent"框,而把其他的自变量选入"Independent(s)"框中,如图 15.4。

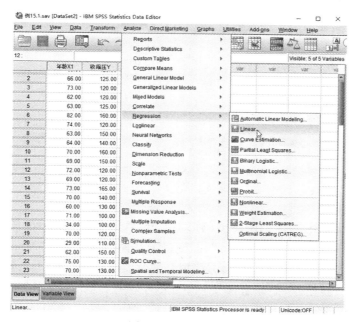

图 15.2 菜单选择

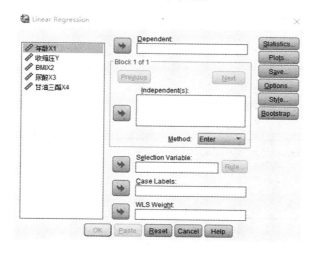

图 15.3 变量选择对话框

点按按钮"Statistics"选择需要的统计量如图 15.5,选择好后,点击对话框底部"Continue"按钮,回到图 15.4 界面,点击左下角按钮"OK"。

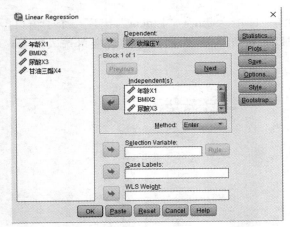
图 15.4　变量选择进入各对话框

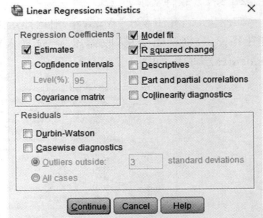
图 15.5　选项对话框

3. 输出结果和解释

最终输出的结果如图 15.6。图 15.6 的第 1 部分"Variables Entered/Removed"解释方程变量选择方法,本例采用的方法为"Enter",即变量未选择。第 2 部分"Model Summary"解释拟合效果,由决定系数 R^2 来衡量,越大,方程拟合的效果越好,$R^2 = 0.443$;第 3 部分为"ANOVA"即模型的方差检验结果,结果显示 $F = 10.950, P = 0.000$,与表 15.3 对应。第 4 部分"Coefficients"为方程的偏回归系数及其假设检验,这部分与表 15.4 相对应。

Variables Entered/Removed[a]

Model	Variables Entered	Variables Removed	Method
1	甘油三酯 X4, 年龄 X1, 尿酸 X3, BMIX2[b]	.	Enter

a. Dependent Variable：收缩压 Y

b. All requested variables entered.

Model Summary

Model	R	R Square	Adjusted R Square	Std. Error of the Estimate	Change Statistics				
					R Square Change	F Change	df1	df2	Sig. F Change
1	.666[a]	.443	.403	14.36376	.443	10.950	4	55	.000

a. Predictors：(Constant)，甘油三酯 X4，年龄 X1，尿酸 X3，BMI X2

ANOVA[a]

Model		Sum of Squares	df	Mean Square	F	Sig.
1	Regression	9037.113	4	2259.278	10.950	.000[b]
	Residual	11347.470	55	206.318		
	Total	20384.583	59			

a. Dependent Variable：收缩压 Y

b. Predictors：（Constant），甘油三酯 X4，年龄 X1，尿酸 X3，BMI X2

Coefficients[a]

Model		Unstandardized Coefficients		Standardized Coefficients	t	Sig.
		B	Std. Error	Beta		
1	(Constant)	22.300	20.021		1.114	.270
	年龄 X1	.804	.194	.425	4.133	.000
	BMIX2	1.206	.682	.188	1.767	.083
	尿酸 X3	.084	.023	.381	3.618	.001
	甘油三酯 X4	−.320	1.812	−.019	−.177	.860

a. Dependent Variable：收缩压 Y

图 15.6　多元线性回归主要输出结果

15.2　二分类 Logistic 回归模型

15.2.1　Logistic 回归模型的概述

1. Logistic 回归的概念

Logistic 回归模型是一种概率模型，它是研究某个事件发生的概率与一组影响因素之间关系的非线性回归统计方法。因此，常用于流行病学病因分析中，探讨疾病的发生与一些可疑危险因素的关系。有二分类 Logistic 回归、多分类 Logistic 回归、条件 Logistic 回归、非条件 Logistic 回归等方法，本节仅讨论二分类非条件 Logistic 回归分析。

2. Logistic 回归模型的基本结构

【例 15.2】　为探讨冠心病的危险因素，某医生对冠心病患者进行病例对照研究。根据有无冠心病分成病例组和对照组，研究的危险因素包括高血压史、高血脂、动物脂肪摄入，研究数据结果见表 15.5。试用 Logistic 回归分析，探讨疾病的发生与危险因素的关系。

表 15.5 冠心病危险因素的病例对照研究资料

X_1	X_2	X_3	n	y	X_1	X_2	X_3	n	y
0	0	0	35	0	0	0	0	4	1
0	0	1	34	0	0	0	1	5	1
0	1	0	17	0	0	1	0	4	1
0	1	1	19	0	0	1	1	15	1
1	0	0	17	0	1	0	0	6	1
1	0	1	6	0	1	0	1	15	1
1	1	0	6	0	1	1	0	6	1
1	1	1	6	0	1	1	1	6	1

【注】 X_1:高血压史(无=0,有=1);X_2:高血脂(无=0,有=1);X_3:动物脂肪摄入(低=0,高=1);y:冠心病(对照=0,病例=1)。

在分析例 15.2 的资料时,根据研究目的,显然可以用回归模型的形式描述冠心病的危险因素,表达如下:

$$P(Y=1)=f(X_1,X_2,X_3)$$

但如果将危险因素与冠心病的发生直接描述为线性关系,即 $P=\beta_0+\beta_1 X_1+\beta_2 X_2+\beta_3 X_3$,则可能出现 P 值大于 1 或小于 0,无法从医学角度进行解释。为此设危险因素与 P 和 $(1-P)$ 比值的对数呈线性关系,即

$$\ln\left(\frac{P}{1-P}\right)=\beta_0+\beta X \tag{15.15}$$

由(15.15)式解出 P,得到 P 直接与 X 的关系式为:

$$P=\frac{e^{\beta_0+\beta X}}{1+e^{\beta_0+\beta X}} \tag{15.16}$$

在数学中,(15.16)式的右端称为 Logistic 函数,所以(15.16)式称为 Logistic 回归模型。如果有 p 个自变量,可以将 βX 看做是 p 个自变量的线性组合 $\beta_0+\beta_1 X_1+\beta_2 X_2+\cdots+\beta_p X_p$,于是,多变量的 Logistic 回归模型便是

$$P=\frac{e^{\beta_0+\beta_1 X_1+\cdots+\beta_p X_p}}{1+e^{\beta_0+\beta_1 X_1+\cdots+\beta_p X_p}} \tag{15.17}$$

对表 15.5 的 Logistic 回归得到的 Logistic 函数结果表明,冠心病的发生与高血压史、高血脂史和动物脂肪摄入有密切关系。

3. Logistic 回归模型的作用

近十年来,Logistic 回归模型广泛地应用于医学研究的各个领域,如流行病学的横断面研究、队列研究和病例对照研究以及临床的诊断判别模型和治疗效果评价等。Logistic 回归模型的应用可概括为以下三个方面:

(1) 筛选危险因素(自变量)。随着医学的发展,人们开始注重从多方面探索疾病的病因。

Logistic 回归模型在疾病病因的多因素分析中有着较为突出的优点,适用于从众多的影响因素中筛选关系较密切的因素,并能对因素间的交互作用做深入分析。和多元线性回归分析一样,当模型中自变量较多时,可借助计算机软件筛选变量,只将一些具有统计学意义的变量包括在 Logistic 回归模型中。筛选变量的方法主要有向前引入法、向后剔除法和逐步法。不同的筛选方法有时会产生不同的模型。实际工作中可同时采用这些方法,然后根据专业的可解释性、模型的节约性和资料收集的方便性,决定采用何种方法的计算结果。

(2) 校正混杂因素。在医学研究和流行病学研究中,常常存在着混杂因素对研究因素的影响,如性别、年龄、临床分型等干扰对某治疗措施疗效的分析;年龄、职业、收入等干扰对疾病与生活嗜好关系的研究。控制混杂的方法有两方面,一是研究设计时通过分层抽样或匹配使病例与对照在混杂因素方面达到均衡;二是统计分析时采用 Mantel-Haenszel 分析方法。但 Mantel-Haenszel 分析方法仅适用于 $2 \times 2 \times K$ 表的资料(K 为分层数),因此当要分析的因素较多以及研究因素的变量不是二值变量时,Mantel-Haenszel 分析方法就不适用了。Logistic 回归模型可以很方便地控制混杂因素的影响,得到校正后优势比的估计值和置信区间。

(3) 预测与判别。回归分析的目的之一是建立回归模型,以自变量预测因变量 Y 的值。非条件 Logistic 回归可以用于预测。Logistic 回归模型是概率型模型,在一定的条件下能预测某事件发生的概率。这是一般线性模型难以做到的。

4. Logistic 回归模型的流行病学意义

例如某医生研究糖尿病与肥胖(X_1,取值 1 表示"肥胖";0 表示"不肥胖"),体力活动(X_2)和糖尿病家族史(X_3,取值 1 表示"有";0 表示"无")的关系,则所拟合的糖尿病与三个自变量之间关系的 Logistic 回归方程为:

$$\ln \frac{p}{1-p} = \beta_0 + \beta_1 X_1 + \beta_2 X_2 + \beta_3 X_3$$

现只考虑肥胖(X_1)和糖尿病的关系,有

$X_1 = 1$ 时 $\qquad \ln \frac{p_1}{1-p_1} = \beta_0 + \beta_1 + \beta_2 X_2 + \beta_3 X_3$

$X_1 = 0$ 时 $\qquad \ln \frac{p_0}{1-p_0} = \beta_0 + \beta_2 X_2 + \beta_3 X_3$

两式相减得

$$\ln \frac{p_1/(1-p_1)}{p_0/(1-p_0)} = \beta_1$$

也即

$$\frac{p_1/(1-p_1)}{p_0/(1-p_0)} = e^{\beta_1}$$

而

$$\frac{p_1/(1-p_1)}{p_0/(1-p_0)} = \frac{odds_1}{odds_0} = OR_1$$

所以

$$OR_1 = e^{\beta_1}$$

由此可见，Logistic 回归模型的意义在于其偏回归系数可以用来计算 OR 值，偏回归系数表示自变量每变化一个单位，所引起的 OR 值自然对数改变量。

5. Logistic 回归应用条件

（1）Logistic 回归的因变量必须是分类型变量，如是否患病、死亡与否、试验的成功与失败，疗效分为痊愈、有效、无效、死亡等。

（2）自变量与因变量的关系基本上呈"S"形曲线关系，或者自变量与 Logit(P) 呈直线关系。

（3）独立性。如甲发病与否不影响乙是否发病。

（4）各暴露因素的联合作用是相乘的。

6. Logistic 回归应用的注意事项

（1）在应用 Logistic 回归模型进行数据分析时，随自变量个数的增加，自变量各水平的交叉分类数将随之迅速增加，在每一分类下有一定观察例数时，才能获得可靠的参数估计。因此在进行较多自变量的 Logistic 回归分析时，需要有足够的样本量来保障参数估计的稳定性。

（2）按所给的 $\alpha_入$、$\alpha_出$ 的标准，进行 Logistic 回归分析筛选的自变量仅是统计意义下的 Logistic 回归模型，重要的是所建立的 Logistic 回归模型能够结合相应专业知识和流行病学的意义，对所研究的问题做出解释。有时需要对模型中的自变量进行多次调整，分析者也可根据专业知识和经验将部分重要的自变量固定在模型中，对其他自变量进行筛选。

（3）Logistic 回归模型的自变量可以是无序分类变量、有序分类变量和数值变量。对无序分类变量可用哑变量表示；对无序 K 分类变量常用 $K-1$ 个哑变量来表示，哑变量赋值与多重线性回归相同；对有序分类变量如果各等级间程度相同或相近可赋值为 1,2,3,4 等按等级变量，若各等级间程度相差较大可按无序多分类变量处理。数值变量的参数解释有时较困难，可结合专业将数值变量转换成等级变量，这样会使得参数意义更明确。估计值的符号与应变量和自变量的数量化有关，在危险因子的解释时要注意。

（4）多分类 Logistic 回归。当因变量 Y 是一个无序多分类指标或有序分类指标时，若需进行 Logistic 回归分析，应选择多分类无序反应变量的 Logistic 回归、多分类有序反应变量的 Logistic 回归模型进行分析。

15.2.2 Logistic 回归的参数估计及假设检验

1. Logistic 回归的参数估计

Logistic 回归的参数估计常用最大似然法（maximum likelihood，ML）。最大似然法的基本思想是先建立似然函数或对数似然函数，求似然函数或对数似然函数达到极大时参数的取值，称为参数的最大似然估计值。表 15.5 的资料经统计软件包（SPSS 软件）的计算，得到表 15.6 的结果。

表 15.6　表 15.5 的参数估计与 Wald 检验结果

变量名	$\hat{\beta}$	$SE(\hat{\beta})$	Wald 值	P 值	$OR = \exp(\hat{\beta})$
常数项	-2.339	0.376	38.640	0.000	0.096
X_1	1.502	0.350	18.399	0.000	4.490
X_2	0.803	0.340	5.560	0.018	2.231
X_3	1.014	0.349	8.415	0.004	2.756

表 15.6 是同时考虑三个变量 X_1, X_2, X_3 的 Logistic 回归分析结果,由此结果得到相应的 Logistic 回归表达式为

$$\ln\left(\frac{p}{1-p}\right) = -2.339 + 1.502X_1 + 0.803X_2 + 1.014X_3$$

其中,常数项 $\hat{\beta}_0 = -2.339$,表示在其他自变量均为零时患病优势(odds)的对数值;$\exp(\hat{\beta}_0) = 0.096$ 是无高血压、无高血脂和低动物脂肪摄入患病的优势。当患病概率很低时,不患病的概率接近 1,该值近似等于自然患病率。$\hat{\beta}_1 = 1.502$ 是 X_1 的 Logistic 回归系数;$\exp(1.502) = 4.490$ 是其他变量取值固定时,患病与不患病相比的优势比(OR)。在患病率较低时,该值近似说明有高血压与无高血压相比患病风险的倍数。当 Logistic 回归系数为正值时,$\exp(\hat{\beta})$ 大于 1,说明该因素是危险因素;Logistic 回归系数为负值时,$\exp(\hat{\beta})$ 小于 1,该因素是保护因素。

本例 3 个因素的回归系数均为正值,说明高血压、高血脂和高动物脂肪摄入都是增加患冠心病风险的危险因素。

2. Logistic 回归的假设检验

与多元线性回归一样,建立回归模型和得到回归系数估计值后,需要对其作假设检验,目的是检验整个回归模型是否有统计学意义以及单个总体回归系数是否为零。Logistic 回归模型检验常用似然比检验和 Wald 检验。

1) 似然比检验

似然比检验(likelihood ratio test)用于检验整个回归模型是否有统计学意义。常用于比较两个模型的拟合效果,模型 1 含较少自变量,模型 2 含较多自变量。检验的假设为

$H_0: \beta_i = 0$(模型 1 与模型 2 拟合效果无区别)

$H_1: \beta_i \neq 0$(模型 1 与模型 2 拟合效果不同)

似然比检验的统计量是:

$$G = -2\ln L - (-2\ln L') \tag{15.18}$$

即两个模型负二倍对数似然函数值之差。设模型 1 的负二倍对数似然函数为 $-2\ln L$,模型 2 的负二倍对数似然函数为 $-2\ln L'$,G 反映的是模型 2 较模型 1 拟合优度提高的程度。大样本时,在 H_0 成立的条件下,G 服从 χ^2 分布,自由度为增加变量的个数。

表 15.5 中,模型 1 仅有参数 β_0,负二倍对数似然函数为 246.742;模型 2 引入自变量 X_1,X_2, X_3 后,负二倍对数似然函数减少到 215.664,G 等于 31.078,自由度等于 3;据 31.078 查 χ^2

界值表，$P<0.001$，拒绝 H_0，接受 H_1。说明引入三个自变量后模型拟合优度的改善有统计学意义，模型 2 比模型 1 预测效果好。

2）Wald 检验

Wald 检验常用于回归系数的假设检验，计算简便，但结果偏于保守。Wald 检验的检验假设为

$$H_0:\beta=0, \quad H_1:\beta\neq 0$$

在 H_0 成立的条件下估计参数，将估计值代入下式（式（15.19）），得统计量

$$\chi^2=\left(\frac{\hat{\beta}}{SE(\hat{\beta})}\right)^2, \quad \nu=1 \tag{15.19}$$

其中，$\hat{\beta}$ 为回归系数的估计值，$SE(\hat{\beta})$ 为回归系数估计值的标准误。大样本时，在 H_0 成立的条件下，χ^2 服从自由度为 1 的 χ^2 分布。表 15.5 中变量 X_1（高血压）的回归系数的 Wald 统计量为 $\chi^2=(\frac{1.502}{0.350})^2=18.410$，查自由度为 1 的 χ^2 临界值，得 $P<0.001$，有统计学意义，说明总体回归系数 β 不等于零。

15.2.3　SPSS 软件实现

1. 建立 Logisitc 回归分析数据库（文件）

（1）建立 Logisitc Regression 的 SPSS 数据库，如图 15.7 所示，对应于前面表 15.5。

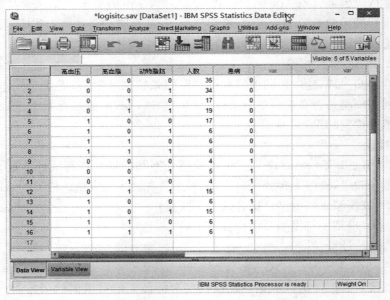

图 15.7　Logistic 回归分析 SPSS 数据库

（2）通过 Wight Case 对话框确定变量频数，如图 15.8 所示。

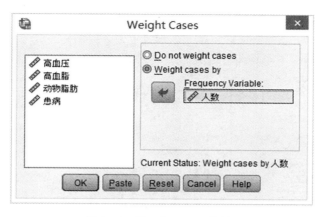

图 15.8　Weight Case 对话框

2. 应用 Logistic 回归分析指令

（1）激活 Logisitc Regression 对话框，选择分析变量。如图 15.9、图 15.10、图 15.11 所示。

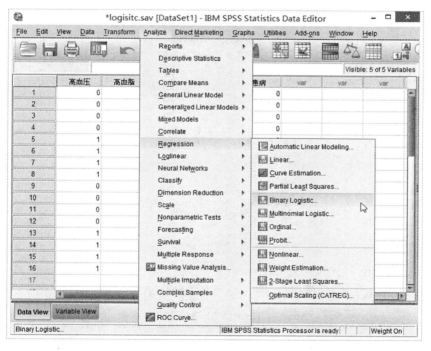

图 15.9　Logisitc Regression 对话框

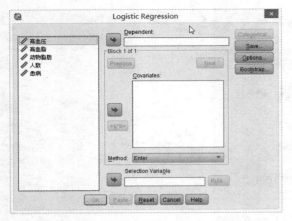

图 15.10　Logisitc Regression 对话框(2)

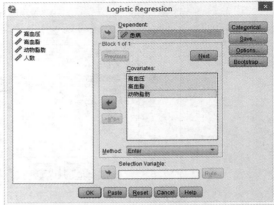

图 15.11　Logisitc Regression 对话框(4)

(2) 激活 Logisitc Regression：Options 对话框，设置条件要求，如图 15.12 所示。

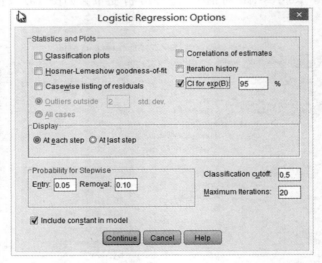

图 15.12　Options 对话框

3. 获得 Logisitc 回归分析结果

执行以上 Logisitc 回归分析指令，即可得到有关分析结果，如图 15.13、图 15.14 所示。

Omnibus Tests of Model Coefficients

		Chi-square	df	Sig.
Step 1	Step	31.078	3	.000
	Block	31.078	3	.000
	Model	31.078	3	.000

图 15.13　Logistic Regression 的输出结果

Model Summary

Step	−2 Log likelihood	Cox & Snell R Square	Nagelkerke R Square
1	215.664[a]	.143	.203

a. Estimation terminated at iteration number 5 because parameter estimates changed by less than .001.

图 15.13　Logistic Regression 的输出结果(续)

Variables in the Equation

		B	S. E.	Wald	df	Sig.	Exp(B)	95% C. I. for EXP(B)	
								Lower	Upper
Step 1[a]	高血压	1.502	.350	18.399	1	.000	4.490	2.261	8.918
	高血脂	.803	.340	5.560	1	.018	2.231	1.145	4.348
	动物脂肪	1.014	.349	8.415	1	.004	2.756	1.389	5.466
	Constant	−2.339	.376	38.640	1	.000	.096		

a. Variable(s) entered on step 1：高血压，高血脂，动物脂肪.

图 15.14　Logistic Regression 的输出结果(参数估计)

15.3　Cox 比例风险回归模型

在本章的前两节我们介绍了多重线性回归模型和 Logistic 回归模型,生存资料同时考虑生存结局和生存时间,线性回归模型和 Logistic 回归模型就不适用了。线性回归模型以生存时间为因变量,但生存时间通常不是正态分布,不满足线性回归的模型要求,Logistic 回归模型以生存结局为因变量,存活时间长短的信息又未被充分利用,而且两种模型都不能够处理删失数据。

目前较为有效地对生存资料进行多因素分析的方法是英国统计学家 D. R. Cox 于 1972 年提出的 Cox 比例风险回归模型(Cox proportional hazards regression model),简称 Cox 回归。

15.3.1　生存资料举例

【例 15.3】　某医院对 1990 年在该院确诊的 25 例原发性胆汁性肝硬化(Primary Biliary Cirrhosis,PBC)患者分别予以新药和安慰剂两种治疗方案治疗,并进行了 8 年的随访。研究者欲分析影响 PBC 患者生存时间长短的因素,包括治疗方案、性别、年龄和是否腹水。随访记录见表 15.7,生存资料记录见表 15.8。

表 15.7　PBC 患者生存资料变量赋值表

变量	因素	分组及赋值
group	治疗方案	安慰剂组＝0,新药组＝1
sex	性别	女性＝0,男性＝1
age	年龄(岁)	
ascites	是否腹水	无腹水＝0,有腹水＝1
time	生存时间(天)	
status	生存结局	删失＝0,死亡＝1

表 15.8　25 例 PBC 患者的生存资料记录表

No.	group	sex	age	ascites	time	status
1	1	1	76	1	852	1
2	1	0	55	0	2852	0
3	1	0	68	1	1168	1
4	1	0	46	0	1220	1
5	1	1	70	1	63	1
6	1	1	52	0	359	1
7	1	1	50	0	1976	0
8	1	0	62	0	1296	0
9	1	1	35	0	2460	0
10	1	1	74	1	63	1
11	1	0	58	0	1328	0
12	1	1	66	0	365	0
13	0	1	70	0	180	1
14	0	0	58	0	632	1
15	0	1	35	0	2240	0
16	0	0	63	0	195	1
17	0	0	72	0	76	1
18	0	0	60	0	70	1
19	0	1	76	1	13	1
20	0	0	49	1	23	1
21	0	1	40	0	1296	1
22	0	0	65	0	210	1
23	0	1	37	0	700	1
24	0	0	69	1	18	1
25	0	1	45	0	1990	0

15.3.2　生存资料的特点

该生存资料包括三个部分,影响因素(group、sex、age 和 ascites)、生存时间(time)和生存结局(status)。生存资料的主要特点是考虑到每个研究对象的生存时间。生存时间(survival time)是指从规定观察起点到出现某一终点事件的时间,这里的终点事件可以是我们关心的某种疾病的发生、复发或死亡等。生存时间有两种数据类型:

(1) 完全数据(complete data)。指从起点到出现终点事件所经历的时间。如表 15.8 中 1 号、3 号和 4 号患者都是死于肝硬化,属于生存时间的完全数据。

(2) 删失数据(censored data)。由于失访、改变防治方案、研究工作结束等情况,使得部分病人不能随访到底,因此并不知道病人确切的生存时间,称之为删失(censoring)。从起点到删失点所经历的时间,称为删失数据,如表 15.8 中 2 号和 7 号患者在随访期结束仍未死亡,属于生存时间的删失数据,其生存时间习惯上记为 2852^+ 天,1796^+ 天。

完全数据提供了患者准确的生存时间,是生存分析的主要依据;删失数据也提供部分信息,说明患者在某时刻之前没有死亡,一般用于确定暴露人口。

15.3.3　生存资料的分析步骤

(1) 生存率的估计。如估计男性 PBC 患者不同时间生存率、生存曲线和中位生存期等。常用的方法有寿命表法和 Kaplan-Meier 法,前者适用于大样本或粗略的生存时间数据,后者适用于小样本或大样本且具有精确的生存时间数据。

(2) 生存率的两组或多组比较。如比较男性和女性 PBC 患者的生存率。常用的方法有 Log-rank 检验和 Breslow 检验,前者对组间的死亡远期效应敏感,后者对组间的死亡近期效应敏感。

(3) 影响因素分析。利用数学模型拟合生存时间和影响因子之间的关系,评价影响因子对生存的影响。如研究想了解患者的治疗方案、性别、年龄和是否腹水等因素哪些是影响 PBC 患者预后的主要因素。

本节主要应用 Cox 比例风险回归模型对 PBC 患者的生存情况进行影响因素分析。

15.3.4　Cox 比例风险回归模型介绍

我们常用风险函数来描述生存资料。风险函数(hazard function)是指 t 时刻存活的个体在 t 时刻的瞬时死亡率,用来 $h(t)$ 表示。

以两组病人为例,假设 $h_1(t)$ 是 t 时刻新药治疗组病人的死亡风险函数,而不是 t 时刻安慰剂治疗组病人的死亡风险函数。我们定义在 t 时刻新药治疗组相对于安慰剂治疗组的风险比(hazard ratio)为 HR。如果 HR 值大于 1,则新药治疗组病人相对于安慰剂治疗组病人在 t 时刻具有更大的死亡风险。

Cox 比例风险模型在 t 时刻的风险函数如下:

$$h(t)=\exp(\beta_1 x_1+\cdots+\beta_p x_p)h_0(t) \tag{15.20}$$

式中,$x_1,x_2,\cdots,x_p$ 等为协变量或影响因素,$h_0(t)$ 为 t 时刻的基准风险函数(baseline hazard *function*)。

(15.20)式具有很大的灵活性,它将风险分为两个部分:左边部分为协变量和风险比,右边部分为基准风险函数。左边部分包括一些参数,例如 $\beta_1,\cdots,\beta_p$,可以反映协变量对生存状况的影响,而右边部分并未作任何假定。模型的形式包括了参数化的一部分和未作假定的一部分,所以 Cox 比例风险模型实为半参数回归模型(semi-parametric regression model)。

15.3.5　模型假定

Cox 模型的拟合需要对 3 个假设加以定义:等比例风险假设(proportionality hazards)、线性假设(linearity)和乘法模型假设(multiplicativity)。接下来我们将分别对这 3 个假设进行讨论。

1. 等比例风险假设

我们对新药治疗组的疗效进行建模:新药治疗组相对于安慰剂治疗组的风险比为 $r(t)$,其值表示的是 t 时刻死亡的相对危险度。如果两组具有等比例风险,那么 $r(t)=r$,即风险比在所有的随访时间里将会保持不变。风险函数可能会随着时间的变化而变化,但是风险比 r 会保持不变。Cox 模型试图将风险比构建为与协变量有关而与时间无关的函数。

风险比可能会随着随访时间的变化而变化。例如,与新药治疗组相比较,安慰剂治疗组的死亡风险在随访期的早期可能会更高一些,但是随着随访时间的延长,两组的死亡风险可能会变得很接近。这样的话,$r(t)$ 就是一个随时间而降低的函数,形式也会变得很复杂——这就是一个非等比例风险模型的例子。

等比例风险模型假定协变量的效应不随时间而改变,也降低了我们构建风险比(hazard ratio)函数的复杂性。我们以考察是否存在新药治疗效应为例,Cox 模型的形式如下:

$$h_1(t)=e^\beta h_0(t) \tag{15.21}$$

新药治疗组和安慰剂治疗组之间的风险比为 $r=e^\beta$,则 Cox 模型中回归系数 $\beta=\ln(r)$。当 $\beta<0$ 时,$e^\beta<1$,说明新药治疗组的死亡风险低于安慰剂组;当 $\beta>0$ 时,$e^\beta>1$,说明新药治疗组的死亡风险高于安慰剂组;当 $\beta=0$ 时,$e^\beta=1$,说明新药治疗组和安慰剂组的死亡风险相同。

2. 线性假设

在连续型数据的线性模型中,如果我们对线性方程的预测值 $\hat{Y}$ 作图,会得到一条直线。在这条直线中,两个个体之间预测值 $\hat{Y}$ 的差异仅仅取决于 (x_1-x_2) 差值的大小。类似的假设同样适用于 Cox 模型。

前面提到的 PBC 研究记录了病人的年龄(AGE)(岁),假定我们希望研究年龄的死亡风险,Cox 模型的形式如下:

$$h_0(t) = \exp(\beta_1 AGE)h_0(t) \tag{15.22}$$

回归系数 β_1 反映了年龄对死亡风险的影响。与前述一致,如果 $\beta_1=0$,则死亡风险不随年龄而改变;如果 $\beta_1>0$,则死亡风险随年龄的增加而增加;如果 $\beta_1<0$,则死亡风险随年龄的增加而减小。现在我们比较两例病人的风险比:一例 30 岁,另一例 35 岁,则第二位病人相对于第一位病人的死亡风险是:

$$\frac{\exp(\beta_1 35)h_0(t)}{\exp(\beta_1 30t)} = \frac{\exp(\beta_1 35)}{\exp(\beta_1 30)} = \exp\{\beta_1(35-30)\} = \exp(\beta_1 5)$$

值得注意的是,风险比只与年龄的差值($35-30=5$)有关,而与两个年龄的具体值无关。因此,年龄为 85 岁的病人与 80 岁的病人相比较,其风险比依然为 $\exp(\beta_1 5)$。这一假设的基本内容是:协变量每改变一个单位(或者 5 个单位、10 个单位等),对风险比的影响相等,因此,我们称之为"线性"假设,准确地说应该称之为"对数线性"假设,因为对风险比取对数后才与协变量呈线性关系。

3. 乘法模型假设

乘法模型假设解决的是风险模型中两个或多个协变量的问题。假设我们要构建一个 Cox 模型来分析年龄(AGE)和新药治疗(NM)对生存状况的联合效应,Cox 模型形式如下:

$$h(t) = \exp(\beta_1 AGE + \beta_2 NM)h_0(t) \tag{15.23}$$

以上形式表明协变量对死亡风险的效应是可乘的。不同病人的风险比等于其自身各协变量的风险比的乘积,上式可以变换为:

$$h(t)h_0(t) = \exp(\beta_1 AGE) \cdot \exp(\beta_2 NM) \tag{15.24}$$

假设我们比较两组人群的死亡风险:一组是年龄 60 岁采用新药治疗,另外一组是年龄 50 岁采用安慰剂治疗,结果如下:

$$\frac{\exp(\beta_1 60 + \beta_2 \times 1)h_0(t)}{\exp(\beta_1 50 + \beta_2 \times 0)h_0(t)} = \exp(\beta_1 10 + \beta_2) = \exp(\beta_1 10) \cdot \exp(\beta_2)$$

风险比等于年龄变化 10 岁的风险比与治疗方案变化 1 个单位的风险比的乘积。这里提示,在任意两个具有相同年龄的个体之间,新药治疗方法的死亡风险是相同的。同理,在同一治疗组里,两个相同年龄的个体的死亡风险是相同的。总的风险比等于各协变量的风险比的乘积,多个协变量的效应是可乘的。Logistic 模型也拥有这一性质:总的优势比等于各协变量优势比的乘积。而线性回归模型是相加模型:各协变量对因变量的总效应等于各协变量对因变量的效应之和。

15.3.6 参数估计和假设检验

因模型未定义,故不能用一般的方法估计回归系数。D. R. Cox 提出用各时刻出现死亡者的条件概率建立部分似然函数(partial likelihood function),并证明了在多数情况下,可借用经典的完全似然法估计和检验参数。类似于 Logistic 回归的情形,这里回归系数常用的检验方法也是 Score 检验、Wald 检验和似然比检验。以上三种方法均为 χ^2 检验,自由度为模型中待检验的参数个数。

15.3.7 Cox 回归模型的应用

以 15.3.1 节的生存资料为例,任意两个个体风险函数之比,或相对危险度(RR)为:

$$RR = \frac{h_i(t)\exp(\beta_1 X_{i1} + \beta_2 X_{i2} + \cdots + \beta_p X_{ip})}{h_j(t)\exp(\beta_1 X_{j1} + \beta_2 X_{j2} + \cdots + \beta_p X_{jp})}$$

$$= \exp[\beta_1(X_{i1} - X_{j1}) + \beta_2(X_{i2} - X_{j2}) + \cdots + \beta_p(X_{ip} - X_{jp})] \tag{15.25}$$

式中，$p=4$，$X_1 \sim X_p$ 分别代表 group，sex，age 和 ascites 这四个变量，$\beta_1 \sim \beta_p$ 分别为相应的回归系数。RR 值与 $h_0(t)$ 无关，可以变换为：

$$\ln RR = \beta_1(X_{i1}-X_{j1}) + \beta_2(X_{i2}-X_{j2}) + \cdots + \beta_p(X_{ip}-X_{jp}) \tag{15.26}$$

因此，$\beta_j(j=1,2,\cdots,p)$ 的实际意义是：在其他协变量不变条件下，变量 X_j 每增加一个单位所引起的相对危险度的自然对数；而 $\exp(\beta_j)$ 的实际意义是：在其他协变量不变条件下，变量 X_j 每增加一个单位所引起的相对危险度。当 $\beta_j > 0$ 时，$\exp(\beta_j) > 1$，说明 X_j 增加时风险函数增加，即 X_j 为危险因素。反之，当 $\beta_j < 0$ 时，$\exp(\beta_j) < 1$，说明 X_j 增加时风险函数下降，即 X_j 为保护因素。

采用 Cox 比例风险回归模型进行生存分析，可以分析生存的影响因素以及多因素生存预测。对 15.3.1 节生存资料的分析结果如表 15.9 所示。

表 15.9　Cox 回归分析结果

变量	$\hat{\beta}$	SE	Wald χ^2	df	P	RR	RR (95% CI) Lower	Upper
group	−3.253	.994	10.721	1	.001	.039	.006	.271
age	.071	.030	5.689	1	.017	1.073	1.013	1.137
ascites	2.484	.954	6.785	1	.009	11.987	1.850	77.694

表 15.9 的分析结果显示：

(1) group(治疗方法)、age(年龄)和 ascites(是否有腹水)是肝硬化患者生存的独立影响因素。

(2) age(年龄)和 ascites(是否有腹水)的回归系数为正值，提示年龄和肝腹水是肝硬化患者生存的危险因素。在治疗方法和腹水保持不变的情形下，年龄每增加 1 岁，死亡风险增加 0.073 倍；在治疗方法和年龄保持不变的情形下，有肝腹水者的死亡风险是没有肝腹水者的 11.987 倍。Group(治疗方法)的回归系数为负值，提示新药治疗方法是肝硬化患者生存的保护因素。在年龄和腹水保持不变的情形下，新药治疗方法的死亡风险是安慰剂治疗方法的 0.039 倍。

在结果报告时，要注意报告变量筛选方法、检验水准 α、各变量 RR、RR 的 95% 置信区间及其 P 值等。

此外，和多重线性回归以及 Logistic 回归分析一样，我们可以根据估计得到的风险函数，对个体进行多因素生存预测。

15.3.8　Cox 回归比例风险假定的判定方法

Cox 模型的基本假定是比例风险假定(pH 假定)。检查某自变量是否满足 pH 假定，最简单的方法是观察按该变量分组的 Kaplan-Meier 生存曲线，若生存曲线明显交叉，提示不满足 pH 假定。

表 15.8 中,年龄为定量变量,将年龄转化为两分类变量(<60 岁和 ≧ 60 岁),治疗方法、性别、是否有腹水均为分类变量,四个变量的生存曲线见图 15.15。图 15.15 中曲线均大致平行,提示满足 pH 假定。

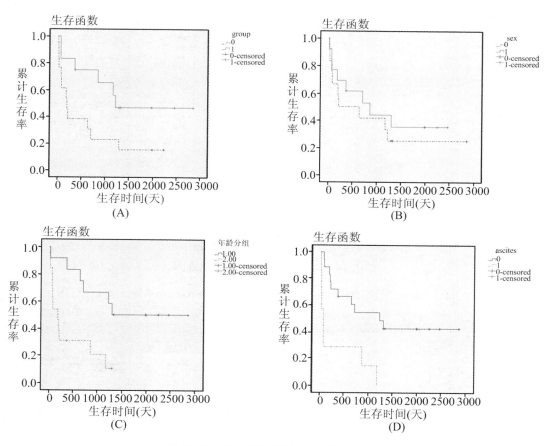

图 15.15　Cox 回归分析 pH 假定的判定

15.3.9　SPSS 软件实现

1. 例 15.3 生存率的估计以及生存曲线的比较

本例所述 25 例肝硬化患者两种治疗方法的生存情况见表 15.8,依据此表建立数据库。

1) 建立 SPSS 数据库

将 25 例肝硬化患者的生存资料整理为 SPSS 数据,进行生存分析。数据由 25 行 7 列构成,分别代表 25 例肝硬化患者和 7 个变量。7 个变量依次为 No、group、sex、age、ascites、time 和 status,分别代表编号、治疗方法、性别、年龄、是否有腹水(1=有,0=无)、生存时间和结局(1=死亡,0=删失)。SPSS 数据文件格式如图 15.16 所示。

2) SPSS 软件实现方法

采用 Kaplan-Meier 法估计生存率以及比较两组生存曲线:

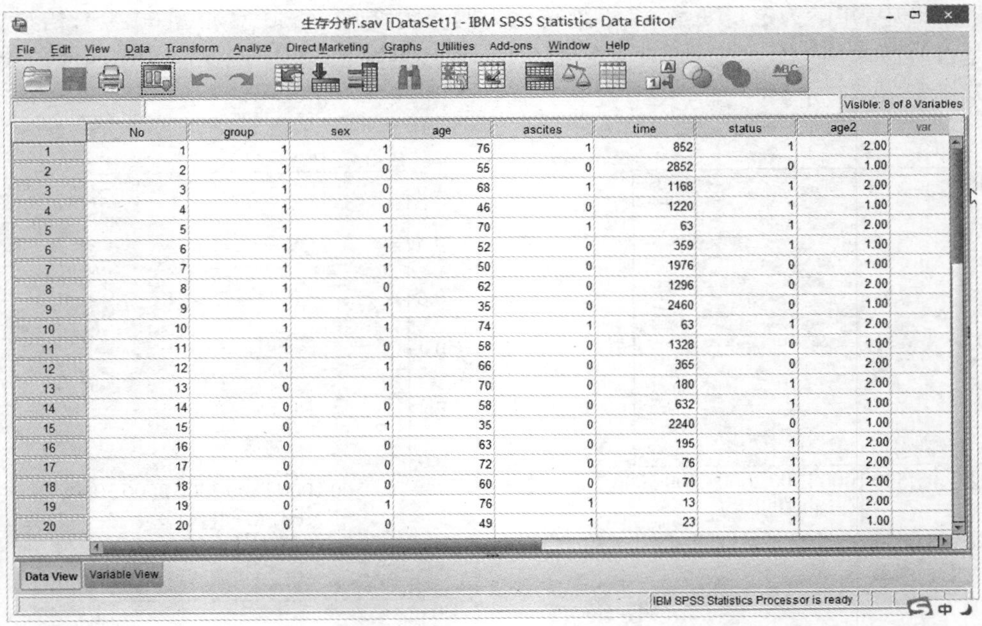

图 15.16　例 15.3 的数据库结构示意图

（1）调用 Kaplan-Meier 模块：Analyze 菜单→Survival 项→Kaplan-Meier 对话框（图 15.17）。

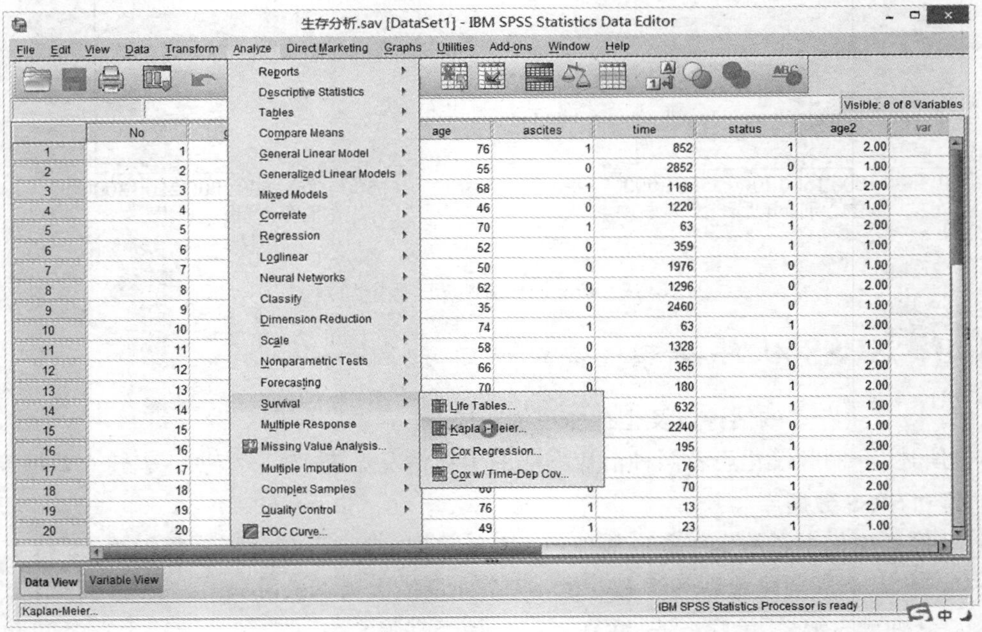

图 15.17　Analyze→Survival→Kaplan-Meier

（2）定义时间变量（Time）、结局变量（Status）和事件（Define Event），在 Single Value 栏填"1"代表结局，Continue 返回 Kaplan-Meier 对话框（图 15.18）。

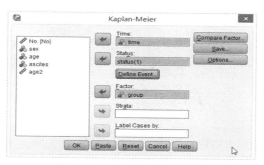

图 15.18　Kaplan-Meier 对话框

（3）选分组变量（Factor）：选入变量 group。

（4）选输出项：→Options…→OK（图 15.19）。

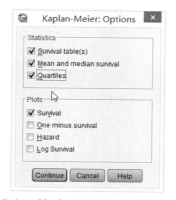

图 15.19　Kaplan-Meier：Options 对话框

（5）选择两条生存曲线比较的方法：→Compare Factor…→OK（图 15.20）。

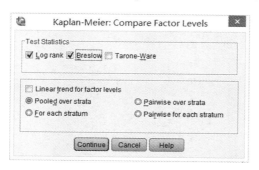

图 15.20　Kaplan-Meier：Compare Factor Levels 对话框

3）主要的输出结果和解释

主要结果如表 15.10 和图 15.21 所示。从图 15.21 可见，group＝0 的生存曲线在下，提示安慰剂组的生存率较低；group＝1 的曲线在上方，提示新药治疗组的生存率较高。经过 Log-rank 和 Breslow 检验（表 15.11），P 值均小于 0.05，说明两组生存率的差异有统计学意义。

表 15.10　Kaplan-Meier 法估计的两组生存率（group=0 和 group=1 组）

Group		Time	Status	Cumulative Proportion Surviving at the Time		N of Cumulative Events	N of Remaining Cases
				Estimate	Std. Error		
0	1	13.000	1	.923	.074	1	12
	2	18.000	1	.846	.100	2	11
	3	23.000	1	.769	.117	3	10
	4	70.000	1	.692	.128	4	9
	5	76.000	1	.615	.135	5	8
	6	180.000	1	.538	.138	6	7
	7	195.000	1	.462	.138	7	6
	8	210.000	1	.385	.135	8	5
	9	632.000	1	.308	.128	9	4
	10	700.000	1	.231	.117	10	3
	11	1296.000	1	.154	.100	11	2
	12	1990.000	0	.	.	11	1
	13	2240.000	0	.	.	11	0
1	1	63.000	1	.	.	1	11
	2	63.000	1	.833	.108	2	10
	3	359.000	1	.750	.125	3	9
	4	365.000	0	.	.	3	8
	5	852.000	1	.656	.140	4	7
	6	1168.000	1	.563	.148	5	6
	7	1220.000	1	.469	.150	6	5
	8	1296.000	0	.	.	6	4
	9	1328.000	0	.	.	6	3
	10	1976.000	0	.	.	6	2
	11	2460.000	0	.	.	6	1
	12	2852.000	0	.	.	6	0

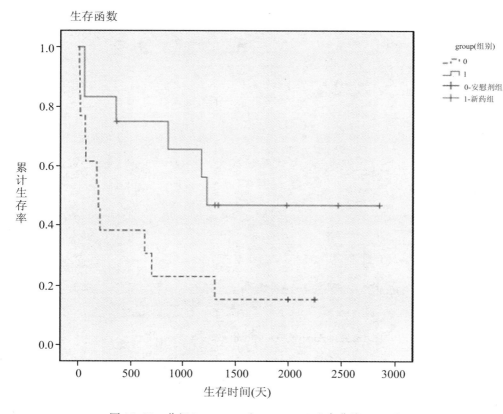

图 15.21　分组(group＝0 和 group＝1)生存曲线(KM 法)

表 15.11　生存曲线比较的假设检验

	Chi-Square	df	Sig.
Log Rank (Mantel-Cox)	4.122	1	.042
Breslow (Generalized Wilcoxon)	4.227	1	.040

Test of equality of survival distributions for the different levels of group.

2. Cox 回归分析
1) 建立 SPSS 数据库
数据同上。
2) SPSS 软件实现方法
（1）调用 Cox Regression 模块：Analyze 菜单 → Survival 项 →Cox Regression 对话框(图 15.22)。

（2）定义时间变量(Time)、结局变量(Status)和事件(Define Event)，同前，在 Single Value 栏填"1"代表结局，Continue 返回 Cox Regression 对话框(图 15.23)。

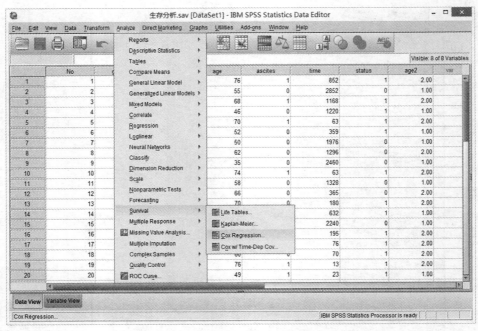

图 15.22　Analyze→Survival→Cox Regression

（3）选入分析的协变量（Covariates）：group，sex，age，ascites，自变量筛选的方法选择前向法。

（4）选择输出的曲线（plots）（图 15.24）。

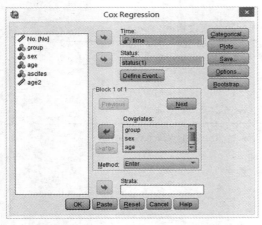

图 15.23　Cox Regression 对话框

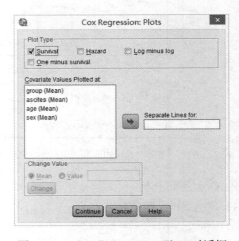

图 15.24　Cox Regression：Plots 对话框

（5）选择输出项：→Options⋯→OK（图 15.25）。

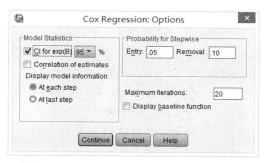

图 15.25　Cox Regression：Options 对话框

3）主要的输出结果和解释

经过 Cox 回归分析,有统计学意义的自变量有 group、age 和 ascites。age(年龄)和 ascites (是否有腹水)的回归系数为正值,提示年龄和腹水是肝硬化患者生存的危险因素。Group(治疗方法)的回归系数为负值,提示新药治疗方法是肝硬化患者生存的保护因素。各个回归系数的意义及解释见理论分析 15.3.7 节,结果见表 15.12,生存曲线见图 15.25。

表 15.12　Cox 回归分析结果

		B	SE	Wald	df	Sig.	Exp(B)	95.0% CI for Exp(B)	
								Lower	Upper
Step 3	group	−3.253	.994	10.721	1	.001	.039	.006	.271
	age	.071	.030	5.689	1	.017	1.073	1.013	1.137
	ascites	2.484	.954	6.785	1	.009	11.987	1.850	77.694

操作过程均在软件 SPSS 23.0 中实现,程序及输出结果见相应文件。

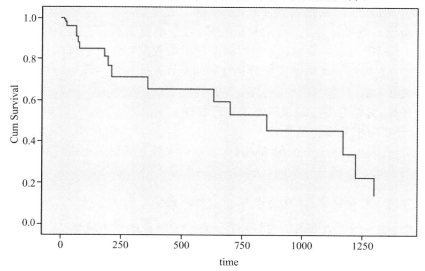

图 15.26　25 例肝硬化患者的生存曲线

15.4　主成分分析和因子分析

在科学研究中，为了使研究更详细、更完整，我们需要收集与所研究问题有关的多个变量的信息，于是在分析的过程中往往会遇到多指标的问题。然而，当收集到的变量信息太多时难免又会有部分数据的信息重复和叠加，变量之间还可能存在多重共线性的问题，在高维空间中研究问题导致算法的复杂性增强，可能会对研究结果造成较大的偏差。在面对多变量的问题时，如何在不影响分析的同时达到简化数据的目的一直是重要的研究内容。在 SPSS 统计软件中，主成分分析和因子分析能够很好地解决这类问题。因子分析又可以看做是主成分分析的一种推广和扩展。

15.4.1　主成分分析

1. 概述

主成分分析是基于降维的思想应运而生的一种多元统计方法。其基本原理是：用几个较少的综合变量去替代多个随机变量，即通过少数几个主成分来解释许多变量的方差—协方差结构，并尽量做到少丢失原始变量的信息（一般情况为 85%）。主成分分析就是通过寻找一个合适的线性变换能够将若干个彼此之间存在相关性的变量进行转化，使其成为几个独立的且彼此之间相关性为零的新变量。在这种变换中，保持变量的总方差（方差之和）不变。具有最大方差称为第一主成分；具有次大方差，称为第二主成分，依次类推。在实际应用中，一般不是找出 P 个主成分，而是找出 $m(m<p)$ 个主成分就够了，只要这 m 个主成分能反映原来 p 个变量的绝大部分的方差。所得到的新变量可以解释原始变量包含的绝大多数信息，同时新变量又具有独特的专业含义。

由于指标的量纲不同，主成分分析中为了消除量纲和数量级，通常需要将原始数据进行标准化，将其转化为均值为 0、方差为 1 的无量纲数据。

主成分分析的一般步骤为：① 确定分析变量，收集数据资料；② 对原始数据进行标准化处理，消除量纲不同所带来的影响；③ 根据标准化后的数据特性判断求出协方差阵或者相关矩阵；④ 计算协方差阵或相关阵的特征根和特征向量；⑤ 计算各主成分的贡献率和累积贡献率；⑥ 确定主成分个数，一般选取累积贡献率 85% 以上的主成分；⑦ 以各主成分的贡献率为权重进行综合评价，并结合专业知识对结果进行解释。

2. 主成分分析中相关概念的含义

（1）特征根：代表主成分影响力度的指标，表示引入该主成分后可以解释平均多少原始变量的信息。一般在确定主成分个数时，选取特征根大于 1 的主成分。

（2）主成分的方差贡献率：计算公式为 $\lambda_i / \sum_{i=1}^{p} \lambda_i$，式中 λ_i 表示主成分 Z_i 的方差在全部方差中的比重。方差贡献率越大表明该主成分综合原始变量信息的能力越强。

（3）累计贡献率：前 k 个主成分的累计贡献率定义为 $\sum_{i=1}^{k} \dfrac{\lambda_i}{\sum_{i=1}^{p} \lambda_i}$ ，表示前 k 个主成分累计

提取原始变量信息的多少。

3. 主成分分析的主要作用

（1）可通过因子载荷 a_{ij} 的结论，理清 X 变量间的某些关系。因子载荷反映指标对评价结果的影响程度，因子载荷绝对值越大表示指标对评价结果越重要。

（2）多维数据的一种图形表示方法。我们知道多元统计研究的问题大都多于 3 个变量。要把研究的问题用图形表示出来是不可能的。然而，通过主成分分析法，我们可以选取前两个主成分或其中某两个主成分，根据主成分的得分，画出 n 个样品在二维平面上的分布状况，由图形可直观地看出各样品在主分量中的地位。

（3）由主成分分析法构造回归模型。即把各主成分作为新自变量代替原来自变量 x 做回归分析。在线性回归模型中，常用最小二乘法求回归系数的估计。但是当存在多重共线性时，最小二乘法的估计的结果并不是很理想。当用主成分替代原始指标后，再用最小二乘法建立主成分与目标变量之间的回归方程，所得系数更为稳定。

（4）用主成分分析筛选回归变量。回归变量的选择有着重要的实际意义，为了使模型本身易于做结构分析、控制和预报，好从原始变量所构成的子集合中选择最佳变量，构成最佳变量集合。用主成分分析筛选变量，可以用较少的计算量来选择变量，获得选择最佳变量子集合的效果。

4. 数学模型

设研究对象涉及 P 个指标，分别用 $X_1, X_2, \cdots, X_p$ 表示，这 P 个指标构成的 P 维随机向量为 $X = (X_1, X_2, \cdots, X_p)'$。设随机向量 X 的均值为 μ，协方差矩阵为 Σ。主成分分析就是对 X 进行线性变换以形成新的综合变量，用 Y 表示，即新的综合变量可以由原来的变量线性表示，满足下式：

$$Y_i = \mu_{i1}X_1 + \mu_{i2}X_2 + \cdots + \mu_{ip}X_p, \quad i = 1, 2, \cdots, p$$

为了使新的综合变量能够充分反映原来变量的信息，希望 Y_i 的方差尽可能大，且各 Y_i 之间不相关。由于没有限制条件方差可以任意大，于是将线性变化约束在条件：$\mu_{i1}{}^2 + \mu_{i2}{}^2 + \cdots + \mu_{ip}{}^2 = 1 (i = 1, 2, \cdots, p)$。满足条件的 Y_i 被称为第 i 个主成分。主成分可由协方差矩阵求出，设协方差矩阵 Σ 的特征值—特征向量对为 $(\lambda_1, \mu_1), \cdots, (\lambda_p, \mu_p)$，其中 $\lambda_1 \geqslant \lambda_2 \geqslant \cdots \geqslant \lambda_p \geqslant 0$，则第 i 个主成分为 $Y_i = u_i'X$，于是有 $\text{var}(Y_i) = \lambda_i$。

主成分也可以由相关矩阵求出，但其结果有时与协方差矩阵求出的结果是不同的。需要注意的是，使用相关矩阵求主成分时，主成分模型中变量的系数应该是样本中相关矩阵的特征根所对应的特征向量，模型中 X 变量也应该是原 X 变量的标准化变量。

5. SPSS 软件实现

【案例 15.4】 一个城市的发展综合体现在各个城区的经济发展上，由于各个城区的地理位置不同，其产业结构也势必会有所不同，在经济发展中虽然有共同的经济指标，但又有各自的侧重点。以广东省 22 个城市地区的经济发展为研究对象，选择 12 项（人均 GDP X_1，GDP 增长率 X_2，高新技术产业产值 X_3，第二产业产值 X_4，第三产业产值 X_5，第三产业产值增加率 X_6，城镇固定资产投资 X_7，地方财政总收入 X_8，规模以上工业增加值 X_9，规模以上工业利税总值 X_{10}，社会消费品零售总额 X_{11}，消费零售总额增长率 X_{12}）能够反映城区经济发展的主要经济指标。(本案例引自:赵飞.基于 SPSS 的广东省各城市经济发展水平评价[J].电子制作,2014(14):242-244.)

1) SPSS 操作过程

(1) 单击"Analyze"—"Dimension Reduction"—"Factor Analysis",弹出主对话框(图 15.27)。

(2) 单击"Variables"框,选入需要分析的 12 个变量 $X_1 \sim X_{12}$。

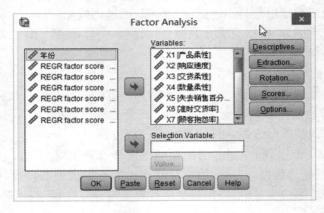

图 15.27　主对话框

(3) 单击"Descriptives",弹出图 15.28 所示对话框。

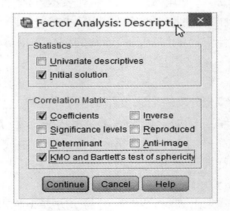

图 15.28　"Descriptives"对话框

① Statistics:

单变量描述:单变量的基本统计量,包括均数、标准差和样本量。

原始分析结果:输出原变量的公因子方差、与变量数目相同的因子(主成分)、各因子的特征根及其所占方差的百分比、累计百分比,系统默认选择。

② 相关性矩阵:

系数:相关系数矩阵,本例选择此项。

逆模型:相关系数矩阵的逆矩阵。

显著性水平:相关系数单侧检验的 P 值。

再生:输出因子分析后的相关阵及其残差,下三角为再生相关阵,上三角为残差。

行列式:相关系数矩阵的行列式。

反映象:反映象协方差阵和相关阵。

KMO and Bartlett's test of Sphericity:KMO 统计量取值在 0~1 之间,用于检验变量间的偏相关是否较小,当 $KMO>0.7$ 时,使用主成分分析效果较好,而当 $KMO<0.5$ 时,不适合做主成分分析。Bartlett 球形检验用于判断相关阵是否是单位阵,当结果为拒绝各变量独立的假设时,可认为各变量间具有相关性,适合做主成分分析。本例选择此项(图 15.29)。

KMO and Bartlett's Test

Kaiser-Meyer-Olkin Measure of Sampling Adequacy.		.767
Bartlett's Test of Sphericity	Approx. Chi-Square	488.374
	df	66
	Sig.	.000

图 15.29　KMO and Bartlett's 检验

本例结果显示 KMO 值为 0.767,大于 0.50,即该数据可以做主成分分析。Bartlett's 检验统计值的显著性概率小于 0.01,即数据具有相关性,可进行主成分分析。

(5)单击"Extraction"按钮,弹出图 15.30 所示对话框。

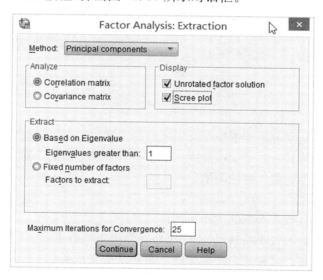

图 15.30　"Extraction"对话框

① 方法:给出了 7 种因子提取的方法,包括主成分法、未加权的最小平方法、综合最小平方法、最大似然法、主轴因子分解法、α 因子分解法、映像因子分解法。本例选择 Principal components(主成分法)。

② 分析:依据什么来提取因子变量,分为:相关性矩阵和协方差矩阵,本例选择相关性矩阵。

③ 输出：

未旋转的因子解：未经旋转变换的因子提取结果。

碎石图：以特征根为纵轴，特征根由大到小排序，因子序号为横轴，点与点之间以直线相连。

④ 抽取：以特征根大于某数值为提取标准，默认"特征值大于 1"。

⑤ 最大收敛性迭代次数：默认选取 25 次。

（6）单击"Scores"按钮，弹出图 15.31 所示对话框。

① 保存为变量：保存因子得分作为新变量，默认在"方法"中选取回归法，另外两种分别为 Bartlett 法和 Anderson-Rubin 法。

② 显示因子得分系数矩阵：本例选择此项。

（7）单击"Options"按钮，弹出图 15.32 所示对话框。

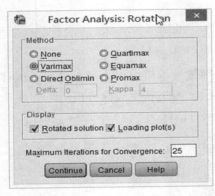

图 15.31　"Scores"对话框

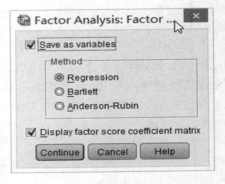

图 15.32　"Options"对话框

① 缺失值：

按列表排除个案：剔除选用变量中带有缺失值的个案，系统默认选项。

按对排除个案：剔除其一对变量或其中一个变量具有缺失值的个案。

使用平均值替换：用均数代替缺失值。

② 系数显示格式：

按大小排序：载荷系数按照数值大小排列。

取消小系数：抑制输出较小系数，较小的系数在结果表格中不显示（为空白）；

绝对值：系数低于多少时被认为是较小的系数？系统默认为 0.10。

2）SPSS 输出图表解读

从图 15.33 中可以看出 12 个原始指标间存在较高的相关性，存在信息上的重叠，因此可以采用较少的综合指标对各变量中的各类信息加以解释。

Correlation Matrix

		X_1	X_2	X_3	X_4	X_5	X_6	X_7	X_8	X_9	X_{10}	X_{11}	X_{12}
Correlation	X_1	1.000	−.315	.727	.822	.743	.134	.717	.770	.834	.827	.705	.392
	X_2	−.315	1.000	−.062	−.184	−.110	.275	−.040	−.101	−.169	−.128	−.089	−.062
	X_3	.727	−.062	1.000	.891	.865	.255	.774	.963	.910	.860	.786	.417
	X_4	.822	−.184	.891	1.000	.919	.097	.863	.935	.997	.986	.893	.313
	X_5	.743	−.110	.865	.919	1.000	.245	.956	.963	.920	.883	.983	.425
	X_6	.134	.275	.255	.097	.245	1.000	.269	.262	.096	.083	.229	.486
	X_7	.717	−.040	.774	.863	.956	.269	1.000	.896	.862	.840	.966	.413
	X_8	.770	−.101	.963	.935	.963	.262	.896	1.000	.946	.903	.915	.444
	X_9	.834	−.169	.910	.997	.920	.096	.862	.946	1.000	.984	.886	.330
	X_{10}	.827	−.128	.860	.986	.883	.083	.840	.903	.984	1.000	.870	.301
	X_{11}	.705	−.089	.786	.893	.983	.229	.966	.915	.886	.870	1.000	.390
	X_{12}	.392	−.062	.417	.313	.425	.486	.413	.444	.330	.301	.390	1.000

图 15.33　相关系数矩阵

进一步计算图 15.33 中矩阵的特征值、方差贡献率和累计方差贡献率,见图 15.34。

Total Variance Explained

Component	Initial Eigenvalues			Extraction Sums of Squared Loadings		
	Total	% of Variance	Cumulative %	Total	% of Variance	Cumulative %
1	8.283	69.026	69.026	8.283	69.026	69.026
2	1.502	12.515	81.541	1.502	12.515	81.541
3	.977	8.145	89.686			
4	.413	3.439	93.125			
5	.388	3.230	96.355			
6	.268	2.233	98.587			
7	.117	.974	99.561			
8	.035	.292	99.853			
9	.012	.097	99.950			
10	.003	.025	99.975			
11	.003	.022	99.997			
12	.000	.003	100.000			

Extraction Method: Principal Component Analysis.

图 15.34　总方差解释

图 15.34 的结果给出了各成分的方差贡献率和累计贡献率,用来反映各主成分重要程度。由图 15.34 中的特征值和方差贡献度可知,前两个特征值均大于 1,第三个特征根值接近 1,前三个主成分特征值的累积方差贡献率达到 89.686%,可以调整特征根输出临界值为 0.9,输出

3 个主成分,用前三个主成分来评价广东省各城市经济发展的综合指标。(图 15.35)

Component Matrix[a]

	Component		
	1	2	3
X_1	.841	−.163	−.214
X_2	−.147	.618	.722
X_3	.918	.053	.056
X_4	.970	−.164	.081
X_5	.971	.035	.056
X_6	.241	.850	−.179
X_7	.929	.088	.093
X_8	.979	.044	.042
X_9	.974	−.152	.080
X_{10}	.950	−.157	.121
X_{11}	.943	.030	.092
X_{12}	.460	.531	−.570

Extraction Method:Principal Component Analysis.

a. 3 components extracted.

图 15.35　成分矩阵

　　图 15.35 为成分矩阵,也可以看做是主成分与标准化原始变量之间的相关系数矩阵,图 15.36 的结果给出了成分系数矩阵,从中可以验证每一个变量提取信息的比例和每一个主成分的特征值。

Component Score Coefficient Matrix

	Component		
	1	2	3
X_1	.102	−.108	−.219
X_2	−.018	.412	.739
X_3	.111	.035	.058
X_4	.117	−.109	.083
X_5	.117	.023	.057
X_6	.029	.566	−.183
X_7	.112	.058	.095
X_8	.118	.029	.043
X_9	.118	−.101	.082
X_{10}	.115	−.104	.124
X_{11}	.114	.020	.094
X_{12}	.056	.353	−.583

Extraction Method:Principal Component Analysis.

图 15.36　成分得分系数矩阵

这是主成分分析的最终结果,说明各主成分在各变量上的载荷,通过该系数矩阵可以将主成分表示为各个变量的线性组合。本例可以写出三个主成分的表达式分别为:

$$F_1 = 0.102X_1 - 0.018X_2 + 0.111X_3 + 0.117X_4 + 0.117X_5 + 0.029X_6 + 0.112X_7 + 0.118X_8 + 0.118X_9 + 0.115X_{10} + 0.114X_{11} + 0.056X_{12}$$

$$F_2 = -0.108X_1 + 0.412X_2 + 0.035X_3 - 0.109X_4 + 0.023X_5 + 0.566X_6 + 0.058X_7 + 0.029X_8 - 0.101X_9 - 0.104X_{10} + 0.020X_{11} + 0.353X_{12}$$

$$F_3 = -0.219X_1 + 0.739X_2 + 0.058X_3 + 0.083X_4 + 0.057X_5 - 0.183X_6 + 0.095X_7 + 0.043X_8 + 0.082X_9 + 0.124X_{10} + 0.094X_{11} - 0.583X_{12}$$

需要注意的是,在表达式中各变量已经不是原始变量,而是经过标准化的变量。原来设计了 12 个变量来表示经济发展状况,而经过分析后,只需用三个因子即可描述地区经济发展状况。

15.4.2　因子分析

1. 概述

因子分析是要利用少数几个公共因子去解释较多个要观测变量中存在的复杂关系,它不是对原始变量的重新组合,而是对原始变量进行分解。因子分析根据相关性大小将变量分组,使得同组内的变量之间相关性较高,但不同组的变量相关性较低,每组变量代表一个基本结构,这个基本结构称为公共因子。对于所研究的问题就可试图用最少个数的不可测的所谓公共因子的线性函数与特殊因子之和来描述原来观测的每一分量。公共因子是由所有变量共同具有的少数几个因子;特殊因子是每个原始变量独自具有的。通过因子分析得来的新变量是对每一个原始变量进行内部剖析。因子分析不是对原始变量的重新组合,而是对原始变量进行分解,分解为公共因子和特殊因子两部分。具体地说,就是要找出某个问题中可直接测量的具有一定相关性的诸指标,如何受少数几个在专业中有意义,又不可直接测量到,且相对独立的因子支配的规律,从而可用各指标的测定来间接确定各因子的状态。

因子分析在实际运用中可以分为两大类,一类为探索性因子分析法,另一类是验证性因子分析法。探索性因子分析主要是为了找出影响观测变量的因子个数,以及各个因子和各个观测变量之间的相关程度。在研究过程中,我们假定每个指标变量都与某个因子匹配,通过因子载荷来推断数据的因子结构。而验证性因子分析法需要建立在探索性因子分析的基础上进行,找到了可观测变量被哪些潜在因子影响,可以进一步确定潜在因子对其的影响程度,以及潜在因子之间的关联性。在实际操作过程中,如果研究者预先没有坚实的理论基础支撑,有关观测变量内部结构一般先采用探索性因子分析,产生一个关于内部结构的理论,再在此基础上用验证性因子分析,这样的做法是比较合理的。

因子分析的优缺点:因子分析不是对原有变量的取舍,而是根据原始变量的信息进行重新组合,找出影响变量的共同因子,化简数据;它通过旋转使得因子变量更具有可解释性,命名清晰性高。但是因子分析在计算因子得分时,采用的是最小二乘法,此法有时可能会失效。

因子分析所具备的的四个步骤是指:① 确认待分析的原有若干变量是否适合作因子分析;② 构造因子变量;③ 利用旋转方法使因子变量更具可解释性;④ 计算因子变量得分。

2. 模型

设有 p 个 $X_1, X_2, \cdots, X_p$ 为可观测的随机变量，各变量如下：

$$X_1 = a_{11}f_1 + a_{12}f_2 + \cdots + a_{1m}f_m + e_1$$
$$X_2 = a_{21}f_1 + a_{22}f_2 + \cdots + a_{2m}f_m + e_2$$
$$\cdots\cdots$$
$$X_p = a_{p1}f_1 + a_{p2}f_2 + \cdots + a_{pm}f_m + e_p$$

上式即为因子模型。其中，$f_1, f_2, \cdots, f_m$ 为公共因子；$e_1, e_2, \cdots, e_p$ 为特殊因子，$a_{ij}(i=1,2,\cdots,p;j=1,2,\cdots,m)$ 为因子的载荷。因子载荷 a_{ij} 就是第 i 变量与第 j 因子的相关系数，表示第 i 个变量在第 j 个因子中所存在的重要意义。其中因子的关系式里，公共因子 $f_1, f_2, \cdots, f_m$ 之间互不相关，特殊因子 $e_1, e_2, \cdots e_p$ 之间互不相关，各自独立存在，相互之间没有关系。特殊因子与公共因子互不相关。

3. SPSS 软件实现

【**案例 15.5**】 农产品供应链是专门从事农产品供应、生产和销售的供应链，质量安全与流通效率是生鲜农产品供应链关注的因素。高效的供应链水平可以减少企业的成本支出，主要评价内容包括成本、运作、服务三个方面，具体指标则包含供应链成本、供应链收入、供应链利润、产品柔性、响应速度、交货柔性、数量柔性、准时交货率、顾客抱怨率、退货比率、顾客抱怨解决时间、信息化利用增长率、农产品新鲜度等 26 项。（本案例引自：王勇，邓旭东. 基于因子分析的农产品供应链绩效评价实证. [J]. 中国流通经济，2015(3)：10-16.）

1) SPSS 操作过程

（1）选择"Analyze"—"Dimension Reduction"—"Factor analysis"，打开因子分析对话框（图 15.37）；将指标变量选入"Variables"窗口中。

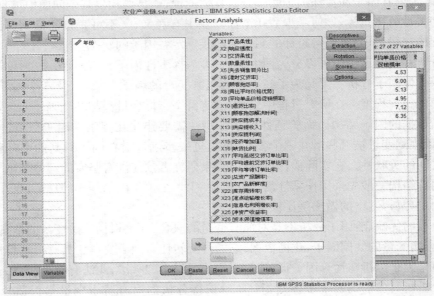

图 15.37 因子分析对话框

（2）在因子分析对话框内，点击"Descriptives"按钮，"Statistics"栏选择"Initial solution"，"Correlation Matrix"栏选择"Coefficients"和"KMO and Bartlett's test of sphericity"（图15.38）。

（3）在因子分析对话框内，点击"Extraction"按钮，"Method"栏选择"Principal components"，"Analyze"栏选择"Correlation matrix"，"Display"栏选择"Unrotated factor solution"和"Scree plot"，"Extract"栏默认为"Based on Eigenvalue，Eigenvalues greater than：1"（图15.39）。

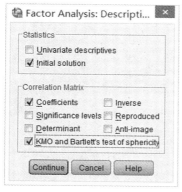
图15.38　"Descriptives"对话框

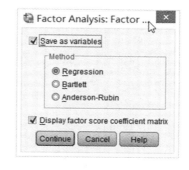
图15.39　"Extraction"对话框

（4）在因子分析对话框内，点击"Rotation"按钮，"Method"栏选择"Varimax"，"Display"栏选中"Rotated solution"和"Loading plot(s)"（图15.40）。

（5）在因子分析对话框内，点击"Scores"按钮，"Save as variables"栏选中"Regression"，选中"Display factor score coefficient matrix"（图15.41）。

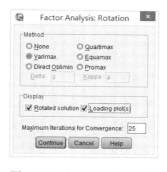
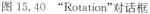
图15.40　"Rotation"对话框

图15.41　"Scores"对话框

2）SPSS 输出结果

（1）相关性矩阵：因子分析要求变量之间有相关性，所以首先要进行相关性检验，首先输出的是变量之间的相关系数矩阵（图15.42）。

Correlation Matrix[a]

		X_1	X_2	X_3	X_4	...	X_{25}	X_{26}
Correlation	X_1	1.000	.679	−.735	−.290		.419	−.836
	X_2	.679	1.000	−.982	.184		−.293	−.941
	X_3	−.735	−.982	1.000	−.071		.280	.964
	X_4	−.290	.184	−.071	1.000		−.478	.118
	X_5	.790	.918	−.962	.050		−.195	−.908
	X_6	−.580	−.838	.880	−.190		.407	.752
	X_7	.753	.946	−.924	.095		−.096	−.955
	X_8	−.346	−.228	.382	.299		.225	.394
	X_9	−.977	−.615	.664	.296		−.487	.799
	X_{10}	.396	.890	−.880	.117		−.560	−.833
	X_{11}	.727	.960	−.977	.144		−.272	−.909
	X_{12}	−.675	−.953	.943	.006		.231	.963
	X_{13}	−.716	−.908	.903	.080	...	.118	.960
	X_{14}	−.645	−.918	.912	.057		.232	.947
	X_{15}	.736	.559	−.551	−.382		.412	−.743
	X_{16}	.823	.956	−.986	−.072		−.133	−.990
	X_{17}	.797	.977	−.990	.097		−.177	−.970
	X_{18}	.728	.968	−.997	.040		−.301	−.956
	X_{19}	.775	.859	−.918	.062		−.190	−.850
	X_{20}	−.785	−.420	.388	.273		−.715	.540
	X_{21}	−.614	−.987	.945	−.217		.299	.914
	X_{22}	−.344	−.839	.777	−.681		.517	.637
	X_{23}	−.721	−.982	.963	−.243		.219	.908
	X_{24}	−.566	−.814	.750	−.594		.154	.682
	X_{25}	.419	−.293	.280	−.478		1.000	.072
	X_{26}	−.836	−.941	.964	.118		.072	1.000

a. This matrix is not positive definite.

图 15.42　相关性矩阵（部分）

（2）提取主成分和公因子方差：由图 15.42 可知，第一列为 26 个成分，第二列为相应成分可以解释的特征值，该分析提取了 4 个主成分，它们的特征值大于 1，合计解释了 97.414% 的方差，故选取前 4 个公共因子。（图 15.43）

Total Variance Explained

Component	Initial Eigenvalues			Extraction Sums of Squared Loadings			Rotation Sums of Squared Loadings		
	Total	% of Variance	Cumulative %	Total	% of Variance	Cumulative %	Total	% of Variance	Cumulative %
1	18.447	70.950	70.950	18.447	70.950	70.950	9.821	37.774	37.774
2	3.644	14.015	84.965	3.644	14.015	84.965	9.559	36.764	74.538
3	1.831	7.041	92.007	1.831	7.041	92.007	3.805	14.634	89.172
4	1.406	5.407	97.414	1.406	5.407	97.414	2.143	8.242	97.414
5	.672	2.586	100.000						
6	1.026E-015	3.948E-015	100.000						
7	5.562E-016	2.139E-015	100.000						
8	4.921E-016	1.893E-015	100.000						
9	4.843E-016	1.863E-015	100.000						
10	3.667E-016	1.410E-015	100.000						
11	2.991E-016	1.150E-015	100.000						
12	1.927E-016	7.411E-016	100.000						
13	1.900E-016	7.306E-016	100.000						
14	9.930E-017	3.819E-016	100.000						
15	6.401E-017	2.462E-016	100.000						
16	−4.490E-018	−1.727E-017	100.000						
17	−1.072E-016	−4.121E-016	100.000						
18	−1.591E-016	−6.120E-016	100.000						
19	−1.886E-016	−7.252E-016	100.000						
20	−2.403E-016	−9.241E-016	100.000						
21	−3.032E-016	−1.166E-015	100.000						
22	−3.561E-016	−1.370E-015	100.000						
23	−4.359E-016	−1.677E-015	100.000						
24	−4.712E-016	−1.812E-015	100.000						
25	−5.759E-016	−2.215E-015	100.000						
26	−8.430E-016	−3.242E-015	100.000						

Extraction Method: Principal Component Analysis.

图 15.43 总方差解释

（3）公因子方差：结果显示，每一个指标变量的共性方差都在 0.9 以上，说明这 4 个公共因子能够很好地反应原始各项指标变量的绝大部分内容。（图 15.44）

（4）碎石图：碎石图以特征值为纵轴，成分为横轴（图 15.45）。前面陡峭的部分特征值大，包含的信息多，后面平坦的部分特征值小，包含的信息也省。由图 15.45 直观的看出，成分 1、2、3、4 包含了大部分信息。

Communalities

	Initial	Extraction		Initial	Extraction
X_1	1.000	.991	X_{14}	1.000	1.000
X_2	1.000	.993	X_{15}	1.000	.986
X_3	1.000	.997	X_{16}	1.000	.994
X_4	1.000	.908	X_{17}	1.000	.999
X_5	1.000	.995	X_{18}	1.000	.995
X_6	1.000	.969	X_{19}	1.000	.998
X_7	1.000	.988	X_{20}	1.000	.971
X_8	1.000	.762	X_{21}	1.000	.990
X_9	1.000	.940	X_{22}	1.000	.972
X_{10}	1.000	.995	X_{23}	1.000	.993
X_{11}	1.000	.985	X_{24}	1.000	.913
X_{12}	1.000	.999	X_{25}	1.000	.994
X_{13}	1.000	.999	X_{26}	1.000	.999

Extraction Method：Principal Component Analysis.

图 15.44　公因子方差

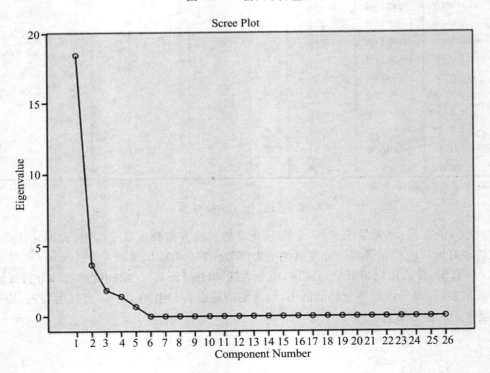

图 15.45　碎石图

（5）成分矩阵：图 15.46 中的数值为公因子与原始变量之间的相关系数，绝对值越大，说明关系越密切。

Component Matrix[a]

	Component			
	1	2	3	4
X_1	−.786	.539	.034	.287
X_2	−.983	−.131	.070	−.063
X_3	.991	.086	.081	−.038
X_4	−.072	−.737	.600	.009
X_5	−.944	−.057	−.069	.309
X_6	.828	.317	.089	−.418
X_7	−.962	.085	.095	−.217
X_8	.342	−.007	.780	−.191
X_9	.734	−.611	−.044	−.161
X_{10}	−.854	−.294	−.229	−.358
X_{11}	−.960	−.141	.008	.211
X_{12}	.956	−.019	.080	.280
X_{13}	.931	−.142	.085	.323
X_{14}	.926	−.044	.139	.348
X_{15}	−.636	.639	.019	−.417
X_{16}	−.987	.080	−.104	.054
X_{17}	−.997	−.015	.007	.066
X_{18}	−.980	−.098	−.138	.078
X_{19}	−.893	−.080	−.089	.431
X_{20}	.480	−.724	−.461	−.062
X_{21}	.955	.136	−.132	.205
X_{22}	.773	.528	−.309	.016
X_{23}	.969	.120	−.181	−.091
X_{24}	.793	.209	−.489	−.043
X_{25}	.180	.915	.308	.174
X_{26}	.980	−.161	.103	.053

Extraction Method：Principal Component Analysis.

a. 4 components extracted.

图 15.46　成分矩阵

（6）因子旋转：正常因子分析得出的因子可能逻辑意义不明显，理解起来很困难。但旋转之后就可能得到有逻辑意义的因子。旋转输出结果如图 15.47 所示。

Rotated Component Matrix^a

	Component			
	1	2	3	4
X_1	−.618	−.347	.678	.174
X_2	−.670	−.714	.080	−.168
X_3	.742	.664	−.077	.003
X_4	−.190	.037	−.408	−.839
X_5	−.885	−.438	.138	.028
X_6	.938	.276	.106	.039
X_7	−.500	−.812	.255	−.121
X_8	.411	.183	.209	−.718
X_9	.480	.402	−.718	−.182
X_{10}	−.434	−.863	−.249	.017
X_{11}	−.844	−.509	.082	−.086
X_{12}	.478	.870	−.118	−.007
X_{13}	.404	.887	−.215	−.056
X_{14}	.409	.905	−.101	−.065
X_{15}	−.015	−.750	.631	.161
X_{16}	−.713	−.657	.217	.085
X_{17}	−.744	−.641	.180	−.053
X_{18}	−.767	−.634	.047	.050
X_{19}	−.939	−.317	.118	.052
X_{20}	.186	.255	−.921	.153
X_{21}	.551	.790	−.074	.240
X_{22}	.631	.501	.212	.527
X_{23}	.754	.582	−.153	.248
X_{24}	.602	.461	−.154	.561
X_{25}	.234	.261	.928	.105
X_{26}	.617	.730	−.273	−.106

Extraction Method：Principal Component Analysis.

Rotation Method：Varimax with Kaiser Normalization.

a. Rotation converged in 6 iterations.

图 15.47　旋转后的成分矩阵

公共因子 F1 较多关注产品柔性、交货柔性、数量柔性等指标,表示供应链发展水平;公共因子 F2 较多关注相应速度、准时交货率、缺货比率等指标,表示供应链响应水平;公共因子 F3

较多关注供应链成本、利润等指标，表示供应链运作水平；公共因子 F4 较多关注顾客抱怨率、顾客抱怨解决时间等指标，较多关注供应链服务水平。

（7）成分得分系数矩阵：根据成分得分系数矩阵（图 15.48），可以计算出公共因子的表达式：

Component Score Coefficient Matrix

	Component			
	1	2	3	4
X_1	−.133	.115	.176	.060
X_2	−.013	−.064	−.014	−.056
X_3	.064	.022	.025	−.031
X_4	−.034	.041	−.051	−.378
X_5	−.190	.118	.013	.048
X_6	.255	−.178	.045	−.039
X_7	.076	−.141	.028	−.056
X_8	.129	−.039	.142	−.403
X_9	.066	−.053	−.183	−.054
X_{10}	.114	−.225	−.149	.054
X_{11}	−.146	.073	−.001	−.006
X_{12}	−.097	.183	.032	−.019
X_{13}	−.126	.205	.008	−.032
X_{14}	−.131	.220	.046	−.046
X_{15}	.217	−.238	.123	.028
X_{16}	−.061	−.016	.013	.062
X_{17}	−.070	−.003	.015	−.003
X_{18}	−.085	−.004	−.036	.062
X_{19}	−.249	.181	.015	.065
X_{20}	−.011	−.036	−.287	.149
X_{21}	−.058	.131	.017	.098
X_{22}	.045	.016	.057	.214
X_{23}	.082	−.021	−.028	.099
X_{24}	.048	−.022	−.065	.265
X_{25}	−.010	.107	.306	−.042
X_{26}	.005	.070	−.022	−.063

Extraction Method：Principal Component Analysis.

Rotation Method：Varimax with Kaiser Normalization.

Component Scores.

图 15.48　成分得分系数矩阵

$$F_1 = -0.133X_1 - 0.013X_2 + 0.064X_3 - 0.034X_4 - 0.190X_5 + 0.255X_6 + \cdots\cdots + 0.005X_{26}$$

$$F_2 = 0.0115X_1 - 0.064X_2 + 0.022X_3 + 0.041X_4 + 0/0118X_5 - 0.178X_6 - \cdots\cdots + 0.070X_{26}$$

$$F_3 = 0.176X_1 - 0.014X_2 + 0.025X_3 - 0.051X_4 + 0.013X_5 + 0.045X_6 + \cdots\cdots - 0.022X_{26}$$

$$F_4 = 0.060X_1 - 0.056X_2 - 0.031X_3 - 0.378X_4 + 0.048X_5 - 0.039X6 - \cdots\cdots - 0.063X_{26}$$

15.5　聚类分析和判别分析

聚类分析(cluster analysis)和判别分析(discriminate analysis)是研究事物分类的统计方法,广泛地应用于自然科学、社会科学及日常生产、生活等各个领域。前者属于无监督分类,即在事先不知道具体分类的情况下,根据事物自身特征的共同点或相似性进行合理分类;后者属于有监督分类,即参照一批已知类别的事物特征建立分类规则,然后依此规则对未知类别的新个体进行分类。下面分别介绍。

15.5.1　聚类分析

聚类分析是将研究对象按照其自身多方面的特征进行综合分类的一种多元统计方法。根据"物以类聚"的思想,将个体或指标进行分类,使得同一类中的对象尽可能具有较强的相似性,不同类中的对象则尽可能差异较大。根据分类对象的不同,聚类分析分为样品聚类(也称为 Q 型聚类)和指标聚类(也称为 R 型聚类),样品聚类是指对个体或观测进行分类,指标聚类是指对变量进行聚类。

分析时选用不同的聚类方法会产生不同的结果,无好坏与对错之分,实际应用中可选择专业上相对合理的聚类结果进行解释。选择聚类方法关键的步骤有二:一是定义相似性测量指标(proximity measures),二是确定分类的规则(或称聚类算法)。

1. 相似性测量指标

反映研究对象之间相似性程度的指标包括距离(distances)和相似系数(similarity coefficients)两大类,距离越大说明相似性程度越低,相似系数越大则说明相似性越高。下面介绍常用的距离和相似系数。

1) 距离

若将两个 p 维个体 i 和 j 分别表示为:$x_i = (x_{1i}, x_{2i}, \cdots, x_{pi})$ 和 $x_j = (x_{1j}, x_{2j}, \cdots, x_{pj})$,$p$ 个变量均为定量变量时,则度量距离的指标如下:

(1) 绝对值距离(Manhattan distance 或 city-block):

$$d_{ij}(1) = \sum_{k=1}^{p} |x_{ki} - x_{kj}|$$

(2) 欧氏距离(Euclidean distance):

$$d_{ij}(2) = \sqrt{\sum_{k=1}^{p} (x_{ki} - x_{kj})^2}$$

(3) 切比雪夫距离(Chebychev distance):

$$d_{ij}(\infty) = \max_{1 \leqslant k \leqslant p} |x_{ki} - x_{kj}|$$

（4）明氏距离（Minkowski distance）：

$$d_{ij}(q) = \left(\sum_{k=1}^{p} \mid x_{ki} - x_{kj} \mid^q \right)^{\frac{1}{q}}$$

其中，$q=1$ 时，即为绝对值距离；$q=2$ 时，即为欧氏距离；$q=\infty$ 时，即为切比雪夫距离。

（5）兰氏距离（Lance-Williams distance，Canberra distance）：

$$d_{ij}(L) = \frac{1}{p} \sum_{k=1}^{p} \frac{\mid x_{ki} - x_{kj} \mid}{x_{ki} + x_{kj}}$$

（6）马氏距离（Mahalanobis distance）：

$$d_{ij}(M) = (X_i - X_j)' V^{-1} (X_i - X_j)$$

其中，V 为 p 个变量的协方差矩阵，V^{-1} 为其逆矩阵，X_i 和 X_j 分别为两个 p 维样本的列向量。

在以上距离中，明氏距离（包括绝对值距离、欧氏距离和切比雪夫距离）与指标的量纲有关，且没有考虑各指标间的相关性；兰氏距离是一个自身标准化的量，克服了量纲的影响，但仍没有考虑指标间的相关性；马氏距离既消除了量纲的影响，又排除了指标间的相关性影响，且数据进行线性变换后马氏距离不变。

2）相似系数

在 R 型聚类中用于描述变量间相似性的指标通称为相似系数，相似系数常用的包括：

（1）Pearson 相关系数：

$$r_{hk} = \frac{\sum (x_{hi} - \bar{x}_h)(x_{ki} - \bar{x}_k)}{\sqrt{\left[\sum (x_{hi} - \bar{x}_h)^2 \right] \left[\sum (x_{ki} - \bar{x}_k)^2 \right]}}$$

（2）夹角余弦：

$$\cos\theta_{hk} = \frac{\sum_{i=1}^{n} x_{hi} \cdot x_{ki}}{\sqrt{\left(\sum_{i=1}^{n} x_{hi}^2 \right) \left(\sum_{i=1}^{n} x_{ki}^2 \right)}}$$

此外，还有 Spearman 相关系数、Kendall 相关系数、指数相似系数等。对于分类变量，常用基于 χ^2 的 Pearson 列联系数，Phi 系数等。

2. **聚类算法**

常用的聚类方法包括系统聚类法、动态聚类法、模糊聚类法、最优分割法等。

1）系统聚类法

系统聚类法也称为层次聚类法（hierarchical clustering methods）。按照聚类方向包括凝聚法（agglomerative）和拆分法（divisive）：① 凝聚法的基本思想是：先将 n 个观测样本各自看成一类，首先选择性质最相似（如距离最近）的两个样本合并成一个新类，接着再将 $n-1$ 类中性质最相似的两类合并，变成 $n-2$ 类，依次类推，直至将所有样本都合并成一类为止。② 拆分法则方向相反，一开始把所有观测看成一大类，然后逐步拆分，直到每个观测各自成为一类。因拆分法计算量巨大，凝聚法的应用更为普遍，SPSS 软件中的层次聚类用的也是凝聚法。

系统聚类的步骤是不可逆的，因此初始聚类会对结果产生重要影响。独立观测间的距离可按照前述距离的定义直接计算，而类与类之间的距离有多种定义方法，按照 SPSS 相应选项依次介绍如下：

（1）Between-groups linkage/Average linkage：类间平均法，类间距离被定义为分别来自两类的任意两个观测之间距离的算术平均。例如，若类 A 包含 $\{a,b\}$ 两个观测，类 B 包含 $\{c, d, e\}$ 三个观测，则 A 与 B 的类间距离为 (a,c)、(a,d)、(a,e)、(b,c)、(b,d)、(b,e) 六个距离的算术平均。

（2）Within-groups linkage：类内平均法，类内距离定义为同一类内任意两个对象之间距离的算术平均，聚类过程中，新对象合并入某一类时，重新计算类内距离，将所有类内距离最小者作为新类合并的依据。

（3）Nearest Neighbor/Single linkage：最邻近法，即两类间距离定义为分别来自两类的任意两个观测之间距离的最小值。

（4）Furthest Neighbor/Complete linkage：最远距离法，即两类间距离定义为分别来自两类的任意两个观测之间距离的最大值。

（5）Centroid clustering：重心法，首先计算类内所有研究对象的均值向量（类重心），类间距离定义为两类重心之间的距离。

（6）Median clustering：中位数法，类间距离定义为由两类的中位数向量计算得到的距离。

（7）Ward's clustering：最小误差平方和法，此种方法不直接定义类间距离，而是基于各变量的类间方差分析，聚类过程中的每一步选择将误差项离均差平方和（即类内离均差平方和）增量最小的两类进行合并。

前 4 种方法中的距离可选用任意距离，而后 3 种通常只能选用欧氏距离或平方欧氏距离。

2）动态聚类法

动态聚类法（dynamic clustering methods）是先将研究对象粗糙地进行预分类，然后按照某种最优原则再逐步调整，直到得到合理的分类结果为止。动态聚类法也称为逐步聚类法或快速聚类法（fast clustering methods），适合于数据量较大的资料，相比于系统聚类大大减少了计算量，可节约计算机内存空间和运算时间。最常用的是 K-means 法。

3）模糊聚类法

模糊聚类法（fuzzy clustering methods）是将模糊集的概念运用到聚类分析中所产生的一种聚类方法，它根据研究对象本身的属性构造一个模糊矩阵，在此基础上根据一定的隶属度来确定其分类体系。

4）最优分割法

最优分割法是针对有序样品的聚类，有序样品聚类（ordinal clustering methods）要求样品按照一定顺序排列，分类时不能打乱顺序，即同一类样品必须互相邻接。最优分割法就是研究如何将有序样品进行最优分割的方法，即在有序样品中确定几个分割点，使得各段内部样品之间的差异最小，而各段之间的差异较大。

本节主要介绍系统聚类方法。下面通过实例简单说明聚类分析的步骤和结果解释。

【例 15.6】 表 15.13 是 1980 年代 25 个欧洲国家居民 9 类食物的蛋白质摄入量，请据此对这 25 个国家进行样品聚类分析。

表 15.13　25 个欧洲国家居民 9 类食物的蛋白质摄入量

编号	Country	Red Meat	White Meat	Eggs	Milk	Fish	Cereals	Starchy Foods	Nuts	Fruits/Veg
1	Albania	10.1	1.4	0.5	8.9	0.2	42.3	0.6	5.5	1.7
2	Austria	8.9	14.0	4.3	19.9	2.1	28.0	3.6	1.3	4.3
3	Belgium	13.5	9.3	4.1	17.5	4.5	26.6	5.7	2.1	4.0
4	Bulgaria	7.8	6.0	1.6	8.3	1.2	56.7	1.1	3.7	4.2
5	Czech.	9.7	11.4	2.8	12.5	2.0	34.3	5.0	1.1	4.0
6	Denmark	10.6	10.8	3.7	25.0	9.9	21.9	4.8	0.7	2.4
7	E. Germany	8.4	11.6	3.7	11.1	5.4	24.6	6.5	0.8	3.6
8	Finland	9.5	4.9	2.7	33.7	5.8	26.3	5.1	1.0	1.4
9	France	18.0	9.9	3.3	19.5	5.7	28.1	4.8	2.4	6.5
10	Greece	10.2	3.0	2.8	17.6	5.9	41.7	2.2	7.8	6.5
11	Hungary	5.3	12.4	2.9	9.7	0.3	40.1	4.0	5.4	4.2
12	Ireland	13.9	10.0	4.7	25.8	2.2	24.0	6.2	1.6	2.9
13	Italy	9.0	5.1	2.9	13.7	3.4	36.8	2.1	4.3	6.7
14	Netherlands	9.5	13.6	3.6	23.4	2.5	22.4	4.2	1.8	3.7
15	Norway	9.4	4.7	2.7	23.3	9.7	23.0	4.6	1.6	2.7
16	Poland	6.9	10.2	2.7	19.3	3.0	36.1	5.9	2.0	6.6
17	Portugal	6.2	3.7	1.1	4.9	14.2	27.0	5.9	4.7	7.9
18	Romania	6.2	6.3	1.5	11.1	1.0	49.6	3.1	5.3	2.8
19	Spain	7.1	3.4	3.1	8.6	7.0	29.2	5.7	5.9	7.2
20	Sweden	9.9	7.8	3.5	24.7	7.5	19.5	3.7	1.4	2.0
21	Switzerland	13.1	10.1	3.1	23.8	2.3	25.6	2.8	2.4	4.9
22	UK	17.4	5.7	4.7	20.6	4.3	24.3	4.7	3.4	3.3
23	USSR	9.3	4.6	2.1	16.6	3.0	43.6	6.4	3.4	2.9
24	W. Germany	11.4	12.5	4.1	18.6	3.4	18.6	5.2	1.5	3.8
25	Yugoslavia	4.4	5.0	1.2	9.5	0.6	55.9	3.0	5.7	3.2

本例相似性度量用平方欧氏距离(squared Euclidean distance),算法选用类间平均法(Between-groups linkage)。为消除量纲的影响,首先对原始变量进行标准化,然后计算标准化后任意两个国家间的平方欧氏距离。初始时,25 个国家各自为一类(分别记为 CL1～CL25)。其中,CL18(Romania)与 CL25(Yugoslavia)的距离最小(0.923),因此第一步首先将二者聚为

一类(CL26),按照类间平均法计算 CL26 与其他各类的距离,例如:

CL26 与 CL1: $\quad d_{1-26}=\dfrac{1}{2}(d_{1-18}+d_{1-25})=\dfrac{1}{2}(7.234+8.657)=7.946$

CL26 与 CL2: $\quad d_{2-26}=\dfrac{1}{2}(d_{2-18}+d_{2-25})=\dfrac{1}{2}(21.627+29.653)=25.640$

······

然后可得 CL1～CL17、CL19～CL24、CL26 的距离矩阵。其中距离最小的是 CL2(Austria)与 CL14(Netherlands),因此将其聚为一类,记为 CL27。再计算 CL1、CL3～CL13、CL15～CL17、CL19～CL24、CL26、CL27 的距离矩阵,依次类推,直至最后全部观测聚成一类。聚类结果可用树状图(图 15.49)展示。

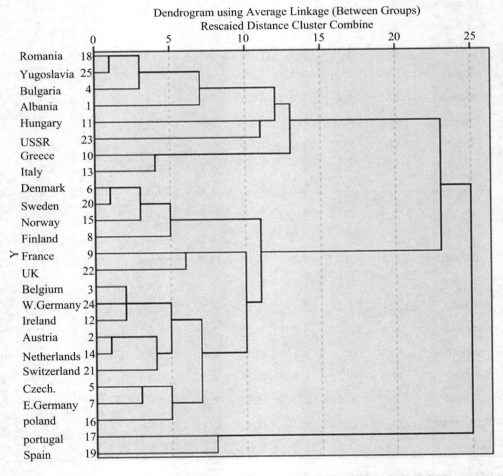

图 15.49　由 25 个欧洲国家居民 9 类食物蛋白质摄入量得到的树状聚类图

由图 15.49 可知,25 个国家分大致为 3 类:第一类包括:18(Romania)、25(Yugoslavia)、4(Bulgaria)、1(Albania)、11(Hungary)、23(USSR)、10(Greece)、13(Italy),主要为东欧国家;

第二类包括：6（Denmark）、20（Sweden）、15（Norway）、8（Finland）、9（France）、22（UK）、3（Belgium）、24（W. Germany）、12（Ireland）、2（Austria）、14（Netherlands）、21（Switzerland）、5（Czech.）、7（E. Germany）、16（Poland），主要为北欧和西欧国家；第三类包括：17（*Portugal*）和19（*Spain*），为欧洲西南沿海国家。

【例15.7】　研究者从35～40岁的健康人群中随机抽取30人，测量每个个体的身高、体重、体质指数、上臂长、臂围、大腿长、腰围、矢状面腹部平均直径，得到以下数据（表15.14）。请对该8个形态学变量进行指标聚类分析。

表15.14　30名35～40岁健康人身体形态学指标测量结果

SEQN	性别	身高（cm）	体重（kg）	BMI（kg/m²）	上臂长（cm）	上臂围（cm）	大腿长（cm）	腰围（cm）	腹部直径（cm）
1	男	172.9	78.3	26.2	37.2	31	39.1	94.6	21.3
2	男	185.1	126.2	36.8	42.2	40.3	48.1	122.9	29.4
3	男	170.9	119.9	41.1	35.2	42.5	42.3	117.9	28.5
4	男	184.3	79.8	23.5	42	36	44.1	79.4	18.7
5	男	172.1	68.7	23.2	36.7	31.2	39.8	80.7	17.4
6	男	180.6	97.1	29.8	39.7	39	42.6	97.9	23.1
7	男	177.5	109.9	34.9	41.1	40.1	39	111.5	25.7
8	男	169.3	63.4	22.1	34	29.4	37.2	82	19.4
9	男	174.1	78.3	25.8	37.4	35	39.7	90.1	20.1
10	男	173.4	87.3	29	38.7	32.6	42.6	98.6	23.4
11	男	168.5	67.6	23.8	36.1	32.3	41.5	80.2	18.3
12	男	176.4	95.5	30.7	40.5	37.3	40.3	101.5	24.1
13	男	170.4	89.9	31	37.2	34.7	39.3	107.7	26.9
14	男	182.5	84.8	25.5	40	31.8	46	103.9	21.8
15	男	180	111.1	34.3	40.3	40.4	43.6	114.8	30.1
16	男	167.5	84.6	30.2	36.4	35.8	38.2	99.7	23.1
17	男	181	65.2	19.9	37.8	27.5	40.6	81.2	17.9
18	男	183.5	117.8	35	40.6	34.8	43.2	111.9	27.6
19	男	178.9	63.1	19.7	42	27.7	46.3	75.8	16.7
20	女	161.4	93.5	35.9	39.5	43	40	107.4	26.5
21	女	158.1	107.8	43.1	34.4	35.5	36.3	134	28.7
22	女	171.9	106.4	36	40.7	42.5	41.4	120.5	26.9

SEQN	性别	身高 （cm）	体重 （kg）	BMI （kg/m²）	上臂长 （cm）	上臂围 （cm）	大腿长 （cm）	腰围 （cm）	腹部直径 （cm）
23	女	155.9	66	27.2	32.3	30.4	34.4	89.7	19.5
24	女	164.4	72.1	26.7	36.4	31.5	38.1	91.5	18.8
25	女	165.7	104.7	38.1	37	38.2	38	113.5	27.9
26	女	162.9	80.9	30.5	36	33.4	38.7	96.2	23.4
27	女	177.4	88	28	40.4	33.7	43.1	98.4	26.1
28	女	142.5	71.2	35.1	34	36.8	33.4	102	25
29	女	175.7	123.5	40	43	41	41	128	30.8
30	女	156.3	81.9	33.5	33.8	32.1	38	112	26.2

本例相似性测量指标选用 Pearson 相关系数，类间连接方式选择最邻近法（Nearest neighbor）。各独立指标的相似性矩阵见表 15.15，相关系数绝对值最大的是 $BMI(X_1)$ 与腰围 $(X_7)(0.941)$，首先将这两类指标聚在一起，计为 CL9；然后重新计算 CL9 与其他各指标的相关系数：

表 15.15　8 项人体形态学指标的相关系数矩阵

	身高 X_1	体重 X_2	BMI X_3	上臂长 X_4	上臂围 X_5	大腿长 X_6	腰围 X_7	腹部直径 X_8
身高，X_1	1.000							
体重，X_2	0.306	1.000						
BMI，X_3	−0.258	0.837	1.000					
上臂长，X_4	0.780	0.464	0.033	1.000				
上臂围，X_5	0.051	0.805	0.785	0.368	1.000			
大腿长，X_6	0.839	0.332	−0.137	0.772	0.132	1.000		
腰围，X_7	−0.086	0.874	0.941	0.156	0.709	0.011	1.000	
腹部直径，X_8	−0.039	0.883	0.917	0.218	0.757	0.066	0.939	1.000

$$r_{1-9} = \max(|r_{13}|, |r_{17}|) = \max(|-0.258|, |-0.0086|) = 0.258$$
$$r_{2-9} = \max(|r_{23}|, |r_{27}|) = \max(|0.837|, |0.874|) = 0.874$$
$$r_{4-9} = \max(|r_{43}|, |r_{47}|) = \max(|0.033|, |0.156|) = 0.156$$
$$r_{5-9} = \max(|r_{53}|, |r_{57}|) = \max(|0.785|, |0.709|) = 0.785$$
$$r_{6-9} = \max(|r_{63}|, |r_{67}|) = \max(|-0.137|, |0.011|) = 0.137$$
$$r_{8-9} = \max(|r_{83}|, |r_{87}|) = \max(|0.917|, |0.939|) = 0.939$$

得到新的相似性矩阵(表 15.16)。其中最大的相关系数为 0.939,将相应对象 X_8 与 CL9 (X_3,X_7) 再聚为一类,记为 CL10(X_3,X_7,X_8)。依次类推,直至所有变量聚为一类。

表 15.16　8 个变量指标的系统聚类第二步的相关系数矩阵

	身高 X_1	体重 X_2	上臂长 X_4	上臂围 X_5	大腿长 X_6	腹部直径 X_8	CL9 (X_3,X_7)
身高,X_1	1.000						
体重,X_2	0.306	1.000					
上臂长,X_4	0.780	0.464	1.000				
上臂围,X_5	0.051	0.805	0.368	1.000			
大腿长,X_6	0.839	0.332	0.772	0.132	1.000		
腹部直径,X_8	−0.039	0.883	0.218	0.757	0.066	1.000	
CL9 (X_3,X_7)	0.258	0.874	0.156	0.785	0.137	0.939	1.000

以上聚类的过程及结果可绘制成树状图(图 15.50)。由图可见,8 个变量可大致可分为 2 类:一类主要反映身体长度的指标,包括身高、大腿长、上臂长;一类主要反映身体围度的指标,包括 BMI、腰围、矢状面腹部平均直径、体重、上臂围。

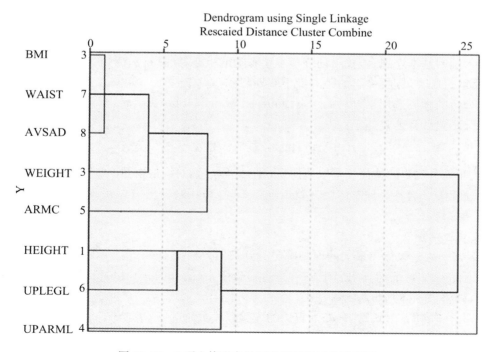

图 15.50　8 项人体形态学测量指标的树状聚类图

15.5.2 判别分析

判别分析(discriminant analysis)是根据一组类别归属已明确的研究对象的特征来建立分类规则(如判别函数),然后按照此规则对研究对象及新个体进行分类的一种多元统计分析方法。判别分析的应用范围颇为广泛,例如,临床医生对病人进行鉴别诊断,是基于以往丰富的临床经验,充分了解出现哪些症状体征对应于哪种疾病(即相当于已经建立了判别规则),再结合现有病例的症状、体征、辅助检查结果等临床表现,判断该患者罹患的是哪一种疾病。若将临床经验和判别规则进行数量化,收集足够多已有明确诊断结果的患者信息,将其疾病类型和相应的个体信息、临床表现等特征性指标录入计算机,建立起定量的判别规则,则可以进行计算机辅助诊断,用于新病例的诊断和鉴别诊断。

用于建立判别规则的分类明确的研究对象称为训练样本(training sample)。判别分析的一般步骤为:首先选取一组有代表性的训练样本,逐一收集训练样本两方面的信息,一是其类别归属,应根据金标准予以确认;二是与分类有关的判别指标(解释变量)的取值或表现。然后找出训练样本每一类别内部解释变量的共同特征以及不同类别间的不同特征,建立准确有效的判别准则。最后使未知类别的新个体都向训练样本"学习",即根据所建立的判别准则对未知类别的新个体进行判别分类。

经典的判别分析方法有距离判别、Bayes 判别、Fisher 判别、Logistic 回归判别等。随着计算机技术的发展,一些机器学习的方法,如随机森林、人工神经网络、支持向量机、决策树等也越来越多地用于判别分析。本节只介绍经典的判别分析方法。

1. 距离判别法

距离判别的基本思想是,找出训练样本中各类的重心,计算每一待判个体到所有类中心的距离,然后就近归类,到哪一类的距离最小就划归哪一类。

判别分析的距离选用平方马氏距离(squared Mahalanobis distance),第 i 个观测到第 g 类的平方马氏距离计算公式如下:

$$d_i^2(g) = (X_i - \bar{X}_g)' V_g^{-1} (X_i - \bar{X}_g) \tag{15.27}$$

式中,X_i 为第 i 个观测的特征变量取值向量,$\bar{X}_g$ 是第 g 类的均值向量,V_g^{-1} 表示第 g 类的类内协方差的逆矩阵。当各类的总体协方差矩阵相等时,可用合并协方差矩阵(pooled covariance matrix)代替。

2. Bayes 判别法

Bayes 判别法是以概率最大的原则确定类别归属。根据 Bayes 定理,利用先验概率(prior probability)和个体特征计算出属于每一类的后验概率(posterior probability),哪一类的后验概率最大,则将该个体判归属于哪一类。

设有 G 个总体($g = 1, 2, \cdots, G$),它们的先验概率分别为 $q_1, q_2, \cdots, q_G (q_g > 0, \sum q_g = 1)$。各类总体的概率密度函数分别为 $f_1(x), f_2(x), \cdots, f_G(x)$。则根据 Bayes 公式可导出 X 属于第 g 类的后验概率 $P(g|X)$:

$$P(g\mid X)=\frac{q_g f_g(X)}{\sum\limits_{g=1}^{G} q_g f_g(X)}, \quad g=1,2,\cdots,G \tag{15.27}$$

因上式中各类 $P(g\mid X)$ 的分母完全相同，因此可只关注分子部分，$q_g f_g(X)$ 值越大，属于该类的后验概率越大。

概率密度函数依赖于判别指标的分布，当判别指标服从多维正态分布时，Bayes 判别属于参数法；当判别指标不服从多维正态分布时，则称为非参数法。非参数法是通过核密度估计法或 $k-$ 最邻近法，产生非参数的类内概率密度估计值，然后估计后验概率。本节只介绍参数法，适用于判别指标服从多维正态分布的资料。

当判别指标服从多维正态分布时，第 g 类总体的概率密度函数为：

$$f_g(X)=\frac{1}{(2\pi)^{p/2}\,|V_g|^{1/2}}e^{-\frac{1}{2}\left[(X-\mu_g)'V_g^{-1}(X-\mu_g)\right]} \tag{15.29}$$

对 $q_g f_g(X)$ 两边取对数，得

$$\ln q_g f_g(X)=\ln q_g-\frac{p}{2}\ln 2\pi-\frac{1}{2}\ln|V_g|-\frac{1}{2}(X-\mu_g)'V_g^{-1}(X-\mu_g) \tag{15.30}$$

去掉上式与 g 无关的项 $-\dfrac{p}{2}\ln(2\pi)$，并记为 Z，则：

$$\begin{aligned}
Z(g\mid X)&=\ln q_g-\frac{1}{2}\ln|V_g|-\frac{1}{2}(X-\mu_g)'V_g^{-1}(X-\mu_g)\\[2mm]
&=\ln q_g-\frac{1}{2}\ln|V_g|-\frac{1}{2}\left[\mu_g'V_g^{-1}\mu_g+X'V_g^{-1}X-2X'V_g^{-1}\mu_g\right]\\[2mm]
&=\ln q_g-\frac{1}{2}\ln|V_g|-\frac{1}{2}\mu_g'V_g^{-1}\mu_g-\frac{1}{2}X'V_g^{-1}X+X'V_g^{-1}\mu_g
\end{aligned} \tag{15.31}$$

上式即为相应类别的 Bayes 判别函数，哪一类的判别函数值最大，则判该个体属归哪一类。当各类的总体协方差阵相等时，判别函数中的协方差矩阵可用合并协方差矩阵，则函数为判别指标的线性形式，称为线性判别函数（linear discriminant function）；当各类的总体协方差矩阵不等时，上式为解释变量的二次型，称为二次判别函数（quadratic discriminant function）。

若将 $D^2=-2Z$ 定义为广义平方距离（generalized squared distance），则 Bayes 判别法就等价于按广义平方距离最小的原则进行判别归类。广义平方距离的公式为：

$$D^2(g\mid X)=-2Z(g\mid X)=-2\ln q_g+\ln|V_g|+(X-\mu_g)'V_g^{-1}(X-\mu_g) \tag{15.32}$$

式中，$(X-\mu_g)'V_g^{-1}(X-\mu_g)$ 为个体到 g 类的平方马氏距离 $d^2(g\mid X)$。当各类的总体协方差矩阵相等时，可用合并协方差矩阵（pooled covariance matrix）代替类内协方差矩阵，各类的 $\ln|V_g|$ 相等，可省略；当各类先验概率均相等时，各类的 $-2\ln q_g$ 相等，亦可省略，则 Bayes 判别等价于距离判别。

Bayes 判别法优于距离判别法之处在于考虑了先验概率，但先验概率的确定有时较为困难。实际应用中，确定先验概率的方法通常有：① 目标总体中各类别的构成比；② 训练样本中各类别的构成比；③ 假定各类别的先验概率都相等。

得到广义平方距离之后，可按照下式计算各类的后验概率：

$$P(g \mid X) = \frac{\exp(-0.5D_g^2(g \mid X))}{\displaystyle\sum_{k=1}^{G} \exp(-0.5D_k^2(g \mid X))}$$

将个体判归后验概率最大的类别。

3. Fisher 判别法

Fisher 判别的基本思想可以理解为将训练样本的 m 个判别指标组成的多维数据投影到某一个方向,使得同类的观测点尽可能聚在一起(类内变异尽可能小),而不同类别的观测点尽可能分离(类间变异尽可能大),以此达到分类的目的。Fisher 判别也称为典型判别(canonical discriminant analysis),因为 Fisher 准则下的判别分析等价于对判别指标(一组数值变量)与按类别编码的一组哑变量之间的典型相关分析,资料如表 15.17 所示。典型相关分析所产生的判别指标的典型变量即为相应的判别函数。

表 15.17 Fisher 判别准则下的典型判别

类别	观察单位编号	判别指标				类别哑变量			
		X_1	X_2	$\cdots$	X_m	Y_1	Y_2		Y_{G-1}
1	1	X_{111}	X_{211}	$\cdots$	X_{m11}	0	0	0	0
1	2	X_{112}	X_{212}	$\cdots$	X_{m12}	0	0	0	0
$\cdots$	$\cdots$	$\cdots$	$\cdots$	$\cdots$	$\cdots$	$\cdots$	$\cdots$	$\cdots$	$\cdots$
1	n_1	X_{1Gn_1}	X_{2Gn_1}	$\cdots$	X_{mGn_1}	0	0	0	0
2	1	X_{121}	X_{221}	$\cdots$	X_{m21}	1	0	0	0
2	2	X_{122}	X_{222}	$\cdots$	X_{m22}	1	0	0	0
$\cdots$	$\cdots$	$\cdots$	$\cdots$	$\cdots$	$\cdots$	$\cdots$	$\cdots$	$\cdots$	$\cdots$
2	n_2	X_{12n_2}	X_{22n_2}	$\cdots$	X_{m2n_2}	1	0	0	0
$\cdots$	$\cdots$	$\cdots$	$\cdots$	$\cdots$	$\cdots$	$\cdots$	$\cdots$	$\cdots$	$\cdots$
G	1	X_{1G1}	X_{2G1}	$\cdots$	X_{mG1}	0	0	0	1
G	2	X_{1G2}	X_{2G2}	$\cdots$	X_{mG2}	0	0	0	1
$\cdots$	$\cdots$	$\cdots$	$\cdots$	$\cdots$	$\cdots$	$\cdots$	$\cdots$	$\cdots$	$\cdots$
G	n_G	X_{1Gn_G}	X_{2Gn_G}	$\cdots$	X_{mGn_G}	0	0	0	1

对于存在 m 个判别指标($m>2$)的资料,进行两类判别时,只能提取一个典型变量;多类判别时,可以提取多个典型变量,此时可以根据典型相关系数的检验结果,确定选用前几个典型变量建立判别准则。

4. 判别指标的筛选

建立判别准则时,所选的判别指标应确实与分类有关,如果判别函数中包含无关的变量,则会影响判别效果。因此,建立判别准则前需要对作为判别指标的变量进行筛选,这可以通过逐步判别法来实现。

逐步判别法的前提假设为判别指标服从多维正态分布。其基本思想类似于逐步回归,采用逐步"引入"和"剔除"变量的方式,最终将对分类贡献较大的指标保留,而贡献小或没有贡献的指标被剔除。引入或剔除变量的标准是根据事先确定的检验水准,利用多元方差分析的 Wilk's Λ 统计量计算检验统计量 F 值。

对各类别训练样本的判别指标进行多元方差分析,Wilk's Λ 统计量等于类内离均差平方和矩阵行列式的值除以总离均差平方和矩阵行列式的值,在 $0 \sim 1$ 之间。Wilk's Λ 统计量越小,说明判别指标的类内变异相对于总变异越小,判别效果越好。要检验某变量(记为 X_k)的判别能力是否显著,可按以下方法:

(1) 引入变量:设判别函数中已有 p 个变量,记为 X^p,为检验变量 X_k,可计算 X_k 的偏 Wilk's Λ 统计量:$\Lambda(X_k \mid X^p) = \dfrac{\Lambda(X^{p+1})}{\Lambda(X^p)}$,其中,$\Lambda(X^{p+1})$ 和 $\Lambda(X^p)$ 分别为包含 X_k 和不包含 X_k 时的 Wilk's Λ 统计量。检验统计量为:

$$F = \frac{N-G-p}{G-1} \cdot \frac{1-\Lambda(X_k \mid X^p)}{\Lambda(X_k \mid X^p)}, \quad \nu_1 = G-1, \nu_2 = N-G-p \qquad (15.34)$$

若 $F \geqslant F_{\alpha 引入}$,则 $P < \alpha 引入$,说明 X_k 的判别能力显著,可进入判别函数;否则,不能引入该变量。

(2) 剔除变量:设判别函数中已有 q 个变量,记为 X^q。为检验其中的某变量 X_k 是否应剔除,可计算 X_k 的偏 Wilk's Λ 统计量:$\Lambda(X_k \mid X^q) = \dfrac{\Lambda(X^q)}{\Lambda(X^{q-1})}$,其中,$\Lambda(X^q)$ 和 $\Lambda(X^{q-1})$ 分别为包含 X_k 和不包含 X_k 时的 Wilk's Λ 统计量。检验统计量为:

$$F = \frac{N-G-q+1}{G-1} \cdot \frac{1-\Lambda(X_k \mid X^q)}{\Lambda(X_k \mid X^q)}, \quad \nu_1 = G-1, \nu_2 = N-G-q+1 \qquad (15.35)$$

若 $F < F_{\alpha 剔除}$,则 $P > \alpha 剔除$,说明 X_k 的判别能力不显著,可从判别函数中剔除;否则,不剔除该变量。

逐步判别的方法包括向前法(forward)、向后法(backward)和逐步法(stepwise)。逐步法需同时设定引入变量和剔除变量的检验水准 $\alpha 引入$ 和 $\alpha 剔除$,为避免进入死循环,通常使 $\alpha 引入 < \alpha 剔除$,例如 $\alpha 引入 = 0.05, \alpha 剔除 = 0.10$。

5. 判别效果的评价

无论以何种统计方法建立的判别准则,其判别结果都不可能百分之百准确,且用不同方法、不同指标建立的判别准则,其判别结果可能不同。因此,有必要评价判别准则的判别效果。

评价判别效果需从两个方面进行考察:一是组内回代,即对用来建立判别规则的原始样本中的每个观测进行判别分类;二是组外回代,即对新样本中的观测进行判别分类。用于评价判别效果时,组外回代的观测也必须已知其实际类别归属(与训练样本一样需通过金标准确定),称为检验样本(test sample)。通常只有当组内回代和组外回代的判别准确率均足够高时,才可认为判别效果满意。

实际应用中,若缺乏检验样本,也可采用交叉验证法(cross validation)。当样本量足够大时,可将训练样本随机分为两部分,一部分(如 80% 的观测)用来建立判别函数和组内回代,另一部分(如 20% 的观测)用来进行组外回代。若组内回归和组外回代评价效果均较好,可将所有训练样本合并,建立统一的判别规则。当样本量不够大时,也可采用留一法交叉验证(leave-one-out cross validation,LOOCV),即训练样本的 n 个观测,用其中的 $n-1$ 个建立判别准则,剩下的 1 个观测用来进行组外回代,此过程重复 n 次(第 1~第 n 个观测依次被留下作为组外回代的观测),最后汇总 n 个观测交叉验证的判别准确率。

需要注意的是,Fisher 判别和逐步判别的前提假设是判别指标服从多维正态分布。若不满足这一假设,如判别指标为非正态变量,可采用 Bayes 判别的非参数法;若判别指标中存在分类变量,亦可根据 Bayes 公式直接计算各类的后验概率(详细内容略,感兴趣的读者,可参考相关书籍)。

【例 15.8】 为研究心肌梗塞发生的危险因素,某研究者随机抽取性别、年龄相近的 30 名心肌梗塞患者和 30 名健康人,检测 2 组人群与血脂相关的 6 项指标:TC(总胆固醇)、TG(甘油三酯)、HDL(高密度脂蛋白胆固醇)、LDL(低蛋白胆固醇)、ApoA(载脂蛋白 A)、ApoB(载脂蛋白 B),检测结果见表 15.18。试进行判别分析。

表 15.18 心肌梗塞患者与健康人血脂 6 项指标检测结果

编号	心肌梗塞组						编号	健康人组					
	TC	TG	HDL	LDL	ApoA	ApoB		TC	TG	HDL	LDL	ApoA	ApoB
1	245	157	38	168	1.10	1.01	31	174	140	47	120	0.84	0.57
2	236	275	40	125	1.22	1.12	32	106	110	52	40	1.08	0.87
3	238	354	38	126	0.90	1.06	33	173	82	53	103	0.97	0.66
4	233	250	31	150	0.98		34	178	100	43	117	0.98	0.65
5	240	149	35	170	1.26	1.13	35	198	112	53	123	0.98	0.72
6	235	166	40	164	1.30	1.15	36	180	114	48	110	1.02	0.80
7	204	365	38	90	1.33	0.95	37	134	60	36	84	0.98	0.58
8	200	95	43	100	1.24	0.98	38	204	118	63	119	1.02	0.84
9	297	240	38	207	1.14	1.51	39	168	80	52	90	1.07	0.80
10	177	97	49	108	1.49	1.02	40	219	157	28	142	1.02	0.83
11	200	172	43	116	1.25	1.03	41	189	158	43	115	0.92	0.80
12	195	211	47	106	1.22	0.94	42	180	90	59	102	1.32	0.90
13	166	217	33	86	1.10	0.74	43	177	227	75	64	1.40	0.99
14	144	111	28	46	0.71	0.65	44	172	55	51	102	1.31	0.97
15	233	107	42	156	0.95	0.77	45	166	110	40	96	1.18	0.99
16	143	91	24	108	0.67	0.65	46	210	166	42	130	1.28	1.02
17	228	223	34	136	1.05	0.84	47	166	217	33	86	1.10	0.74
18	264	186	41	183	1.22	0.92	48	223	186	73	113	1.62	0.98
19	178	131	49	98	1.18	1.27	49	136	72	67	46	1.45	0.84
20	240	127	33	174	0.78	0.90	50	156	107	45	106	0.93	0.74
21	180	211	27	106	0.85	0.69	51	201	117	45	147	1.06	0.85
22	161	91	39	88	0.94	0.52	52	134	58	60	65	1.03	0.54
23	236	95	38	171	1.01	0.83	53	195	93	51	141	1.22	0.72

(续)表 15.18

编号	心肌梗塞组						编号	健康人组					
	TC	TG	HDL	LDL	ApoA	ApoB		TC	TG	HDL	LDL	ApoA	ApoB
24	168	106	36	104	0.87	0.58	54	262	257	62	142	1.56	0.80
25	174	141	28	103	0.81	0.73	55	194	171	42	114	1.11	0.71
26	215	168	38	134	0.88	0.87	56	165	70	36	110	1.22	0.96
27	268	185	28	203	0.75	0.97	57	183	249	44	88	1.12	0.57
28	213	387	22	141	0.80	0.78	58	200	191	58	100	1.61	0.77
29	285	154	39	210	1.17	1.37	59	171	309	52	51	1.37	0.69
30	193	123	42	121	1.12	1.00	60	222	350	13	57	0.36	1.39

为探讨各指标是否均与分类有关以及各指标间的关系,首先进行描述性分析。表 15.19 是各指标的类内均值及类间比较的检验结果,表 15.20 是各指标的相关系数矩阵。由此可见, 有 2 项指标(TG 和 ApoA)两类之间差异不显著,且 6 项指标间存在较强的相关性。因此,应 考虑进行逐步判别,先筛选变量再建立判别函数。

表 15.19　两组人群各指标均数比较的单因素方差分析

指标	健康人($\bar{x} \pm s$)	MI 患者($\bar{x} \pm s$)	Wilks' Λ	F 值	P 值
TC	181.20 ±31.18	212.97 ±40.01	0.831	11.767	0.001
TG	144.20 ±75.51	179.50 ±82.08	0.951	2.994	0.089
HDL	48.87 ±13.07	36.70 ±6.88	0.740	20.352	0.000
LDL	100.77 ±29.20	133.27 ±40.40	0.820	12.753	0.001
ApoA	1.14 ±0.26	1.04 ±0.21	0.961	2.376	0.129
ApoB	0.81 ±0.17	0.93 ±0.23	0.913	5.530	0.022

表 15.20　6 项血脂指标的 Pearson 相关系数矩阵

指标	TC	TG	HDL	LDL	ApoA	ApoB
TC	1					
TG	0.434**	1				
HDL	−0.193	−0.275*	1			
LDL	0.851**	0.067	−0.255*	1		
ApoA	0.074	−0.022	0.691**	−0.029	1	
ApoB	0.596**	0.301*	−0.096	0.397**	0.195	1

注: * $P<0.05$, ** $P<0.01$。

取检验水准 $\alpha_{引入}=0.05$, $\alpha_{剔除}=0.10$,逐步判别。第一步,首先选择 Wilk's Λ 统计量最小 的变量 HDL(Wilk's $\Lambda=0.740$),经检验两组 HDL 差异显著。第二步,计算其他 5 个变量的 偏 Wilk's Λ 统计量(表 15.21),选择偏 Wilk's Λ 统计量最小的变量(TC)进行检验,得 $F=$

$9.010, \nu_1 = G-1 = 1, \nu_2 = N-G-p = 57, P = 0.004$。第三步，再计算剩下的 4 个变量的偏 Wilk's Λ 统计量，选择偏 Wilk's Λ 统计量最小的变量（ApoA）进行检验，得 $F = 1.438, \nu_1 = G-1 = 1, \nu_2 = N-G-p = 56, P = 0.236 > 0.05$，不能引入变量。经检验，亦无变量需要剔除。因此，最终确定有统计学意义的判别指标为 HDL 和 TC 两项。

表 15.21　逐步判别筛选变量的过程

逐步判别第二步			逐步判别第三步		
指标	Wilks' Λ	偏 Wilks' Λ	指标	Wilks' Λ	偏 Wilks' Λ
HDL	0.740	—	HDL	0.740	—
HDL+TC	0.639	0.8635	HDL+TC	0.639	—
HDL+TG	0.733	0.9905	HDL+TC +TG	0.637	0.9969
HDL+LDL	0.647	0.8743	HDL+TC +LDL	0.634	0.9922
HDL+ApoA	0.695	0.9392	HDL+TC +ApoA	0.623	0.9750
HDL+ApoB	0.679	0.9176	HDL+TC +ApoB	0.633	0.9906

用 HDL 和 TC 建立判别函数，计算两组各自的类均值向量以及合并类内协方差矩阵：

$$\bar{X}_0 = \begin{pmatrix} 48.87 \\ 181.20 \end{pmatrix}, \quad \bar{X}_1 = \begin{pmatrix} 36.70 \\ 212.97 \end{pmatrix}, \quad V = \begin{bmatrix} 109.099 & 7.888 \\ 7.888 & 1286.341 \end{bmatrix},$$

$$|V| = 140276.3, \quad V^{-1} = \begin{bmatrix} 0.0091701 & -0.000056 \\ -0.000056 & 0.0007777 \end{bmatrix}。$$

取两类的先验概率相等，将其代入 Bayes 判别函数计算公式，得

$$Z(\text{Health}|X) = \ln q_g - \frac{1}{2}\mu_g' V^{-1}\mu_g + X'V_g^{-1}\mu_g$$

$$= \ln 0.5 - \frac{1}{2}(48.87 \quad 181.20)\begin{bmatrix} 0.0091701 & -0.000056 \\ -0.000056 & 0.0007777 \end{bmatrix}\begin{pmatrix} 48.87 \\ 181.20 \end{pmatrix}$$

$$+ (48.87 \quad 181.20)\begin{bmatrix} 0.0091701 & -0.000056 \\ -0.000056 & 0.0007777 \end{bmatrix}\begin{bmatrix} x_1 \\ x_2 \end{bmatrix}$$

$$= -23.91 + 0.438x_1 + 0.138x_2 \tag{15.36}$$

式中，x_1 为 HDL，x_2 为 TC，下同。

$$Z(MI|X) = \ln q_g - \frac{1}{2}\mu_g' V^{-1}\mu_g + X'V_g^{-1}\mu_g$$

$$= \ln 0.5 - \frac{1}{2}(36.70 \quad 212.97)\begin{bmatrix} 0.0091701 & -0.000056 \\ -0.000056 & 0.0007777 \end{bmatrix}\begin{pmatrix} 36.70 \\ 212.97 \end{pmatrix}$$

$$+ (36.70 \quad 212.97)\begin{bmatrix} 0.0091701 & -0.000056 \\ -0.000056 & 0.0007777 \end{bmatrix}\begin{bmatrix} x_1 \\ x_2 \end{bmatrix}$$

$$= -24.07 + 0.325x_1 + 0.164x_2 \tag{15.37}$$

将以上判别函数用于组内回代，得所有观测的判别函数值及后验概率（表 15.22），再评价其判别效果（表 15.23），得组内回代的判别准确率为 83.3%。若对本例数据进行留一法交叉

验证,判别效果的评价结果见表 15.24,判别准确率为 80%。

表 15.22　例 15.8 的 Bayes 判别结果

编号	心肌梗塞组						编号	健康人组					
	HDL	TC	Z_{Health}	Z_{MI}	判别归类	后验概率		HDL	TC	Z_{Health}	Z_{MI}	判别归类	后验概率
1	38	245	26.58	28.34	MI	0.8531	31	47	174	20.71	19.65	Health	0.2565
2	40	236	26.21	27.52	MI	0.7865	32	52	106	13.51	10.15	Health	0.0337
3	38	238	25.62	27.20	MI	0.8294	33	53	173	23.20	21.43	Health	0.1456
4	31	233	21.86	24.11	MI	0.9045	34	43	178	19.51	19.01	Health	0.3755
5	35	240	24.58	26.55	MI	0.8779	35	53	198	26.66	25.52	Health	0.2433
6	40	235	26.08	27.36	MI	0.7822	36	48	180	21.98	20.96	Health	0.2640
7	38	204	20.92	21.64	MI	0.6722	37	36	134	10.37	9.54	Health	0.3031
8	43	200	22.55	22.60	MI	0.5124	38	63	204	31.87	29.75	Health	0.1075
9	38	297	33.77	36.85	MI	0.9560	39	52	168	22.07	20.29	Health	0.1439
10	49	177	22.00	20.79	Health	0.2289	40	28	219	18.61	20.84	MI	0.9032
11	43	200	22.55	22.60	MI	0.5124	41	43	189	21.03	20.80	Health	0.4429
12	47	195	23.62	23.08	Health	0.3703	42	59	180	26.80	24.53	Health	0.0934
13	33	166	13.48	13.80	MI	0.5794	43	75	177	33.39	29.23	Health	0.0153
14	28	144	8.25	8.58	MI	0.5814	44	51	172	22.19	20.62	Health	0.1725
15	42	233	26.68	27.68	MI	0.7313	45	40	166	16.54	16.07	Health	0.3838
16	24	143	6.36	7.11	MI	0.6807	46	42	210	23.50	23.92	MI	0.6028
17	34	228	22.48	24.26	MI	0.8558	47	33	166	13.48	13.80	MI	0.5794
18	41	264	30.52	32.42	MI	0.8701	48	73	223	38.87	36.10	Health	0.0591
19	49	178	22.14	20.95	Health	0.2334	49	67	136	24.22	19.93	Health	0.0134
20	33	240	23.70	25.90	MI	0.9002	50	45	156	17.35	16.06	Health	0.2151
21	27	180	12.78	14.14	MI	0.7951	51	45	201	23.57	23.42	Health	0.4622
22	39	161	15.41	14.93	Health	0.3806	52	60	134	20.88	17.33	Health	0.0278
23	38	236	25.34	26.87	MI	0.8221	53	51	195	25.37	24.38	Health	0.2720
24	36	168	15.07	15.10	MI	0.5077	54	62	262	39.44	38.91	Health	0.3704
25	28	174	12.39	13.48	MI	0.7484	55	42	194	21.29	21.30	MI	0.5027
26	38	215	22.44	23.43	MI	0.7306	56	36	165	14.65	14.61	Health	0.4887
27	28	268	25.38	28.86	MI	0.9700	57	44	183	20.64	20.15	Health	0.3786
28	22	213	15.15	17.91	MI	0.9405	58	58	200	29.12	27.47	Health	0.1610
29	39	285	32.55	35.21	MI	0.9347	59	52	171	22.49	20.78	Health	0.1535
30	42	193	21.15	21.13	Health	0.4963	60	13	222	12.46	16.47	MI	0.9822

表 15.23　例 15.5.3 的组内回代判别效果评价

实际类别	判别结果		合计	错判率(%)
	心肌梗塞	健康人		
心肌梗塞	25	5	30	16.7
健康人	5	25	30	16.7
合计	30	30	60	16.7

表 15.24　例 15.8 留一法交叉验证的判别效果评价

实际类别	判别结果		合计	错判率(%)
	心肌梗塞	健康人		
心肌梗塞	24	6	30	20.0
健康人	6	24	30	20.0
合计	30	30	60	20.0

15.5.3　SPSS 软件实现

1. 例 15.6 的 SPSS 操作方法

1) 建立 SPSS 数据集

对例 15.6 建立如下数据集，包含 10 个变量：Country，RedMeat，WhiteMeat，Eggs，Milk，Fish，Cereal，Starchyfood，Nuts，FruitsVeg，录入数据，共 25 个观测。建立好的数据集见图 15.51。

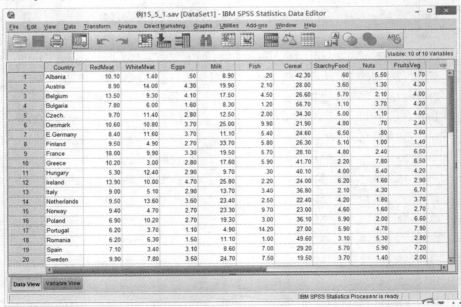

图 15.51　例 15.6　25 个欧洲国家居民 9 种食物的蛋白质摄入量 SPSS 数据集

2）聚类分析的 SPSS 软件实现

（1）选择 Analyze 菜单下的 Classify，再选择 Hierarchical Cluster（图 15.52），弹出对话框，将 9 种食物蛋白质摄入量的变量放入 Variable(s) 框内，将 Country 移入 Label Cases by：框内；Cluster 框内 2 个选项"Cases"和"Variables"中，本例应用默认选项"Cases"，则进行样品聚类。Display 框内 2 个可选项"Statistics"和"Plots"都勾选上（图 15.53）。

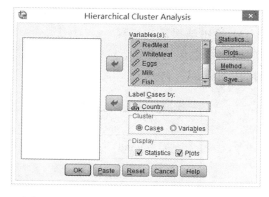

图 15.52　系统聚类法聚类分析（Hierarchical Cluster）

（2）点击 Statistics 按钮，弹出对话框，勾选 Agglomeration schedule，则结果输出聚类过程表；勾选 Proximity matrix，使结果输出相似性矩阵（图 15.54）。点击 Continue 按钮，返回 Hierarchical Cluster Analysis 对话框。

（3）点击 Plots 按钮，弹出对话框。勾选 Dendrogram，使结果输出树状图；Icicle 框中选择 None 选项，则不输出冰柱图（图 15.55）。点击 Continue 按钮，返回 Hierarchical Cluster Analysis 对话框。

（4）点击 Method 按钮，弹出对话框。Cluster Method 默认方法为 Between-groups linkage，本例使用这一默认选项。Measure 框中 Interval（定量变量）中选择 Squared Euclidean distance（平方欧氏距离）。Transform Values 框中 Standardize 选项菜单中选择 Z scores，要求对原始变量进行标准化计算（图 15.56）。

图 15.53　聚类分析（Hierarchical Cluster）中变量的定义

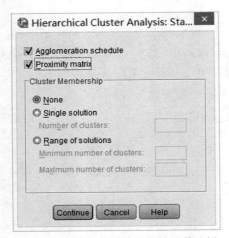

图 15.54　聚类分析输出统计量的选择

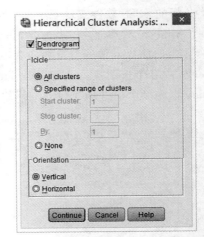

图 15.55　聚类分析输出聚类图的选择

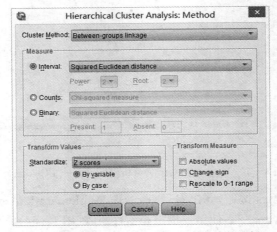

图 15.56　聚类分析定义类间距离方法的选择

（5）点击 Continue 按钮，返回 Hierarchical Cluster Analysis 对话框。点击 OK 运行。

3）输出结果及其解释

输出结果包括数据信息（图 15.57）、相似性矩阵（图 15.58）、聚类过程图（图 15.59）和聚类树状图（图 15.49）。

Case Processing Summary[a]

Cases					
Valid		Missing		Total	
N	Percent	N	Percent	N	Percent
25	100.0%	0	0.0%	25	100.0%

a.　Squared Euclidean Distance used

图 15.57　例 15.6 数据基本信息

Proximity Matrix

Case	Squared Euclidean Distance					
	1：Albania	2：Austria	3：Belgium	···	24：W. Germany	25：Yugoslavia
1：Albania	.000	37.651	35.388		40.382	8.657
2：Austria	37.651	.000	6.009		2.704	29.653
3：Belgium	35.388	6.009	.000		2.011	31.402
4：Bulgaria	7.643	24.013	27.427		31.482	3.927
5：Czech.	26.431	4.541	4.930		4.769	18.841
6：Denmark	44.012	9.116	6.447		5.723	40.478
7：E. Germany	40.861	6.667	4.469		3.579	30.525
8：Finland	34.568	16.578	12.280		13.348	33.583
9：France	39.778	12.880	4.815		8.618	39.766
10：Greece	18.113	26.666	22.044		28.771	15.450
11：Hungary	21.841	10.796	15.957		15.229	9.185
12：Ireland	45.659	7.512	2.745		3.267	41.753
13：Italy	16.205	13.820	13.829	···	17.117	12.824
14：Netherlands	36.097	1.262	5.058		1.620	30.283
15：Norway	29.869	15.020	8.766		10.884	29.250
16：Poland	34.607	7.818	8.620		8.982	20.169
17：Portugal	43.719	42.630	31.937		37.728	33.942
18：Romania	7.234	21.627	22.661		25.914	.973
19：Spain	31.007	23.893	15.982		21.189	20.858
20：Sweden	31.964	8.625	6.684		6.097	32.514
21：Switzerland	26.252	4.852	5.496		5.222	27.140
22：UK	35.288	14.046	3.787		8.380	39.269
23：USSR	18.882	17.327	9.990		15.172	11.254
24：W. Germany	40.382	2.704	2.011		.000	35.567
25：Yugoslavia	8.657	29.653	31.402		35.567	.000

This is a dissimilarity matrix.

图 15.58　例 15.6 各观测间的相似性矩阵（平方欧氏距离）

Agglomeration Schedule

Stage	Cluster Combined		Coefficients	Stage Cluster First Appears		Next Stage
	Cluster 1	Cluster 2		Cluster 1	Cluster 2	
1	18	25	.973	0	0	8
2	2	14	1.262	0	0	9
3	6	20	1.909	0	0	6
4	3	24	2.011	0	0	5
5	3	12	3.006	4	0	12
6	6	15	3.118	3	0	11
7	5	7	3.535	0	0	13
8	4	18	3.771	0	1	16
9	2	21	4.233	2	0	12
10	10	13	4.623	0	0	22
11	6	8	5.152	6	0	19
12	2	3	5.227	9	5	15
13	5	16	5.883	7	0	15
14	9	22	6.611	0	0	18
15	2	5	7.528	12	13	18
16	1	4	7.845	0	8	21
17	17	19	8.601	0	0	24
18	2	9	10.807	15	14	19
19	2	6	11.459	18	11	23
20	11	23	11.764	0	0	21
21	1	11	12.592	16	20	22
22	1	10	13.681	21	10	23
23	1	2	24.147	22	19	24
24	1	17	26.867	23	17	0

图 15.59 例 15.6 样品聚类的过程

2. 例 15.7 的 SPSS 操作方法

1) 建立 SPSS 数据集

对例 15.7 建立如下数据集，包含 10 个变量：Seqn（各观测编号），Gender（性别），Height（身高），Weight（体重），BMI（体质指数），UPARML（上臂长），ARMC（臂围），UPLEGL（大腿长），WAIST（腰围），AVSAD（矢状面腹部平均直径），录入数据，共 30 个观测。建立好的数据集见图 15.60。

2) 聚类分析的 SPSS 软件实现

（1）选择 Analyze 菜单下的 Classify，再选择 Hierarchical Cluster，弹出对话框，将 8 个身体测量指标的变量放入 Variable(s) 框内；将 Seqn 移入 Label Cases by 框内。Cluster 框内 2 个选项"Cases"和"Variables"中，本例选择"Variables"，进行变量聚类。Display 框内 2 个可选项"Statistics"和"Plots"都勾选上（图 15.61）。

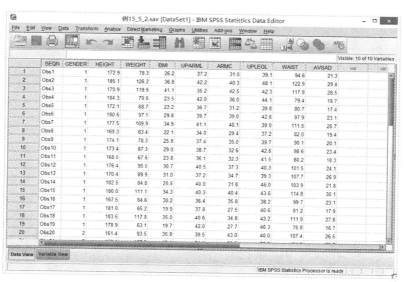

图 15.60 例 15.7 的数据集

（2）点击 Statistics 按钮，弹出对话框，勾选 Agglomeration schedule，则结果输出聚类过程表；勾选 Proximity matrix，使结果输出相似性矩阵。点击 Continue 按钮，返回 Hierarchical Cluster Analysis 对话框。

（3）点击 Plots 按钮，弹出对话框。勾选 Dendrogram，使结果输出树状图；Icicle 框中选择 None 选项，则不输出冰柱图。点击 Continue 按钮，返回 Hierarchical Cluster Analysis 对话框。

（4）点击 Method 按钮，弹出对话框。在 Cluster Method 菜单中选择 Nearest neighbor，Measure 框中 Interval（定量变量）中选择 Pearson correlation（图 15.62）。即选择 Pearson 相关系数作为相似系数度量，且类间距离定义为两类中任意 2 个变量的最大相关系数。

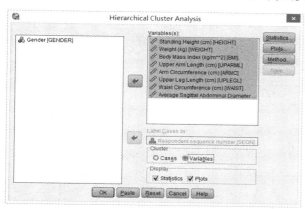

图 15.61 例 15.7 聚类分析的变量定义

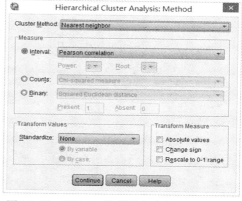

图 15.62 例 15.7 聚类分析相似系数的定义

（5）点击 Continue 按钮，返回 Hierarchical Cluster Analysis 对话框。点击 OK 运行。

3）输出结果及其解释

输出结果包括数据信息（图 15.63）、相似性矩阵（图 15.64）、聚类过程图（图 15.65）和树状聚类图(图 15.50)。

Case Processing Summary[a]

	Cases					
	Valid		Missing		Total	
N	Percent	N	Percent	N	Percent
30	100.0%	0	0.0%	30	100.0%

a.　Correlation between Vectors of Values used

图 15.63　例 15.7 的数据信息

Proximity Matrix

Case	Matrix File Input			
	Standing Height (cm)	Weight (kg)	Body Mass Index (kg/m * * 2)	Upper Arm Length (cm)
Standing Height (cm)	1.000	.306	−.258	.780
Weight (kg)	.306	1.000	.837	.464
Body Mass Index (kg/m * * 2)	−.258	.837	1.000	.033
Upper Arm Length (cm)	.780	.464	.033	1.000
Arm Circumference (cm)	.051	.805	.785	.368
Upper Leg Length (cm)	.839	.332	−.137	.772
Waist Circumference (cm)	−.086	.874	.941	.156
Average Sagittal Abdominal Diameter (cm)	−.039	.883	.917	.218

Proximity Matrix

Case	Matrix File Input			
	Arm Circumference (cm)	Upper Leg Length (cm)	Waist Circumference (cm)	Average Sagittal Abdominal Diameter (cm)
Standing Height (cm)	.051	.839	−.086	−.039
Weight (kg)	.805	.332	.874	.883
Body Mass Index (kg/m * * 2)	.785	−.137	.941	.917
Upper Arm Length (cm)	.368	.772	.156	.218
Arm Circumference (cm)	1.000	.132	.709	.757
Upper Leg Length (cm)	.132	1.000	.011	.066
Waist Circumference (cm)	.709	.011	1.000	.939
Average Sagittal Abdominal Diameter (cm)	.757	.066	.939	1.000

图 15.64　例 15.7 各变量的相似性矩阵(Pearson 相关系数)

Agglomeration Schedule

Stage	Cluster Combined		Coefficients	Stage Cluster First Appears		Next Stage
	Cluster 1	Cluster 2		Cluster 1	Cluster 2	
1	3	7	.941	0	0	2
2	3	8	.939	1	0	3
3	2	3	.883	0	2	5
4	1	6	.839	0	0	6
5	2	5	.805	3	0	7
6	1	4	.780	4	0	7
7	1	2	.464	6	5	0

图 15.65　例 15.7 的聚类过程

3. 例 15.8 的 SPSS 操作方法

1）建立 SPSS 数据集

对例 15.8 建立如下数据集，包含 7 个变量：Group（实际类别：1 -心肌梗塞患者，0 -健康人），TC（总胆固醇），TG（甘油三酯），HDL（高密度脂蛋白胆固醇），LDL（低密度脂蛋白胆固醇），ApoA（载脂蛋白 A），ApoB（载脂蛋白 B），录入数据，共 60 个观测。建立好的数据集见图 15.66。

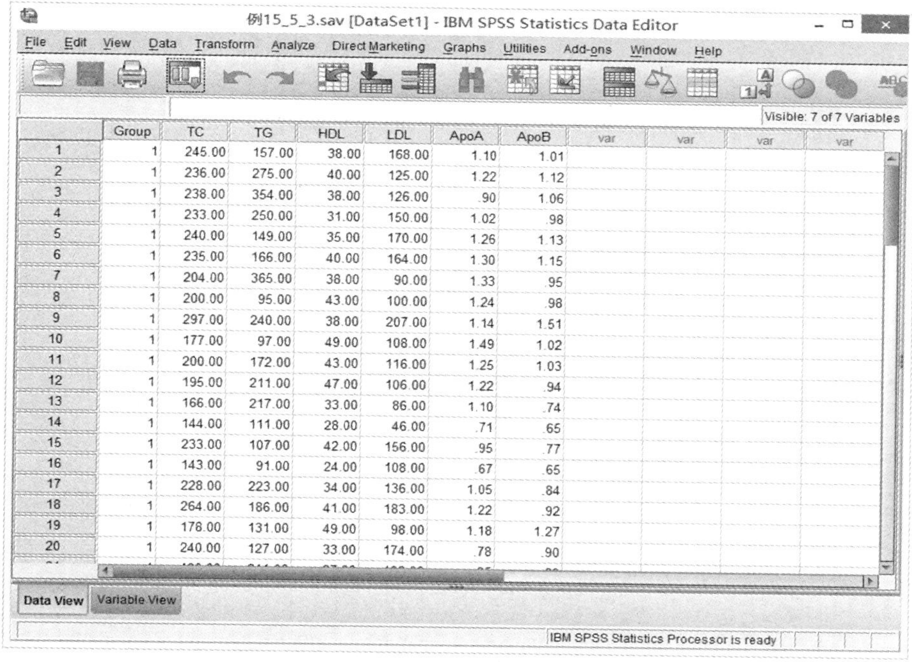

	Group	TC	TG	HDL	LDL	ApoA	ApoB
1	1	245.00	157.00	38.00	168.00	1.10	1.01
2	1	236.00	275.00	40.00	125.00	1.22	1.12
3	1	238.00	354.00	38.00	126.00	.90	1.06
4	1	233.00	250.00	31.00	150.00	1.02	.98
5	1	240.00	149.00	35.00	170.00	1.26	1.13
6	1	235.00	166.00	40.00	164.00	1.30	1.15
7	1	204.00	365.00	38.00	90.00	1.33	.95
8	1	200.00	95.00	43.00	100.00	1.24	.98
9	1	297.00	240.00	38.00	207.00	1.14	1.51
10	1	177.00	97.00	49.00	108.00	1.49	1.02
11	1	200.00	172.00	43.00	116.00	1.25	1.03
12	1	195.00	211.00	47.00	106.00	1.22	.94
13	1	166.00	217.00	33.00	86.00	1.10	.74
14	1	144.00	111.00	28.00	46.00	.71	.65
15	1	233.00	107.00	42.00	156.00	.95	.77
16	1	143.00	91.00	24.00	108.00	.67	.65
17	1	228.00	223.00	34.00	136.00	1.05	.84
18	1	264.00	186.00	41.00	183.00	1.22	.92
19	1	178.00	131.00	49.00	98.00	1.18	1.27
20	1	240.00	127.00	33.00	174.00	.78	.90

图 15.66　例 15.8 的数据集

2) 判别分析的 SPSS 软件实现

(1) 选择 Analyze 菜单下的 Classify,再选择 Discriminant…(图 15.67),弹出对话框,将 Group 变量移入 Group Variable 框内,并定义数据集中值的范围(分 2 组:最小为 0,最大为 1);将 6 项血脂指标移入 Independents 框内;在"Enter independents together"和"Use stepwise method"两个选项中选择逐步判别方法(Use stepwise method)(图 15.68)。

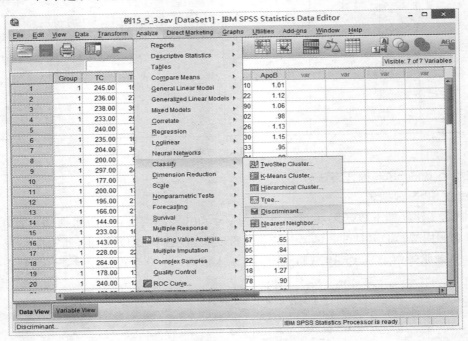

图 15.67　在 SPSS 中选择判别分析方法

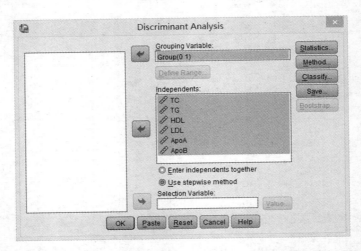

图 15.68　在 SPSS 判别分析对话框中定义分析变量和分析方法

（2）点击 Statistics 按钮，弹出对话框（图 15.69）。Descriptives 框中的可选项中包括各类所有变量的均数（Means）、每个变量类间比较的方差分析（Univariate ANO-VAs）和类间协方差齐性检验（Box's M）；Matrices 框中的可选项包括类内相关系数矩阵（Within-groups correlation）、合并类内协方差矩阵（Within-groups covariance）、分组的协方差矩阵（Separate-groups correlation）、总协方差矩阵（Total covariance）；Function Coefficients 对话框中包括 Bayes 判别函数的系数（对应 Fisher's 选项）和 Fisher 线性判别函数的系数（对应 Unstandardized 选项）。以上选项均可根

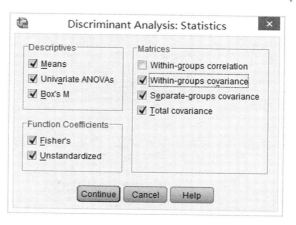

图 15.69　判别分析中输出统计量（Statistics）的选项对话框

据需要进行勾选。点击 Continue 按钮，返回 Discriminant Analysis 对话框。

（3）点击 Method 按钮，弹出对话框（图 15.70）。在 Method 选项中选择 Wilk's lambda，定义用于逐步判别的统计量；在 Criteria 框中选择 Use probability of F 选项，定义选进变量的检验水准（Entry＝0.05）和剔除变量的检验水准（Removal＝0.10）。点击 Continue 按钮，返回 Discriminant Analysis 对话框。

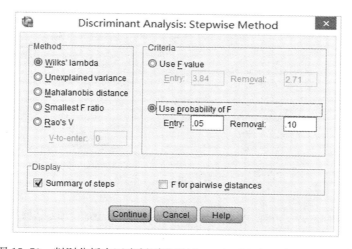

图 15.70　判别分析中逐步判别准则（Stepwise Method）的选项对话框

（4）点击 Classification 按钮，弹出对话框（图 15.71）。在 Prior probabilities 中选择 All groups equal（各组先验概率相等，也是默认选项）；在 Use Covariance Matrix 框中选择 Within-groups（合并类内协方差矩阵）；在 Display 选项框中勾选"Summary table"（组内回代判别结果汇总表）和"Leave-one-out classification"（留一法交叉验证判别结果汇总）；Plots 选项框中勾选"Combined groups"（输出判别）。点击 Continue 按钮，返回 Discriminant Analysis 对

话框。

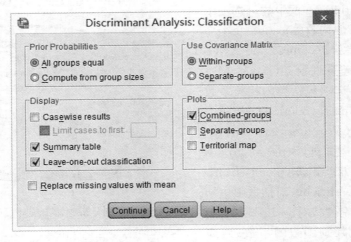

图 15.71　Bayes 判别条件和判别效果评价的选项对话框

（5）点击 Save 按钮，弹出对话框（图 15.72）。可选项包括"Predicted group membership"（每个观测的判别分类结果）、"Discriminant scores"（每个观测的 Fisher 判别函数得分）、"Probabilities of group membership"（每个观测所判归类别的后验概率），可根据需要进行勾选，选中的相应运算结果将保存在原始数据集中。点击 Continue 按钮，返回 Discriminant Analysis 对话框。

（6）点击 OK 运行。

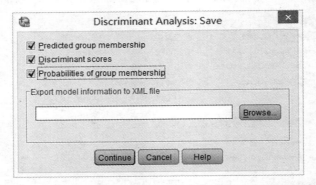

图 15.72　判别结果变量在数据集中保存（Save）的选项对话框

3）输出结果及其解释

（1）输出结果包括数据信息（略）、分组的各变量的均数和标准差（略）、各变量的组间比较方差分析结果（图 15.73）、合并类内协方差矩阵（图 15.74）、分组的协方差矩阵和总协方差矩阵（略）、两类总体协方差矩阵的齐性检验（图 15.75）；逐步判别筛选变量的过程及汇总（图 15.76）。

（2）Fisher 判别（典型判别）的分析结果，包括典型相关系数及其检验、判别函数的标准化判别系数、非标准化的判别系数、两类判别函数值的重心（图 15.77）。Fisher 判别函数表达式

为 $y=0.104+0.077x_1-0.017x_2$，其中 x_1 为 HDL，x_2 为 TC。组内回代时每个观测的判别结果保存在原数据集中（图 15.78），变量名及含义分别为 Dis_1（判别分类）、Dis1_1（Fisher 判别函数得分）。

Tests of Equality of Group Means

	Wilks' Lambda	F	df1	df2	Sig.
TC	.831	11.767	1	58	.001
TG	.951	2.994	1	58	.089
HDL	.740	20.352	1	58	.000
LDL	.820	12.753	1	58	.001
ApoA	.961	2.376	1	58	.129
ApoB	.913	5.530	1	58	.022

图 15.73　两组观测各变量组间比较的方差分析结果

Pooled Within—Groups Matrices[a]

		TC	TG	HDL	LDL	ApoA	ApoB
Covariance	TC	1286.341	1094.367	7.888	1035.494	1.462	3.937
	TG	1094.367	6242.074	−159.719	−86.562	.418	4.033
	HDL	7.888	−159.719	109.099	−18.044	1.715	.140
	LDL	1035.494	−86.562	−18.044	1242.366	.516	2.231
	ApoA	1.462	.418	1.715	.516	.055	.013
	ApoB	3.937	4.033	.140	2.231	.013	.041

a. The covariance matrix has 58 degrees of freedom.

图 15.74　两组样本的合并类内协方差矩阵

Box's Test of Equality of Covariance Matrices

Log Determinants

Group	Rank	Log Determinant
Healthy	2	12.018
Myocardial infarction	2	11.222
Pooled within-groups	2	11.851

The ranks and natural logarithms of determinants printed are those of the group covariance matrices.

图 15.75　两类总体协方差矩阵（只包含逐步判别选入的 2 个变量）的齐性检验

Test Results

Box's M		13.427
F	Approx.	4.308
	df1	3
	df2	605520.000
	Sig.	.005

Tests null hypothesis of equal population covariance matrices.

图 15.75　两类总体协方差矩阵(只包含逐步判别选入的 2 个变量)的齐性检验(续)

Stepwise Statistics

Variables Entered/Removed[a,b,c,d]

Step	Entered	Wilks' Lambda							
		Statistic	df1	df2	df3	Exact F			
						Statistic	df1	df2	Sig.
1	HDL	.740	1	1	58.000	20.352	1	58.000	.000
2	TC	.639	2	1	58.000	16.110	2	57.000	.000

At each step, the variable that minimizes the overall Wilks' Lambda is entered.

a. Maximum number of steps is 12.

b. Maximum significance of F to enter is .05.

c. Minimum significance of F to remove is .10.

d. F level, tolerance, or VIN insufficient for further computation.

Variables in the Analysis

Step		Tolerance	Sig. of F to Remove	Wilks' Lambda
1	HDL	1.000	.000	
2	HDL	1.000	.000	.831
	TC	1.000	.004	.740

图 15.76　逐步判别筛选变量的步骤汇总

Wilks' Lambda

Step	Number of Variables	Lambda	df1	df2	df3	Exact F			
						Statistic	df1	df2	Sig.
1	1	.740	1	1	58	20.352	1	58.000	.000
2	2	.639	2	1	58	16.110	2	57.000	.000

图 15.76　逐步判别筛选变量的步骤汇总(续)

（3）Bayes 判别分析结果，包括事先定义的先验概率（两类相等，均为 0.5）和两类的判别函数（图 15.79），判别函数表达式见 15.5 节；组内回代及交叉验证的汇总结果（图 15.80），分别显示各类的错判率。

组内回代时每个观测分属两类的后验概率保存在原数据集中，变量名分别为 Dis1_2（判归健康人的概率）、Dis2_2（判归心肌梗塞患者的概率）。保存的判别结果见图 15.81。

Summary of Canonical Discriminant Functions

Eigenvalues

Function	Eigenvalue	% of Variance	Cumulative %	Canonical Correlation
1	.565[a]	100.0	100.0	.601

a. First 1 canonical discriminant functions were used in the analysis.

Wilks' Lambda

Test of Function(s)	Wilks' Lambda	Chi-square	df	Sig.
1	.639	25.539	2	.000

Standardized Canonical
Discriminant Function
Coefficients

	Function
	1
TC	−.616
HDL	.801

图 15.77　例 15.8 数据 Fisher 判别（典型判别）的分析结果

Canonical Discriminant
Function Coefficients

	Function
	1
TC	−.017
HDL	.077
(Constant)	.104

Unstandardized coefficients

Functions at Group Centroids

Group	Function
	1
Healthy	.739
Myocardial infarction	−.739

Unstandardized canonical discriminant
functions evaluated at group means

图 15.77　例 15.8 数据 Fisher 判别(典型判别)的分析结果(续)

*例15_5_3.sav [DataSet1] - IBM SPSS Statistics Data Editor

File　Edit　View　Data　Transform　Analyze　Direct Marketing　Graphs　Utilities　Add-ons　Window　Help

Visible: 11 of 11 Variables

	Group	TC	TG	HDL	LDL	ApoA	ApoB	Dis_1	Dis1_1	Dis1_2	Dis2_2	var
1	1	245.00	157.00	38.00	168.00	1.10	1.01	1	-1.18968	.14694	.85306	
2	1	236.00	275.00	40.00	125.00	1.22	1.12	1	-.88176	.21356	.78644	
3	1	238.00	354.00	38.00	126.00	.90	1.06	1	-1.06946	.17064	.82936	
4	1	233.00	250.00	31.00	150.00	1.02	.98	1	-1.52030	.09555	.90445	
5	1	240.00	149.00	35.00	170.00	1.26	1.13	1	-1.33383	.12218	.87782	
6	1	235.00	166.00	40.00	164.00	1.30	1.15	1	-.86459	.21785	.78215	
7	1	204.00	365.00	38.00	90.00	1.33	.95	1	-.48554	.32787	.67213	
8	1	200.00	95.00	43.00	100.00	1.24	.98	1	-.03348	.48763	.51237	
9	1	297.00	240.00	38.00	207.00	1.14	1.51	1	-2.08273	.04398	.95602	
10	1	177.00	97.00	49.00	108.00	1.49	1.02	0	.82156	.77111	.22889	
11	1	200.00	172.00	43.00	116.00	1.25	1.03	1	-.03348	.48763	.51237	
12	1	195.00	211.00	47.00	106.00	1.22	.94	0	.35908	.62969	.37031	
13	1	166.00	217.00	33.00	86.00	1.10	.74	1	-.21629	.42073	.57927	
14	1	144.00	111.00	28.00	46.00	.71	.65	1	-.22183	.41874	.58126	
15	1	233.00	107.00	42.00	156.00	.95	.77	1	-.67690	.26880	.73120	
16	1	143.00	91.00	24.00	108.00	.67	.65	1	-.51134	.31952	.68048	
17	1	228.00	223.00	34.00	136.00	1.05	.84	1	-1.20441	.14423	.85577	
18	1	264.00	186.00	41.00	183.00	1.22	.92	1	-1.28597	.12997	.87003	
19	1	178.00	131.00	49.00	98.00	1.18	1.27	0	.80439	.76660	.23340	
20	1	240.00	127.00	33.00	174.00	.78	.90	1	-1.48717	.09987	.90013	
21	1	180.00	211.00	27.00	106.00	.85	.69	1	-.91677	.20499	.79501	

Data View　Variable View

IBM SPSS Statistics Processor is ready

图 15.78　例 15.8 数据 Fisher 判别组内回代的判别结果(截取部分观测)

Prior Probabilities for Groups

Group	Prior	Cases Used in Analysis	
		Unweighted	Weighted
Healthy	.500	30	30.000
Myocardial infarction	.500	30	30.000
Total	1.000	60	60.000

Classification Function Coefficients

	Group	
	Healthy	Myocardial infarction
TC	.138	.164
HDL	.438	.325
(Constant)	−23.912	−24.066

Fisher's linear discriminant functions

图 15.79 例 15.8 数据 Bayes 判别分析的结果

Classification Results[a,c]

		Group	Predicted Group Membership		Total
			Healthy	Myocardial infarction	
Original	Count	Healthy	25	5	30
		Myocardial infarction	5	25	30
	%	Healthy	83.3	16.7	100.0
		Myocardial infarction	16.7	83.3	100.0
Cross-validated[b]	Count	Healthy	24	6	30
		Myocardial infarction	6	24	30
	%	Healthy	80.0	20.0	100.0
		Myocardial infarction	20.0	80.0	100.0

a. 83.3% of original grouped cases correctly classified.

b. Cross validation is done only for those cases in the analysis. In cross validation, each case is classified by the functions derived from all cases other than that case.

c. 80.0% of cross-validated grouped cases correctly classified.

图 15.80 例 15.8 数据 Bayes 判别的组内回代及交叉验证结果

	Group	TC	TG	HDL	LDL	ApoA	ApoB	Dis_1	Dis1_1	Dis1_2	Dis2_2	var
1	1	245.00	157.00	38.00	168.00	1.10	1.01	1	-1.18968	.14694	.85306	
2	1	236.00	275.00	40.00	125.00	1.22	1.12	1	-.88176	.21356	.78644	
3	1	238.00	354.00	38.00	126.00	.90	1.06	1	-1.06946	.17064	.82936	
4	1	233.00	250.00	31.00	150.00	1.02	.98	1	-1.52030	.09555	.90445	
5	1	240.00	149.00	35.00	170.00	1.26	1.13	1	-1.33383	.12218	.87782	
6	1	235.00	166.00	40.00	164.00	1.30	1.15	1	-.86459	.21785	.78215	
7	1	204.00	365.00	38.00	90.00	1.33	.95	1	-.48554	.32787	.67213	
8	1	200.00	95.00	43.00	100.00	1.24	.98	1	-.03348	.48763	.51237	
9	1	297.00	240.00	38.00	207.00	1.14	1.51	1	-2.08273	.04398	.95602	
10	1	177.00	97.00	49.00	108.00	1.49	1.02	0	.82156	.77111	.22889	
11	1	200.00	172.00	43.00	116.00	1.25	1.03	1	-.03348	.48763	.51237	
12	1	195.00	211.00	47.00	106.00	1.22	.94	1	-.35908	.62969	.37031	
13	1	166.00	217.00	33.00	86.00	1.10	.74	1	-.21629	.42073	.57927	
14	1	144.00	111.00	28.00	46.00	.71	.65	1	-.22183	.41874	.58126	
15	1	233.00	107.00	42.00	156.00	.95	.77	1	-.67690	.26880	.73120	
16	1	143.00	91.00	24.00	108.00	.67	.65	1	-.51134	.31952	.68048	
17	1	228.00	223.00	34.00	136.00	1.05	.84	1	-1.20441	.14423	.85577	
18	1	264.00	186.00	41.00	183.00	1.22	.92	1	-1.28597	.12997	.87003	
19	1	178.00	131.00	49.00	98.00	1.18	1.27	1	.80439	.76660	.23340	
20	1	240.00	127.00	33.00	174.00	.78	.90	1	-1.48717	.09987	.90013	
21	1	180.00	211.00	27.00	106.00	.85	.69	1	-.91677	.20499	.79501	
22	1	161.00	91.00	39.00	88.00	.94	.52	0	.32962	.61947	.38053	

图 15.81　例 15.8 数据 Bayes 判别分析组内回代的后验概率（截取部分观测）

15.6　对应分析和典型相关分析

15.6.1　对应分析

　　对应分析是一种多维图示分析技术,用于"探索"和"解释"多维数据之间的联系。对应分析的基本原理是对二维数据进行适当的变换,使变换后的数据对的行与列对应,从而可以同时对行和列进行分析,由高维空间向量向低维空间投影,从而揭示行因素与列因素之间的相关关系和相关程度。因此,对应分析是探索性研究的有力工具。

　　分析两个分类变量之间关系的对应分析称为简单对应分析;分析多个分类变量之间关系的称对应分析为多重对应分析。多重对应分析不像多重回归分析方法那样可以对变量进行筛选,因此变量数较多时,需要根据专业经验和输出结果进行耐心筛选,以得到合理的结果。

　　【例 15.9】　某地 4869 人的 ABO 血型和 MN 血型资料见表 15.25,试分析两种血型系统之间是否有关联?

表 15.25　某地 3869 人 ABO 血型和 MN 血型

ABO 血型	MN 血型			合计
	M	N	MN	
O	288	326	601	1215
A	258	273	533	1066
B	330	391	633	1355
AB	92	120	23	232
合计	968	1110	1790	3868

这是一个 4×3 行列表,可采用 Pearson 卡方检验来分析 ABO 血型与 MN 血型的关系。为了探讨两种血型系统的不同血型之间的关系,下面采用 SPSS 软件包进行对应分析。

(1) 将上表数据录入 SPSS,共 3 列,12 行。3 个变量分别是"ABO 血型"、"MN 血型"、"频数"。"ABO 血型"共 4 个水平(1:O 型,2:A 型,3:B 型,4:AB 型),"MN 血型"共 3 个水平(1:M 型,2:N 型,3:MN 型)(图 15.82)。

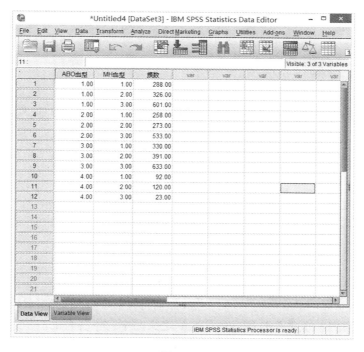

图 15.82

(2) 首先对数据进行加权。在主菜单中点击 Data→Weight Cases(图 15.83)。弹出 Weight cases 对话框,选择 Weight cases by,将"频数"变量点击箭头选入右侧框内,然后点击 OK 完成(图 15.84)。

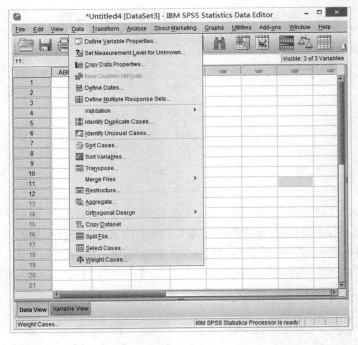

图 15.83

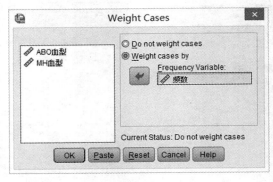

图 15.84

(3) 在主菜单中点击 Analyze→Dimension Reduction→Correspondence Analysis（图 15.85），弹出 Correspondence Analysis 对话框，分别将"ABO 血型"和"MN 血型"变量选入右侧 Row 和 Column 框中，分别点击 Define Range 定义两个变量各自的取值范围，前者为 1～4，后者为 1～3，其余按照默认选项，点击 OK，即可输出对应分析结果（图 15.86）。

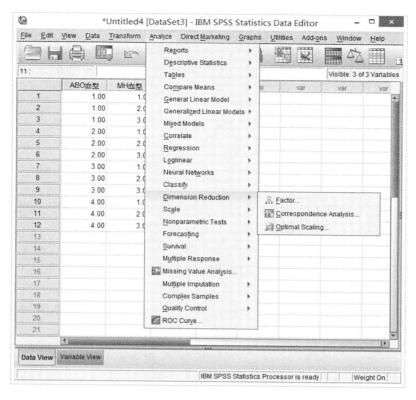

图 15.85

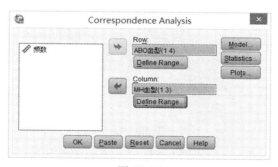

图 15.86

（4）SPSS 主要输出结果和解释：

对应分析表（图 15.87），其实就是行列表，描述了两种血型的分布情况。

Correspondence Table

ABO 血型	MN 血型			
	1	2	3	Active Margin
1	288	326	601	1215
2	258	273	533	1064
3	330	391	633	1354
4	92	120	23	235
Active Margin	968	1110	1790	3868

图 15.87

对应分析结果汇总表（图 15.88）是输出表格中最重要的一个，表明按照默认的 2 个维度是否能解释足够的信息。该表从左到右前 5 个指标依次是维度数、奇异值、惯量、行列表的卡方值及其 P 值。其中奇异值是惯量的平方根。惯量是特征根，分别用于说明对应分析的各个维度所能解释行列表的行、列变量关系的程度。表中第一维特征根为 0.036，第二维为 0.000156（输出结果显示 0.000），分别解释了总信息量的 99.6% 和 0.4%，二者之和为 100%。因此该资料用两个维度即可解释全部信息量。由 $P=0.000$ 可见"ABO 血型"和"MN 血型"是有关系的。

Summary

Dimension	Singular Value	Inertia	Chi Square	Sig.	Proportion of Inertia		Confidence Singular Value	
					Accounted for	Cumulative	Standard Deviation	Correlation 2
1	.190	.036			.996	.996	.012	−.037
2	.012	.000			.004	1.000	.016	
Total		.036	139.647	.000[a]	1.000	1.000		

a. 6 degrees of freedom

图 15.88

图 15.89 中的 Mass 列为"ABO 血型"中每一个类别所占的百分比，第 3、4 列分别给出了"ABO 血型"中的 4 种血型在两个维度上的分值，也就是两个变量在二维图形中的坐标值。右侧分别给出了每个类别对每个维度惯量的贡献（of Point to Inertia of Dimension）、每个维度对每个类别惯量的贡献（of Dimension to Inertia of Point）。

Overview Row Points[a]

ABO 血型	Mass	Score in Dimension		Inertia	Contribution				
		1	2		Of Point to Inertia of Dimension		Of Dimension to Inertia of Point		
					1	2	1	2	Total
1	.314	−.147	.027	.001	.036	.018	.998	.002	1.000
2	.275	−.182	−.164	.002	.048	.592	.949	.051	1.000
3	.350	−.018	.115	.000	.001	.372	.281	.719	1.000
4	.061	1.690	−.061	.033	.916	.018	1.000	.000	1.000
Active Total	1.000			.036	1.000	1.000			

a. Symmetrical normalization

图 15.89

图 15.90 为"MN 血型"中的 3 种血型在两个维度上的分值,具体含义同前一个图。

Overview Row Points[a]

MN 血型	Mass	Score in Dimension		Inertia	Contribution				
		1	2		Of Point to Inertia of Dimension		Of Dimension to Inertia of Point		
					1	2	1	2	Total
1	.250	.328	−.174	.005	.142	.608	.982	.018	1.000
2	.287	.466	.129	.012	.328	.385	.995	.005	1.000
3	.463	−.466	.014	.019	.530	.007	1.000	.000	1.000
Active Total	1.000			.036	1.000	1.000			

a. Symmetrical normalization

图 15.90

图 15.91 为对应分析图,是对应分析最重要的输出结果。图 15.91 表明从图形中心(0,0)点出发,若某变量的若干个类别距离较近,则其关系较密切;某变量的某个类别或等级与其他变量某个类别或等级在同一方位上距离较近,则表明二者有较强的关联性;若距离较远或不在同一方位,则表明二者关联性较弱或无关联性。从图 15.91 可见,各个类别在第一维度区分较好,AB 血型与 ABO 血型系统中的其他类别关系不密切,与 MN 血型系统中的 M 血型和 N 血型有一定关系;A、B、O 三种血型关系较为密切,且与 MN 血型系统中的 MN 血型有一定关系。

需要注意的问题:

(1)对应分析要求前两个因子的累积贡献率较大,一般以大于 75% 为宜。

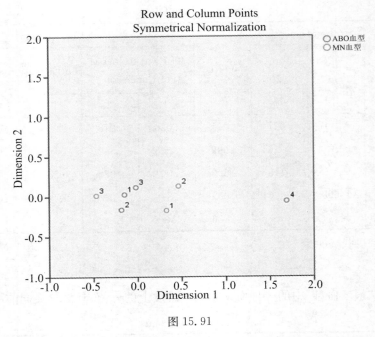

图 15.91

（2）一般要求数据不小于 0。若有数据小于 0，则所有数据加上同一较小的常数。假设检验结果应以数据改变前的结果为准。

（3）用对应分析生成的二维图形上的各个点，实际上是两个多维空间上点的二维投影，在一些特殊情况下，多维空间中相隔较远的点，在二维平面上的投影却很近。因此，需要对二维图形上的各点做深入的了解，即哪些状态对公因子的贡献较大。

（4）对应分析主要采用图形的方式提示变量之间以及变量不同水平之间的关系，但是没有具体的统计量来度量，这容易使研究者得出主观性较强的结论。

15.6.2 典型相关分析

典型相关分析是研究两组变量之间相关关系的多元分析方法，比如营养状况与健康状况的关系、临床症状与疾病的关系。典型相关分析借用主成分分析降维的思想，分别对两组变量提取主成分，且使从同一组内部提取的各主成分之间互不相关，用从两组之间分别提取的主成分的相关性来描述两组变量整体的线性相关关系。根据变量之间的相互关系，寻找少数几个简单的综合变量（实际观察变量的线性组合）对，替代关系复杂的原始变量，这些综合变量被称为典型变量。可按照相关系数绝对值的大小来排列，使得第一对典型相关变量相关系数的绝对值最大，第二对次之，依此类推。当两个变量组均只有一个变量时，典型相关系数即为简单相关系数；当其中一个变量组只有一个变量时，典型相关系数即为复相关系数。一般提取 1～2 对典型变量即可较为充分概括样本信息。

典型相关分析的模型假定：

（1）所有变量最好为定量资料，亦可为等级资料。定性数据则需设为哑变量后，再放入典型相关模型中进行分析。

（2）与其他相关分析相同，典型相关分析也要求资料满足多元正态分布。在实际应用过程中，如每个单变量均服从正态分布，即可进行典型相关分析。

（3）典型相关分析要求两组变量之间为线性关系，即每对典型变量之间为线性关系，每个典型变量与本组所有观测变量的关系也是线性关系。如不是线性关系，可通过变量变换的方式使其线性化。

【例 15.10】　某地 84 名 35 岁以上成年人的人体形态指标：体重（x_1, kg）、身高（x_2, cm）、腰围（x_3, cm），血脂指标：甘油三酯（Y_1, mg/dl）、胆固醇（Y_2, mg/dl）和高密度脂蛋白胆固醇（Y_3, mg/dl）资料见表 15.26，试分析上述 2 组变量之间的相关关系。

表 15.26　84 位成年人人体形态与血脂水平

x_1	x_2	x_3	Y_1	Y_2	Y_3	x_1	x_2	x_3	Y_1	Y_2	Y_3	x_1	x_2	x_3	Y_1	Y_2	Y_3
58.0	161.0	81.0	176.1	171.8	40.1	52.0	169.5	67.0	126.6	137.1	47.6	67.5	159.0	93.0	216.3	190.9	44.7
69.0	156.0	85.0	182.0	100.0	46.0	65.0	157.0	80.0	225.9	132.8	59.7	60.0	147.5	76.0	168.0	286.0	44.2
58.0	152.0	80.2	144.6	98.3	55.2	61.0	167.0	82.0	164.5	123.8	41.1	60.0	163.0	74.0	172.6	85.7	51.8
60.0	153.5	85.0	231.7	218.9	51.3	43.5	152.0	65.0	113.0	108.5	37.6	82.0	154.0	98.0	120.0	78.0	20.0
77.0	167.0	87.0	197.7	167.7	42.5	41.0	160.0	60.0	118.0	86.1	35.9	77.0	167.0	92.8	150.6	113.7	38.6
65.0	158.0	84.6	176.9	291.6	39.7	50.0	165.0	70.0	137.4	84.8	43.9	59.0	166.0	71.0	161.3	99.0	53.5
74.0	173.5	86.0	181.3	204.3	50.2	51.0	156.0	72.6	176.7	96.0	67.4	90.0	176.0	97.0	205.4	111.9	29.5
80.0	175.0	95.0	195.6	190.9	50.1	54.5	155.0	77.8	185.3	175.9	39.6	42.0	155.0	66.2	209.0	106.3	68.1
54.0	160.0	75.0	162.2	101.8	43.0	55.0	148.0	80.0	160.5	130.6	43.2	49.0	430.0	70.0	116.2	145.9	21.0
62.5	166.5	82.4	191.6	124.5	37.7	49.0	157.0	70.0	128.9	78.6	47.3	44.0	148.5	78.0	185.6	83.0	46.9
51.0	147.5	79.6	234.6	137.7	51.2	85.0	170.0	99.0	195.0	272.2	43.5	60.0	159.5	74.4	206.9	74.4	57.5
86.0	165.0	97.6	178.5	175.0	38.4	62.5	166.5	82.4	191.6	124.5	37.7	49.0	157.0	70.0	128.9	78.6	47.3
68.5	167.0	92.0	152.2	99.0	70.8	57.0	154.0	72.0	161.7	72.5	44.0	53.0	160.0	70.0	142.1	105.5	48.5
60.0	165.0	86.0	204.2	274.6	31.2	72.0	167.5	88.0	147.4	106.8	41.1	59.0	149.0	89.4	223.5	119.6	51.1
84.0	164.0	103.0	193.8	200.0	31.8	48.0	152.0	72.0	184.3	170.5	41.7	76.0	163.5	92.0	156.9	125.6	28.3
60.0	157.0	88.0	232.7	160.0	38.7	46.0	151.0	70.2	186.2	208.2	54.9	66.0	161.5	77.4	170.3	190.6	47.0
55.0	153.0	81.0	181.7	127.2	36.7	61.0	164.0	88.0	143.7	93.3	46.7	51.0	152.5	70.0	159.8	94.6	47.0
61.0	149.5	88.0	223.8	200.0	36.0	49.5	154.5	69.0	112.4	131.8	44.4	52.0	154.5	87.2	197.2	124.8	49.6
52.0	143.5	80.0	177.9	160.7	40.8	44.5	155.0	64.0	117.2	110.3	42.2	55.0	165.2	79.6	179.6	126.7	40.2
63.5	166.5	71.5	162.3	100.0	31.5	74.0	165.5	92.2	140.8	102.4	36.0	61.5	169.5	78.0	160.2	129.4	53.7
61.0	162.0	72.0	188.0	132.2	34.3	79.5	178.0	93.0	213.8	133.5	43.9	60.0	151.5	79.6	156.2	173.0	42.8
47.0	145.0	67.0	139.9	107.1	45.9	58.0	161.0	81.0	176.1	171.8	40.1	52.0	169.5	67.0	126.6	137.1	47.6
67.5	159.0	93.0	216.3	190.9	44.7	69.0	156.0	85.0	182.0	100.0	46.0	65.0	157.0	80.0	225.9	132.8	59.7
60.0	147.5	76.0	168.0	286.0	44.2	58.0	152.0	80.2	144.6	98.3	55.2	61.0	167.0	82.0	164.5	123.8	41.1
60.0	163.0	74.0	172.6	85.7	51.8	50.0	172.0	70.0	113.2	113.1	35.7	45.0	167.0	65.0	188.4	118.2	49.5
64.0	166.5	80.8	142.6	135.6	36.4	66.5	152.0	93.0	137.4	114.5	47.3	59.0	151.5	83.0	140.1	132.5	41.6
78.5	169.5	89.0	208.6	251.3	37.4	50.5	163.2	71.0	226.9	211.0	37.8	69.5	170.5	82.2	200.1	129.6	46.1
79.0	172.5	91.5	179.1	110.6	45.2	70.5	168.5	75.0	116.7	103.6	27.2	55.5	160.0	75.4	149.0	64.9	56.9

典型相关分析的 SPSS 软件实现

以下采用 SPSS 中的宏程序来拟合典型相关分析：

（1）建立 SPSS 数据库（图 15.92）。

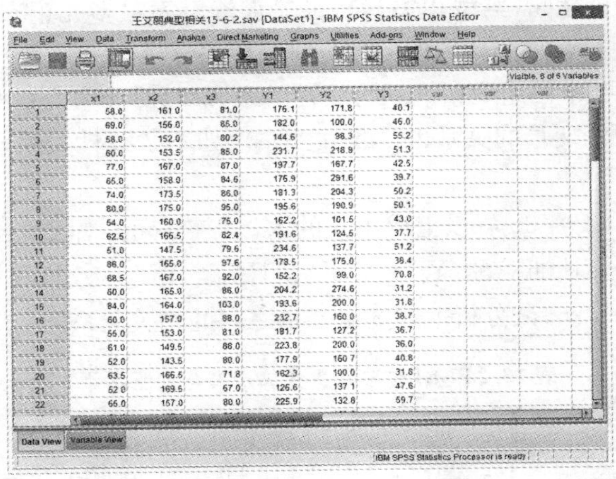

图 15.92

（2）在主菜单中点击 File→New→Syntax（图 15.93），打开程序编辑窗口（图 15.94），在 Syntax 窗口中输入程序：

INCLUDE 'C:program files\IBM\ SPSS\Statistics\Canonical correlation. sps'.

CANCORR SET1＝X1 X2 X3

　　　/SET2＝Y1 Y2 Y3.

选择菜单中 Run→all 运行上述程序（图 15.95），即可得到典型相关分析结果。

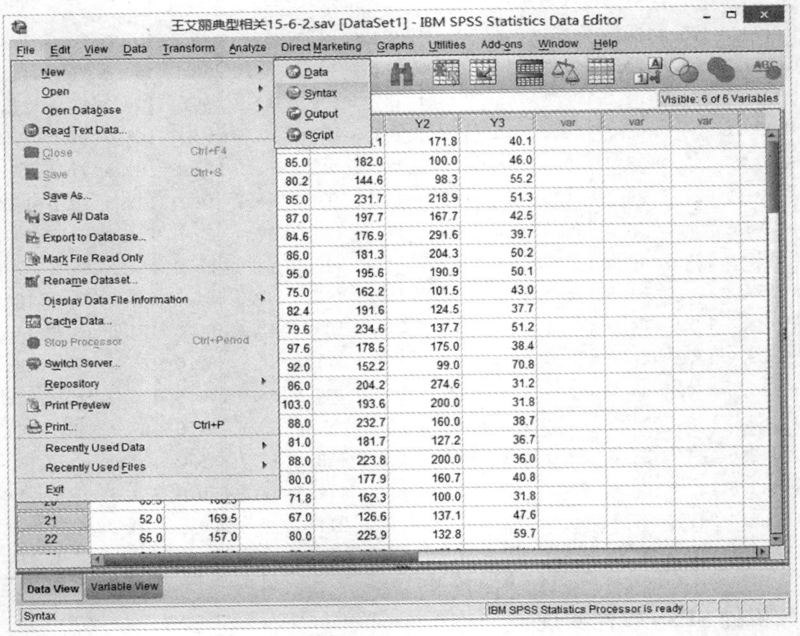

图 15.93

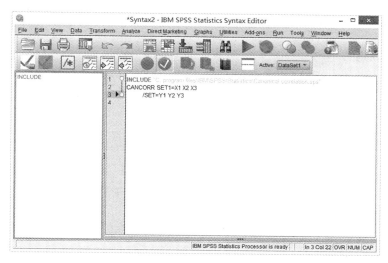

图 15.94

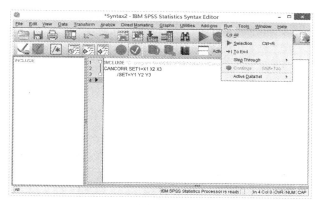

图 15.95

（3）SPSS 主要输出结果和解释：

图 15.96 给出了人体形态指标内部的相关系数、血脂指标内部的相关系数以及 2 组指标间的相关系数。各指标间相关系数越小，说明指标的选择越好。本例中 X_1 和 X_3 之间的相关系数为 0.8512，说明体重和腰围之间有较强的正相关关系，实际分析时可删除其中一个；体重和身高，身高和腰围之间的相关关系比较弱。人体形态和血脂指标之间的直接相关系数显示，二者之间的相关关系并不密切，但由于变量间的交互作用，这个简单相关系数只能作为参考，不能真正反映两组变量之间的实质关系。

图 15.97 给出了典型相关系数及其假设检验结果。第一典型相关系数为 0.470，第二典型相关系数为 0.316，第三典型相关系数为 0.109。对 3 个典型相关系数进行 Bartlett 卡方检验，P 值分别为小于 0.001、0.025 和 0.285。因此，第一对和第二对典型变量间的相关性成立，人体形态和血脂指标相关关系的研究可转化为研究第一对典型相关变量之间的关系以及第二对典型相关变量之间的关系。

Run MATRIX procedure：

Correlations for Set-1			
	x1	x2	x3
x1	1.0000	0.0784	0.8512
x2	0.0784	1.0000	0.0004
x3	0.8512	0.0004	1.0000

Correlations for Set-2			
	Y1	Y2	Y3
Y1	1.0000	0.3653	0.2170
Y2	0.3653	1.0000	-0.2360
Y3	0.2170	-0.2360	1.0000

Correlations Between Set-1 and Set-2			
	Y1	Y2	Y3
x1	0.2402	0.2041	-0.2804
x2	-0.1147	0.0218	-0.2782
x3	0.3315	0.3059	-0.2206

图 15.96

Canonical Correlations

1	0.470
2	0.316
3	0.109

Test that remaining correlations are zero:

	Wilk's	Chi-SQ	DF	Sig.
1	0.693	35.028	9.000	0.000
2	0.889	11.190	4.000	0.025
3	0.988	1.143	1.000	0.285

图 15.97

图 15.98 输出了原始的典型变量系数(raw canonical coefficients)和标准化的典型变量系数(standardized canonical coefficients)。由于人体形态和血脂指标的量纲不同,最好使用标准化的典型变量系数进行变量之间相关关系的比较。在人体形态指标的第一典型变量中,腰围的系数(绝对值)较大,由于本例数据中腰围与体重密切相关,结合医学知识可以认为该第一对典型变量主要反映了体重的水平;在血脂指标的第一典型变量中高密度脂蛋白的系数较大,可以认为其主要反映了高密度脂蛋白的水平。由于 X_3 与 Y_3 的回归系数符号相反,提示体重与高密度脂蛋白成负相关关系,即随着体重增加,高密度脂蛋白水平会降低。第二对典型变量的结果不太理想,可能与指标间存在共线性有关,且其相关系数也较小,仅为 0.316,能反应的关系强度也很有限。

图 15.99 是典型结构的分析结果,即分析原始变量和典型变量之间的相关程度(相关系数)。Canonical Loadings 给出了一组原始变量与其相应的典型变量之间的关系。Cross Loadings 给出了一组原始变量与其对立的典型变量之间的关系。

图 15.100 是典型冗余分析结果,表示各典型变量对原始变量组整体的变异解释程度,分为组内变异和组间变异。由图 15.100 可见,来自于人体形态的第一典型变量可解释相应人体形态变量组 58.7%的变异,第二典型变量可解释相应人体形态变量组 23.0%的变异。来自于血脂的第一典型变量可解释相应血脂变量组 38.1%的变异,第二典型变量可解释相应血脂变量组 39.4%的变异。

| Standardized Canonical Coefficients for Set-1 | | |
1	2	3
X1	-0.148	-1.100	-1.575
X2	-0.267	-0.689	0.690
X3	-0.831	1.208	1.241

| Raw Canonical Coefficients for Set-1 | | |
1	2	3
X1	-0.013	-0.093	-0.134
X2	-0.009	-0.024	0.024
X3	-0.082	0.119	0.122

| Standardized Canonical Coefficients for Set-2 | | |
1	2	3
Y1	-0.687	0.341	-0.843
Y2	-0.192	0.470	1.027
Y3	0.740	0.776	0.206

| Raw Canonical Coefficients for Set-2 | | |
1	2	3
Y1	-0.020	0.010	-0.025
Y2	-0.003	0.008	0.018
Y3	0.081	0.084	0.022

图 15.98

| Canonical Loadings for Set-1 | | |
1	2	3
X1	-0.876	-0.126	-0.465
X2	-0.279	-0.775	0.567
X3	-0.957	0.272	-0.100

| Cross Loadings for Set-1 | | |
1	2	3
X1	-0.412	-0.04	-0.051
X2	-0.131	-0.245	0.062
X3	-0.450	0.086	-0.011

| Canonical Loadings for Set-2 | | |
1	2	3
Y1	-0.597	0.682	-0.424
Y2	-0.618	0.412	0.670
Y3	0.637	0.739	-0.219

| Cross Loadings for Set-2 | | |
1	2	3
Y1	-0.280	0.215	-0.046
Y2	-0.290	0.130	0.073
Y3	0.299	0.234	-0.024

图 15.99

Redundancy Analysis:

Proportion of Variance of Set-1 Explained by Its Own Can. Var.

	Prop Var
CV1-1	0.587
CV1-2	0.230
CV1-3	0.183

Proportion of Variance of Set-1 Explained by Opposite Can.Var.

	Prop Var
CV2-1	0.130
CV2-2	0.023
CV2-3	0.002

Proportion of Variance of Set-2 Explained by Its Own Can. Var.

	Prop Var
CV2-1	0.381
CV2-2	0.394
CV2-3	0.226

roportion of Variance of Set-2 Explained by Opposite Can. Var.

	Prop Var
CV1-1	0.084
CV1-2	0.039
CV1-3	0.003

----- END MATRIX -----

图 15.100

本章小结

一、多元线性回归分析

1. 多元线性回归是简单线性回归的扩展,研究的反应变量只有一个,但是自变量却有多个。在医学研究中,常被用来筛选危险因素、分析交互效应、控制混杂因素、预测与控制等。

2. 多元线性回归分析有其应用前提。其前提假定条件是线性、独立、正态及方差齐性。在实际问题中,残差分析常常被用来考察资料是否满足这四个前提条件。

3. 多元线性回归分析中对回归系数的估计常采用最小二乘法。求解得到的偏回归系数的含义是指当固定其他自变量的取值时,与之对应的自变量每改变一个单位,得到的反应变量平均改变的单位数。

4. 标准化偏回归系数常常用来比较各个自变量对反应变量的贡献大小。确定系数和调整的确定系数常常用于评价模型拟合效果的好坏。对整个回归模型的假设检验一般采用方差分析,对各总体偏回归系数是否为零的假设检验常采用 t 检验。

5. 当建模时存在多个自变量时,自变量之间可能会存在较强的相关性,即多重共线性现象,这种情况会使模型参数估计值不稳定或不易解释。逐步筛选变量在一定程度上是解决此类问题的最简单的做法。其次,可以利用主成分间的正交性即采用主成分回归方法来解决共线性问题。

6. 多元线性回归分析中筛选自变量的方法有前进法、后退法、逐步回归法和最优子集法等。用于筛选自变量的指标有残差平方和、残差均方、确定系数、调整的确定系数、C_p 统计量等。

二、二分类 Logistic 回归分析

1. Logistic 回归模型分析是多变量统计方法中的重要内容,根据设计类型和构建似然函数模型的不同,可分为非条件模型和条件模型两类。自变量 $X_1, X_2, \cdots, X_m$ 可以是连续型变量,也可以是离散型变量,反应变量应是分类变量。该方法可以筛选危险因素、校正混杂因素、预测与判别。

2. Logistic 回归模型的参数估计常采用最大似然法,求得 Logistic 回归方程后,仍需对回归方程和每个回归系数进行假设检验。回归方程的检验一般可用似然比检验,Wald 卡方检验、记分检验等,回归系数的假设检验常用 Wald 卡方检验。

3. 为使建立的 Logistic 回归模型更为稳定,需要对回归自变量进行筛选,根据自变量的作用大小来决定是否将其引入回归方程。

4. Logistic 回归模型的参数 β 和 OR 值有联系:当某自变量的回归系数 $\beta > 0$ 时,其 OR 值 > 1,该因素为危险因素;当 $\beta < 0$ 时,其 OR 值 < 1,该因素为保护因素;当 $\beta = 0$ 时,其 OR 值 $= 1$,该因素对结果不起作用。

5. Logistic 回归分析结果报告应包括:① 危险因素、相应的检验统计量及 P 值。② 各危险因素的 Logistic 回归系数估计值(B)及其标准误(SE)。③ 各危险因素的标准化 Logistic 回归系数。④ 对应于各危险因素的 OR 值。⑤ 必要时也可列出 OR 值的 95% 置信区间。

三、生存分析

1. 生存分析是将终点事件的出现与否和达到终点所经历的时间相结合起来进行分析的方法,其主要特点是考虑了每个观察对象达到终点所经历的时间长短。终点可以是死亡,也可以是疾病的发生,或者是药物的治疗效果等。

2. 生存率的估计有寿命表法和 Kaplan-Meier 法,前者适用于大样本资料,后者适用于小样本资料。Kaplan-Meier 法操作简便,应用广泛,在本章试验中只介绍了 Kaplan-Meier 法。

3. Cox 模型属于比例风险模型、乘法模型。模型中回归系数 β_j 的含义是变量 X_j 每改变一个单位,风险函数增至 $\exp(\beta_j)$ 倍。Cox 回归分析可用于影响因素分析、校正混杂因素后的组间比较以及生存预测等。

四、主成分分析和因子分析

1. 主成分分析:利用降维(线性变换)的思想,在损失很少信息的前提下把多个指标转化为几个不相关的综合指标(主成分),即每个主成分都是原始变量的线性组合,且各个主成分之间互不相关,使得主成分比原始变量具有某些更优越的性能(主成分必须保留原始变量 90% 以上的信息),从而达到简化系统结构,抓住问题实质的目的。

2. 因子分析:利用降维的思想,由研究原始变量相关矩阵内部的依赖关系出发,把一些具有错综复杂关系的变量表示成少数的公共因子和仅对某一个变量有作用的特殊因子线性组合而成。就是要从数据中提取对变量起解释作用的少数公共因子(因子分析是主成分的推广,相对于主成分分析,更倾向于描述原始变量之间的相关关系)。

五、对应分析和典型相关分析

1. 对应分析:也称关联分析、R－Q 型因子分析,是近年新发展起来的一种多元相依变量统计分析技术,通过分析由定性变量构成的交互汇总表来揭示变量间的联系。可以揭示同一变量的各个类别之间的差异,以及不同变量各个类别之间的对应关系。对应分析的基本思想是将一个列联表的行和列中各元素的比例结构以点的形式在较低维的空间中表示出来。它最大特点是能把众多的样品和众多的变量同时作到同一张图解上,将样品的大类及其属性在图上直观而又明了地表示出来,具有直观性。另外,它还省去了因子选择和因子轴旋转等复杂的数学运算及中间过程,不仅可以从因子载荷图上对样品进行直观的分类,而且能够指示分类的主要参数(主因子)以及分类的依据,是一种直观、简单、方便的多元统计方法。

2. 典型相关分析(canonical correlation analysis),是对互协方差矩阵的一种理解,是利用综合变量对之间的相关关系来反映两组指标之间的整体相关性的多元统计分析方法。它的基本原理是:为了从总体上把握两组指标之间的相关关系,分别在两组变量中提取有代表性的两个综合变量 U_1 和 V_1(分别为两个变量组中各变量的线性组合),利用这两个综合变量之间的相关关系来反映两组指标之间的整体相关性。

（文育锋　吴学森　姚应水　郝元涛　艾自胜　张铁军　刘　静　王艾丽）

第16章 非劣效、优效、等效检验在临床试验中的应用及样本量计算

随着医学的发展,在各个疾病的领域基本上都有了相应的有效治疗药物。众所周知,一种新药的上市,必须经过科学严格的临床试验。在此过程中,国家要求,如已有类似国内或国外上市的临床有效的药物,制药企业需要选择其作为对照,来验证研发的新药相对于已有的药物是否有疗效。常用的方法有非劣效、优效、等效检验。本章主要介绍这三种方法在新药临床试验中的应用及样本量估算。

16.1 三种检验在临床试验中的应用

16.1.1 三种检验类型的概念

FDA(Food and Drug Administration,美国食品及药物管理局)指导原则描述了四种对照试验来验证药物的有效性,其中的安慰剂、空白对照和剂量反应对照均属于优效性试验,另外一种是阳性对照(非劣效性试验),也可以是优效性试验,但一般用于验证新药和阳性对照药之间的差异很小,小到足可以用阳性药的有效性来支持新药也是有效的。

1. 非劣效性检验

非劣效性检验指主要研究目的在于验证试验药的疗效在临床意义上不差于(非劣于)对照药(阳性药)的试验。在试验设计阶段,需要提前设定一个临床非劣效界值 $\Delta(\Delta>0)$,试验结束后,根据提前设定的界值,来判定试验药物与阳性药物的差异是否有统计意义。

假设检验:

$H_0: \mu_t - \mu_c \leqslant -\Delta$ 或 $\pi_t - \pi_c \leqslant -\Delta$,试验组的疗效与对照组的疗效之差小于或等于 $-\Delta$

$H_1: \mu_t - \mu_c > -\Delta$ 或 $\pi_t - \pi_c > -\Delta$,试验组的疗效与对照组的疗效之差大于 $-\Delta$

$\alpha = 0.05$,单侧检验:

当 $P \leqslant \alpha$,拒绝原假设,试验组和对照组的疗效之差大于 $-\Delta$,可以认为试验组的疗效非劣于对照组。

2. 等效性检验

等效性检验是指主要研究目的在于验证试验药的疗效与阳性药物的疗效之间的差别在临床上并无重要意义。通常通过比较两者差值在临床上可以接受的等效上下界值 $(-\Delta, \Delta)$ 之间来证实。

假设检验：

$H_{0(1)}: \mu_t - \mu_c \leqslant -\Delta$ 或 $\pi_t - \pi_c \leqslant -\Delta$，试验组和对照组的疗效之差小于或等于等效界值下限

$H_{1(1)}: \mu_t - \mu_c > -\Delta$ 或 $\pi_t - \pi_c > -\Delta$，试验组和对照组的疗效之差大于等效界值下限

$\alpha = 0.05$，单侧检验；

$H_{0(2)}: \mu_t - \mu_c \leqslant \Delta$ 或 $\pi_t - \pi_c \leqslant \Delta$，试验组和对照组的疗效之差小于或等于等效界值上限

$H_{1(2)}: \mu_t - \mu_c > \Delta$ 或 $\pi_t - \pi_c > \Delta$，试验组和对照组的疗效之差大于等效界值上限

$\alpha = 0.05$，单侧检验；

当且仅当 $P_1 \leqslant \alpha$ 和 $P_2 \leqslant \alpha$ 时，可以认为试验组和对照组的疗效等效。

3. 优效性检验

优效性检验指主要研究目的在于验证试验药的疗效在临床意义上优于阳性药物（阳性或安慰剂对照）的疗效。在试验设计阶段，同样需要设定一个临床优效界值 $\Delta(\Delta > 0)$。

假设检验：

$H_0: \mu_t - \mu_c \leqslant \Delta$ 或 $\pi_t - \pi_c \leqslant \Delta$，试验组的疗效与对照组的疗效之差小于或等于 Δ

$H_1: \mu_t - \mu_c > \Delta$ 或 $\pi_t - \pi_c > \Delta$，试验组的疗效与对照组的疗效之差大于 Δ

$\alpha = 0.05$，单侧检验：

当 $P \leqslant \alpha$，拒绝原假设，试验组和对照组的疗效之差大于 Δ，可以认为试验组的疗效优效于对照组。

16.1.2　三种检验的相关性

临床实践中，常采用 95% 可信区间法来检验试验组和对照组的疗效是非劣效、等效还是优效。

假设总可信度为 95%，以 C_L 表示可信区间的下限，以 C_U 表示可信区间的上限。

1. 非劣效性检验

按双侧 95% 可信度，计算 $T-C$ 可信区间，若 (C_L, ∞) 完全在 $(-\Delta, \infty)$ 范围内，则可下非劣效性的结论。

2. 等效性检验

按双侧 95% 可信度，计算 $T-C$ 可信区间，若 (C_L, C_U) 完全在 $(-\Delta, \Delta)$ 范围内，则可下等效性结论。

3. 优效性检验

按双侧 95% 可信度，计算 $T-C$ 可信区间，若 (C_L, ∞) 完全超出 $(\triangle, \infty)$ 范围内，则可下临床优效性结论。

三种试验设计的相关性可用图 16.1 来表示。

1. 差值点估计为 0，提示等效；95% 可信区间上限为 1，小于设定的界值 2，提示非劣效。

2. 差值点估计大于 0，支持对照组有效，95% 可信区间上限 > 2，超出界值 M_1；提示非劣效未被证明。

3. 差值点估计为 0，提示等效；但是 95% 可信区间上限 > 2，超出界值 M_1；提示非劣效未

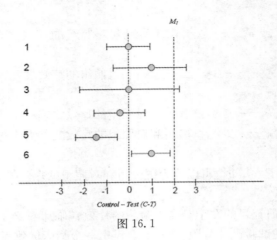

图 16.1

被证明。

4. 差值点估计＜0,支持试验组有效；95％可信区间上限＞0,且＜2,提示非劣效,但未得出优效结论。

5. 差值点估计＜0,支持试验组有效；95％可信区间上限＜0,提示优效。

6. 差值点估计支持对照组有效,且在统计学上显著优效于试验组,95％可信区间上限＜2,提示在界值 M_1 水平上得出非劣效结论(这种情况并不常见)。

16.2　三种检验样本量估算在 PASS 中的操作

在临床试验的设计阶段,确定试验的样本量是首先要考虑的问题,如果样本量过小,达不到所要求的检验效能,就会出现假阴性的结果；样本量过大,则会增加试验的成本和时间。影响样本量大小的因素很多,在临床试验中应科学的设计并控制相应的影响因素。本节主要以例题和操作的形式讲解定量资料和定性资料的非劣效、优效和等效样本量的估算在 PASS 软件中的操作。

16.2.1　定量资料非劣效性检验

【例 16.1】　为了验证一种新的癌症治疗方法是否对骨密度产生影响,假设在适应人群中调整后的骨密度平均值为 0.002300gm/cm,标准差为 0.000300gm/cm。临床提示如果这种治疗可以降低骨密度平均值并且大于 5％(0.000115gm/cm),即可说明该治疗有益于患者的健康。假设检验水准 $\alpha=0.05$,把握度 Power＝0.9,按 1:1 比例,至少需要多少样本量。

操作步骤:

(1) 打开 PASS11.0 软件,PASS 主界面见下图(图 16.2)。

(2) 依次选择 Mean-Two Independent Means-Non-Inferiority,选择 Non-Inferiority Tests for Two Means [Differences]。见下图(图 16.3)。

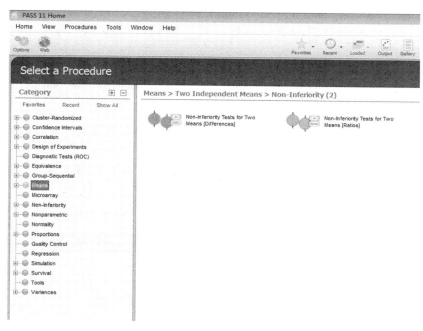

图 16.2

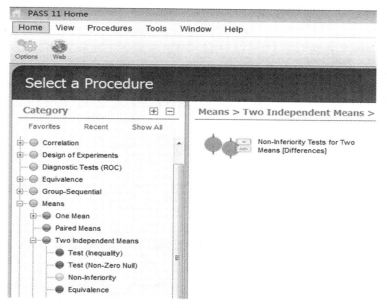

图 16.3

（3）在弹出的主界面设置如下（图 16.4）：

Solve For：选择要计算的类型，Power，Beta，或 N1 等；

Find（Solve For）：本例计算样本量，选择 N1；

Error Rates：错误率，设置检验水准和效能；

Power(1－Beta)：把握度，本例为 0.9，输入.90，也可以输入其他把握度，用空格隔开，例如：.09.08；

Alpha(Significance Level)：检验水准，本例为 0.05，因此输入单侧.025，也可以输入其他的检验水准，类似把握度；

Sample Size：样本量大小；

N1(Sample Size group 1，Treatment)：输入试验组的样本量数值，因为我们选择的计算 N1，默认灰色；

N2(Sample Size group 2，Reference)：输入对照组的样本量大小，本例为等比例设计，选择 Use R；

R(Sample Allocation Ratio)：两组的比例，本例为 1，此处输入 1，即 N2＝[R(N1)]；

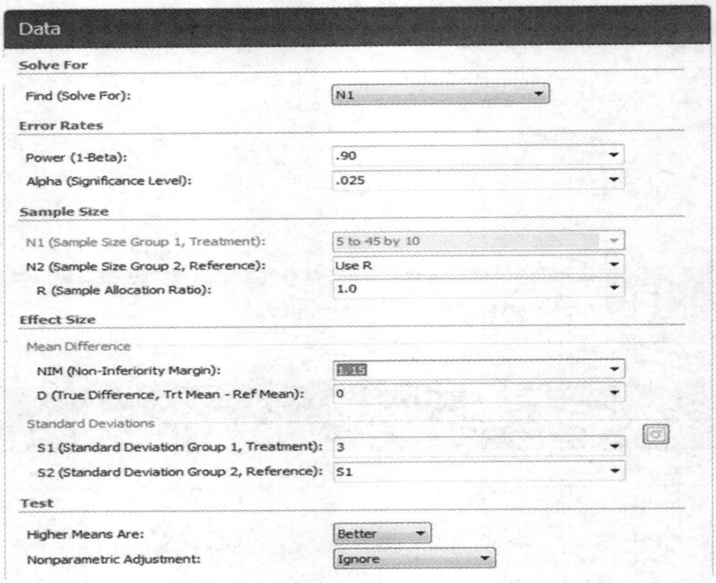

图 16.4

Effect Size：

Mean Difference：均数差值；

NIM(Non-Inferiority Magrin)：非劣效界值，本例输入：1.15，如果设置多个界值，输入类似把握度；

D(True Difference，Trt Mean- Ref Mean)：试验组与对照组均数的实际差值，通常设置为 0，如果不为 0，这个值由平均值增高是好事还是坏事决定；

Standard Deviations ：标准差；

S1(Standard Deviation Group 1，Treatment)：试验组的标准差，本例为 3，如果此值不知道，就需要进行估算，点击旁边的红色 σ 按钮，选择近似值；

S2(Standard Deviation Group 2，Reference)：对照组的标准差，本例默认和试验组一样；

如果不一样,方法类似 S1;

Test:检测方法

Higher Means Are:该按钮选择反应变量的平均值增高是好事还是坏事,这个选择决定非劣效的方向,本例选择 Better;

Nonparametric Adjustment:可以选择非参数调整的方法,本例默认选择 Ignore;

Ignore:不使用 Mann-Whitney 方法调整,意味着使用 t 检验,而不是 Wilcoxon 检验;

Uniform:假设为均匀分布,使用 Mann-Whitney 方法进行样本量调整,当因子是一个的时候,和 Ignore 功能相同;

Double Exponential:假设数据满足二项分布,使用 Mann-Whitney 方法进行样本量调整;

Logistic:假设数据满足 logistic 分布,使用 Mann-Whitney 方法进行样本量调整;

Normal:假设数据满足正态分布,使用 Mann-Whitney 方法进行样本量调整。

(4) 点击 Run 按钮,输出结果:

输出结果见下图(图 16.5)。

Power Analysis of a Non-Inferiority Test of The Difference of Two Means

Numeric Results for Non-Inferiority Test (H0: Diff <= -NIM; H1: Diff > -NIM)

Higher Means are Better

Test Statistic: T-Test

Power	N1/N2	Non-Inferiority Margin (-NIM)	Actual Difference (D)	Significance Level (Alpha)	Beta	Standard Deviation1 (SD1)	Standard Deviation2 (SD2)
0.90004	144/144	-1.150	0.000	0.02500	0.09996	3.000	3.000

图 16.5

从结果可以得出:每组样本量至少 144 例。

(5) 根据均数之差非劣效样本量计算公式:

两组例数相等的公式:

$$n_c = \frac{(Z_{1-\alpha} + Z_{1-\beta})^2 * (\sigma_1^2 + \sigma_2^2)}{(\varepsilon - \delta)^2} \tag{16.1}$$

两组样本量不等的公式:

$$n_c = \frac{(Z_{1-\alpha} + Z_{1-\beta})^2 * (\sigma_1^2 + \sigma_2^2) * (1 + 1/K)}{(\varepsilon - \delta)^2} \tag{16.2}$$

式中,n_c 为每组的样本量,$Z_{1-\alpha}$ 和 $Z_{1-\beta}$ 需要查阅 Z 值表,σ_1 为试验组的标准差,σ_2 为对照组的标准差,δ 为具有临床意义的等效界值,ε 为两组的实际差值,K 为两组例数的比值。

本例为 1∶1 平行设计,根据公式 16.1 计算

$$n_c = \frac{(1.96 + 1.28)^2 * (3^2 + 3^2)}{(0 - 1.15)^2} = 143$$

使用公式计算的样本量和软件计算样本量的相差不大。

16.2.2　定量资料等效性检验

【例 16.2】　假设一试验为 1∶1 平行设计,已知对照组的均值为 96,治疗组的均值为 94,

标准差为 8,等效界值上限设为 5,取把握度为 80%,检验水准为 0.05,试估算至少需要多少样本量。

操作步骤:

(1)在 PASS 主界面依次选择 Mean/Two Independent Means/ Equivalence/ Equivalence test for Two Means [differences];见下图(图 16.6)。

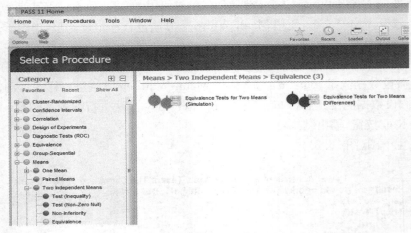

图 16.6

(2) 在弹出的主界面设置如下(图 16.7):

Solve For:选择要计算的类型,Power,Beta,或 N1 等;

Find(Solve For):本例计算样本量,选择 N1,也可以选择 N2;

Error Rates:错误率,设置检验水准和效能;

Power(1-Beta):把握度,本例为 0.8,输入 0.80;

Alpha(Significance Level):检验水准,本例为 0.05,输入 0.05;

Sample Size:样本量大小;

N1(Sample Size group 1,Treatment):输入治疗组的样本量数值,因为我们选择的计算 N1,默认灰色;

N2(Sample Size group 2,Reference):输入对照组的样本量数值,本例为等比例设计,选择 Use R;

R(Sample Allocation Ratio):两组的比例,本例为 1,此处输入 1,即 N2=[R(N1)];

Effect Size:

Equivalence Limits:等效界值;

|EU|(Upper Equivalence Limit):输入等效界值上限,本例输入 5;

-|EL|(Lower Equivalence Limit):输入等效界值下限,本例为-Upper Limit;

True Mean Difference:实际差值;

D(True Difference):试验组和对照组均数的实际差值,本例为-0.2;

Standard Deviations:标准差,σ,假设两组的标准差相同;

S(Standard Deviation):输入标准差,本例为 8。

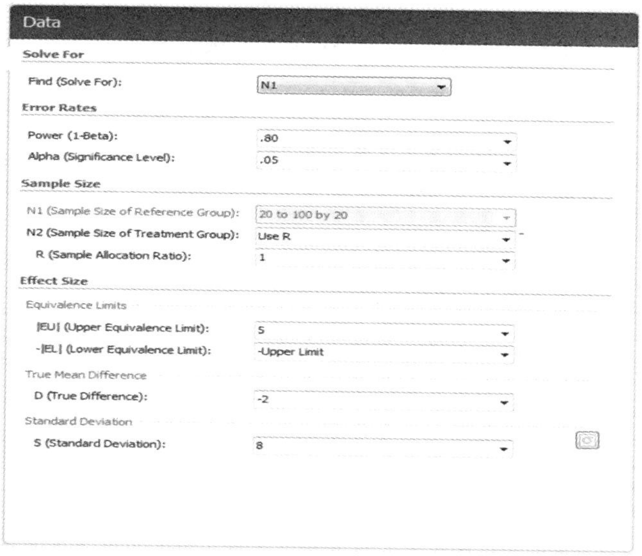

图 16.7

(3) 点击 Run 按钮,输出结果。

输出结果见下图(图 16.8)。

Power Analysis of Two-Sample T-Test for Testing Equivalence Using Differences
Numeric Results for Testing Equivalence Using a Parallel-Group Design

Power	Reference Group Sample Size (N1)	Treatment Group Sample Size (N2)	Lower Equiv. Limit	Upper Equiv. Limit	True Difference	Standard Deviation	Alpha	Beta
0.8015	89	89	-5.00	5.00	-2.00	8.00	0.0500	0.1985

图 16.8

从结果可以得出,每组至少 89 例。

(4) 根据均数之差等效样本量计算公式:

两组例数相等的公式:

$$n_c = \frac{(Z_{1-\alpha} + Z_{1-\beta/2})^2 * (\sigma_1^2 + \sigma_2^2)}{(\delta - |\varepsilon|)^2} \tag{16.3}$$

两组例数不等的公式:

$$n_c = \frac{(Z_{1-\alpha} + Z_{1-\beta/2})^2 * (\sigma_1^2 + \sigma_2^2) * (1 + 1/K)}{(\delta - |\varepsilon|)^2} \tag{16.4}$$

公式中,n_c 为每组的样本量,$Z_{1-\alpha}$ 和 $Z_{1-\beta/2}$ 需要查阅 Z 值表,σ_1 为试验组的标准差,σ_2 为对照组的标准差,δ 为具有临床意义的等效界值,ε 为两组的实际差值,K 为两组例数的比值。

根据公式计算样本量为:

$$\frac{(1.64+1.28)^2 * (8^2 + 8^2)}{(5-2)^2} \approx 122$$

使用公式计算的样本量和比软件估算样本量较大,在估算等效设计样本量以公式计算为准。

16.2.3 定量资料优效检验

【例 16.3】 假设某新降压药 A 与现有临床公认的有效降压药 B 进行优效性试验设计,两组比例 1:1,根据以往的文献资料,A 药降压效果为 (12.25 ± 3.4) mmHg,60 例;B 药效果为 (10.53 ± 3.8) mmHg,60 例,取检验水准 $\alpha=0.05$,把握度为 0.8 和 0.9,设定优效界值为 0.5,1,1.2,取 A 药与 B 药两药物效应值之差 $\delta=1.72$,估算每组的例数。

操作步骤:

[1] 在 PASS 主界面依次选择 Mean/Two Independent Means/Test(Non-Zero Null)/Tests for Two Means with Non-Zero Null(Two-sample T-Test)[differences];见图 16.9。

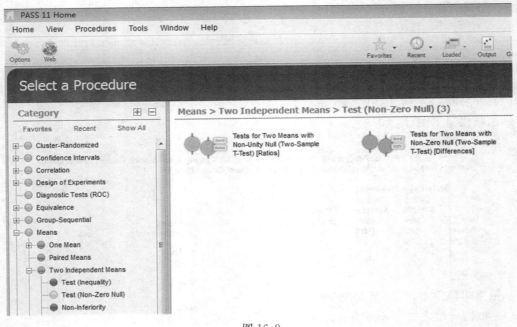

图 16.9

[2] 在弹出的主界面设置如下(图 16.10):

Solve For:选择要计算的类型,Power,Beta,或 N1 等;

Find(Solve For):本例计算样本量,选择 N1,也可以选择 N2;

Error Rates:错误率,设置检验水准和效能;

Power(1-Beta):把握度,本例为 0.8 和 0.9,输入 .80 .90;

Alpha(Significance Level):检验水准,本例为 0.05,输入单侧 0.025;

Sample Size:样本量大小;

N1(Sample Size group 1,Treatment):输入治疗组的样本量数值,因为我们选择的计算

N1，默认灰色；

　　N2(Sample Size group 2,Reference)：输入对照组的样本量数值，本例为等比例设计，选择 Use R；

　　R(Sample Allocation Ratio)：两组的比例，本例为 1，此处输入 1，即 N2＝[R(N1)]；

　　Effect Size：

　　Mean Difference：均数差值；

　　SM(Superiorty Magrin)：优效界值，本例输入：0.5 1 1.2；

　　D(True Difference，Trt Mean-Ref Mean)：试验组与对照组均数的实际差值，本例为 1.72；

　　Standard Deviations：标准差；

　　S1(Standard Deviation Group 1，Treatment)：试验组的标准差，本例为 3.4；

　　S2(Standard Deviation Group 2，Reference)：对照组的标准差，本例为 3.8；

　　Test：检测方法

　　Higher Means Are：选择结果指标高值是好还是坏，本例结果指标高值是好事情，选择 Better；

　　Nonparametric Adjustment：可以选择非参数调整的方法，本例默认选择 Ignore。

下拉框中的选项介绍见非劣效检验样本量估算章节。

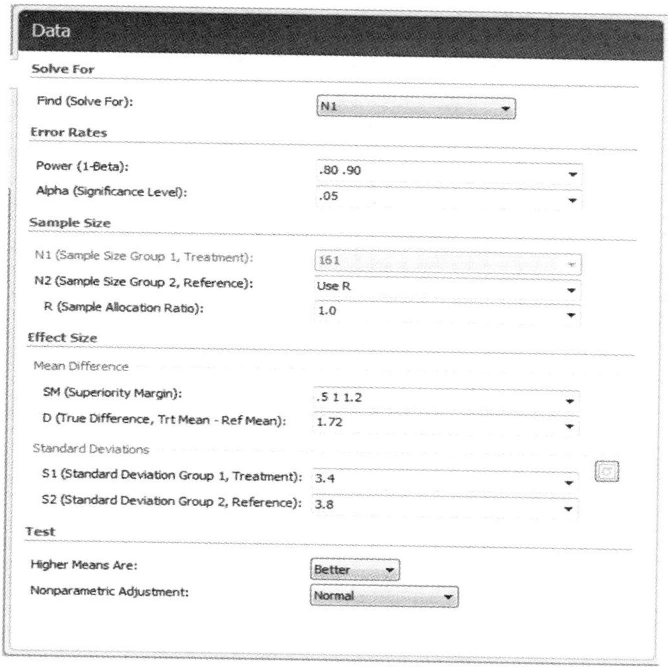

图 16.10

[3] 输出结果：

输出结果见下图(图 16.11)。

Two-Sample T-Test (Non-Zero Null) Power Analysis
Numeric Results for Superiority Test (H0: Diff <= SM; H1: Diff > SM)
Higher Means are Better
Test Statistic: T-Test

Power	N1/N2	Superiority Margin (SM)	Actual Difference (D)	Significance Level (Alpha)	Beta	Standard Deviation1 (SD1)	Standard Deviation2 (SD2)
0.90123	151/151	0.500	1.720	0.05000	0.09877	3.400	3.800
0.80101	109/109	0.500	1.720	0.05000	0.19899	3.400	3.800
0.90020	430/430	1.000	1.720	0.05000	0.09980	3.400	3.800
0.80096	311/311	1.000	1.720	0.05000	0.19904	3.400	3.800
0.90012	824/824	1.200	1.720	0.05000	0.09988	3.400	3.800
0.80027	595/595	1.200	1.720	0.05000	0.19973	3.400	3.800

图 16.11

从图 16.11 所示中结果我们可以得出：当把握度为 0.9，有效界值分别取 0.5、1.0、1.2 时，样本量估算每组例数分别为 151，430，824。当把握度为 0.8，有效界值分别取 0.5、1.0、1.2时，样本量估算每组例数分别为 109，311，595。即当优效界值相同时，把握度越大，样本量越大，当把握度相同时，界值越大，样本量越大。

[4] 根据均数之差等效样本量计算公式：

优效性检验样本量计算的公式和非劣效检验样本量计算的公式相同，不同之处在于临床有意义的界值是正或负。

用公式(16.1)计算的结果见表 16.1。

表 16.1　优效性检验样本量估算

Power	N1/N2	SM	D	Alpha	SD1	SD2
0.9	149/149	0.5	1.72	0.05	3.4	3.8
0.9	428/428	1	1.72	0.05	3.4	3.8
0.9	820/820	1.2	1.72	0.05	3.4	3.8
0.8	108/108	0.5	1.72	0.05	3.4	3.8
0.8	309/309	1	1.72	0.05	3.4	3.8
0.8	592/592	1.2	1.72	0.05	3.4	3.8

由表 16.1 可以看出，利用公式计算的结果与 PASS 软件运算的结果相差不大。

16.2.4　定性资料非劣效检验

【例 16.4】　一项非劣效研究设计，验证一种新的治疗方法非劣于当前的有效治疗方法，当前的有效治疗方法的治愈率为 60%，假设当新的治疗方法的治愈率高于 50% 时，我们认为差异有临床意义。假设新的治疗方法的实际治愈率与当前疗法无差别，检验水准 $\alpha = 0.05$，把握度为 0.8，试估算至少需要多少例。

操作步骤：

(1) 在 PASS 主界面依次选择：Proportions/Two Independent Proportions/Non-Inferior-

ity/Non-Inferiority Test for Two Proportions[Differences]。见图 16.12。

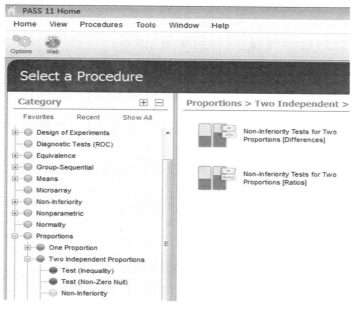

图 16.12

（2）在弹出的主界面设置如下（图 16.13）：

图 16.13

Solve For：选择要计算的类型，Power and Beta，N1，或 N2 等；

Find(Solve For)：本例计算样本量，选择 N1，也可以选择 N2；

Error Rates：错误率，设置检验水准和效能；

Power(1－Beta)：把握度，本例为 0.8，输入.80；

Alpha(Significance Level)：检验数准，本例为 0.05，因此输入单侧 0.025；Sample Size：样本量大小；

Sample Size：样本量大小；

N1(Sample Size group 1，Treatment)：输入治疗组的样本量数值，因为我们选择的计算 N1，默认灰色；

N2(Sample Size group 2，Reference)：输入对照组的样本量数值，本例为等比例设计，选择 Use R；

R(Sample Allocation Ratio)：两组的比例，本例为 1，此处输入 1，即 N2＝[R(N1)]；

Effect Size

Difference：

D0(Non-Inferiority Difference)：非劣效界值，本例为－0.10；

D1(Actual Difference)：试验组和对照组率的实际差值，本例为 0；

Reference (Group 2)

P2 (Reference Group Proportion)：对照组的率，本例为 0.60；

Test：检验方法

Test Type：选择默认；

Higher Proportions Are：选择有效率是成功还是失败。本例选择 Better，即新的治疗法和当前有效治疗方法一样好。

（3）输出结果见下图（图 16.14）。

Power Analysis of Non-Inferiority Tests of Two Independent Proportions
Numeric Results for Non-Inferiority Tests Based on the Difference: P1 - P2
H0: P1-P2<=D0. H1: P1-P2=D1>D0. Test Statistic: Z test (pooled)

Power	Sample Size Grp 1 N1	Sample Size Grp 2 N2	Grp 2 Prop P2	Non-Inf. Grp 1 Prop P1.0	Actual Grp 1 Prop P1.1	Non-Inf. Margin Diff D0	Actual Margin Diff D1	Target Alpha	Actual Alpha	Beta
0.8003	377	377	0.6000	0.5000	0.6000	-0.1000	0.0000	0.0250		0.1997

图 16.14

从图 16.14 中我们可以看出，每组至少需要 377 例。

（4）根据非劣效设计两组率的样本量计算公式：

两组病例数相等时：

$$n = \frac{(Z_{1-\alpha} + Z_{1-\beta})^2 [p_1(1-p_1) + p_2(1-p_2)]}{(\varepsilon - \delta)^2} \tag{16.5}$$

两组例数不相等时：

$$n_2 = \frac{(Z_{1-\alpha} + Z_{1-\beta})^2 [p_1(1-p_1)/k + p_2(1-p_2)]}{(\varepsilon - \delta)^2}$$

$$n_1 = kn_2 \tag{16.6}$$

式中, n, n_1, n_2 为样本量, $Z_{1-\alpha}$ 和 $Z_{1-\beta}$ 需要查 Z 值表, p_1 和 p_2 分别为试验组和对照组的率, δ 为具有临床意义的低值或高值, ε 为两组率的实际差值。

本例根据公式(16.5)计算:

$$n = \frac{(1.96 + 0.84)^2 [0.6 \times (1-0.6) + 0.6 \times (1-0.6)]}{(0 - (-0.10))^2} = 377$$

根据公式计算的和软件估算的一致。

16.2.5　定性资料等效性检验

【例 16.5】　某药厂研发出一种新的降血脂药,与目前临床上现用的有效药物进行对比。采用两组平行 1∶1 对照设计,根据以往的文献和实践可知,该有效药物可降低血脂水平 30%,假设,新药可降低血脂水平 25%,设定等效界值为 10%,检验水准 $\alpha = 0.05$,把握度为 90%,等效性检验,试估算至少需要多少例样本量?

操作步骤:

(1) 在 PASS 主界面依次选择 Proportions/Two Independent Proportions/Equivalence/Equivalence Test for Two Proportions[Differences]。见下图(图 16.15)。

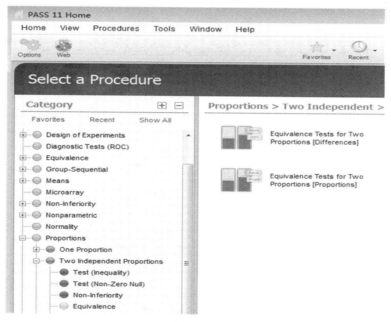

图 16.15

(2) 在弹出的主界面设置如下(图 16.16):

Solve For:选择要计算的类型,Power and Beta,N1,或 N2 等;

Find(Solve For)：计算样本量，选择 N1，也可以选择 N2；

Error Rates：错误率，设置检验水准和效能；

Power(1－Beta)：把握度，本例为 0.9，输入 .90；

Alpha(Significance Level)：检验水准，本例为 0.05，输入.05；

Sample Size：样本量大小；

N1(Sample Size group 1)：输入治疗组的样本量数值，因为我们选择的计算 N1，默认灰色；

N2(Sample Size group 2)：输入对照组的样本量数值，本例为等比例设计，选择 Use R；

R(Sample Allocation Ratio)：两组的比例，本例为 1，此处输入 1，即 N2＝[R(N1)]；

Effect Size

Equivalence Difference：

D0. U(Upper Equivalence Difference)：等效界值上限，本例为 0.10；

D0. L(Lower Equivalence Difference)：等效界值下限，本例为－D0. U；

Actual Difference

D1(Actual Difference)：试验组和对照组率的实际差值，本例为 0.05；

Reference (Group 2)

P2 (Reference Group Proportion)：对照组的率，本例为 0.30；

Test：检验方法

Test Type：选择默认。

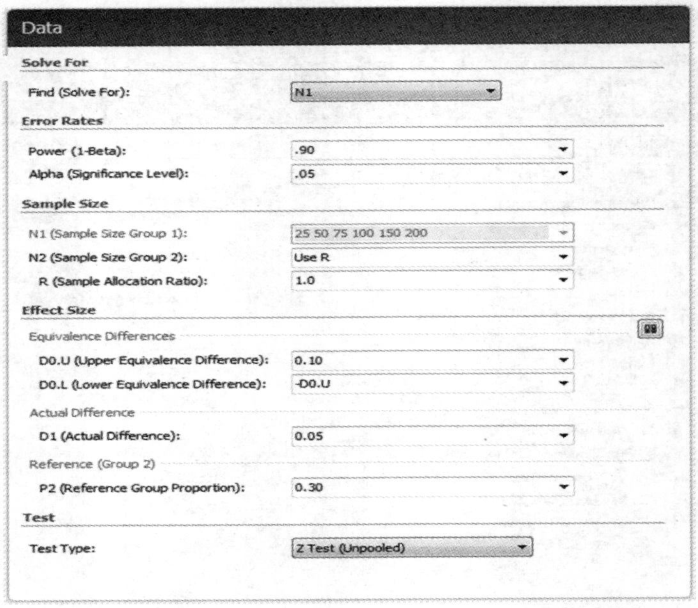

图 16.16

（3）输出结果如下图（见图 16.17）。

Power Analysis of Equivalence Tests of Two Independent Proportions
Numeric Results for Equivalence Tests Based on the Difference: P1 - P2
H0: P1-P2<=D0.L or P1-P2>=D0.U. H1: D0.L<P1-P2=D1<D0.U.
Test Statistic: Z test (unpooled)

Power	Sample Size Grp 1 N1	Sample Size Grp 2 N2	Prop Grp 2 P2	Lower Equiv. Grp 1 Prop P1.0L	Upper Equiv. Grp 1 Prop P1.0U	Lower Equiv. Margin Diff D0.L	Upper Equiv. Margin Diff D0.U	Actual Margin Diff D1	Target Alpha	Actual Alpha
0.9001	1499	1499	0.3000	0.2000	0.4000	-0.1000	0.1000	0.0500	0.0500	

图 16.17

从图 16.17 中可以看出,等效界值取 0.10 时,样本量估算各组为 1499。

(4) 根据等效设计两组率的样本量计算公式:

两组例数相等时:

$$n = \frac{(Z_{1-\alpha} + Z_{1-\beta/2})^2 [p_1(1-p_1) + p_2(1-p_2)]}{(\delta - |\varepsilon|)^2} \tag{16.7}$$

两组例数不等时:

$$n_1 = \frac{(Z_{1-\alpha} + Z_{1-\beta/2})^2 [p_1(1-p_1)/k + p_2(1-p_2)]}{(\delta - |\varepsilon|)^2}$$

$$n_2 = kn_1 \tag{16.8}$$

式中,n,n_1,n_2 分别为各组样本量,$Z_{1-\alpha}$ 和 $Z_{1-\beta}$ 需要查找 Z 值表,p_1 为试验组的率,p_2 为对照组的率,δ 为具有临床意义的低值或高值,ε 为两组的实际差值。

本例根据公式(16.7)计算:

$$n = \frac{(1.64 + 1.64)^2 \times [0.25(1-0.25) + 0.3(1-0.3)]}{(0.1 - |-0.5|)^2} \approx 1711$$

由此可以得出,根据公式计算出来的样本量比软件估算的要大,因此在计算等效设计的样本量时,需要采用计算公式进行计算。

16.2.6 定性资料优效性检验

【例 16.6】 将上例中的等效界值改为优效界值为 0.15,试估算样本量。

操作步骤:

(1) 在打开的 PASS 主界面依次选择 Proportions/Two Independent Proportions/Test (Non-Zero Null)/ Test for Two Proportions(Non-Zero Null Hypothesis)[Differences]。见下图(图 16.18)。

(2) 在弹出的主界面设置如下(图 16.19):

Solve For:选择要计算的类型,Power and Beta,N1,或 N2 等;

Find(Solve For):本例计算样本量,选择 N1,也可以选择 N2;

Error Rates:错误率,设置检验水准和效能;

Power(1-Beta):把握度,本例为 0.9,输入.90;

Alpha(Significance Level):检验水准,输入.05,因此输入单侧 0.025;

Sample Size:样本量大小;

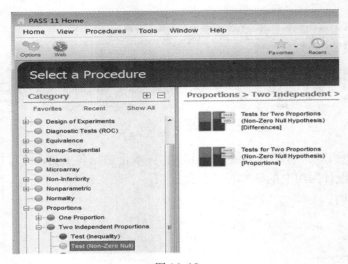

图 16.18

图 16.19

N1(Sample Size group 1)：输入治疗组的样本量数值，因为我们选择的计算 N1，默认灰色；

N2(Sample Size group 2)：输入对照组的样本量数值，本例为等比例设计，选择 Use R；

R(Sample Allocation Ratio)：两组的比例，本例为 1，此处输入 1，即 N2＝[R(N1)]；

Effect Size

Difference：

D0 (Difference|H0＝P1.0－P2)：优效界值，本例为 0.10；

D1(Difference|H1＝P1.1－P2):试验组和对照组率的实际差值,本例为－0.05;
Control (Group 2)

P2 (Control Group Proportion):对照组的率,本例为 0.30;

Test:检验方法

H1(Alternative Hypothesis):选择 One－Sided(H1:D1＜D0),单侧检验。

Test Type:选择默认;

(3) 输出结果见下图(图 16.20)。

Two Independent Proportions (Non-Null Case) Power Analysis
Numeric Results of Tests Based on the Difference: P1 - P2
H0: P1-P2>=D0. H1: P1-P2=D1<D0. Test Statistic: Z test (unpooled)

Power	Sample Size Grp 1 N1	Sample Size Grp 2 N2	Prop Grp 2 or Control P2	Prop|H0 Grp 1 or Trtmnt P1.0	Prop|H1 Grp 1 or Trtmnt P1.1	Diff if H0 D0	Diff if H1 D1	Target Alpha	Actual Alpha	Beta
0.9006	186	186	0.3000	0.4000	0.2500	0.1000	-0.0500	0.0250		0.0994

图 16.20

从图 16.20 中我们可以得出优效界值取 0.10 时,样本量估算各组为 186 例。

(4) 根据优效性检验样本量计算公式:

优效性检验和非劣效检验的样本量计算公式一致,不同之处在于临床有意义的界值是正或负。根据公式(16.5)计算:

$$n = \frac{(1.96＋1.28)^2\left[0.25(1－0.25)＋0.3(1－0.3)\right]}{(－0.05－0.1)^2} \approx 186$$

根据公式计算的样本量和软件估算的样本量一致。

本 章 小 结

1. 药品临床试验设计要求随机、盲法和对照药物比较,以判断和区别其实际的疗效。我国药品研发,以参考和研究国外已上市药品为主;基于临床认识和伦理学因素,临床研究也多选择针对目标适应证的已有治疗药物为对照,即所谓的阳性对照药。目前,已公认的传统假设检验(又称显著性检验)在临床试验中用于判断药物的疗效是不合理的,它不能准确区分两药疗效差异的方向性和体现差异大小所揭示的临床实际意义。因此,国际上根据研究目的的不同,普遍用非劣效、等效或优效性假设检验。非劣效性试验指主要研究目的是显示对试验药的反应,在临床意义上不差于(非劣于)对照药的试验。等效性试验指主要研究目的是要显示两种或多种处理的反应间差异的大小,在临床上并无重要性的试验,通常通过显示真正的差异、在临床上可以接受的等效的上下界值间来证实。优效性试验指主要研究目的是显示所研究的药物反应优于对比制剂(阳性或安慰剂对照)的试验。

2. 研究的把握度试验结果应得出统计学结论,以确保足够的把握度,临床意义的差异越小,所需的样本量越大。进行阳性对照的非劣效性试验所需的样本含量,至少是安慰剂对照优效性试验的 4 倍。统计分析过程用正确的统计量,建议疗效间的差异以双侧 95％可信区间表示。

（丁　宁　马玉波）

第17章 诊断试验与ROC分析

诊断试验是评价某种疾病诊断方法的临床试验,主要应用于疾病诊断、疾病随访、疗效考核以及药物毒副作用的监测。在诊断医学中,对于提高区分有病患者和正常人检测结果的准确性是非常重要的。当检测结果是二分类变量时,检测的准确性由灵敏度和特异度来测量。然而对于连续的检测结果或有序分类的检测结果,在诊断界值发生变化时,灵敏度和特异度都发生变化,因此单纯用某一点上的灵敏度和特异度指标比较和评价几种诊断系统的诊断效能是不全面的;另一方面,在实际应用中,当一种方法的灵敏度高而另一种方法的特异度高时,很难对两者进行比较,而且传统的灵敏度和特异度指标比较,未考虑临界值的影响,因此,只有对不同的诊断界值下的灵敏度—特异度曲线进行全面的比较,才能比较客观地反映诊断系统的效能。在这种背景下,人们提出了 ROC 曲线这个统计工具,其应用越来越普遍。ROC 曲线分析的本质就是动态分析、比较不同诊断试验在变化的诊断界值条件下,对应的灵敏度和特异度曲线的变化。本章将主要从诊断试验和 ROC 曲线进行讲解。

17.1 常用诊断试验的评价指标

根据诊断试验的定义,在对诊断试验进行分析时,必须知道所分析受试者的分组,如何分组就必须有一个标准,金标准是指当前公认的诊断疾病最可靠的标准方法,可正确区分"有病"或"无病"。当新试验实际上更优于传统"金标准"方法时,应采用最新的病理生理知识去更新传统的"金标准"。对于按金标准确定的二项分类总体,如患者与非患者,采用需要评价的诊断试验进行预测,其诊断结果分别写成阳性与阴性,资料可列成表 17.1 所示的四格表形式。表中有 4 个可能结果,其中两个是正确的,即患者被诊断为阳性(真阳性)和非患者被诊断为阴性(真阴性);两个错误,即患者被诊断为阴性(假阴性,或漏诊)和非患者被诊断为阳性(假阳性,或误诊)。

表 17.1 诊断试验四格表

诊断试验	金标准		合计
	患者	非患者	
阳性	真阳性(a)	假阳性(b)	$a+b$
阴性	假阴性(c)	真阴性(d)	$c+d$
合计	$a+c$	$b+d$	$a+b+c+d$

17.1.1 常用的诊断试验评价指标

1. 真实性

真实性指测量值与实际值相符的程度,故又称准确性。用于评价真实性的指标有灵敏度与假阳性率、特异度与假阴性率、正确指数、似然比和符合率。

1) 灵敏度

灵敏度是指由金标准确诊有病的试验组内所检测出阳性病例数的比率(%),即真阳性率。其灵敏度越高,假阴性率也就越低,因此,灵敏度高的试验诊断用于疾病诊断时其值越高,漏诊的机会就越少。即:

$$灵敏度 = 真阳性 / (真阳性 + 假阴性) = a/(a+c)$$

2) 特异度

特异度是指由金标准确诊为无病的对照组内所检测出阴性人数的比率(%),即本诊断试验的真阴性率。特异度越高,其假阳性率也就越低,因此,特异度越高的检验诊断方法用于疾病诊断时,其发生误诊的机会就越少。即:

$$特异度 = 真阴性 / (假阳性 + 真阴性) = d/(b+d)$$

3) 假阴性率

假阴性率又称漏诊率,是指用金标准确诊为患某病的病例组中,被待评价的诊断试验判断为阴性的比例。灵敏度与漏诊率是互补的,灵敏度越高,漏诊率就越低。即:

$$漏诊率 = 1 - 灵敏度 = c/(a+c)$$

4) 假阳性率

假阳性率又称误诊率,是指用金标准确诊为无病的对照组中,被待评价的诊断试验判断为阳性的比例。特异度和误诊率也是互补的,特异度越高,误诊率就越低。即:

$$误诊率 = 1 - 特异度 = b/(b+d)$$

5) 正确指数

正确指数又称约登指数,指灵敏度与特异度之和,减 100%,表示筛检方法发现真正病人与非病人的总能力。正确指数的范围在 0~1 之间,指数越大,其真实性越高。

6) 阳性预测值

阳性预测值是指待评价的诊断试验结果判为阳性例数中,真正患某病的例数所占的比例,即从阳性结果中能预测真正患病的百分数,这也是临床医生最关心的诊断指标。即:

$$阳性预测值 = 真阳性 / (真阳性 + 假阳性) = a / (a+b)$$

7) 阴性预测值

阴性预测值是指临床诊断试验检测出的全部阴性例数中,真正没有患本病的例数所占的比例。一般情况下(患病率一定)灵敏度越高的试验诊断项目,其阴性预测值越高,相反,特异度越高的临床试验诊断阳性预测值越好。但是,患病率对预测值的影响要比灵敏度和特异度的影响更为重要。即:

$$阴性预测值 = 真阴性 / (真阴性 + 假阴性) = d/(c+d)$$

8) 阳性似然比

阳性似然比(LR＋)是指临床诊断试验检测出的真阳性率与假阳性率之间的比值,即阳性似然比＝灵敏度/(1－特异度)。LR(＋)数值越大,提示能够确诊患有该病的可能性越大。它不受患病率影响,比起灵敏度和特异度更为稳定。利用这一指标可以计算出不同患病率的阳性预测值。即:

$$阳性似然比 = 灵敏度/(1-特异度) = a(b+d)/b(a+c)$$

9) 阴性似然比

阴性似然比(LR－)是指临床诊断试验检测出的假阴性率与真阴性率之比值,此值越小,说明该诊断方法越好。LR(－)数值越小,提示能够否定患有该病的可能性越大。即:

$$阴性似然比 = (1-灵敏度)/特异度 = c(b+d)/d(a+c)$$

2. 可靠性

可靠性(reliabiliy)又称重复性(repeatability)或精密度(precision),是指一项诊断试验在完全相同的条件下,重复操作时获得相同结果的稳定程度。在临床实践中,一般用符合率来表示可靠性。

$$符合率 = (重复试验获得相同结果的次数/试验总次数) \times 100\%$$

17.2　ROC 曲线分析

诊断试验中,为了更全面地评价检测方法的诊断价值,即只有对不同的诊断界值下的灵敏度—特异度曲线进行全面的比较,才能比较客观地反映诊断系统的效能。在这种背景下,人们提出了 ROC 曲线这个统计工具,其应用越来越普遍。ROC 曲线分析的本质就是动态分析、比较不同诊断试验在变化的诊断界值条件下,对应的灵敏度和特异度曲线的变化。本节主要介绍 ROC 曲线相关知识。

17.2.1　ROC 分析的基本原理

受试者工作特征曲线(receiver operator characteristic curve,ROC 曲线),最初用于评价雷达性能,又称为接收者操作特性曲线。ROC 分析资料可大致分为连续型资料与有序分类资料两种形式。

ROC 曲线是以诊断资料的(1－特异度)为横轴,灵敏度为纵轴所绘制的曲线。曲线下面积(记为 A)可反映诊断试验的价值的大小,其取值范围在 0.5～1,完全无价值的诊断为 0.5,完全理想的诊断为 1。一般认为,面积 A 在 0.5～0.7 之间,表示诊断价值较低,在 0.7～0.9 之间,表示诊断价值中等;0.9 以上表示诊断价值较高(Swets,1988)。在 SPSS 中给出了两种方法:一种是非参数法(公式较复杂,在此省略),另一种是双负指数法(Bi-negative Exponential Method),其公式为:

$$Q_1 = \frac{A}{2-A}, \qquad Q_2 = \frac{2A^2}{1+A} \tag{17.1}$$

其 95% 的置信区间为:$A \pm 1.96 SE_A$。

17.2.2　ROC 曲线的作用

（1）选取任意界值时，对疾病的识别能力。

（2）提供最佳的诊断界值。

（3）可进行两种或两种以上不同诊断试验对疾病识别能力的比较。

17.2.3　ROC 曲线的优点

（1）该方法简单、直观，通过图示可观察分析方法的临床准确性，并可用肉眼作出判断。

（2）将灵敏度与特异度以图示方法结合在一起，可准确反映某分析方法特异度和灵敏度的关系，是试验准确性的综合代表。

（3）不固定分类界值，允许中间状态存在，利于使用者结合专业知识，权衡漏诊与误诊的影响，选择更佳截断点作为诊断参考值，越近左上角表明其诊断价值越大。

17.3　联　合　诊　断

前面所讲的都是单一指标来评价其对某一疾病的诊断价值，但是在临床上对于同一种疾病的诊断和筛检，往往有各种不同的诊断方法或手段，设计的诊断指标是非常多的 。不同的指标对疾病各方面敏感性是不一样的，因此在对疾病做出诊断时，如何充分利用这些指标的诊断信息，就显得十分重要了。

评价某个诊断试验或诊断指标时经常用到灵敏度和特异度，综合指标有 ROC 曲线下的面积。对于两种或多种诊断试验的评价和比较，已有的方法主要包括比较各自 ROC 曲线下的面积，在特异度固定条件下比较灵敏度的大小，以及 James 于 1989 年提出的以灵敏度的加权平均为基础的多指标比较的统计量。而将多个指标结合起来综合分析的方法仍以传统的多元统计分析方法为主，包括多元线性回归、参数和非参数判别分析以及指标的聚类分析等。多指标结合 ROC 曲线分析方法目前仍处在探索阶段，已报道的有以 logistic 回归模型为基础的 ROC 曲线分析，可用于协变量存在条件下的诊断数据的分析。在第 17.4 节 SPSS 实现中，我们就将 logistic 回归分析模型介绍多指标联合诊断的做法。

17.4　SPSS 软件实现

我们已经主要介绍了诊断试验的评价指标、ROC 曲线的理论知识和联合诊断，本节主要以软件操作的形式来介绍在 SPSS 软件中，如何对诊断试验进行操作和结果的解读。

【例 17.1】有 109 份 CT 影像，其中有 51 份采用金标准确诊为异常，58 份确诊为正常。某放射医生对这些 CT 影像的异常程度按 1,2,3,4,5 的顺序进行分类，结果见表 17.2。试回答该放射医生利用 CT 影像诊断疾病的能力。（数据来源：宇传华. SPSS 与统计分析[M].北京：电子工业出版社.2010.数据文件见例 17.1.sav）

表 17.2　109 份 CT 影像分类结果

金标准	诊断分类					合计
	1	2	3	4	5	
异常	3	2	2	11	33	51
正常	33	6	6	11	2	58

模块解读：

（1）打开例 17.1.sav，数据录入格式见图 17.1。

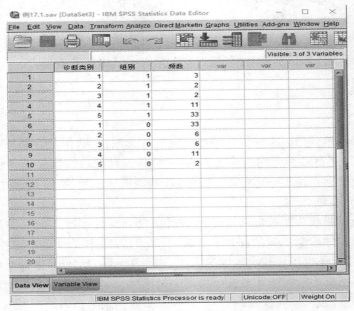

图 17.1　在 SPSS 软件中建立例 17.1 数据库

（2）点击"Data"—"Weight Cases"，弹出加权个案对话框，见图 17.2，选择"Weight cases by"，"Frequency Variable"选择"频数"，点击"OK"。

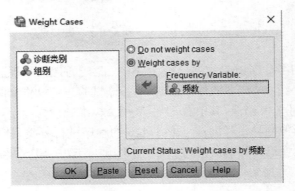

图 17.2　数据加权

（3）点击"Analyze"—"ROC Curve"弹出图 17.3，ROC 曲线主对话框。

Test Variable：选择需要检验结果变量，本例选择"诊断类别"；

State Variable：选择金标准的分组变量，本例选择"组别"；

Values of State Variable：本例输入 1；

Display：

☑ ROC Curve：选择该项，运行结果会输出 ROC 曲线；

☑ With diagonal reference line：要求输出的 ROC 曲线图带有对角参考线；

☑ Standard error and confidence interval：要求输出 ROC 曲线下面积对应的标准误和置信区间；

☑ Coordinate points of the ROC Curve：输出 ROC 曲线的坐标点；

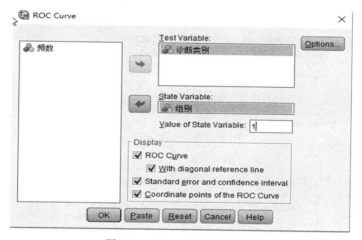

图 17.3　ROC 曲线主对话框

（4）点击"Options"按钮弹出图 17.4 选项对话框。

Classification：

⊙Include cutoff value for positive classification：阳性分类时包括诊断临界值（默认）；

◯Exclude cutoff value for positive classification：阳性分类时不包括诊断临界值；

Test Direction：

⊙Larger test result indicates more positive test：更大归类的阳性（默认）；

◯Smaller test result indicates more positive test：更小归类的阳性；

Parameters for Standard Error of Area：

Distribution assumption：非参数和双负指数，本例默认非参数；

Confidence level：自定义置信区间，默认为 95％；

点击"Continue"按钮，返回 ROC 曲线主界面，点击"OK"按钮。

（5）结果解读见图 17.5。

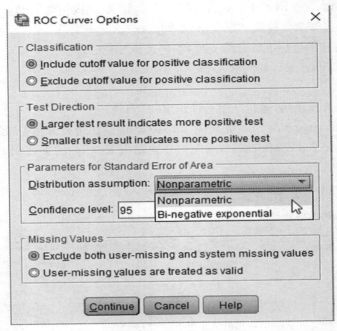

图 17.4　选项对话框

Case Processing Summary

组别	Valid N (listwise)	
	Unweighted	Weighted
Positive[a]	5	51
Negative	5	58

Larger values of the test result variable(s) indicate stronger evidence for a positive actual state.

a. The positive actual state is 1.

图 17.5　个案处理摘要

　　图 17.5 给出了金标准每一分类的未加权与加权频数,显示出金标准为阳性者 51 例,阴性者 58 例;值越大,越有可能诊断为阳性,指示阳性代码为"1"。

　　图 17.6 为 ROC 曲线。

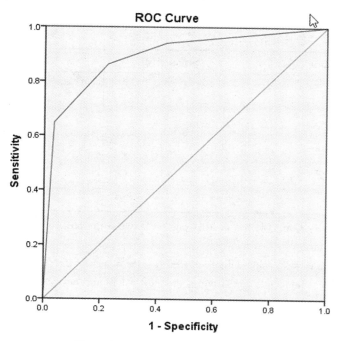

Diagonal segments are produced by ties.

图 17.6　ROC 曲线

Area Under the Curve

Test Result Variable(s)：　诊断类别

Area	Std. Error[a]	Asymptotic Sig.[b]	Asymptotic 95% Confidence Interval	
			Lower Bound	Upper Bound
.893	.032	.000	.830	.956

The test result variable(s)：诊断类别 has at least one tie between the positive actual state group and the negative actual state group. Statistics may be biased.

a. Under the nonparametric assumption

b. Null hypothesis：true area $= 0.5$

图 17.7　ROC 曲线下面积

图 17.7 为 ROC 曲线下面积结果，可知，ROC 曲线下面积为 0.893，表示诊断试验的诊断准确度较好。相应的标准误为 0.032，$P=0.000$，95% 的置信区间为 (0.830，0.956)。

图 17.8 给出的是 ROC 曲线下面积等有关指标，显示了不同诊断临界值对应的（灵敏度，1－特异度）对子数。最小诊断临界值为（最小观察试验值－1），最大诊断临界值为（最大观察试验值＋1），其他诊断临界值为两相邻观察试验值的平均值，诊断临界值个数为不同试验结果值个数＋1，本例为 6。

Coordinates of the Curve

Test Result Variable(s)： 诊断类别

Positive if Greater Than or Equal To[a]	Sensitivity	1 − Specificity
.00	1.000	1.000
1.50	.941	.431
2.50	.902	.328
3.50	.863	.224
4.50	.647	.034
6.00	.000	.000

The test result variable(s)：诊断类别 has at least one tie between the positive actual state group and the negative actual state group.

a. The smallest cutoff value is the minimum observed test value minus 1, and the largest cutoff value is the maximum observed test value plus 1. All the other cutoff values are the averages of two consecutive ordered observed test values.

图 17.8　ROC 曲线下面积相关指标

　　最佳临界值的确定：除非特别指明,否则最佳临界值的确定常用"正确指数",即灵敏度＋特异度−1,该指数值的取得最大值处就是最佳的临界值,即 ROC 曲线最左上角的那个点的值。

　　【例 17.2】某研究为了找出诊断前列腺癌效能更好的指标,检测了前列腺外周带中的 8 个指标:信号强度,形态,均匀度、prostate 包膜、边界、外移边界、DWI、TIC 类型。J(病理)为诊断分组类型:1 代表前列腺癌组,0 代表对照组。数据库文件见例 17.2.sav,数据录入格式见图 17.9,本例以信号强度和 prostate 包膜为联合诊断指标进行介绍。

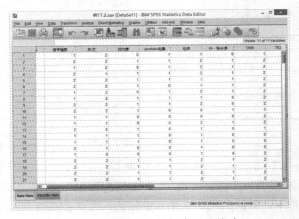

图 17.9　例 17.2 数据库录入格式

操作步骤:

（1）点击"Analyze"—"Regression"—"Binary Logistic"，弹出 logistic 回归分析对话框，图 17.10。

（2）Dependent："病理"；

Covariates："信号强度"、"prostate 包膜"；

（3）点击 Save 按钮，弹出 Save 对话框，图 17.11；

Predicted Values：勾选 Probabilities；其他默认；

点击"Continue"返回主对话框。

（4）点击"OK"按钮运行。

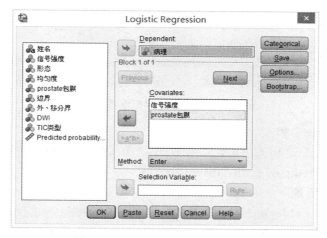

图 17.10　Logistic 回归分析对话框

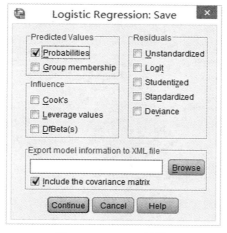

图 17.11　Save 对话框

结果解读：

在数据库文件中我们看到多出一列，即我们保存的预测概率值（图 17.12）。

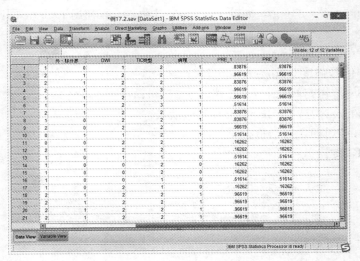

图 17.12　logistic 回归预测概率

ROC 曲线分析操作步骤：

(1) 点击"Analyze"－"ROC Curve"，弹出 ROC 曲线分析对话框（图 17.13）。

Test Variable："Predicted probability[PRE_1]"

State Variable："病理"

Value of State Variable：输入"1"，这里的"1"代表前列腺癌。

(2) 选取所有的输出项，单击"OK"运行，输出结果。

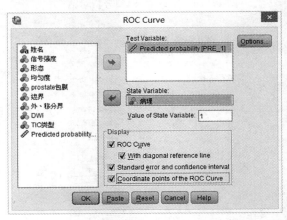

图 17.13　ROC 分析对话框

结果解读：

(1) 数据的基本信息：

如图 17.14 所示，这里的"Positive"为前列腺癌患者，共 107 例。

Case Processing Summary

病理	Valid N (listwise)
Positive[a]	107
Negative	153

Larger values of the test result variable(s) indicate stronger evidence for a positive actual state.

a. The positive actual state is 1.

图 17.14　数据的基本信息

（2）ROC 曲线分析结果：

图 17.15 和图 17.16 给出了 ROC 曲线的分析结果，我们可以得出 ROC 曲线下面积为 0.834，标准误为 0.023，P＝0.000，95％置信区间为（0.780,0.888）。信号强度单一指标诊断 ROC 曲线下面积为 0.732，标准误为 0.033，P＝0.000，95％置信区间为（0.668,0.797），prostate 包膜单一指标诊断的 ROC 曲线下面积为 0.739，标准误为 0.034，P＝0.000，95％置信区间为（0.673,0.805）。

图 17.17 所示显示了不同诊断临界值对应的（灵敏度,1－特异度）对子数。最小诊断临界值为（最小观察试验值－1），最大诊断临界值为（最大观察试验值＋1），其他诊断临界值为两相邻观察试验值的平均值，诊断临界值个数为不同试验结果值个数＋1,本例为 5。

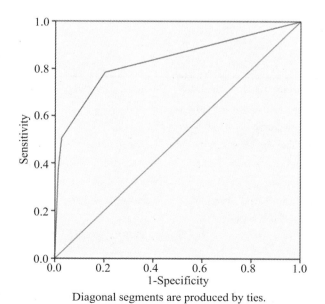

Diagonal segments are produced by ties.

图 17.15　ROC 曲线

Area Under the Curve

Test Result Variable(s)：Predicted probability

Area	Std. Error[a]	Asymptotic Sig.[b]	Asymptotic 95% Confidence Interval	
			Lower Bound	Upper Bound
.834	.027	.000	.780	.888

The test result variable(s)：Predicted probability has at least one tie between the positive actual state group and the negative actual state group. Statistics may be biased.

a. Under the nonparametric assumption

b. Null hypothesis：true area = 0.5

图 17.16　ROC 曲线下面积

Coordinates of the Curve

Test Result Variable(s)：Predicted probability

Positive if Greater Than or Equal To[a]	Sensitivity	1-Specificity
0E−7	1.000	1.000
.3393814	.785	.203
.6774519	.505	.026
.9024735	.374	.013
1.0000000	.000	.000

The test result variable(s)：Predicted probability has at least one tie between the positive actual state group and the negative actual state group.

a. The smallest cutoff value is the minimum observed test value minus 1，and the largest cutoff value is the maximum observed test value plus 1. All the other cutoff values are the averages of two consecutive ordered observed test values.

图 17.17　ROC 曲线分析临界值结果

‖本 章 小 结‖

1. 诊断试验：确定疾病的试验方法。用于确认一种临床诊断方法(如参考值范围)是否有临床应用价值。待评估的诊断试验方法和标准诊断方法(金标准)检测相同的受试对象，并进行比较。金标准(gold standard)：可靠的、公认的诊断方法，可正确区分有病和无病。临床常用的金标准有：病理学检查(组织活检和尸体解剖)、外科手术和长期随访患者在临床上获得的肯定结论等。

2. ROC 曲线分析:循证医学的重要组成部分,诊断试验评价方法可用于:① 临床试验评价;② 临床检验评价;③ 流行病学筛查试验评价;④ 试验室检验评价;⑤ 统计学模型评价。ROC 曲线反映了灵敏度与特异度间的平衡(增加灵敏度将降低特异度;增加特异度将降低灵敏度)。在 ROC 曲线空间,如果曲线沿着机会线(45 度对角线)越紧密,则试验准确度越低。在诊断界值(cutpoint)处的正切线的斜率就是该试验值对应的阳性似然比(likelihood ratio,LR)。在 ROC 曲线空间的左下角 LR＋最大,随着曲线从左下往右上方移动,LR＋逐渐减小。

(潘发明　丁　宁)

第18章 同类研究结果的 Meta 分析

Meta 分析(Meta-analysis)是以综合研究结果为目的,对已有大量单个同类研究结果进行定量分析的一种统计学方法;是实现循证医学的一种重要的技术和工具。作为一种统计学方法,Meta 分析已在教育学、心理学、社会科学等领域得到了广泛的应用;在医药卫生领域,Meta 分析要解决的主要是涉及临床治疗方案的选择、影响疾病因素的判断及公共卫生政策的抉择等宏观问题,而对于基础及动物试验研究并不太适用。制作一份完整的 Meta 分析报告主要包括以下几个基本步骤:① 提出需要并可以解决的问题;② 选择合适的效应指标;③ 确定检索策略,检索有关文献;④ 评价文献质量,纳入满足要求的文献;⑤ 提取相关数据进行统计学处理;⑥ 报告研究结果。

近年来,随着循证医学在临床医生、流行病学家及卫生决策者心中逐渐被重视,一大批著名统计学家投入 Meta 分析方法研究中,从而相关新理论和新方法也不断涌现。根据研究类型的不同,Meta 分析所要提取的数据和统计分析方法也有所不同。常见的有经典定量资料的 Meta 分析、诊断性试验 Meta 分析、率的 Meta 分析、剂量反应关系 Meta 分析及网络 Meta 分析。每种类型的 Meta 分析均对应一种或一类流行病学研究方法。从经典的临床随机对照试验研究逐步推广到筛检试验评价研究、现况调查研究、多组暴露剂量研究以及多臂和间接比较的临床试验研究的大量开展,相关统计软件也在不断更新,Meta 分析结果的呈现也不再仅仅是菜单式的 Review Manager 软件,而是更多编程式的 Stata、R 等软件。

Stata 是一个功能强大而又小巧灵活的统计分析软件,最初是由美国计算机资源中心研制,现为 Stata 公司的产品。它操作灵活、简单易用,同时具有数据管理、统计分析、绘图、矩阵计算和程序语言的功能特点,在许多方面别具一格,和 SAS、SPSS 一起并称为三大权威统计软件。在 Stata 里,我们可以轻松实现不同类型的 Meta 分析,可以进行亚组分析、敏感性分析、Meta 回归分析等几乎所有 Meta 分析中的关键操作步骤,还可以绘制森林图、漏斗图、剂量关系图、干预网络图及效果排序图等相关图像。

本章主要通过多个具体的案例来展示 Stata 软件如何实现不同类型的 Meta 分析,其中涉及的理论基础可以参考其他相关专业参考资料。

18.1 经典定量资料的 Meta 分析

经典定量资料的 Meta 分析是指无论在流行病学研究方法还是在统计学分析方法方面均已非常成熟的定量综合比较两种干预措施研究结果的 Meta 分析,此种 Meta 分析在研究设计上均为双臂型(干预组 vs. 对照组)的病例对照、队列或者随机对照试验研究。

经典定量资料 Meta 分析，需要提取纳入研究文献干预组和对照组的样本量、均数和标准差三个关键指标的六个变量值，以及其他可能影响研究结果异质性的相关变量。效应指标选择加权均数差（weighted mean difference，WMD）或者标化均数差（standardised mean difference，SMD）。

【例 18.1】 比较类风湿关节炎患者和健康人群血清中锌离子浓度水平是否存在差异。研究纳入含有 741 名类风湿关节炎患者和 777 名健康对照的 16 篇病例对照研究。效应指标选择 WMD，采用随机效应模型分析后得到类风湿关节炎患者血清中锌离子浓度要低于健康人群。（Xin L et al. Biol Trace Elem Res，2015）

Stata 软件实现及其解读

（1）按图 18.1 读入数据。

author、year 分别为纳入研究的第一作者和发表年份；n1、mean1、sd1 分别为纳入研究中类风湿关节炎患者的人数、血清锌离子浓度的均数和标准差；n2、mean2、sd2 分别为健康对照组的人数、血清锌离子浓度的均数和标准差，当然在图片的右侧还有其他诸如地区、人种、研究调查时间等可能影响研究结果的相关变量。

Data Editor (Edit) - [continuous.dta]

File Edit View Data Tools

author[1] Mierzecki

	author	year	n1	mean1	sd1	n2	mean2	sd2	ethnicity
1	Mierzecki	2011	74	80.1	12.5	30	72	8	Caucasian
2	Ala	2009	40	71	19	40	104	36	Asian
3	Yazar	2005	25	66.3	23.51	25	65.78	15.1	Asian
4	Qian	2004	10	85.61	17.88	45	98.02	12.16	Asian
5	Silverio Amancio	2003	41	93.7	14.6	23	92.6	11.3	Caucasian
6	Wanchu	2002	39	82.4	38.6	22	102.4	42.8	Asian
7	Tuncer	1999	38	108.68	.32	20	125.3	6.38	Asian
8	Zhang	1997	15	33.54	13.91	20	44.98	8.28	Asian
9	Wang	1990	40	88	17.2	52	98	16.5	Asian
10	Dijkmans	1987	36	66.9	2.6	18	93.6	3.9	Caucasian
11	Cimmino	1986	33	91	20.8	85	90.35	19.5	Caucasian
12	Morgenstern	1983	30	58.5	10.3	30	74.6	14.3	Asian
13	Aaseth	1978	23	65	19.5	30	84.5	19.5	Caucasian
14	Hansson	1975	79	105.87	13.08	132	103.05	14.73	Caucasian
15	Kennedy	1975	113	85.7	19	100	99	11	Caucasian
16	Niedermeier	1971	105	72.8	19.5	105	115.4	39.4	Caucasian

Ready Vars: 9 Order: Dataset Obs: 16 Filt

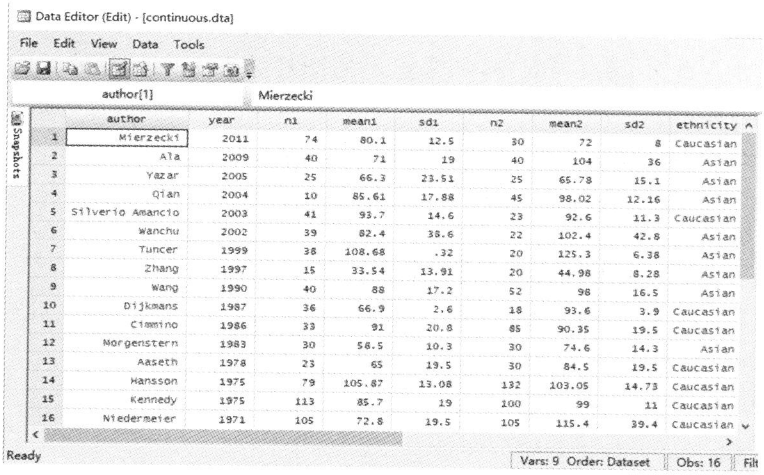

图 18.1 经典定量资料 Meta 分析 Stata 软件数据录入窗口界面

（2）使用 metan 命令进行 Meta 分析并生成森林图。

```
. metan n1 mean1 sd1 n2 mean2 sd2, label(namevar = author, yearvar = year) random nostandard
```

图 18.2 显示：I^2 为 96.6%，P 值小于 0.001，说明本研究存在异质性，需要使用随机效应模型；WMD 为−12.68，95%CI 为−19.78 至−5.58，说明相对于健康人群，类风湿患者血清锌离子浓度平均要低−12.68ug/dl，95%CI 不包含无效线 0，结果有统计学差异。

若发现研究异质性较小（I^2<50%，p> 0.1）可以选择固定效应模型（只需将程序中的 random 替换成 fixed 即可）；若选择效应变量为 SMD，只需将程序中的 nostandard 替换成 cohen、hedges 或者 glass 即可，cohen、hedges 和 glass 三种方法只是运算的方式不同，但最终合

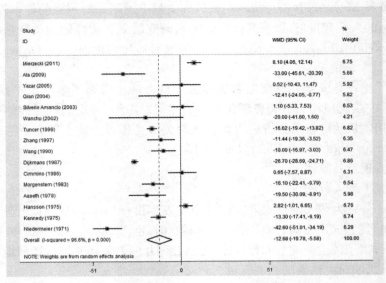

图 18.2　经典定量资料 Meta 分析森林图结果

并结果无较大差别。此外，在 Stata 中，如果显示的图片结果不太美观可以双击图片后进行编辑。

本项研究存在较大的异质性可以进一步通过亚组分析、敏感性分析及回归分析进行探索，找到潜在的影响因素。

（3）亚组分析：

在 metan 命令中可以使用 by 选项进行亚组分析。

. metan n1 mean1 sd1 n2 mean2 sd2, label(namevar＝author, yearvar＝year) by(ethnicity) random nostandard

上述是以种族为相应变量进行亚组分析的命令，图 18.3 可以得到相关结果，结果解读与图 18.1 相同。

（4）敏感性分析：

Stata 软件中可以使用 metaninf 命令进行敏感性分析。

. metaninf n1 mean1 sd1 n2 mean2 sd2, label(namevar＝author, yearvar＝year) random nostandard

图 18.4 可以看出，在分别剔除 Mierzecki（2011）及 Niedermeier（1971）这两篇文章后，余下所得结果改变值最大，但总体没有超过界定线，说明单个纳入研究整体上对最终结果的影响不大。

（5）回归分析：

Stata 中可以使用 metareg 命令进行单因素或多因素回归分析，探索单个或者多个变量对结果异质性的影响。

. metareg _ES year _SS, wsse(_seES) bsest(reml)

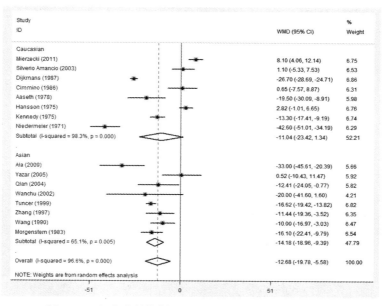

图 18.3　经典定量资料 Meta 分析亚组分析森林图结果

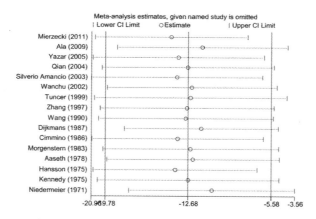

图 18.4　经典定量资料 Meta 分析敏感性分析结果

上述命令是对发表年份（year）和样本总量（_SS）两个变量进行的两因素的回归分析。其中 ES 为效应指标，_seES 为效应指标的标准误，其变量名称具有唯一性，在进行 Meta 分析后系统会自动生成并保存在数据编辑窗口中。

结果显示发表年份（year）和样本量（_SS）对异质性结果影响无统计学意义；t 值分别为 1.41 和 0.78；P 值分别为 0.182 和 0.449。如果进行单因素分析只需要放入一个变量即可；追加因素只需要在逗号前面进行添加变量名称即可（图 18.5）。

（6）发表偏倚分析：

Stata 中可以使用 metafunnel 命令进行定性发表偏倚漏斗图的呈现（图 18.6）。

. metafunnel _ES _seES

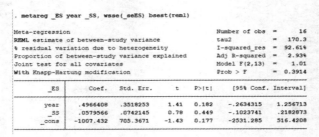

图 18.5　Meta 回归分析结果

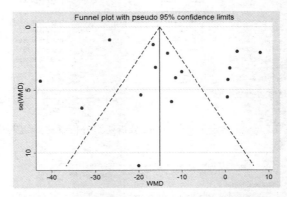

图 18.6　经典定量资料 Meta 分析发表偏倚漏斗图结果

从图 18.6 可以看出部分研究对象出现在漏斗图的外面,但是左右对称很难说明是否存在发表偏倚。

此时可以使用 metabias 命令进行定量发表偏倚 Begg's 和 Egger's 统计分析。

. metabias _ES _seES

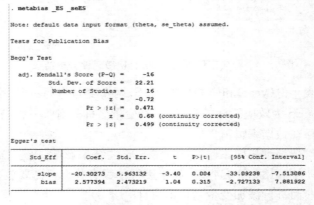

图 18.7　Begg's 和 Egger's 检验结果

图 18.7 可以看出 Begg's 检验连续校正后的 Z 值为 0.68,P 值为 0.499;Egger's 检验偏

倚(bias)的 t 值为 1.04,P 值为 0.315,说明本研究未发现有发表偏倚。

18.2　经典定性资料的 Meta 分析

经典定性资料的 Meta 分析,需要提取纳入研究文献干预组和对照组中事件发生数和事件未发生数两个关键指标的四个变量值,以及其他可能影响研究结果异质性的相关变量。效应指标一般选择比值比(odds ratio,OR)或者相对危险度(relative risk,RR),具体分析思路和经典定量资料 Meta 分析类似。

【例 18.2】 比较不同分娩方式(阴道顺产 vs. 剖腹产)女性产后 6 个月性交痛发生率是否存在差异。研究纳入了含有 1010 名阴道顺产和 1021 名剖腹产的中国初产妇人群的 7 篇病例对照研究。效应指标选择 OR,采用固定效应模型分析后得到剖腹产能够降低产后 6 个月发生性交痛的风险。(Fan D et al. BMC Pregnancy Childbirth, 2017)

Stata 软件实现及其解读

(1) 按图 18.8 读入数据。

	author	year	e_CD	non_CD	e_VD	non_VD
1	Xing YX	2007	72	153	150	106
2	Zhang GP	2009	10	75	37	39
3	Mai XL	2011	62	144	137	87
4	Wang SG	2012	30	70	83	57
5	Liu D	2013	64	166	95	75
6	Chen J	2014	40	60	65	35
7	Du ZL	2015	21	43	34	22

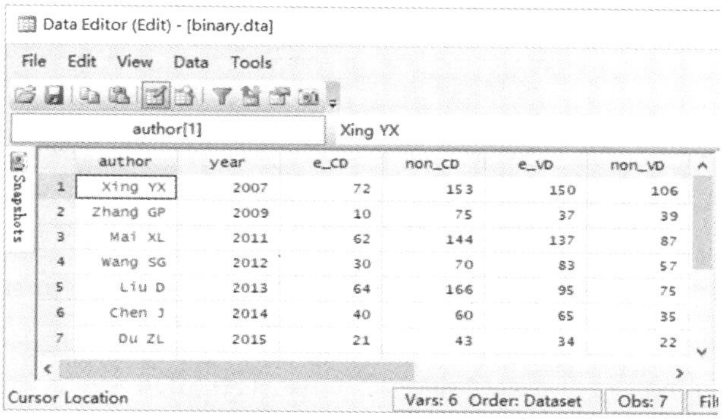

图 18.8　经典定性资料 Meta 分析 Stata 软件数据录入窗口界面

author、year 分别为纳入文章的第一作者和发表年份;e_CD、non_CD 分别为剖腹产组发生疼痛和未发生疼痛的人数,e_VD、non_VD 分别为顺产组发生疼痛和未发生疼痛的人数;当然图片右侧还有其他可能影响研究结果的相关变量。需要注意的是:在 Stata 软件中需要输入的是两组对象发生事件数和未发生事件数,而 Revman 软件中需要输入的是两组对象发生事件数和总数。

(2) 使用 metan 命令进行 Meta 分析并产生森林图。

```
. metan e_CD non_CD e_VD non_VD, label(namevar=author, yearvar=year) fixed or
```

图 18.9 显示:I^2 为 0,p 值为 0.630,说明本项研究未发现存在异质性,可以使用固定效应模型进行分析;OR 为 0.29,95%CI 为 0.24 至 0.36,说明剖腹产能够降低产后 6 个月女性性交疼痛的发生风险,95%CI 不包含无效线 1,结果有统计学差异。

如果使用随机效应模型只需要将 fixed 换成 random 即可;如果要使用 RR 作为效应指标只需要将 OR 换成 RR 即可。与经典定量资料的 Meta 分析操作方式类似,在经典定性资料的

Meta 分析中也可以使用 by 选项进行亚组分析；使用 metaninf 命令进行敏感性分析；使用 metareg 命令进行回归分析，探索单个或者多个变量对结果异质性的影响；使用 metafunnel 命令进行定性的发表偏倚漏斗图的呈现；使用 metabias 命令进行定量发表偏倚 Begg's、Egger's 统计分析。

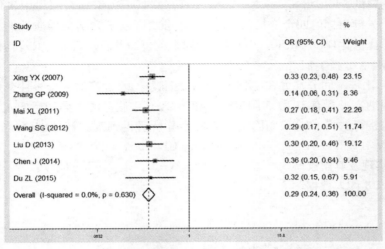

图 18.9　经典定性资料 Meta 分析森林图结果

．metan e_CD non_CD e_VD non_VD, label(namevar＝author, yearvar＝year) by(variable) fixed or

．metaninf e_CD non_CD e_VD non_VD, label(namevar＝author, yearvar＝year) fixed or

．metareg _ES variable(s), wsse(_selogES) bsest(reml)

．metafunnel _ES _selogES

．metabias _ES _selogES

18.3　诊断性试验的 Meta 分析

诊断性试验 Meta 分析主要是综合多个对某一诊断方法诊断价值不统一研究的再次研究；主要解决的是新方法与金标准之间的诊断价值的差异大小。效应指标有灵敏度（sensitivity, Sen）、特异度（specificity, Spe）、假阴性率（false negative rate, FNR）、假阳性率（false positive rate, FPR）、似然比（likelihood ratio, LR）、诊断优势比（diagnostic odds ratio, DOR）、预测值（predicted value, PV）及综合受试者工作曲线（symmetric receiver operator characteristic curve, SROC 曲线）等指标。需要提取纳入研究文章中的真阳性数、假阳性数、假阴性数和真阴性数四个关键指标的四个变量。

【例 18.3】　评估血清 anti-RA33 抗体在类风湿关节炎中的诊断价值，研究纳入了 50 篇符合要求的文献，经过分析得到 anti－RA33 抗体在类风湿关节炎诊断中具有很高的特异性。

（Yang X et al. Clin Exp Rheumatol，2016）

Stata 软件实现及其解读

Stata 软件中主要使用 midas 命令来实现诊断性试验的 Meta 分析。

表 18.1　诊断性试验 **Meta** 分析数据基本情况

author	year	tp	fp	fn	tn
Li H	2000	37	25	91	220
Wang Y	2003	9	8	34	60
Cui T	2003	8	2	66	82
Yang L	2003	66	69	113	308
Zhong L	2004	30	9	75	102
Zhang H	2004	43	19	65	166
Mei X	2004	10	2	33	86
Cheng P	2005	23	10	45	128
Liu X	2005	38	35	62	155
Chen Y	2005	11	3	20	77
Lei X	2005	30	11	74	104
Chen L	2005	46	9	78	192
V P K Nell	2005	29	10	73	88
Li S	2006	18	9	24	91
Chen M	2006	95	7	212	238
Guo Y	2006	30	31	64	96
Gu F	2007	40	14	78	142
Dai L	2007	21	11	26	99
Wang L	2007	92	34	162	162
Duan F	2008	35	6	53	94
Wang L	2008	21	11	26	99
Ji C	2008	40	8	80	147
Wang C	2008	23	5	52	89
Zhong G	2008	33	11	57	109
Zeng H	2008	34	5	44	110
Yu Y	2009	12	2	23	28
Zhang W	2009	15	2	45	66

（续）表 18.1

author	year	tp	fp	fn	tn
Guo X	2009	45	69	196	548
He Z	2010	17	9	46	88
Ou Y	2010	88	2	147	48
Zhang G	2010	15	1	45	67
Wang Y	2010	25	4	55	88
Le H	2011	15	6	30	84
Zhu H	2011	22	3	43	97
Qin W	2011	9	1	73	99
Zhang Y	2011	39	7	59	58
Zhang W	2011	70	18	109	198
Yao Y	2012	34	3	44	119
Chen H	2013	13	2	82	98
Chen C	2013	23	9	57	121
Niu R	2013	20	9	58	93
Mohammed M	2013	29	3	21	37
Zhou Y	2013	112	1	195	51
Zhong R	2014	15	50	115	70
Chen S	2014	32	6	71	139
Zheng H	2014	19	4	74	116
Gao L	2014	40	15	50	90
Mahin L	2014	42	44	1	11
Jamil A	2015	3	2	38	58
Wang T	2015	40	12	50	135

（1）按图 18.10 读入数据：

id 为研究序号；author、year 分别为纳入文献的第一作者和发表年份；tp、fp、fn、tn 分别每个纳入研究中的真阳性（true positive）、假阳性（false negative）、假阴性（false negative）及真阴性（true negative）的人数。

（2）主要指标汇总及其异质性检验：

. midas tp fp fn tn, res(all)

此时界面会产生出一系列基本结果信息，主要观察的是异质性结果 LRT_p 是否大于 0.1以及灵敏度、特异度、阳性似然比、阴性似然比及诊断优势比的点估计及 95% 置信区间。

(3) 灵敏度和特异度森林图的绘制：

. midas tp fp fn tn, texts(0.60) bfor(dss) id(author year) ford fors

命令中 0.60 是设定森林图中黑点的大小，可以根据图片的大小进行适当的调整。图 18.12 显示灵敏度和特异度的 I^2 值都比较大，P 值均为 0.00，说明存在异质性。

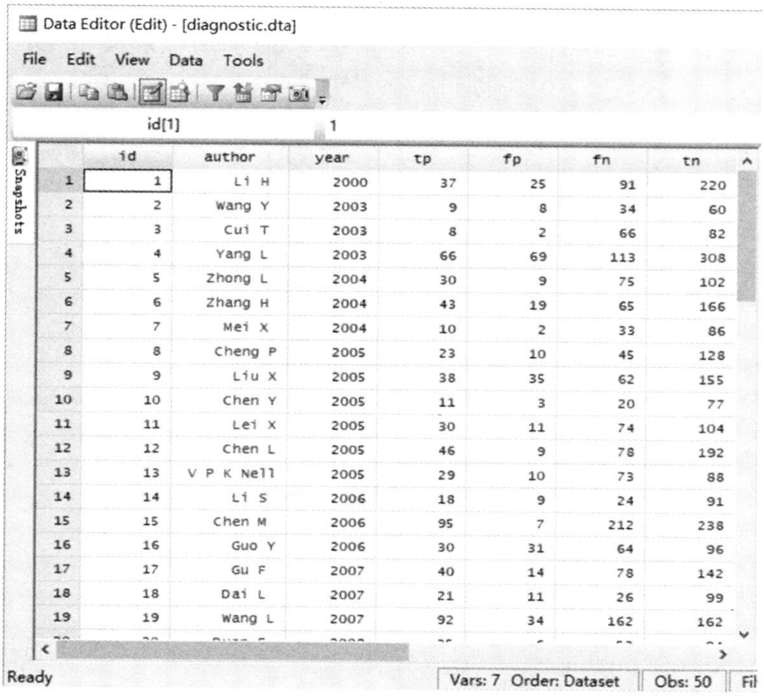

	id	author	year	tp	fp	fn	tn
1	1	Li H	2000	37	25	91	220
2	2	Wang Y	2003	9	8	34	60
3	3	Cui T	2003	8	2	66	82
4	4	Yang L	2003	66	69	113	308
5	5	Zhong L	2004	30	9	75	102
6	6	Zhang H	2004	43	19	65	166
7	7	Mei X	2004	10	2	33	86
8	8	Cheng P	2005	23	10	45	128
9	9	Liu X	2005	38	35	62	155
10	10	Chen Y	2005	11	3	20	77
11	11	Lei X	2005	30	11	74	104
12	12	Chen L	2005	46	9	78	192
13	13	V P K Nell	2005	29	10	73	88
14	14	Li S	2006	18	9	24	91
15	15	Chen M	2006	95	7	212	238
16	16	Guo Y	2006	30	31	64	96
17	17	Gu F	2007	40	14	78	142
18	18	Dai L	2007	21	11	26	99
19	19	Wang L	2007	92	34	162	162

图 18.10　诊断性试验 Meat 分析 Stata 软件数据录入窗口界面

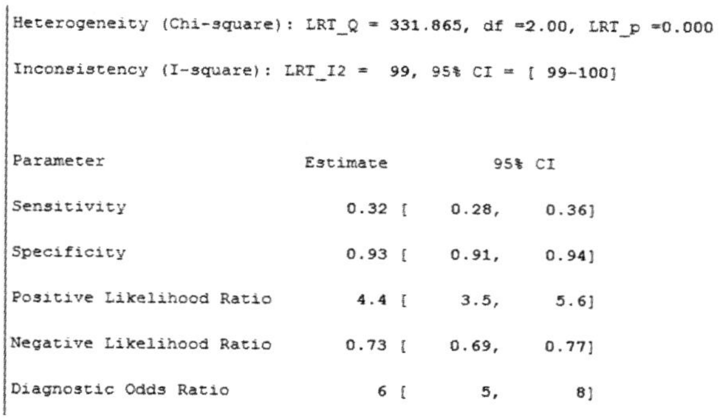

```
Heterogeneity (Chi-square): LRT_Q = 331.865, df =2.00, LRT_p =0.000

Inconsistency (I-square): LRT_I2 =   99, 95% CI = [ 99-100]


Parameter                    Estimate          95% CI

Sensitivity                     0.32 [   0.28,     0.36]

Specificity                     0.93 [   0.91,     0.94]

Positive Likelihood Ratio        4.4 [    3.5,      5.6]

Negative Likelihood Ratio       0.73 [   0.69,     0.77]

Diagnostic Odds Ratio              6 [      5,        8]
```

图 18.11　断性试验 Meat 分析主要指标及其异质性检验结果

(4) 产生 ROC 合并曲线 SROC

. midas tp fp fn tn, sroc(both)

图 18.13 显示合并后的 ROC 曲线下面积为 0.68，95%CI 为 0.64—0.72。

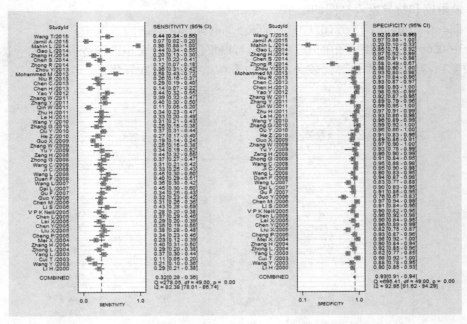

图 18.12　诊断性试验 Meta 分析灵敏度和特异度森林图

因为存在异质性可以使用回归分析进行探索。

. midas tp fp fn tn，reg(variable(s))

还可以进行发表偏倚的评价

. midas tp fp fn tn，pubbias

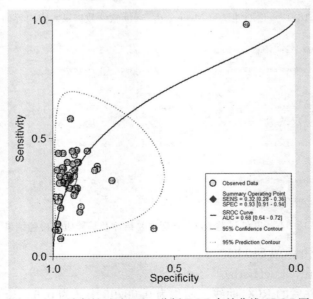

图 18.13　诊断性试验 Meta 分析 ROC 合并曲线 SROC 图

18.4　率的 Meta 分析

率的 Meta 分析归于单臂研究设计方法。所谓单臂研究(single-arm study，one-arm study)是指所有受试对象都在同一组，未设立其他试验组和对照组的一种临床研究。对于率的 Meta 分析，需要提取纳入文献中的事件发生数和总数两个关键指标的两个变量，以及其他影响研究结果异质性的相关变量。效应指标选择事件发生率(疾病的发病率、患病率、病死率等)。

【例 18.4】　评估前置胎盘孕妇伴有产前阴道出血的发生率。研究纳入了含有 4687 名诊断为前置胎盘孕妇的 29 篇现况调查研究文献，其中 2347 名孕妇伴有产前出血。经过研究得到前置胎盘孕妇的产前出血发生率为 51.6%。(Fan D et al. Sci Rep，2017)。

Stata 软件实现及其解读

(1) 按图 18.14 读入数据。

author、year 分别为纳入文献的第一作者和发表年份；r 和 n 分别为每篇纳入文献发生产前出血的人数和总人数。当然图片右侧还有其他可能影响研究结果的相关变量。

	author	year	r	n	type	QS	Ar
1	Wortman AC	2016	71	98	Low	8	
2	Shin JE	2016	49	93	PP	7	
3	Kollmann M	2016	68	328	PP	8	
4	Goto M	2016	55	99	PP	8	
5	Sekiguchi A	2013	58	162	PP	9	
6	Curti A	2013	17	43	Low	7	
7	Giambattista E	2012	79	247	PP	6	
8	Fukushima K	2012	33	80	PP	6	
9	Fishman SG	2012	51	113	PP	6	
10	Zaitoun MM	2011	22	65	CPP	6	
11	Suknikhom W	2011	110	206	PP	7	
12	Mimura T	2011	67	115	PP	7	
13	Hasegawa J	2011	102	182	PP	7	
14	Stafford IA	2010	32	68	PP	7	
15	Vergani P	2009	19	95	PP	9	
16	Ghi T	2009	29	60	CPP	8	
17	Bahar A	2009	236	306	PP	6	
18	Oya A	2008	66	129	PP	7	
19	Matsubara S	2008	18	73	Low	7	

图 18.14　率的 Meta 分析 Stata 软件数据录入窗口界面

(2) 使用 metan 命令进行 Meta 分析并产生森林图。

计算每个纳入文献的事件发生率 p，标准误 se，95%CI(pL 和 pU)

. gen p = r/n

. gen se ＝ sqrt(p * (1－p)/n)

. gen pL ＝ p － 1.96 * se

. gen pU ＝ p ＋1.96 * se

. metan p pL pU, label (namevar＝author, yearvar＝year) random

由图 18.15 可以看出,总的发生率为 52%,95%CI 为 43%～61%;I^2 为 97.9%,P 值 <0.001,存在异质性差异,应使用随机效应模型。如果使用固定效应模型,只需要将 random 换成 fixed 即可。

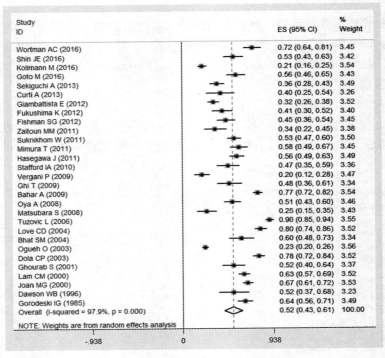

图 18.15 率的 Meta 分析森林图结果

与经典定量资料的 Meat 分析操作方式类似,在率的 Meat 分析中也可以使用 by 选项进行亚组分析;使用 metaninf 命令进行敏感性分析;使用 metareg 命令进行回归分析,探索单个或者多个变量对结果异质性的影响;使用 metafunnel 命令进行定性的发表偏倚漏斗图的呈现;使用 metabias 命令进行定量发表偏倚 Begg's、Egger's 统计分析。

. metan p pL pU, label(namevar＝author, yearvar＝year) by(QS) random

. metaninf p se, label (namevar＝author, yearvar＝year) random

. metareg p QS, wsse(se) bsest(reml)

. metafunnel p se

. metabias p se

率的 Meta 分析的出现本质上是解决公共卫生领域现况调查中发生率、发病率、死亡率及患病率等问题,因此所要汇报的三间分布,时间、空间、人群分布均可以进行详细描述。分析思路为：首先采用亚组分析进行各个变量下综合率的计算，然后在通过传统统计学的相关分析及空间地理分析进行进一步的描述。有兴趣的可以阅读笔者的另一篇相似的文章（Fan D et al. Medicine（Baltimore），2016）。

18.5　剂量反应关系的 Meta 分析

剂量—反应关系的 Meta 分析主要是探索某一暴露因素的变化与研究结局之间是否存在剂量—反应关系。剂量反应关系 Meta 分析的本质就是回归分析，因此更适合于队列研究。此外，同一项研究必须至少有三个暴露剂量组才能够纳入剂量反应关系的 Meta 分析中。

【例 18.5】　探索育龄期女性饮酒对受孕率是否存在影响。通过检索和排除标准最终纳入了 19 篇文献，其中 12 篇队列研究，7 篇病例对照研究。12 篇队列研究中，有 8 篇文章出现了至少 3 个暴露剂量。所以本研究在进行剂量分析的时候只纳入了 8 篇文献的数据。因为是研究事件发生与否的情况，所以本研究所选择的效应指标是 RR 值。前半部分一般性的分析时，操作步骤与经典二分类 Meta 分析的步骤一致：总体森林图的产生、亚组分析、敏感性分析、发表偏倚的计算。在进行剂量反应计算时需要进行一系列的编程书写，Stata 软件中主要采用 glst 命令进行操作。（Fan D et al. Sci Rep，2017）

Stata 软件实现及其解读

（1）按图 18.16 读入数据。

	author	year	study	type	cases	peryears	dose	logrr	se
1	Mikkelsen	2016	1	2	1381	8054	0	0	
2	Mikkelsen	2016	1	2	738	4334	9.82143	.00995	.04282754
3	Mikkelsen	2016	1	2	179	1097	18.75	.00995	.07338962
4	Mikkelsen	2016	1	2	37	307	30	-.198451	.15922595
5	Chavarro	2009	2	2	157	10737	0	0	
6	Chavarro	2009	2	2	82	5070	3.5	.094311	.14911329
7	Chavarro	2009	2	2	54	2885	7.5	-.029559	.1716023
8	Chavarro	2009	2	2	38	1817	12	-.10436	.19621102
9	Eggert	2004	3	2	39	1676	0	0	
10	Eggert	2004	3	2	184	5192	13.5714	-.431133	.17682651
11	Eggert	2004	3	2	29	525	24	-.026642	.37657293
12	Tolstrup	2003	4	2	988	1035	0	0	
13	Tolstrup	2003	4	2	4439	4653	6	-.013085	.1574605
14	Tolstrup	2003	4	2	1608	1696	17.1429	-.133531	.17641403
15	Tolstrup	2003	4	2	355	376	28.8	-.207024	.2554657
16	Hakim	1998	5	2	38	176	0	0	
17	Hakim	1998	5	2	24	228	7.35714	-.916291	.33145583
18	Hakim	1998	5	2	7	64	15.6	-.430783	.60585444
19	Olsen	1997	6	2	936	1122	0	0	
20	Olsen	1997	6	2	892	1107	5.71429	-.182322	.10343687
21	Olsen	1997	6	2	87	116	15.7143	-.530628	.22907096
22	Olsen	1997	6	2	31	41	25.7143	-.530628	.37651367

图 18.16　剂量反应关系的 Meta 分析 Stata 数据录入窗口界面

author，year 为纳入研究的第一作者和发表年份；study 为每项研究的序号；type 为纳入研究的类型，队列研究为 2；cases，peryears 为发生事件人数及总人时数；dose 表示每日暴露剂量；logrr、se 为效应量及其标准误；其中参考剂量为每一组的最低剂量组。可以看出 8 篇研究中有 6 篇具有 4 个暴露剂量，2 篇有 3 个暴露剂量，初始剂量均为 0。

（2）评估非线性趋势：

. capture drop doses *

. _pctile dose, percentile(5 35 65 95)

. ret list

. mkspline doses = dose, knots(`=r(r1)´`=r(r2)´`=r(r3)´`=r(r4)´) cubic displayknots

. glst logrr doses *, se(se) cov(peryears cases) pfirst(study type)

. testparm doses2 doses3

首先对剂量进行分割，产生三个关键性的节点剂量（knot2、knot3、knot4）；其次采用固定效应模型评估非线性趋势；最后非线性结果进行检验（图 18.17）。

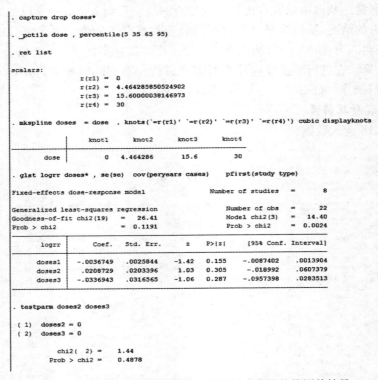

图 18.17　剂量反应关系 Meta 分析的非线性趋势评估结果

（3）绘制线性和非线性趋势图。

. glst logrr dose, se(se) cov(peryears cases) pfirst(study type) ts(f)

. predictnl lrr_lin = _b[dose] * dose

. gen rr_lin = exp(lrr_lin)

. glst logrr doses *, se(se) cov(peryears cases) pfirst(study type)

predictnl logrrwithref = _b[doses1] * doses1 + _b[doses2] * doses2 + _b[doses3] *

doses3，ci(lo hi)

.　gen rrwithref 　＝ exp(logrrwithref)

.　gen lbwithref 　＝ exp(lo)

.　gen ubwithref 　＝ exp(hi)

.　levelsof dose，local(level)

.　xblc doses * ，c(dose) at(`r(levels)´) ref(0) eform

.　twoway (line lbwithref ubwithref rrwithref dose，sort lp(longdash longdash l)) (line rr_lin dose，sort lp(shortdash) lc(black))，xlabel(0(12.5) 37.5) xtitle(Alcohol intake，grams/day) ytitle(Relative Risk)

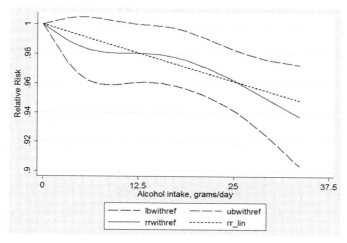

图 18.18　剂量反应关系 Meta 分析的线性及非线性趋势图

首先计算出线性条件下的拟合方程；其次再计算出非线性条件下的拟合方程；最后通过 twoway 命令绘制趋势图。图 18.18 中曲线表示非线性的拟合曲线及其 95％CI，直线表示线性情况下的拟合线。

18.6　网络 Meta 分析

网络 Meta 分析是间接干预比较和混合干预比较的统称，是经典 Meta 分析的扩展，在干预措施系列范围内，通过纳入多重不同的配对比较，从而获得不同干预措施相互比较的"效果"。网络 Meta 分析主要解决的是三种及三种以上干预措施的比较，它不仅能够解决直接比较的效果，同时也可以解决间接比较的结果。

数据分析当中网络 Meta 分析更关注数据是否满足同质性、相似性及一致性。进行网络 Meta 分析对数据的要求比较严格，本节将通过几个特殊的案例来展示 Stata 实现网络 Meta 分析的过程。Stata 软件中主要通过 mvmeta 及 network graph 软件包来实现(Chaimani A et al. Plos one，2013)。

Stata 软件实现及其解读

（1）绘制基本网络结构图：

【例 18.6】 比较常用药物对急性躁狂症治疗疗效的研究。本研究纳入了 47 篇文章，其中 36 篇为双臂研究，11 篇为三臂研究。表 18.2 详细记录了不同研究所比较的药物种类及各组的研究人数及有效人数，同时也记录了各自研究的文献质量。

表 18.2　不同药物治疗急性躁狂症疗效的数据

研究	药物 1	药物 2	药物 3	有效人数			总人数			Risk
				药物 1	药物 2	药物 3	药物 1	药物 2	药物 3	
1	ARI	PLA	NA	155	63	NA	253	131	NA	U
2	ARI	PLA	NA	72	42	NA	137	135	NA	U
3	ARI	HAL	NA	89	72	NA	175	172	NA	U
4	ARI	PLA	NA	49	23	NA	130	132	NA	U
5	ARI	PLA	NA	110	49	NA	267	134	NA	U
6	PLA	QUE	NA	29	44	NA	100	91	NA	U
7	PLA	QUE	NA	48	59	NA	105	106	NA	U
8	LITH	QUE	NA	46	60	NA	77	78	NA	U
9	PLA	QUE	NA	53	82	NA	161	155	NA	U
10	PLA	ZIP	NA	23	65	NA	70	140	NA	L
11	PLA	ZIP	NA	19	63	NA	66	140	NA	L
12	PLA	ZIP	NA	48	50	NA	103	102	NA	U
13	PLA	ZIP	NA	129	271	NA	222	458	NA	U
14	OLA	PLA	NA	34	16	NA	70	69	NA	U
15	OLA	PLA	NA	35	24	NA	55	60	NA	L
16	DIV	OLA	NA	52	68	NA	126	125	NA	L
17	OLA	PLA	NA	149	51	NA	229	115	NA	U
18	HAL	OLA	NA	158	167	NA	219	234	NA	L
19	OLA	PLA	NA	37	39	NA	58	60	NA	L
20	PLA	RIS	NA	51	105	NA	145	146	NA	U
21	PLA	RIS	NA	30	40	NA	76	75	NA	L
22	PLA	RIS	NA	29	55	NA	125	134	NA	U
23	OLA	RIS	NA	80	72	NA	165	164	NA	U

（续）表 18.2

研究	药物1	药物2	药物3	有效人数			总人数			Risk
				药物1	药物2	药物3	药物1	药物2	药物3	
24	DIV	LITH	NA	9	12	NA	14	13	NA	U
25	DIV	PLA	NA	89	60	NA	192	185	NA	U
26	DIV	PLA	NA	9	2	NA	20	22	NA	L
27	CARB	DIV	NA	8	11	NA	15	15	NA	U
28	DIV	PLA	NA	47	30	NA	69	67	NA	U
29	CARB	PLA	NA	112	54	NA	223	220	NA	U
30	LAM	LITH	NA	8	9	NA	15	15	NA	U
31	LITH	OLA	NA	52	60	NA	71	69	NA	U
32	PLA	PAL	NA	51	156	NA	122	347	NA	L
33	CARB	HAL	NA	4	5	NA	8	9	NA	U
34	LITH	OLA	NA	5	3	NA	20	20	NA	U
35	PLA	TOP	NA	32	26	NA	144	143	NA	L
36	OLA	PLA	NA	40	30	NA	101	101	NA	U
37	ARI	LITH	PLA	72	71	56	155	160	165	U
38	HAL	PLA	ARI	80	58	78	165	153	167	U
39	LITH	PLA	QUE	52	26	57	98	97	107	U
40	HAL	QUE	PLA	55	43	35	99	102	101	U
41	HAL	ZIP	PLA	93	65	18	172	178	88	L
42	DIV	OLA	PLA	75	82	31	201	215	105	U
43	HAL	PLA	RIS	59	39	65	144	140	154	U
44	ASE	OLA	PLA	78	94	26	194	190	105	U
45	DIV	LITH	PLA	35	18	18	69	36	74	L
46	QUE	PAL	PLA	94	106	36	193	195	105	U
47	HAL	OLA	PLA	13	53	43	20	105	99	U

ARI：Aripiprazole；ASE：Asenapine；CARB：Carbamazepine；DIV：Divalproex；HAL：Haloperidol；LAM：Lamotrigine；LITH：Lithium；OLA：Olanzapine；QUE：Quetipaine；RIS：Risperidone；TOP：Topiramate；ZIP：Ziprasidone；PAL：Paliperidone；PLA：Placebo。NA：Not Available。

首先将数据读入 Stata 软件中，对于双臂型研究直接读入；对于三臂及三臂以上的数据分别两两比较进行读入。Study 为研究对象，$t1$、$t2$ 为研究中所比较的两组药物；$r1$、$r2$ 为各自有效人数；$n1$、$n2$ 为各自的总人数；bias 为各自的文章质量评价结果，T 为总样本数。前 36 个研究均为双臂研究所以在数据录入中直接录入即可,第 37 个研究之后均属于三臂研究,所以每一项研究均需要两两各自比较读入,每一个研究变成了三个对应的研究,录入数据要分别比较后再录入,序号 37～39 为第 37 个研究转换后的 3 个研究。

图 18.19　表 18.2 数据的 Stata 数据录入窗口界面

使用 networkplot 命令生成结构图(图 18.20)。

. networkplot t1 t2,noweight

图 18.20 清晰显示纳入了多少种干预措施及其各种干预措施是否出现直接比较过程。

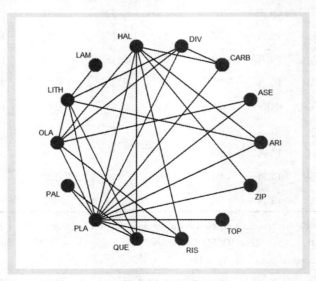

图 18.20　药物直接比较的网络图

同时还可以实现各个比较的样本权重及比较的文献质量(图 18.21、图 18.22)。

. networkplot t1 t2，nodew(T)

. networkplot t1 t2，nodew(T) edgecolor(by bias)

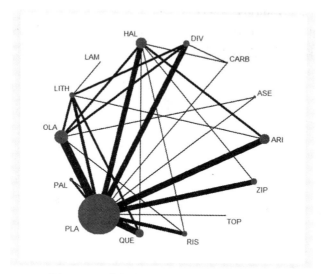

图 18.21　药物直接比较的网络图(含权重)

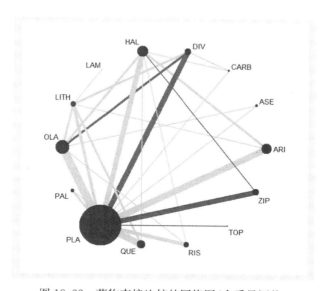

图 18.22　药物直接比较的网络图(含质量评价)

圆形大小表示此种干预措施的总体样本数的多少;线条的粗细表示纳入研究个数的多少;颜色越深表示所纳入的研究对象文献质量越差。图中可以看出安慰剂的总人数最多,安慰剂与奥氮平比较的研究数最多。

(2)产生贡献图:

【例 18.7】　比较经皮球囊扩张冠状动脉血管形成术(PTCA：percutaneous transluminal

balloon coronary angioplasty)、金属支架(BMS：bare Metal stents)、药物洗脱支架(DES：drug eluting stents)及药物治疗(MT：medical therapy)四种方法对冠状动脉疾病的治疗效果。(Trikalinos TA et al. Lancet，2009)

图 18.23 可以看出 BMS 与其他三种疗法均有直接比较的文章，DES 只与 BMS 直接存在直接比较效果，与其他两个措施没有直接比较效果，只有通过 BMS 的间接比较。

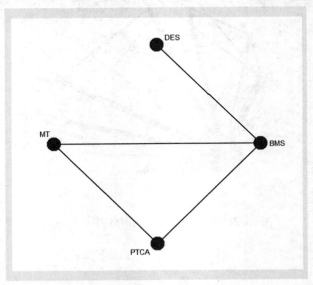

图 18.23　例 18.7 药物直接比较的网络图

产生贡献图数据录入格式见图 18.24，贡献图见图 18.25。

图 18.24　产生贡献图数据录入格式

在进行贡献图的操作时,只需要提供各种比较的效应值(logor)及其标准误(selogor)即可。Stata 软件中可以使用 netweight 命令进行分析。

. netweight logor selogor t1 t2

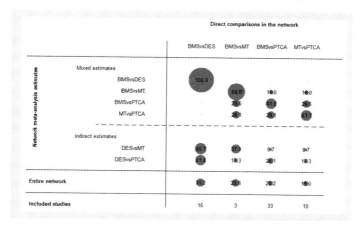

图 18.25　贡献图

图 18.25 直观的给出了各种比较在不同情况下贡献度情况。以 BMS vs. MT 为例,BMS vs. MT 直接贡献 68.0%,BMS vs. PTCA,PTCA vs. MT 的间接贡献分别占 16.0%;同时 BMS vs. MT 占总体贡献的 29.6%。

同时还可以对贡献图进行美化修饰(图 18.26)。

. netweight logor selogor t1 t2, color(red) symbol(circle) aspect(0.6)

图 18.27 和图 18.28 分别是一致性检验结果和一致性结果数据图。

图 18.26　贡献图(美化后)

（3）检验一致性：

Stata 中使用 ifplot 命令进行一致性检验，主要是对每一个闭合环研究间的异质性的估计，并绘制一致性检验图形。所用数据为例 18.6。

. ifplot logor selogor t1 t2 study

其中 logor selogor 分别为每一比较的效应量及其标准误；t1、t2 为需要比较的药物；study 为研究序号。

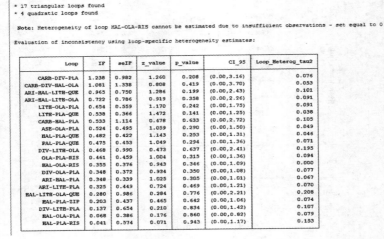

图 18.27　一致性检验结果

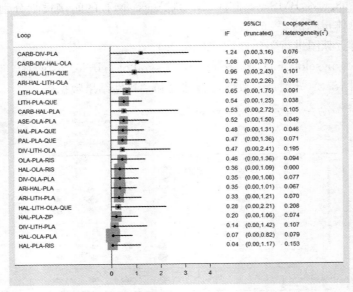

图 18.28　一致性检验结果数据图

图 18.27 显示,本研究存在 21 个闭合环,其中 17 个有三种药物构成的三角环,4 个有四种药物构成的四角环。图 18.28 显示每一个闭合环 IF 的 95%CI 值均达到 0,表明无明显的不一致性,同时图 18.27 的数字 P 值也证明了这一点。

（4）绘制漏斗图:

通过漏斗图可以评价干预网络中是否存在小样本效应。Stata 软件中使用 netfunnel 命令实现。

. netfunnel logor selogor t1 t2

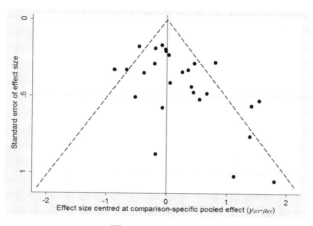

图 18.29　漏斗图

. netfunnel logor selogor t1 t2, bycomparison

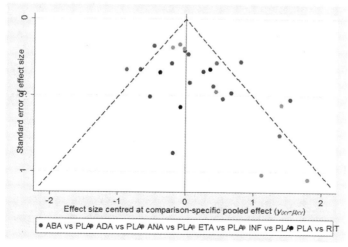

图 18.30　"比较—校正"漏斗图

图 18.29 显示的是整体情况,图 18.30 进一步将每种比较分别用不同的颜色区分开来进行展示。

（5）两两比较森林图。

【例 18.8】 比较 6 种生物制剂（阿巴西普（abatacept，ABA）、阿达木单抗（adalimumab，ADA）、阿那白滞素（anakinra，ANA）、依那西普（etanercept，ETA）、英夫利昔（infliximab，INF）、利妥昔单抗（rituximab，RIT））治疗类风湿性关节炎的疗效。（Singh JA，et al. CMAJ，2009）

Stata 软件中可以使用 mvmeta 命令进行统计分析，使用 intervalplot 命令进行绘图。

首先计算出不同药物各自的效应值及两两药物之间的方差—协方差。

针对第一种药物的计算公式如下：

药物的效应值计算公式为

. gen y2＝log(r2 ∗ (n1－r1)/(r1 ∗ (n2－r2)))

药物自身方差及与其他五种药物之间的协方差计算公式为

. gen S22＝1/r1＋1/(n1－r1)＋1/r2＋1/(n2－r2)

. gen S23＝.

. gen S24＝.

. gen S25＝.

. gen S26＝.

. gen S27＝.

按照公式继续计算其他五种药物的效应值、自身方差及与其他药物之间的协方差结果。需要注意的是：针对同一组数据 S32 与 S23；S42 与 S24；S52 与 S25；S62 与 S26；S72 与 S27 的结果是一样的，所以在计算接下来的协方差结果时，是不需要再重复计算相应结果的。

使用 mvmeta 命令进行统计分析；使用 intervalplot 命令进行图形绘制。

. mat P ＝ I(6) ＋ J(6,6,1)

. mvmeta y S, bscov(prop P)

. intervalplot, mvmeta pred eform lab(PLA ABA ADA ANA ETA INF RIT) null(1) sep marg(10 40 2 2)

. intervalplot,mvmeta pred eform lab(PLA ABA ADA ANA ETA INF RIT) null(1) sep marg(10 40 2 2)

The intervalplot command assumes that the saved results from mvmeta or network meta commands have been derived from the current dataset

_Comparison	_Effect_Size	_Standard_Error	_LCI	_UCI	_LPrI	_UPrI
ABA vs PLA	1.217987	.2708126	.6872044	1.74877	.0058164	2.430158
ADA vs PLA	1.299532	.2235979	.8612877	1.737775	.130008	2.469055
ANA vs PLA	.5122926	.387367	-.2469328	1.271518	-.8305248	1.85511
ETA vs PLA	1.449314	.3428825	.7772763	2.121351	.1602017	2.738425
INF vs PLA	.9074686	.404262	.1151296	1.699808	-.4568461	2.271783
RIT vs PLA	1.589301	.3794103	.8456705	2.332932	.2564051	2.922197
ADA vs ABA	.0815442	.3512013	-.6067976	.769886	-1.217276	1.380364
ANA vs ABA	-.7056948	.4726553	-1.632082	.2206926	-2.162514	.7511243
ETA vs ABA	.2313263	.4369546	-.6250891	1.087742	-1.176161	1.638814
INF vs ABA	-.3105187	.4866007	-1.264239	.6432012	-1.78718	1.166143
RIT vs ABA	.3713138	.4661465	-.5423165	1.284944	-1.076351	1.818979
ANA vs ADA	-.787239	.4446456	-1.658728	.0842504	-2.205168	.6306904
ETA vs ADA	.149782	.4034044	-.640876	.9404401	-1.213428	1.512992
INF vs ADA	-.392063	.4587976	-1.29129	.5071638	-1.829476	1.04535
RIT vs ADA	.2897696	.4401725	-.5729527	1.152492	-1.122074	1.701613
ETA vs ANA	.937021	.5101567	-.0628677	1.93691	-.5738378	2.44789
INF vs ANA	.395176	.5558927	-.6943536	1.484706	-1.184333	1.974685
RIT vs ANA	1.077009	.5419465	.0148129	2.139204	-.4812683	2.635286
INF vs ETA	-.541845	.5213259	-1.563625	.4799351	-2.069204	.9855137
RIT vs ETA	.1399876	.5107863	-.8611351	1.14111	-1.371797	1.651772
RIT vs INF	.6818326	.5540805	-.4041453	1.76781	-.894903	2.258568

图 18.31　两两比较数据分析结果（PLA 为安慰剂）

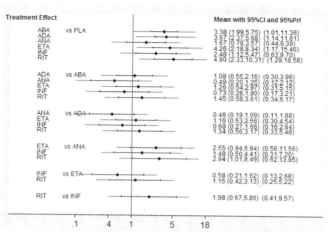

图 18.32　两两比较数据森林图

（6）干预效果排序：

此部分是网络 Meta 分析需要重点展示的内容，也是网络 Meta 分析的核心，当然也是运行最为复杂的一部分。Stata 软件中可以使用 sucra 命令进行操作。所用的数据为例 18.8

mvmeta 命令进行统计分析，为了保证数据结果的稳定性，进行了 50000 次抽样运算。

```
. mat P = I(6) + J(6,6,1)
. mvmeta y S, bscov(prop P) pbest(max, all zero gen(prob) reps(50000))
```

校正小样本效应

```
. foreach var in S22 S33 S44 S55 S66 S77{
gen var_`var'=`var'
replace var_`var'=0 if var_`var'==.
}
```

进行回归分析

```
. mvmeta y S var *, bscov(prop P) pbest(max, all zero reps(50000))
```

排序

```
. set obs 28
. forvalues i=1/7{
replace r`i'=0.001 in 28
replace n`i'=0.01 in 28
}
. foreach trt in 1 2 3 4 5 6 7{
    if `trt'==1 continue
    replace y`trt' in 28=log(r`trt'/(n`trt'−r`trt'))−log(r1/(n1−r1))
    replace Strt`trt' in 28=1/r`trt'+1/(n`trt'−r`trt')+1/r1+1/(n1−r1)
    foreach trt2 in 1 2 3 4 5 6 7{
```

if `trt2'==1 continue

if `trt2'>`trt' replace S`trt'^`trt2' in 28=1/r1+1/(n1−r1) if r`trt'! =. & n`trt2'! =.

   }

}

. forvalues i=2/7{

forvalues j=1/27{

replace var_S`i'`i' in 28=max(var_S`i'`i'[28], var_S`i'`i'[`j'])

}

}

. mvmeta y S, bscov(prop P) pbest(max,all zero gen(sseprob) reps(50000)) eq(y2:var_S22,y3:var_S33,y4:var_S44,y5:var_S55, y6:var_S66,y7:var_S77)

. foreach var of varlist sse * {

replace `var'=`var'[28]

}

. drop in 28

. sucra prob * ,mvmeta comp(sseprob *) lab(Placebo Abatacept Adalimumab Anakinra Etanercept Infliximab Rituximab) names(Model without adjustment, Model adjusted for small—study effects)

图 18.33 可以看出不同生物制剂的具体值,调整小样本后对结果影响不大;图 18.34 更能清晰地看出大部分两条拟合线几乎重合。

Treatment Relative Ranking of Model without adjustment

Treatment	SUCRA	PrBest	MeanRank
Placebo	1.8	0.0	6.9
Abatacept	59.8	7.6	3.4
Adalimumab	66.1	9.4	3.0
Anakinra	22.0	0.3	5.7
Etanercept	76.2	30.1	2.4
Infliximab	40.8	3.4	4.6
Rituximab	83.4	49.3	2.0

Treatment Relative Ranking of Model adjusted for small-study effects

Treatment	SUCRA	PrBest	MeanRank
Placebo	1.8	0.0	6.9
Abatacept	59.8	7.6	3.4
Adalimumab	66.2	9.5	3.0
Anakinra	21.8	0.3	5.7
Etanercept	76.0	29.9	2.4
Infliximab	41.0	3.4	4.5
Rituximab	83.5	49.3	2.0

图 18.33　不同生物制剂治疗效果排序

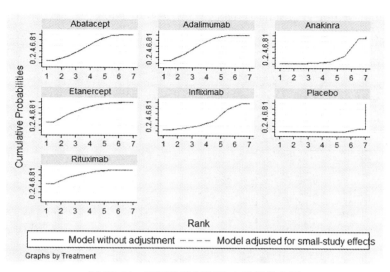

图 18.34　不同生物制剂治疗效果排序图

(7) 单个指标结果排序：

按图 18.35 的形式读入数据，此数据是由上面进行综合分析后得到的最终结果，Stata 软件中使用 mdsrank 命令进行展示。其中 lnor，selnor 为效应指标及其标准误。

Data Editor (Edit) - [networkplot.dta]

File　Edit　View　Data　Tools

lnor[1]　1.2179869

	lnor	selnor	t2	t1
1	1.21799	.270813	PLA	ABA
2	1.29953	.223598	PLA	ADA
3	.512293	.387367	PLA	ANA
4	1.44931	.342883	PLA	ETA
5	.907469	.404262	PLA	INF
6	1.5893	.37941	PLA	RIT
7	.081544	.351201	PLA	ADA
8	-.705695	.472655	ABA	ANA
9	.231326	.436955	ABA	ETA
10	-.310519	.486601	ABA	INF
11	.371314	.466146	ABA	RIT
12	-.787239	.444646	ABA	ANA
13	.149782	.403404	ADA	ETA
14	-.392063	.458798	ADA	INF
15	.28977	.440172	ADA	RIT
16	.937021	.510157	ADA	ETA
17	.395176	.555893	ANA	INF
18	1.07701	.541946	ANA	RIT
19	-.541845	.521326	ANA	INF
20	.139988	.510786	ETA	RIT
21	.681833	.55408	ETA	RIT

Ready　Vars: 15　Order: Modified　Obs: 67

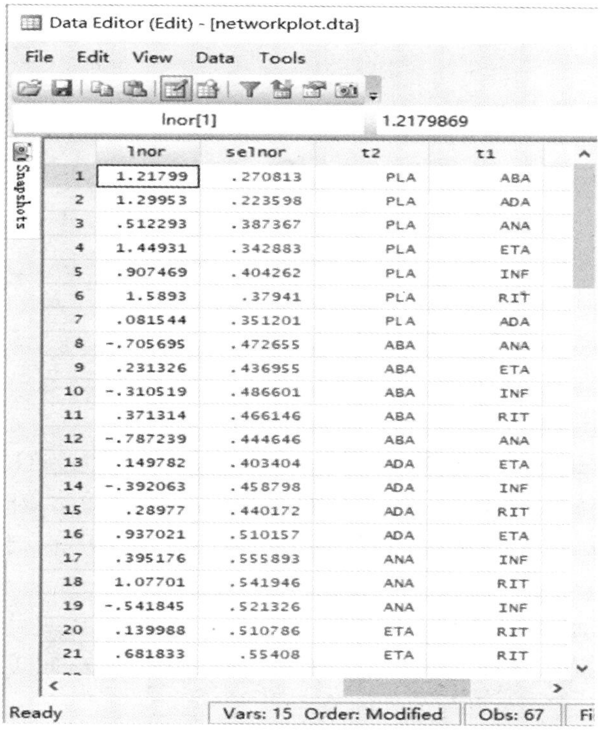

图 18.35　mdsrank 命令数据输入窗口

. mdsrank lnor selnor t1 t2，best(max) scat(msymb(square))

图 18.36 显示不同干预措施的排序情况，同时图 18.38 形象展示了图 18.36 的内容。

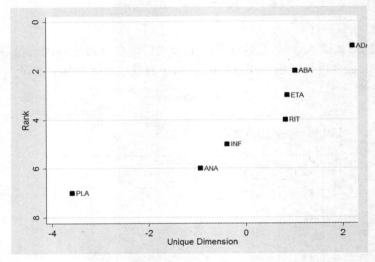

```
. mdsrank lnor selnor t1 t2, best(max) scat(msymb(square))

Warning: The existing dataset is stored as a temporary file
Warning: To save any changes applied at this temporary file in a specific direct
> ory you need to use the 'Save as' menu
```

Treatm~t	Dim1	Rank
ADA	2.20	1
ABA	1.02	2
ETA	0.86	3
RIT	0.82	4
INF	-0.38	5
ANA	-0.93	6
PLA	-3.59	7

图 18.36　mdsrank 命令分析结果

图 18.37　mdsrank 命令展示结果

（8）综合展示结果排序：

一般对于药物治疗主要关注疗效性（efficacy）和安全性（safety）这两个指标的结局，综合考虑两者的关系进行比较。Stata 软件中可以通过 clusterank 命令形象的展示结果。

按图 18.38 模式将每一种药物（treatment）的疗效性（efficacy）和安全性（safety）所的相对值录入 Stata 数据框中。

. clusterank efficacy safety treatment

图 18.39 中越靠近右上角的干预措施疗效和安全性结果越好，同时还能很清晰的分别与安慰剂进行对比，比较其安全性和疗效性的关系。

. clusterank efficacy safety treatment，dendrogram

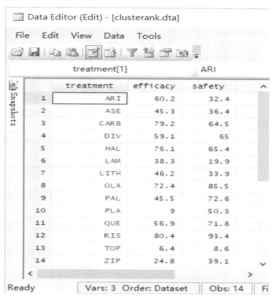

图 18.38　clusterank 命令数据输入窗口

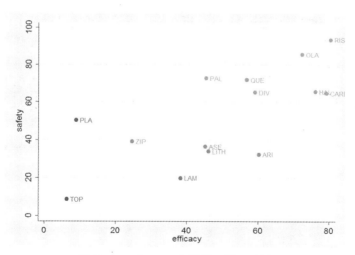

图 18.39　clusterank 结果二维显示图

　　同时,还能使用上面命令对干预措施进行聚类分析,得到疗效性和安全性相似的结果(图 18.40)。

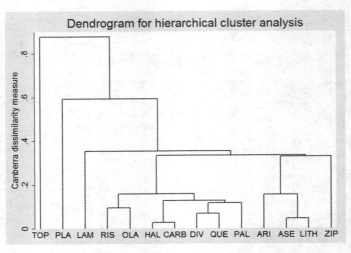

图 18.40　不同干预措施的树状图

◀本 章 小 结▶

　　循证医学是一门关于如何依据证据进行医学实践的学问,是当今最好的医学实践模式。作为实现循证医学的一种重要方法,Meta 分析在临床医学实践中已得到了广泛的应用。目前常见的 Meta 分析类型主要有经典资料的 Meta 分析、诊断性试验 Meta 分析、率的 Meta 分析、剂量反应关系 Meta 分析及网络 Meta 分析等几种不同的类型。不同类型的 Meta 分析所要获取的数据、操作方法和使用的统计软件也有所不同。Meta 分析在操作过程中涉及较多的流行病学,尤其临床流行病学和卫生统计学的相关知识。本章详细介绍了通过 Stata 软件对目前常见的这几种 Meta 分析类型进行提取相关数据进行统计学处理的过程。

(范大志　马玉波)

第19章　临床试验中多种随机化软件实现

一个良好的科学试验设计是顺利进行科学研究和数据统计分析的前提,同时也是获得预期试验结果的重要保证。我们知道,一个完善的统计研究设计包括三要素:受试对象、处理因素和试验效应。在试验设计时,为了更好地控制非处理因素对结果的影响,取得更可靠的信息,往往还必须遵循试验设计的四大原则,即随机、对照、重复和均衡原则。本章主要介绍随机原则在试验设计中的应用和软件的实现。

19.1　单纯随机抽样及软件实现

单纯随机抽样就是我们常说的简单随机抽样,即在总体中以完全随机的方法抽取一部分观察单位组成样本(每个观察单位选入样本的概率相同),常用的办法有抽签法、随机数表法或计算机软件产生随机数字等。

其优点是简单直观,均数(率)及其标准误的计算简便,缺点是需要事先把研究对象进行编号,当样本量较大时,比较费时费力,当样本量较小时,可能会发生偏向,影响样本的代表性。样本量不大时,可以采用此方法进行抽样。

【例19.1】　从编号为1~30的人中用简单随机化的方法抽取10名作为受试者,数据见例19.1.sav。

(1) 打开例19.1.sav,数据格式见图19.1。

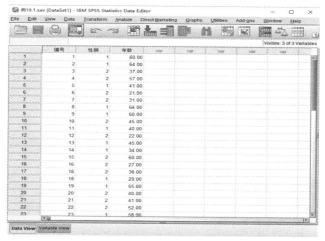

图 19.1

（2）点击 SPSS 主界面中的"Data"选项，展开下拉菜单。在下拉菜单中选"Select Cases"，弹出选择个案对话框，见图 19.2。

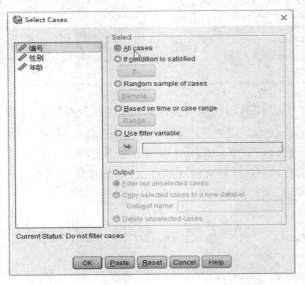

图 19.2

（3）点击"Random sample of cases"，点击"Sample"后，选择"Exactly"，分别输入 10 和 30，点击"Continue"，见图 19.3。

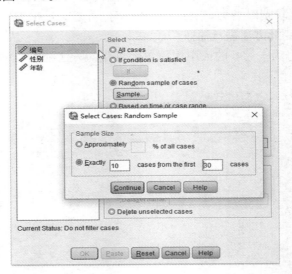

图 19.3

（4）点击"OK"，运行后，在数据库中可以看到多出一列，数值为 1 或 0，这里的 1 即为所要抽取的样本。为了直观方便的查看，我们可以对这一列进行排序见图 19.4。

（5）选中最后一例，右键选择"Sort Descending"，见图 19.5。

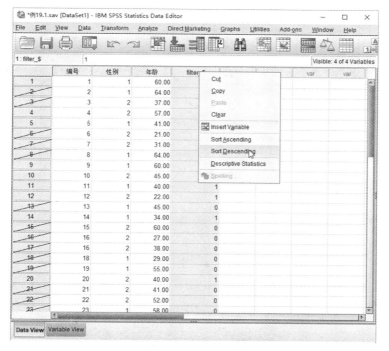

图 19.4

图 19.5

19.2　系统抽样及软件实现

系统抽样又称等距抽样,是指先将总体的全部单元按照一定顺序排列,采用简单随机抽样抽取第一个样本单元(或称为随机起点),再顺序抽取其余的样本单元。

系统抽样也是随机抽样的一种,每个个体被抽到的概率也是相等的,适用于总体个数较多,抽取容量也较大时。

【**例 19.2**】　依据例 19.1 数据,按照系统随机抽样的方法抽取 5 名受试者。

(1) 点击 SPSS 主界面中的"Transform"选项,展开下拉菜单。在下拉菜单中选"Rank Cases",见图 19.6。弹出"Rank Cases"对话框,见图 19.7,选择编号纳入到"Variable"中,点击 OK。这时在数据库中出现新的一列,R 编号见图 19.8。

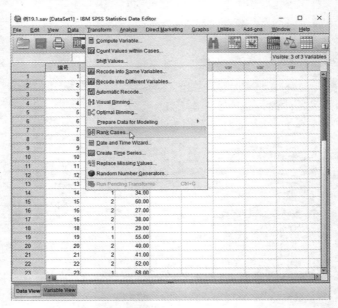

图 19.6

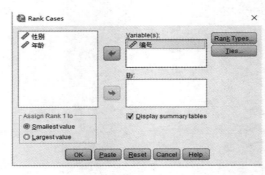

图 19.7

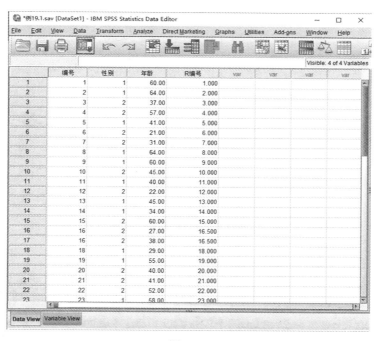

图 19.8

（2）点击 SPSS 主界面中的"Data"选项，展开下拉菜单。在下拉菜单中选"Select Ca-ses"，弹出选择"Select Cases"对话框，见图 19.9。

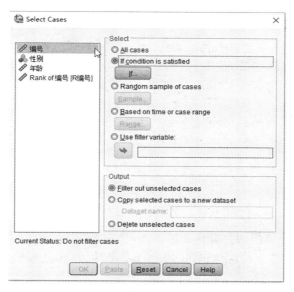

图 19.9

（3）选择"If condition is satisfied"，在选择"If"，弹出 if 对话框，见图 19.10。

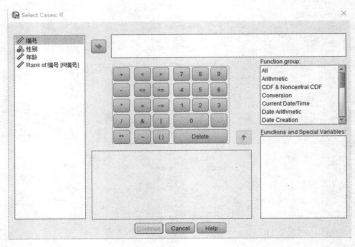

图 19.10

（4）在"Function group"中我们选择"Arithmetic"中的 MOD 函数，假设我们通过随机数表产生的抽取第一个单位为 2，由于本例是 30 人中随机抽取 5 个，因此组距为 $30/5＝6$。因此在框中输入：MOD((R 编号 $-$ 2)，$2 * 6)＝0$ or MOD((R 编号$-1+2)$，$2 * 6)＝0$，见图 19.11。点击"Continue"，点击 OK。

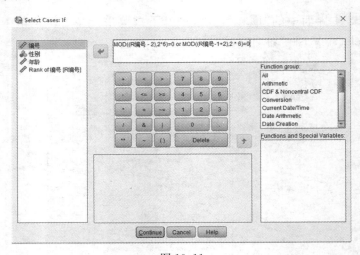

图 19.11

（5）这时在数据库中我们就会看到新增一列，变量名为 filter_ $ ，数值为 1 或 0，这里的 1即为抽取的编号，为了方便查看，我们对此列进行降序，可以看出编号为 2，11，14，23，26 的被随机抽取出来了，见图 19.12。

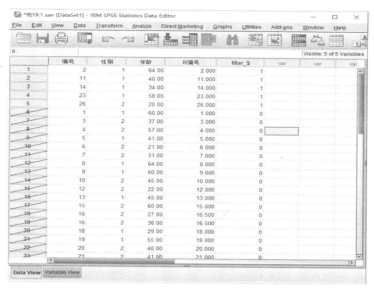

图 19.12

19.3　区组抽样及软件实现

区组随机抽样属于随机区组设计的一部分,随机区组设计又称配伍组设计,是配对设计的扩展,是把条件相同的几个受试者对象配成区组,然后把这一组随机分配,分别接受不同处理。其特点为各区组例数、各处理组例数相等,处理组间非处理因素较均衡,减少试验误差。

【例 19.3】　如果将 12 只兔子按体重大小分成 4 个区组,然后每个区组中的 3 支兔子再按随机分到 3 个不同的处理组,在 SPSS 中如何操作。

(1) 打开例 19.3.sps,样式见图 19.13。

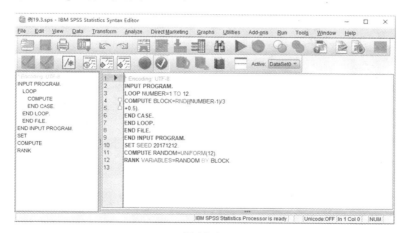

图 19.13

（2）输入一下程序：

```
INPUT PROGRAM.
LOOP NUMBER＝1 TO 12.
COMPUTE BLOCK＝RND((NUMBER－1)/3＋0.5).
END CASE.
END LOOP.
END FIIE.
END INPUT PROGRAM.
SET SEED 20171212.
COMPUTE RANDOM＝UNIFORM(12).
RANK VARIABLES＝RANDOM BY BLOCK.
```

（3）程序解读：

第 2 行产生 1～N 的观察单位编号，number，本例为 12 只兔子；第 3 行中产生观察单位对应的区组编号 block(1～K)，本例为 3 个处理组；第 8 行设置随机种子数，可以用当前日期为种子数；第 9 行产生随机数字 random(取值在 0～N 之间)；第 10 行是以区组 block 分组变量，将随机数字 random 进行编秩，并自动赋值给新变量 rrandom。

（4）点击运行会出现如图 19.14 数据库样式的。

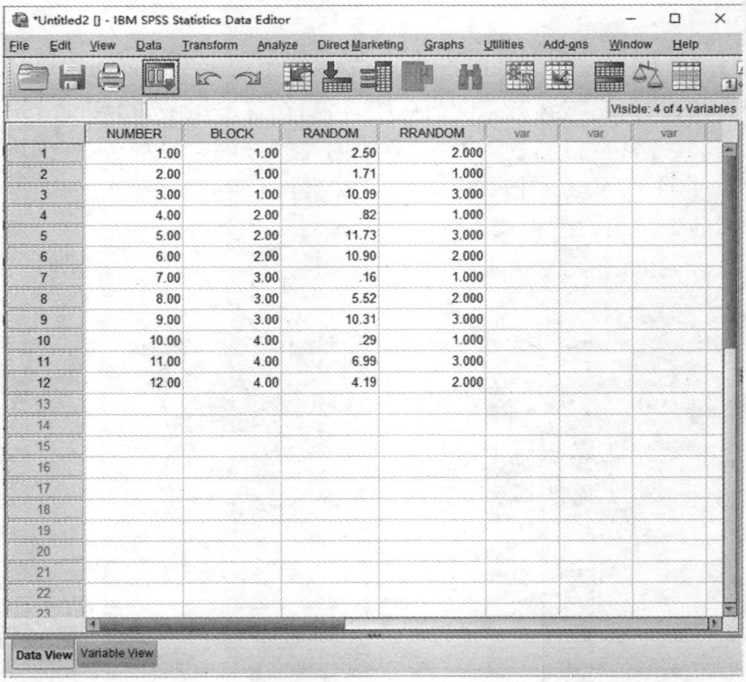

	NUMBER	BLOCK	RANDOM	RRANDOM	var	var	var
1	1.00	1.00	2.50	2.000			
2	2.00	1.00	1.71	1.000			
3	3.00	1.00	10.09	3.000			
4	4.00	2.00	.82	1.000			
5	5.00	2.00	11.73	3.000			
6	6.00	2.00	10.90	2.000			
7	7.00	3.00	.16	1.000			
8	8.00	3.00	5.52	2.000			
9	9.00	3.00	10.31	3.000			
10	10.00	4.00	.29	1.000			
11	11.00	4.00	6.99	3.000			
12	12.00	4.00	4.19	2.000			

图 19.14

19.4　分层抽样及软件实现

分层抽样又称类型抽样或分类抽样。即抽样在每一层中独立进行,总的样本由各层组成,总体参数则根据各层样本的参数汇总做出估计。其实施灵活,组织方便,数据处理简单,样本分布更加的均匀,能够较大的提高调查的精度。

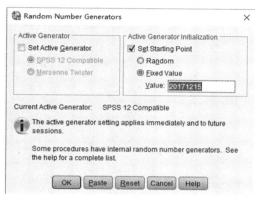

图 19.15

【例 19.4】　假设某学校三年级有两个班,1 班 40 名同学,2 班 60 名同学,每 4 名同学一个宿舍,采用按照宿舍进行分层等比整群抽样的原则,1 班抽取 4 个宿舍,2 班抽取 6 个宿舍,使用 SPSS 软件实现。数据见例 19.4. sav。

(1) 首先我们需要设置随机种子数,点击"Transform"—"Random Number Generators",弹出随机数生成器对话框,见图 19.15。

(2) 选择"Active Generator Initialization"中的"Set Starting Point"后,点击"Fixed Value"我们以当前日期为 Fixed Value,输入 20171215,点击确定。

(3) 点击"Analyze"—"Complex Samples"—"Select a Sample",弹出 Sampling Wizard 对话框,选择"Design a sample",点击"Browse",选择一个将该计划文件存储的本地文件夹。点击"Next",见图 19.16。

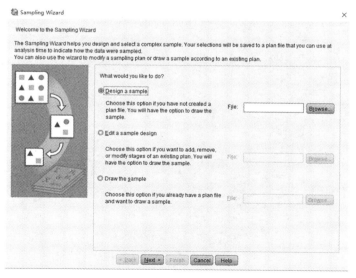

图 19.16

(4) 分层依据框中,在"Stratify By"中选择 CLASS 变量,作为分层变量。"Clusters"框中,本例宿舍 DORM 变量。然后点击下一步,进入抽样方法的定义。见图 19.17。

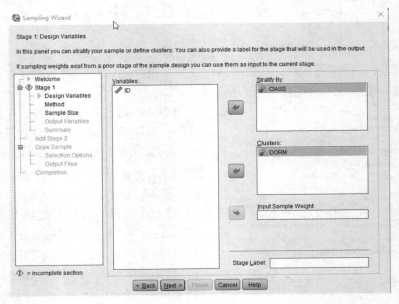

图 19.17

（5）在"type"处我们选择"Simple Random Sampling",点击下一步,见图 19.18。

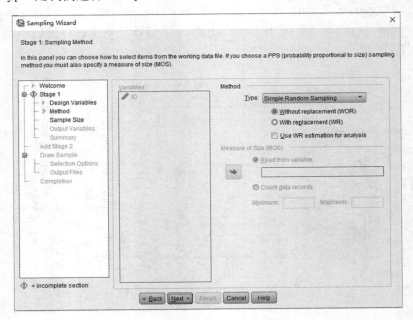

图 19.18

（6）因为各层抽取的数目不一样,因此我们选择"Unequal values for strata"点击 "Define",弹出对话框。在"Size Specifications":框中定义各层的抽取数,然后点击"Continue",

见图 19.19。

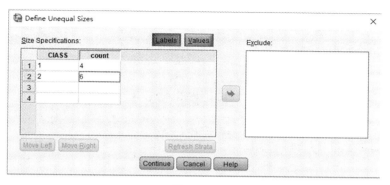

图 19.19

（7）点击"Next"，设置输出，见图 19.20。在"Which variables do you want to save?"，我们选择所有，点击"Next"，在"Do you want to add stage 2?"，本例选择"No"，点击"Next"。

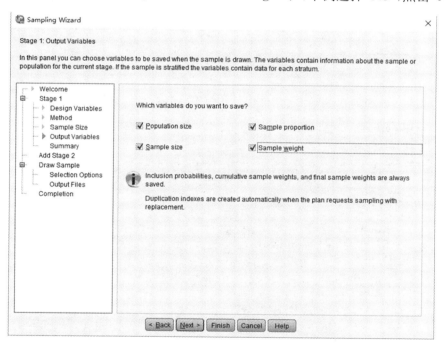

图 19.20

（8）在"Do you want to draw a sample?"选择"Yes"，"Stages"选择："All（1）"；在"What type of seed value do you want to use?"选择"Custom value"：输入我们上面选择的那个种子数 20171215。点击"Next"，设置样本输出保存，见图 19.21。

（9）在"Where do you want to save sample data?"中选择"New dataset"：命名为例 19.4 抽样，点击下一步，并点击完成，见图 19.22。

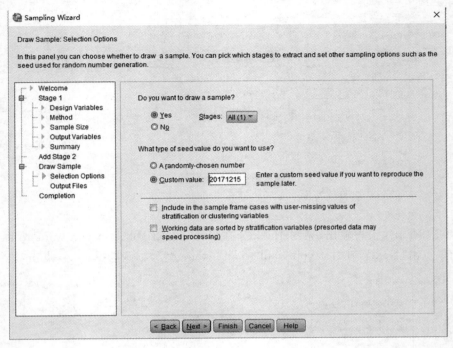

图 19.21

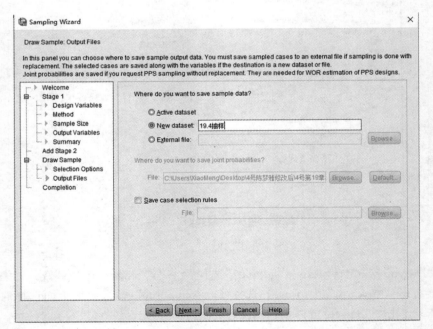

图 19.22

19.5　多中心临床随机化分组及软件实现

药物临床试验作为药物开发的重要环节,受到了政府、制药企业、医疗机构等相关科研人员的重视,目前我国对临床试验的要求越来越严格,已经逐步与国际接轨。药物临床试验是指任何在人体进行的,以药物作为研究对象,揭示人体与药物相互作用规律的科研活动。随机化和盲法在临床试验中起到重要的控制偏倚的作用,尤其是在 II、III 期多中心临床试验中,本节主要介绍随机化分组在多中心临床试验中的应用和软件实现,多中心临床试验随机化实际应用中,多以 SAS 软件包来实现,本节主要以 SAS 软件编程进行讲解。

19.5.1　随机化

临床试验中的随机化,一般采用分层、区组随机化。分层有利于保持层内的均衡性,特别是在多中心临床试验中,但是分层因素也不能太多,一般不宜大于 2。当受试者的入组随时间变化时,区组随机化在临床试验中是必须的,区组的长度大小要适当,太大容易造成组间不均衡,太小又可能影响受试者分组的可猜测性。有规定区组长度必须是试验组数的 2 倍以上,例如,试验组数为 2 组,则区组长度不能小于 4。

【例 19.5】　设有一个阳性对照试验,分两组,按照 1:1 设计,在 10 家中心进行竞争入组临床试验,样本量为 240 例,如何实现随机化分组。

本例总共 240 例病人等比例的随机分组,我们设定区组长度为 6,因为在 10 家中心同时进行,所欲区组个数为 4。

在 SAS 软件中输入以下程序:

```
proc plan seed=20171219;
factors center=10 block=4 length=6;
output out=rand;
data g1;
set rand;
number=_n_;
if length<=3 then group='A';
else group='B';
run;
proc print noobs;
var center number group;
run;
```

程序解读

第一行设置随机种子数,我们可以以当前日期为种子数;第二行设置分层、区组和区组长度变量,第 4 行~第 9 行生成随机分组变量,第 10 行~第 12 行是输出运行结果。

(丁　宁　潘发明)

附表　卫生统计学常用表

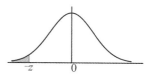

附表1 标准正态分布曲线下的面积,$\Phi(-z)$值

$-z$	0.00	0.01	0.02	0.03	0.04	0.05	0.06	0.07	0.08	0.09
−3.0	0.0013	0.0013	0.0013	0.0012	0.0012	0.0011	0.0011	0.0011	0.0010	0.0010
−2.9	0.0019	0.0018	0.0018	0.0017	0.0016	0.0016	0.0015	0.0015	0.0014	0.0014
−2.8	0.0026	0.0025	0.0024	0.0023	0.0023	0.0022	0.0021	0.0021	0.0020	0.0019
−2.7	0.0035	0.0034	0.0033	0.0032	0.0031	0.0030	0.0029	0.0028	0.0027	0.0026
−2.6	0.0047	0.0045	0.0044	0.0043	0.0041	0.0040	0.0039	0.0038	0.0037	0.0036
−2.5	0.0062	0.0060	0.0059	0.0057	0.0055	0.0054	0.0052	0.0051	0.0049	0.0048
−2.4	0.0082	0.0080	0.0078	0.0075	0.0073	0.0071	0.0069	0.0068	0.0066	0.0064
−2.3	0.0107	0.0104	0.0102	0.0099	0.0096	0.0094	0.0091	0.0089	0.0087	0.0084
−2.2	0.0139	0.0136	0.0132	0.0129	0.0125	0.0122	0.0119	0.0116	0.0113	0.0110
−2.1	0.0179	0.0174	0.0170	0.0166	0.0162	0.0158	0.0154	0.0150	0.0146	0.0143
−2.0	0.0228	0.0222	0.0217	0.0212	0.0207	0.0202	0.0197	0.0192	0.0188	0.0183
−1.9	0.0287	0.0281	0.0274	0.0268	0.0262	0.0256	0.0250	0.0244	0.0239	0.0233
−1.8	0.0359	0.0351	0.0344	0.0336	0.0329	0.0322	0.0314	0.0307	0.0301	0.0294
−1.7	0.0446	0.0436	0.0427	0.0418	0.0409	0.0401	0.0392	0.0384	0.0375	0.0367
−1.6	0.0548	0.0537	0.0526	0.0516	0.0505	0.0495	0.0485	0.0475	0.0465	0.0455
−1.5	0.0668	0.0655	0.0643	0.0630	0.0618	0.0606	0.0594	0.0582	0.0571	0.0559
−1.4	0.0808	0.0793	0.0778	0.0764	0.0749	0.0735	0.0721	0.0708	0.0694	0.0681
−1.3	0.0968	0.0951	0.0934	0.0918	0.0901	0.0885	0.0869	0.0853	0.0838	0.0823
−1.2	0.1151	0.1131	0.1112	0.1093	0.1075	0.1056	0.1038	0.1020	0.1003	0.0985
−1.1	0.1357	0.1335	0.1314	0.1292	0.1271	0.1251	0.1230	0.1210	0.1190	0.1170
−1.0	0.1587	0.1562	0.1539	0.1515	0.1492	0.1469	0.1446	0.1423	0.1401	0.1379
−0.9	0.1841	0.1814	0.1788	0.1762	0.1736	0.1711	0.1685	0.1660	0.1635	0.1611
−0.8	0.2119	0.2090	0.2061	0.2033	0.2005	0.1977	0.1949	0.1922	0.1894	0.1867
−0.7	0.2420	0.2389	0.2358	0.2327	0.2296	0.2266	0.2236	0.2206	0.2177	0.2148
−0.6	0.2743	0.2709	0.2676	0.2643	0.2611	0.2578	0.2546	0.2514	0.2483	0.2451
−0.5	0.3085	0.3050	0.3015	0.2981	0.2946	0.2912	0.2877	0.2843	0.2810	0.2776
−0.4	0.3446	0.3409	0.3372	0.3336	0.3300	0.3264	0.3228	0.3192	0.3156	0.3121
−0.3	0.3821	0.3783	0.3745	0.3707	0.3669	0.3632	0.3594	0.3557	0.3520	0.3483
−0.2	0.4207	0.4168	0.4129	0.4090	0.4052	0.4013	0.3974	0.3936	0.3897	0.3859
−0.1	0.4602	0.4562	0.4522	0.4483	0.4443	0.4404	0.4364	0.4325	0.4286	0.4247
−0.0	0.5000	0.4960	0.4920	0.4880	0.4840	0.4801	0.4761	0.4721	0.4681	0.4641

注:$\Phi(z)=1-\Phi(-z)$。

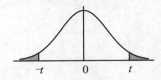

附表 2 t 界值表

自由度		概　率(P)									
	单侧	0.25	0.20	0.10	0.05	0.025	0.01	0.005	0.0025	0.001	0.0005
ν	双侧	0.50	0.40	0.20	0.10	0.05	0.02	0.01	0.005	0.002	0.001
1		1.000	1.376	3.078	6.314	12.706	31.821	63.657	127.321	318.309	636.619
2		0.816	1.061	1.886	2.920	4.303	6.965	9.925	14.089	22.327	31.599
3		0.765	0.978	1.638	2.353	3.182	4.541	5.841	7.453	10.215	12.924
4		0.741	0.941	1.533	2.132	2.776	3.747	4.604	5.598	7.173	8.610
5		0.727	0.920	1.476	2.015	2.571	3.365	4.032	4.773	5.893	6.869
6		0.718	0.906	1.440	1.943	2.447	3.143	3.707	4.317	5.208	5.959
7		0.711	0.896	1.415	1.895	2.365	2.998	3.499	4.029	4.785	5.408
8		0.706	0.889	1.397	1.860	2.306	2.896	3.355	3.833	4.501	5.041
9		0.703	0.883	1.383	1.833	2.262	2.821	3.250	3.690	4.297	4.781
10		0.700	0.879	1.372	1.812	2.228	2.764	3.169	3.581	4.144	4.587
11		0.697	0.876	1.363	1.796	2.201	2.718	3.106	3.497	4.025	4.437
12		0.695	0.873	1.356	1.782	2.179	2.681	3.055	3.428	3.930	4.318
13		0.694	0.870	1.350	1.771	2.160	2.650	3.012	3.372	3.852	4.221
14		0.692	0.868	1.345	1.761	2.145	2.624	2.977	3.326	3.787	4.140
15		0.691	0.866	1.341	1.753	2.131	2.602	2.947	3.286	3.733	4.073
16		0.690	0.865	1.337	1.746	2.120	2.583	2.921	3.252	3.686	4.015
17		0.689	0.863	1.333	1.740	2.110	2.567	2.898	3.222	3.646	3.965
18		0.688	0.862	1.330	1.734	2.101	2.552	2.878	3.197	3.610	3.922
19		0.688	0.861	1.328	1.729	2.093	2.539	2.861	3.174	3.579	3.883
20		0.687	0.860	1.325	1.725	2.086	2.528	2.845	3.153	3.552	3.850
21		0.686	0.859	1.323	1.721	2.080	2.518	2.831	3.135	3.527	3.819
22		0.686	0.858	1.321	1.717	2.074	2.508	2.819	3.119	3.505	3.792
23		0.685	0.858	1.319	1.714	2.069	2.500	2.807	3.104	3.485	3.768
24		0.685	0.857	1.318	1.711	2.064	2.492	2.797	3.091	3.467	3.745
25		0.684	0.856	1.316	1.708	2.060	2.485	2.787	3.078	3.450	3.725
26		0.684	0.856	1.315	1.706	2.056	2.479	2.779	3.067	3.435	3.707
27		0.684	0.855	1.314	1.703	2.052	2.473	2.771	3.057	3.421	3.690
28		0.683	0.855	1.313	1.701	2.048	2.467	2.763	3.047	3.408	3.674
29		0.683	0.854	1.311	1.699	2.045	2.462	2.756	3.038	3.396	3.659
30		0.683	0.854	1.310	1.697	2.042	2.457	2.750	3.030	3.385	3.646

(续)附表 2

自由度	概　率（P）									
单侧	0.25	0.20	0.10	0.05	0.025	0.01	0.005	0.0025	0.001	0.0005
ν 双侧	0.50	0.40	0.20	0.10	0.05	0.02	0.01	0.005	0.002	0.001
31	0.682	0.853	1.309	1.696	2.040	2.453	2.744	3.022	3.375	3.633
32	0.682	0.853	1.309	1.694	2.037	2.449	2.738	3.015	3.365	3.622
33	0.682	0.853	1.308	1.692	2.035	2.445	2.733	3.008	3.356	3.611
34	0.682	0.852	1.307	1.691	2.032	2.441	2.728	3.002	3.348	3.601
35	0.682	0.852	1.306	1.690	2.030	2.438	2.724	2.996	3.340	3.591
36	0.681	0.852	1.306	1.688	2.028	2.434	2.719	2.990	3.333	3.582
37	0.681	0.851	1.305	1.687	2.026	2.431	2.715	2.985	3.326	3.574
38	0.681	0.851	1.304	1.686	2.024	2.429	2.712	2.980	3.319	3.566
39	0.681	0.851	1.304	1.685	2.023	2.426	2.708	2.976	3.313	3.558
40	0.681	0.851	1.303	1.684	2.021	2.423	2.704	2.971	3.307	3.551
50	0.679	0.849	1.299	1.676	2.009	2.403	2.678	2.937	3.261	3.496
60	0.679	0.848	1.296	1.671	2.000	2.390	2.660	2.915	3.232	3.460
70	0.678	0.847	1.294	1.667	1.994	2.381	2.648	2.899	3.211	3.435
80	0.678	0.846	1.292	1.664	1.990	2.374	2.639	2.887	3.195	3.416
90	0.677	0.846	1.291	1.662	1.987	2.368	2.632	2.878	3.183	3.402
100	0.677	0.845	1.290	1.660	1.984	2.364	2.626	2.871	3.174	3.390
200	0.676	0.843	1.286	1.653	1.972	2.345	2.601	2.839	3.131	3.340
500	0.675	0.842	1.283	1.648	1.965	2.334	2.586	2.820	3.107	3.310
1000	0.675	0.842	1.282	1.646	1.962	2.330	2.581	2.813	3.098	3.300
∞	0.6745	0.8416	1.2816	1.6449	1.9600	2.3264	2.5758	2.8070	3.0902	3.2905

附表 3　百分率的可信区间（1）

二项分布率的置信区间:95%置信区间

$1-\alpha=95\%$

n	0*	1	2	3	4	5	6	7	8	9	10	11	12	13
1	0~97.5													
2	0~84.2	1.3~98.7												
3	0~70.8	0.8~90.6	9.4~99.2											
4	0~60.2	0.6~80.6	6.8~93.2											
5	0~52.2	0.5~71.6	5.3~85.3	14.7~94.7										
6	0~45.9	0.4~64.1	4.3~77.7	11.8~88.2										
7	0~41.0	0.4~57.9	3.7~71.0	9.9~81.6	18.4~90.1									
8	0~36.9	0.3~52.7	3.2~65.1	8.5~75.5	15.7~84.3									
9	0~33.6	0.3~48.2	2.8~60.0	7.5~70.1	13.7~78.8	21.2~86.3								
10	0~30.8	0.3~44.5	2.5~55.6	6.7~65.2	12.2~73.8	18.7~81.3								
11	0~28.5	0.2~41.3	2.3~51.8	6.0~61.0	10.9~69.2	16.7~76.6	23.4~83.3							
12	0~26.5	0.2~38.5	2.1~48.4	5.5~57.2	9.9~65.1	15.2~72.3	21.1~78.9							
13	0~24.7	0.2~36.0	1.9~45.4	5.0~53.8	9.1~61.4	13.9~68.4	19.2~74.9	25.1~80.8						
14	0~23.2	0.2~33.9	1.8~42.8	4.7~50.8	8.4~58.1	12.8~64.9	17.7~71.1	23.0~77.0						
15	0~21.8	0.2~31.9	1.7~40.5	4.3~48.1	7.8~55.1	11.8~61.6	16.3~67.7	21.3~73.4	26.6~78.7					
16	0~20.6	0.2~30.2	1.6~38.3	4.0~45.6	7.3~52.4	11.0~58.7	15.2~64.6	19.8~70.1	24.7~75.3					
17	0~19.5	0.1~28.7	1.5~36.4	3.8~43.4	6.8~49.9	10.3~56.0	14.2~61.7	18.4~67.1	23.0~72.2	27.8~77.0				
18	0~18.5	0.1~27.3	1.4~34.7	3.6~41.4	6.4~47.6	9.7~53.5	13.3~59.0	17.3~64.3	21.5~69.2	26.0~74.0				
19	0~17.6	0.1~26.0	1.3~33.1	3.4~39.6	6.1~45.6	9.1~51.2	12.6~56.6	16.3~61.6	20.3~66.5	24.4~71.1	28.9~75.6			
20	0~16.8	0.1~24.9	1.2~31.7	3.2~37.9	5.7~43.7	8.7~49.1	11.9~54.3	15.4~59.2	19.1~63.9	23.1~68.5	27.2~72.8			
21	0~16.1	0.1~23.8	1.2~30.4	3.0~36.3	5.4~41.9	8.2~47.2	11.3~52.2	14.6~57.0	18.1~61.6	21.8~66.0	25.7~70.2	29.8~74.3		
22	0~15.4	0.1~22.8	1.1~29.2	2.9~34.9	5.2~40.3	7.8~45.4	10.7~50.2	13.9~54.9	17.2~59.3	20.7~63.6	24.4~67.8	28.2~71.8		
23	0~14.8	0.1~21.9	1.1~28.0	2.8~33.6	5.0~38.8	7.5~43.7	10.2~48.4	13.2~52.9	16.4~57.3	19.7~61.5	23.2~65.5	26.8~69.4	30.6~73.2	
24	0~14.2	0.1~21.1	1.0~27.0	2.7~32.4	4.7~37.4	7.1~42.2	9.8~46.7	12.6~51.1	15.6~55.3	18.8~59.4	22.1~63.4	25.6~67.2	29.1~70.9	
25	0~13.7	0.1~20.4	1.0~26.0	2.5~31.2	4.5~36.1	6.8~40.7	9.4~45.1	12.1~49.4	14.9~53.5	18.0~57.5	21.1~61.3	24.4~65.1	27.8~68.7	31.3~72.2

*单侧 97.5%可信区间

（续）附表 3

n	0*	1	2	3	4	5	6	7	8	9	10	11	12	13
26	0~13.2	0.1~19.6	0.9~25.1	2.4~30.2	4.4~34.9	6.6~39.4	9.0~43.6	11.6~47.8	14.3~51.8	17.2~55.7	20.2~59.4	23.4~63.1	26.6~66.6	29.9~70.1
27	0~12.8	0.1~19.0	0.9~24.3	2.4~29.2	4.2~33.7	6.3~38.1	8.6~42.3	11.1~46.3	13.8~50.2	16.5~54.0	19.4~57.6	22.4~61.2	25.5~64.7	28.7~68.1
28	0~12.3	0.1~18.3	0.9~23.5	2.3~28.2	4.0~32.7	6.1~36.9	8.3~41.0	10.7~44.9	13.2~48.7	15.9~52.4	18.6~55.9	21.5~59.4	24.5~62.8	27.5~66.1
29	0~11.9	0.1~17.8	0.8~22.8	2.2~27.4	3.9~31.7	5.8~35.8	8.0~39.7	10.3~43.5	12.7~47.2	15.3~50.8	17.9~54.3	20.7~57.7	23.5~61.1	26.4~64.3
30	0~11.6	0.1~17.2	0.8~22.1	2.1~26.5	3.8~30.7	5.6~34.7	7.7~38.6	9.9~42.3	12.3~45.9	14.7~49.4	17.3~52.8	19.9~56.1	22.7~59.4	25.5~62.6
31	0~11.2	0.1~16.7	0.8~21.4	2.0~25.8	3.6~29.8	5.5~33.7	7.5~37.5	9.6~41.1	11.9~44.6	14.2~48.0	16.7~51.4	19.2~54.6	21.8~57.8	24.5~60.9
32	0~10.9	0.1~16.2	0.8~20.8	2.0~25.0	3.5~29.0	5.3~32.8	7.2~36.4	9.3~40.0	11.5~43.4	13.7~46.7	16.1~50.0	18.6~53.2	21.1~56.3	23.7~59.4
33	0~10.6	0.1~15.8	0.7~20.2	1.9~24.3	3.4~28.2	5.1~31.9	7.0~35.5	9.0~38.9	11.1~42.3	13.3~45.5	15.6~48.7	18.0~51.8	20.4~54.9	22.9~57.9
34	0~10.3	0.1~15.3	0.7~19.7	1.9~23.7	3.3~27.5	5.0~31.1	6.8~34.5	8.7~37.9	10.7~41.2	12.9~44.4	15.1~47.5	17.4~50.5	19.7~53.5	22.2~56.4
35	0~10.0	0.1~14.9	0.7~19.2	1.8~23.1	3.2~26.7	4.8~30.3	6.6~33.6	8.4~36.9	10.4~40.1	12.5~43.3	14.6~46.3	16.9~49.3	19.1~52.2	21.5~55.1
36	0~9.7	0.1~14.5	0.7~18.7	1.8~22.5	3.1~26.1	4.7~29.5	6.4~32.8	8.2~36.0	10.1~39.2	12.1~42.2	14.2~45.2	16.3~48.1	18.6~51.0	20.8~53.8
37	0~9.5	0.1~14.2	0.7~18.2	1.7~21.9	3.0~25.4	4.5~28.8	6.2~32.0	8.0~35.2	9.8~38.2	11.8~41.2	13.8~44.1	15.9~47.0	18.0~49.8	20.2~52.5
38	0~9.3	0.1~13.8	0.6~17.7	1.7~21.4	2.9~24.8	4.4~28.1	6.0~31.3	7.7~34.3	9.6~37.3	11.4~40.2	13.4~43.1	15.4~45.9	17.5~48.7	19.6~51.4
39	0~9.0	0.1~13.5	0.6~17.3	1.6~20.9	2.9~24.2	4.3~27.4	5.9~30.5	7.5~33.5	9.3~36.5	11.1~39.3	13.0~42.1	15.0~44.9	17.0~47.6	19.1~50.2
40	0~8.8	0.1~13.2	0.6~16.9	1.6~20.4	2.8~23.7	4.2~26.8	5.7~29.8	7.3~32.8	9.1~35.6	10.8~38.5	12.7~41.2	14.6~43.9	16.6~46.5	18.6~49.1
41	0~8.6	0.1~12.9	0.6~16.5	1.5~19.9	2.7~23.1	4.1~26.2	5.6~29.2	7.2~32.1	8.8~34.9	10.6~37.6	12.4~40.3	14.2~42.9	16.1~45.5	18.1~48.1
42	0~8.4	0.1~12.6	0.6~16.2	1.5~19.5	2.7~22.6	4.0~25.6	5.4~28.5	7.0~31.4	8.6~34.1	10.3~36.8	12.1~39.5	13.9~42.0	15.7~44.6	17.6~47.1
43	0~8.2	0.1~12.3	0.6~15.8	1.5~19.1	2.6~22.1	3.9~25.1	5.3~27.9	6.8~30.7	8.4~33.4	10.0~36.0	11.8~38.6	13.5~41.2	15.3~43.7	17.2~46.1
44	0~8.0	0.1~12.0	0.6~15.5	1.4~18.7	2.5~21.7	3.8~24.6	5.2~27.4	6.6~30.1	8.2~32.7	9.8~35.3	11.5~37.8	13.2~40.3	15.0~42.8	16.8~45.2
45	0~7.9	0.1~11.8	0.6~15.1	1.4~18.3	2.5~21.2	3.7~24.1	5.1~26.8	6.5~29.5	8.0~32.1	9.6~34.6	11.2~37.1	12.9~39.5	14.6~41.9	16.4~44.3
46	0~7.7	0.1~11.5	0.6~14.8	1.4~17.9	2.4~20.8	3.6~23.6	4.9~26.3	6.3~28.9	7.8~31.4	9.4~33.9	10.9~36.4	12.6~38.8	14.3~41.1	16.0~43.5
47	0~7.5	0.1~11.3	0.5~14.5	1.3~17.5	2.4~20.4	3.5~23.1	4.8~25.7	6.2~28.3	7.6~30.8	9.1~33.3	10.7~35.6	12.3~38.0	13.9~40.3	15.6~42.6
48	0~7.4	0.1~11.1	0.5~14.3	1.3~17.2	2.3~20.0	3.5~22.7	4.7~25.2	6.1~27.7	7.5~30.2	8.9~32.6	10.5~35.0	12.0~37.3	13.6~39.6	15.3~41.8
49	0~7.3	0.1~10.9	0.5~14.0	1.3~16.9	2.2~19.6	3.4~22.2	4.6~24.8	5.9~27.2	7.3~29.7	8.8~32.0	10.2~34.3	11.8~36.6	13.3~38.9	14.9~41.1
50	0~7.1	0.1~10.6	0.5~13.7	1.3~16.5	2.2~19.2	3.3~21.8	4.5~24.3	5.8~26.7	7.2~29.1	8.6~31.4	10.0~33.7	11.5~36.0	13.1~38.2	14.6~40.3

X

* 单侧97.5%可信区间

（续）附表 3

n							X						
	14	15	16	17	18	19	20	21	22	23	24	25
26												
27	31.9—71.3											
28	30.6—69.4											
29	29.4—67.5	32.5—70.6										
30	28.3—65.7	31.3—68.7										
31	27.3—64.0	30.2—66.9	33.1—69.8									
32	26.4—62.3	29.1—65.3	31.9—68.1									
33	25.5—60.8	28.1—63.6	30.8—66.5	33.5—69.2								
34	24.6—59.3	27.2—62.1	29.8—64.9	32.4—67.6								
35	23.9—57.9	26.3—60.6	28.8—63.4	31.4—66.0	34.0—68.6							
36	23.1—56.5	25.5—59.2	27.9—61.9	30.4—64.5	32.9—67.1							
37	22.5—55.2	24.8—57.9	27.1—60.5	29.5—63.1	31.9—65.6	34.4—68.1						
38	21.8—54.0	24.0—56.6	26.3—59.2	28.6—61.7	31.0—64.2	33.4—66.6						
39	21.2—52.8	23.4—55.4	25.6—57.9	27.8—60.4	30.1—62.8	32.4—65.2	34.8—67.6					
40	20.6—51.7	22.7—54.2	24.9—56.7	27.0—59.1	29.3—61.5	31.5—63.9	33.8—66.2					
41	20.1—50.6	22.1—53.1	24.2—55.5	26.3—57.9	28.5—60.3	30.7—62.6	32.9—64.9	35.1—67.1				
42	19.6—49.5	21.6—52.0	23.6—54.4	25.6—56.7	27.7—59.0	29.8—61.3	32.0—63.6	34.2—65.8				
43	19.1—48.5	21.0—50.9	23.0—53.3	25.0—55.6	27.0—57.9	29.1—60.1	31.2—62.3	33.3—64.5	35.5—66.7			
44	18.6—47.6	20.5—49.9	22.4—52.2	24.4—54.5	26.3—56.8	28.3—59.0	30.4—61.2	32.5—63.3	34.6—65.4			
45	18.2—46.6	20.0—49.0	21.9—51.2	23.8—53.5	25.7—55.7	27.7—57.8	29.6—60.0	31.7—62.1	33.7—64.2	35.8—66.3		
46	17.7—45.8	19.5—48.0	21.4—50.2	23.2—52.5	25.1—54.6	27.0—56.8	28.9—58.9	30.9—61.0	32.9—63.1	34.9—65.1		
47	17.3—44.9	19.1—47.1	20.9—49.3	22.7—51.5	24.5—53.6	26.4—55.7	28.3—57.8	30.2—59.9	32.1—61.9	34.1—63.9	36.1—65.9	
48	17.0—44.1	18.7—46.3	20.4—48.4	22.2—50.5	24.0—52.6	25.8—54.7	27.6—56.8	29.5—58.8	31.4—60.8	33.3—62.8	35.2—64.8	
9	16.6—43.3	18.3—45.4	19.9—47.5	21.7—49.6	23.4—51.7	25.2—53.8	27.0—55.8	28.8—57.8	30.7—59.8	32.5—61.7	34.4—63.7	36.3—65.6
50	16.2—42.5	17.9—44.6	19.5—46.7	21.2—48.8	22.9—50.8	24.7—52.8	26.4—54.8	28.2—56.8	30.0—58.7	31.8—60.7	33.7—62.6	35.5—64.5

附表 4 百分率的可信区间(2)

二项分布概率的置信区间:99%置信区间

$1-\alpha=99\%$

n	0*	1	2	3	4	5	6	7	8	9	10	11	12	13
1	0—99.5													
2	0—92.9	0.3—99.7												
3	0—82.9	0.2—95.9	4.1—99.8											
4	0—73.4	0.1—88.9	2.9—97.1											
5	0—65.3	0.1—81.5	2.3—91.7	8.3—97.7										
6	0—58.6	0.1—74.6	1.9—85.6	6.6—93.4										
7	0—53.1	0.1—68.5	1.6—79.7	5.5—88.2	11.8—94.5									
8	0—48.4	0.1—63.2	1.4—74.2	4.7—83.0	10.0—90.0									
9	0—44.5	0.1—58.5	1.2—69.3	4.2—78.1	8.7—85.4	14.6—91.3								
10	0—41.1	0.1—54.4	1.1—64.8	3.7—73.5	7.7—80.9	12.8—87.2								
11	0—38.2	0—50.9	1.0—60.8	3.3—69.3	6.9—76.7	11.4—83.1	16.9—88.6							
12	0—35.7	0—47.7	0.9—57.3	3.0—65.5	6.2—72.8	10.3—79.1	15.2—84.8							
13	0—33.5	0—44.9	0.8—54.1	2.8—62.1	5.7—69.1	9.4—75.5	13.8—81.1	18.9—86.2						
14	0—31.5	0—42.4	0.8—51.2	2.6—58.9	5.3—65.8	8.7—72.0	12.7—77.7	17.2—82.8						
15	0—29.8	0—40.2	0.7—48.6	2.4—56.1	4.9—62.7	8.0—68.8	11.7—74.4	15.9—79.5	20.5—84.1					
16	0—28.2	0—38.1	0.7—46.3	2.2—53.4	4.5—59.9	7.5—65.8	10.9—71.3	14.7—76.4	19.0—81.0					
17	0—26.8	0—36.3	0.6—44.1	2.1—51.0	4.3—57.3	7.0—63.1	10.1—68.5	13.7—73.4	17.6—78.1	21.9—82.4				
18	0—25.5	0—34.6	0.6—42.2	2.0—48.8	4.0—54.9	6.5—60.5	9.5—65.8	12.8—70.7	16.5—75.3	20.5—79.5				
19	0—24.3	0—33.1	0.6—40.4	1.9—46.8	3.8—52.7	6.2—58.2	9.0—63.3	12.1—68.1	15.5—72.6	19.2—76.8	23.2—80.8			
20	0—23.3	0—31.7	0.5—38.7	1.8—44.9	3.6—50.7	5.8—56.0	8.5—61.0	11.4—65.7	14.6—70.1	18.1—74.3	21.8—78.2			
21	0—22.3	0—30.4	0.5—37.2	1.7—43.2	3.4—48.8	5.5—53.9	8.0—58.8	10.8—63.4	13.8—67.7	17.1—71.8	20.5—75.8	24.2—79.5		
22	0—21.4	0—29.2	0.5—35.8	1.6—41.6	3.2—47.0	5.3—52.0	7.6—56.7	10.2—61.2	13.1—65.5	16.2—69.5	19.5—73.4	22.9—77.1		
23	0—20.6	0—28.1	0.5—34.5	1.5—40.1	3.1—45.3	5.0—50.2	7.3—54.8	9.7—59.2	12.5—63.4	15.4—67.4	18.5—71.2	21.8—74.8	25.2—78.2	
24	0—19.8	0—27.1	0.4—33.2	1.4—38.7	2.9—43.8	4.8—48.5	6.9—53.0	9.3—57.3	11.9—61.4	14.6—65.3	17.6—69.0	20.7—72.6	24.0—76.0	
25	0—19.1	0—26.2	0.4—32.1	1.4—37.4	2.8—42.4	4.6—47.0	6.6—51.4	8.9—55.5	11.3—59.5	14.0—63.3	16.8—67.0	19.7—70.5	22.8—73.9	26.1—77.2

*单侧99.5%可信区间

（续）附表 4

n	0*								X					
		1	2	3	4	5	6	7	8	9	10	11	12	13
26	0~18.4	0~25.3	0.4~31.0	1.3~36.2	2.7~41.0	4.4~45.5	6.4~49.8	8.5~53.8	10.9~57.8	13.4~61.5	16.1~65.1	18.9~68.6	21.8~71.9	24.9~75.1
27	0~17.8	0~24.5	0.4~30.0	1.3~35.1	2.6~39.7	4.2~44.1	6.1~48.3	8.2~52.3	10.4~56.1	12.8~59.7	15.4~63.3	18.1~66.7	20.9~70.0	23.8~73.1
28	0~17.2	0~23.7	0.4~29.1	1.2~34.0	2.5~38.5	4.1~42.8	5.9~46.9	7.9~50.8	10.0~54.5	12.3~58.1	14.8~61.6	17.3~64.9	20.0~68.1	22.8~71.3
29	0~16.7	0~23.0	0.4~28.2	1.2~33.0	2.4~37.4	3.9~41.6	5.6~45.5	7.6~49.3	9.6~53.0	11.9~56.5	14.2~59.9	16.7~63.2	19.2~66.4	21.9~69.5
30	0~16.2	0~22.3	0.4~27.4	1.2~32.0	2.3~36.3	3.8~40.4	5.4~44.3	7.3~48.0	9.3~51.6	11.4~55.0	13.7~58.3	16.2~61.6	18.5~64.7	21.1~67.7
31	0~15.7	0~21.6	0.3~26.6	1.1~31.1	2.3~35.3	3.7~39.3	5.3~43.1	7.0~46.7	9.0~50.2	11.0~53.6	13.2~56.9	15.5~60.0	17.8~63.1	20.3~66.1
32	0~15.3	0~21.0	0.3~25.9	1.1~30.3	2.2~34.4	3.5~38.3	5.1~41.9	6.8~45.5	8.7~48.9	10.6~52.2	12.7~55.4	14.9~58.5	17.2~61.6	19.6~64.5
33	0~14.8	0~20.4	0.3~25.2	1.1~29.5	2.1~33.5	3.4~37.3	4.9~40.9	6.6~44.3	8.4~47.7	10.3~50.9	12.3~54.1	14.4~57.1	16.6~60.1	18.9~63.0
34	0~14.4	0~19.9	0.3~24.5	1.0~28.7	2.0~32.6	3.3~36.3	4.8~39.8	6.4~43.2	8.1~46.5	10.0~49.7	11.9~52.8	13.9~55.8	16.1~58.7	18.3~61.5
35	0~14.0	0~19.4	0.3~23.9	1.0~28.0	2.0~31.8	3.2~35.4	4.6~38.9	6.2~42.2	7.9~45.4	9.7~48.5	11.5~51.5	13.5~54.5	15.6~57.4	17.7~60.1
36	0~13.7	0~18.9	0.3~23.3	1.0~27.3	1.9~31.0	3.1~34.6	4.5~37.9	6.0~41.2	7.6~44.3	9.4~47.4	11.2~50.4	13.1~53.3	15.1~56.1	17.1~58.8
37	0~13.3	0~18.4	0.3~22.7	0.9~26.6	1.9~30.3	3.0~33.7	4.4~37.1	5.8~40.2	7.4~43.3	9.1~46.3	10.9~49.2	12.7~52.1	14.6~54.8	16.6~57.5
38	0~13.0	0~18.0	0.3~22.2	0.9~26.0	1.8~29.6	3.0~33.0	4.2~36.2	5.7~39.3	7.2~42.4	8.8~45.3	10.6~48.2	12.3~50.9	14.2~53.7	16.1~56.3
39	0~12.7	0~17.6	0.3~21.7	0.9~25.4	1.8~28.9	2.9~32.2	4.1~35.4	5.5~38.5	7.0~41.4	8.6~44.3	10.3~47.1	12.0~49.8	13.8~52.5	15.7~55.1
40	0~12.4	0~17.2	0.3~21.2	0.9~24.8	1.7~28.3	2.8~31.5	4.0~34.6	5.4~37.6	6.8~40.5	8.4~43.4	10.0~46.1	11.7~48.8	13.4~51.4	15.3~54.0
41	0~12.1	0~16.8	0.3~20.7	0.8~24.3	1.7~27.6	2.7~30.8	3.9~33.9	5.2~36.8	6.6~39.7	8.1~42.5	9.7~45.2	11.4~47.8	13.1~50.4	14.8~52.9
42	0~11.9	0~16.4	0.2~20.3	0.8~23.8	1.6~27.1	2.7~30.2	3.8~33.2	5.1~36.1	6.5~38.9	7.9~41.6	9.5~44.3	11.1~46.8	12.7~49.4	14.5~51.9
43	0~11.6	0~16.0	0.2~19.9	0.8~23.3	1.6~26.5	2.6~29.6	3.7~32.5	5.0~35.3	6.3~38.1	7.7~40.8	9.2~43.4	10.8~45.9	12.4~48.4	14.1~50.9
44	0~11.3	0~15.7	0.2~19.4	0.8~22.8	1.6~25.9	2.5~29.0	3.6~31.8	4.9~34.6	6.2~37.3	7.6~40.0	9.0~42.5	10.5~45.0	12.1~47.5	13.7~49.9
45	0~11.1	0~15.4	0.2~19.0	0.8~22.3	1.5~25.4	2.5~28.4	3.6~31.2	4.7~33.9	6.0~36.6	7.4~39.2	8.8~41.7	10.3~44.2	11.8~46.6	13.4~48.9
46	0~10.9	0~15.1	0.2~18.6	0.7~21.9	1.5~24.9	2.4~27.8	3.5~30.6	4.6~33.3	5.9~35.9	7.2~38.4	8.6~40.9	10.0~43.3	11.5~45.7	13.1~48.0
47	0~10.7	0~14.8	0.2~18.3	0.7~21.5	1.5~24.4	2.4~27.3	3.4~30.0	4.5~32.7	5.7~35.2	7.0~37.7	8.4~40.2	9.8~42.5	11.3~44.9	12.8~47.2
48	0~10.5	0~14.5	0.2~17.9	0.7~21.0	1.4~24.0	2.3~26.8	3.3~29.5	4.4~32.1	5.6~34.6	6.9~37.0	8.2~39.4	9.6~41.8	11.0~44.1	12.5~46.3
49	0~10.2	0~14.2	0.2~17.6	0.7~20.7	1.4~23.5	2.3~26.3	3.3~28.9	4.3~31.5	5.5~34.0	6.7~36.4	8.0~38.7	9.4~41.0	10.8~43.3	12.2~45.5
50	0~10.1	0~13.9	0.2~17.3	0.7~20.3	1.4~23.1	2.2~25.8	3.2~28.4	4.2~30.9	5.4~33.3	6.6~35.7	7.9~38	9.2~40.3	10.6~42.5	12.0~44.7

* 单侧 99.5%可信区间

（续）附表 4

n	14	15	16	17	18	19	20	21	22	23	24	25
26												
27	26.9—76.2											
28	25.7—74.3											
29	24.7—72.4	27.6—75.3										
30	23.7—70.7	26.5—73.5										
31	22.8—69.0	25.5—71.8	28.2—74.5									
32	22.0—67.4	24.6—70.1	27.2—72.8									
33	21.3—65.8	23.7—68.5	26.2—71.2	28.8—73.8								
34	20.6—64.3	22.9—67.0	25.3—69.6	27.8—72.2								
35	19.9—62.9	22.2—65.5	24.5—68.1	26.9—70.6	29.4—73.1							
36	19.3—61.5	21.5—64.1	23.7—66.7	26.0—69.2	28.4—71.6							
37	18.7—60.2	20.8—62.7	23.0—65.3	25.2—67.7	27.5—70.1	29.9—72.5						
38	18.1—58.9	20.2—61.4	22.3—63.9	24.5—66.3	26.7—68.7	29.0—71.0						
39	17.6—57.7	19.6—60.2	21.7—162.6	23.8—65.0	25.9—67.4	28.1—69.7	30.3—71.9					
40	17.1—56.5	19.1—59.0	21.0—61.4	23.1—63.7	25.2—66.1	27.3—68.3	29.5—70.5					
41	16.7—55.4	18.5—57.8	20.5—60.2	22.4—62.5	24.5—64.8	26.5—67.0	28.6—69.2	30.8—71.4				
42	16.2—54.3	18.1—56.7	19.9—59.0	21.8—61.3	23.8—63.6	25.8—65.8	27.8—67.9	29.9—70.1				
43	15.8—53.2	17.6—55.6	19.4—57.9	21.3—60.2	23.2—62.4	25.1—64.6	27.1—66.7	29.1—68.8	31.2—70.9			
44	15.4—52.2	17.2—54.5	18.9—56.8	20.7—59.0	22.6—61.2	24.5—63.4	26.4—65.5	28.4—67.6	30.4—69.6			
45	15.1—51.3	16.7—53.5	18.5—55.8	20.2—58.0	22.0—60.1	23.9—62.3	25.7—64.3	27.7—66.4	29.6—68.4	31.6—70.4		
46	14.7—50.3	16.3—52.6	18.0—54.8	19.7—56.9	21.5—59.1	23.3—61.2	25.1—63.2	27.0—65.3	28.9—67.2	30.8—69.2		
47	14.4—49.4	16.0—51.6	17.6—53.8	19.3—55.9	21.0—58.0	22.7—60.1	24.5—62.1	26.3—64.1	28.2—66.1	30.0—68.1	31.9—70.0	
48	14.0—48.5	15.6—50.7	17.2—52.9	18.8—55.0	20.5—57.0	22.2—59.1	23.9—61.1	25.7—63.1	27.5—65.0	29.3—66.9	31.2—68.8	
49	13.7—47.7	15.2—49.8	16.8—52.0	18.4—54.0	20.0—56.1	21.7—58.1	23.4—60.1	25.1—62.0	26.9—63.9	28.6—65.8	30.5—67.7	32.3—69.5
50	13.4—46.9	14.9—49.0	16.4—51.1	18.0—53.1	19.6—55.1	21.2—57.1	22.9—59.1	24.5—61.0	26.3—62.9	28.0—64.8	29.8—66.6	31.6—68.4

X

附表 5　F 界值表（方差齐性检验界值表）（1）

概率 $P=0.05$

分母的自由度 ν_2	分子的自由度 ν_1															
	1	2	3	4	5	6	7	8	9	10	12	15	20	30	60	∞
1	647.79	799.50	864.16	899.58	921.85	937.11	948.22	956.66	963.28	968.63	976.71	984.87	993.10	1001.41	1009.80	1018.26
2	38.51	39.00	39.17	39.25	39.30	39.33	39.36	39.37	39.39	39.40	39.41	39.43	39.45	39.46	39.48	39.50
3	17.44	16.04	15.44	15.10	14.88	14.73	14.62	14.54	14.47	14.42	14.34	14.25	14.17	14.08	13.99	13.90
4	12.22	10.65	9.98	9.60	9.36	9.20	9.07	8.98	8.90	8.84	8.75	8.66	8.56	8.46	8.36	8.26
5	10.01	8.43	7.76	7.39	7.15	6.98	6.85	6.76	6.68	6.62	6.52	6.43	6.33	6.23	6.12	6.02
6	8.81	7.26	6.60	6.23	5.99	5.82	5.70	5.60	5.52	5.46	5.37	5.27	5.17	5.07	4.96	4.85
7	8.07	6.54	5.89	5.52	5.29	5.12	4.99	4.90	4.82	4.76	4.67	4.57	4.47	4.36	4.25	4.14
8	7.57	6.06	5.42	5.05	4.82	4.65	4.53	4.43	4.36	4.30	4.20	4.10	4.00	3.89	3.78	3.67
9	7.21	5.71	5.08	4.72	4.48	4.32	4.20	4.10	4.03	3.96	3.87	3.77	3.67	3.56	3.45	3.33
10	6.94	5.46	4.83	4.47	4.24	4.07	3.95	3.85	3.78	3.72	3.62	3.52	3.42	3.31	3.20	3.08
11	6.72	5.26	4.63	4.28	4.04	3.88	3.76	3.66	3.59	3.53	3.43	3.33	3.23	3.12	3.00	2.88
12	6.55	5.10	4.47	4.12	3.89	3.73	3.61	3.51	3.44	3.37	3.28	3.18	3.07	2.96	2.85	2.72
13	6.41	4.97	4.35	4.00	3.77	3.60	3.48	3.39	3.31	3.25	3.15	3.05	2.95	2.84	2.72	2.60
14	6.30	4.86	4.24	3.89	3.66	3.50	3.38	3.29	3.21	3.15	3.05	2.95	2.84	2.73	2.61	2.49
15	6.20	4.77	4.15	3.80	3.58	3.41	3.29	3.20	3.12	3.06	2.96	2.86	2.76	2.64	2.52	2.40
16	6.12	4.69	4.08	3.73	3.50	3.34	3.22	3.12	3.05	2.99	2.89	2.79	2.68	2.57	2.45	2.32
17	6.04	4.62	4.01	3.66	3.44	3.28	3.16	3.06	2.98	2.92	2.82	2.72	2.62	2.50	2.38	2.25
18	5.98	4.56	3.95	3.61	3.38	3.22	3.10	3.01	2.93	2.87	2.77	2.67	2.56	2.44	2.32	2.19
19	5.92	4.51	3.90	3.56	3.33	3.17	3.05	2.96	2.88	2.82	2.72	2.62	2.51	2.39	2.27	2.13
20	5.87	4.46	3.86	3.51	3.29	3.13	3.01	2.91	2.84	2.77	2.68	2.57	2.46	2.35	2.22	2.09
21	5.83	4.42	3.82	3.48	3.25	3.09	2.97	2.87	2.80	2.73	2.64	2.53	2.42	2.31	2.18	2.04
22	5.79	4.38	3.78	3.44	3.22	3.05	2.93	2.84	2.76	2.70	2.60	2.50	2.39	2.27	2.14	2.00
23	5.75	4.35	3.75	3.41	3.18	3.02	2.90	2.81	2.73	2.67	2.57	2.47	2.36	2.24	2.11	1.97
24	5.72	4.32	3.72	3.38	3.15	2.99	2.87	2.78	2.70	2.64	2.54	2.44	2.33	2.21	2.08	1.94
25	5.69	4.29	3.69	3.35	3.13	2.97	2.85	2.75	2.68	2.61	2.51	2.41	2.30	2.18	2.05	1.91
26	5.66	4.27	3.67	3.33	3.10	2.94	2.82	2.73	2.65	2.59	2.49	2.39	2.28	2.16	2.03	1.88
27	5.63	4.24	3.65	3.31	3.08	2.92	2.80	2.71	2.63	2.57	2.47	2.36	2.25	2.13	2.00	1.85
28	5.61	4.22	3.63	3.29	3.06	2.90	2.78	2.69	2.61	2.55	2.45	2.34	2.23	2.11	1.98	1.83
29	5.59	4.20	3.61	3.27	3.04	2.88	2.76	2.67	2.59	2.53	2.43	2.32	2.21	2.09	1.96	1.81
30	5.57	4.18	3.59	3.25	3.03	2.87	2.75	2.65	2.57	2.51	2.41	2.31	2.20	2.07	1.94	1.79
40	5.42	4.05	3.46	3.13	2.90	2.74	2.62	2.53	2.45	2.39	2.29	2.18	2.07	1.94	1.80	1.64
60	5.29	3.93	3.34	3.01	2.79	2.63	2.51	2.41	2.33	2.27	2.17	2.06	1.94	1.82	1.67	1.48
120	5.15	3.80	3.23	2.89	2.67	2.52	2.39	2.30	2.22	2.16	2.05	1.94	1.82	1.69	1.53	1.31
∞	5.02	3.69	3.12	2.79	2.57	2.41	2.29	2.19	2.11	2.05	1.94	1.83	1.71	1.57	1.39	1.00

附表 6　F 界值表（方差齐性检验界值表）(2)

概率 P=0.10

分母的自由度 ν_2	分子的自由度 ν_1															
	1	2	3	4	5	6	7	8	9	10	12	15	20	30	60	∞
1	161.45	199.50	215.71	224.58	230.16	233.99	236.77	238.88	240.54	241.88	243.91	245.95	248.01	250.10	252.20	254.31
2	18.51	19.00	19.16	19.25	19.30	19.33	19.35	19.37	19.38	19.40	19.41	19.43	19.45	19.46	19.48	19.50
3	10.13	9.55	9.28	9.12	9.01	8.94	8.89	8.85	8.81	8.79	8.74	8.70	8.66	8.62	8.57	8.53
4	7.71	6.94	6.59	6.39	6.26	6.16	6.09	6.04	6.00	5.96	5.91	5.86	5.80	5.75	5.69	5.63
5	6.61	5.79	5.41	5.19	5.05	4.95	4.88	4.82	4.77	4.74	4.68	4.62	4.56	4.50	4.43	4.37
6	5.99	5.14	4.76	4.53	4.39	4.28	4.21	4.15	4.10	4.06	4.00	3.94	3.87	3.81	3.74	3.67
7	5.59	4.74	4.35	4.12	3.97	3.87	3.79	3.73	3.68	3.64	3.57	3.51	3.44	3.38	3.30	3.23
8	5.32	4.46	4.07	3.84	3.69	3.58	3.50	3.44	3.39	3.35	3.28	3.22	3.15	3.08	3.01	2.93
9	5.12	4.26	3.86	3.63	3.48	3.37	3.29	3.23	3.18	3.14	3.07	3.01	2.94	2.86	2.79	2.71
10	4.96	4.10	3.71	3.48	3.33	3.22	3.14	3.07	3.02	2.98	2.91	2.85	2.77	2.70	2.62	2.54
11	4.84	3.98	3.59	3.36	3.20	3.09	3.01	2.95	2.90	2.85	2.79	2.72	2.65	2.57	2.49	2.40
12	4.75	3.89	3.49	3.26	3.11	3.00	2.91	2.85	2.80	2.75	2.69	2.62	2.54	2.47	2.38	2.30
13	4.67	3.81	3.41	3.18	3.03	2.92	2.83	2.77	2.71	2.67	2.60	2.53	2.46	2.38	2.30	2.21
14	4.60	3.74	3.34	3.11	2.96	2.85	2.76	2.70	2.65	2.60	2.53	2.46	2.39	2.31	2.22	2.13
15	4.54	3.68	3.29	3.06	2.90	2.79	2.71	2.64	2.59	2.54	2.48	2.40	2.33	2.25	2.16	2.07
16	4.49	3.63	3.24	3.01	2.85	2.74	2.66	2.59	2.54	2.49	2.42	2.35	2.28	2.19	2.11	2.01
17	4.45	3.59	3.20	2.96	2.81	2.70	2.61	2.55	2.49	2.45	2.38	2.31	2.23	2.15	2.06	1.96
18	4.41	3.55	3.16	2.93	2.77	2.66	2.58	2.51	2.46	2.41	2.34	2.27	2.19	2.11	2.02	1.92
19	4.38	3.52	3.13	2.90	2.74	2.63	2.54	2.48	2.42	2.38	2.31	2.23	2.16	2.07	1.98	1.88
20	4.35	3.49	3.10	2.87	2.71	2.60	2.51	2.45	2.39	2.35	2.28	2.20	2.12	2.04	1.95	1.84
21	4.32	3.47	3.07	2.84	2.68	2.57	2.49	2.42	2.37	2.32	2.25	2.18	2.10	2.01	1.92	1.81
22	4.30	3.44	3.05	2.82	2.66	2.55	2.46	2.40	2.34	2.30	2.23	2.15	2.07	1.98	1.89	1.78
23	4.28	3.42	3.03	2.80	2.64	2.53	2.44	2.37	2.32	2.27	2.20	2.13	2.05	1.96	1.86	1.76
24	4.26	3.40	3.01	2.78	2.62	2.51	2.42	2.36	2.30	2.25	2.18	2.11	2.03	1.94	1.84	1.73
25	4.24	3.39	2.99	2.76	2.60	2.49	2.40	2.34	2.28	2.24	2.16	2.09	2.01	1.92	1.82	1.71
26	4.23	3.37	2.98	2.74	2.59	2.47	2.39	2.32	2.27	2.22	2.15	2.07	1.99	1.90	1.80	1.69
27	4.21	3.35	2.96	2.73	2.57	2.46	2.37	2.31	2.25	2.20	2.13	2.06	1.97	1.88	1.79	1.67
28	4.20	3.34	2.95	2.71	2.56	2.45	2.36	2.29	2.24	2.19	2.12	2.04	1.96	1.87	1.77	1.65
29	4.18	3.33	2.93	2.70	2.55	2.43	2.35	2.28	2.22	2.18	2.10	2.03	1.94	1.85	1.75	1.64
30	4.17	3.32	2.92	2.69	2.53	2.42	2.33	2.27	2.21	2.16	2.09	2.01	1.93	1.84	1.74	1.62
40	4.08	3.23	2.84	2.61	2.45	2.34	2.25	2.18	2.12	2.08	2.00	1.92	1.84	1.74	1.64	1.51
60	4.00	3.15	2.76	2.53	2.37	2.25	2.17	2.10	2.04	1.99	1.92	1.84	1.75	1.65	1.53	1.39
120	3.92	3.07	2.68	2.45	2.29	2.18	2.09	2.02	1.96	1.91	1.83	1.75	1.66	1.55	1.43	1.25
∞	3.84	3.00	2.60	2.37	2.21	2.10	2.01	1.94	1.88	1.83	1.75	1.67	1.57	1.46	1.32	1.00

附表 7 F 界值表（方差分析界值表）

上行 P=0.05　　下行 P=0.01

分母的自由度 ν_2	分子的自由度 ν_1											
	1	2	3	4	5	6	7	8	9	10	11	12
1	161.45	199.50	215.71	224.58	230.16	233.99	236.77	238.88	240.54	241.88	242.98	243.91
	4052.18	4999.50	5403.35	5624.58	5763.65	5858.99	5928.36	5981.07	6022.47	6055.85	6083.32	6106.32
2	18.51	19.00	19.16	19.25	19.30	19.33	19.35	19.37	19.38	19.40	19.40	19.41
	98.50	99.00	99.17	99.25	99.30	99.33	99.36	99.37	99.39	99.40	99.41	99.42
3	10.13	9.55	9.28	9.12	9.01	8.94	8.89	8.85	8.81	8.79	8.76	8.74
	34.12	30.82	29.46	28.71	28.24	27.91	27.67	27.49	27.35	27.23	27.13	27.05
4	7.71	6.94	6.59	6.39	6.26	6.16	6.09	6.04	6.00	5.96	5.94	5.91
	21.20	18.00	16.69	15.98	15.52	15.21	14.98	14.80	14.66	14.55	14.45	14.37
5	6.61	5.79	5.41	5.19	5.05	4.95	4.88	4.82	4.77	4.74	4.70	4.68
	16.26	13.27	12.06	11.39	10.97	10.67	10.46	10.29	10.16	10.05	9.96	9.89
6	5.99	5.14	4.76	4.53	4.39	4.28	4.21	4.15	4.10	4.06	4.03	4.00
	13.75	10.92	9.78	9.15	8.75	8.47	8.26	8.10	7.98	7.87	7.79	7.72
7	5.59	4.74	4.35	4.12	3.97	3.87	3.79	3.73	3.68	3.64	3.60	3.57
	12.25	9.55	8.45	7.85	7.46	7.19	6.99	6.84	6.72	6.62	6.54	6.47
8	5.32	4.46	4.07	3.84	3.69	3.58	3.50	3.44	3.39	3.35	3.31	3.28
	11.26	8.65	7.59	7.01	6.63	6.37	6.18	6.03	5.91	5.81	5.73	5.67
9	5.12	4.26	3.86	3.63	3.48	3.37	3.29	3.23	3.18	3.14	3.10	3.07
	10.56	8.02	6.99	6.42	6.06	5.80	5.61	5.47	5.35	5.26	5.18	5.11
10	4.96	4.10	3.71	3.48	3.33	3.22	3.14	3.07	3.02	2.98	2.94	2.91
	10.04	7.56	6.55	5.99	5.64	5.39	5.20	5.06	4.94	4.85	4.77	4.71
11	4.84	3.98	3.59	3.36	3.20	3.09	3.01	2.95	2.90	2.85	2.82	2.79
	9.65	7.21	6.22	5.67	5.32	5.07	4.89	4.74	4.63	4.54	4.46	4.40
12	4.75	3.89	3.49	3.26	3.11	3.00	2.91	2.85	2.80	2.75	2.72	2.69
	9.33	6.93	5.95	5.41	5.06	4.82	4.64	4.50	4.39	4.30	4.22	4.16
13	4.67	3.81	3.41	3.18	3.03	2.92	2.83	2.77	2.71	2.67	2.63	2.60
	9.07	6.70	5.74	5.21	4.86	4.62	4.44	4.30	4.19	4.10	4.02	3.96

(续)附表 7

分子的自由度 ν_1

分母的自由度 ν_2	1	2	3	4	5	6	7	8	9	10	11	12
14	4.60	3.74	3.34	3.11	2.96	2.85	2.76	2.70	2.65	2.60	2.57	2.53
	8.86	6.51	5.56	5.04	4.69	4.46	4.28	4.14	4.03	3.94	3.86	3.80
15	4.54	3.68	3.29	3.06	2.90	2.79	2.71	2.64	2.59	2.54	2.51	2.48
	8.68	6.36	5.42	4.89	4.56	4.32	4.14	4.00	3.89	3.80	3.73	3.67
16	4.49	3.63	3.24	3.01	2.85	2.74	2.66	2.59	2.54	2.49	2.46	2.42
	8.53	6.23	5.29	4.77	4.44	4.20	4.03	3.89	3.78	3.69	3.62	3.55
17	4.45	3.59	3.20	2.96	2.81	2.70	2.61	2.55	2.49	2.45	2.41	2.38
	8.40	6.11	5.18	4.67	4.34	4.10	3.93	3.79	3.68	3.59	3.52	3.46
18	4.41	3.55	3.16	2.93	2.77	2.66	2.58	2.51	2.46	2.41	2.37	2.34
	8.29	6.01	5.09	4.58	4.25	4.01	3.84	3.71	3.60	3.51	3.43	3.37
19	4.38	3.52	3.13	2.90	2.74	2.63	2.54	2.48	2.42	2.38	2.34	2.31
	8.18	5.93	5.01	4.50	4.17	3.94	3.77	3.63	3.52	3.43	3.36	3.30
20	4.35	3.49	3.10	2.87	2.71	2.60	2.51	2.45	2.39	2.35	2.31	2.28
	8.10	5.85	4.94	4.43	4.10	3.87	3.70	3.56	3.46	3.37	3.29	3.23
21	4.32	3.47	3.07	2.84	2.68	2.57	2.49	2.42	2.37	2.32	2.28	2.25
	8.02	5.78	4.87	4.37	4.04	3.81	3.64	3.51	3.40	3.31	3.24	3.17
22	4.30	3.44	3.05	2.82	2.66	2.55	2.46	2.40	2.34	2.30	2.26	2.23
	7.95	5.72	4.82	4.31	3.99	3.76	3.59	3.45	3.35	3.26	3.18	3.12
23	4.28	3.42	3.03	2.80	2.64	2.53	2.44	2.37	2.32	2.27	2.24	2.20
	7.88	5.66	4.76	4.26	3.94	3.71	3.54	3.41	3.30	3.21	3.14	3.07
24	4.26	3.40	3.01	2.78	2.62	2.51	2.42	2.36	2.30	2.25	2.22	2.18
	7.82	5.61	4.72	4.22	3.90	3.67	3.50	3.36	3.26	3.17	3.09	3.03
25	4.24	3.39	2.99	2.76	2.60	2.49	2.40	2.34	2.28	2.24	2.20	2.16
	7.77	5.57	4.68	4.18	3.85	3.63	3.46	3.32	3.22	3.13	3.06	2.99

（续）附表 7

分母的自由度 ν_2	分子的自由度 ν_1											
	14	16	20	24	30	40	50	75	100	200	500	∞
1	245.36	246.46	248.01	249.05	250.10	251.14	251.77	252.62	253.04	253.68	254.06	254.31
	6142.67	6170.10	6208.73	6234.63	6260.65	6286.78	6302.52	6323.56	6334.11	6349.97	6359.50	6365.86
2	19.42	19.43	19.45	19.45	19.46	19.47	19.48	19.48	19.49	19.49	19.49	19.50
	99.43	99.44	99.45	99.46	99.47	99.47	99.48	99.49	99.49	99.49	99.50	99.50
3	8.71	8.69	8.66	8.64	8.62	8.59	8.58	8.56	8.55	8.54	8.53	8.53
	26.92	26.83	26.69	26.60	26.50	26.41	26.35	26.28	26.24	26.18	26.15	26.13
4	5.87	5.84	5.80	5.77	5.75	5.72	5.70	5.68	5.66	5.65	5.64	5.63
	14.25	14.15	14.02	13.93	13.84	13.75	13.69	13.61	13.58	13.52	13.49	13.46
5	4.64	4.60	4.56	4.53	4.50	4.46	4.44	4.42	4.41	4.39	4.37	4.37
	9.77	9.68	9.55	9.47	9.38	9.29	9.24	9.17	9.13	9.08	9.04	9.02
6	3.96	3.92	3.87	3.84	3.81	3.77	3.75	3.73	3.71	3.69	3.68	3.67
	7.60	7.52	7.40	7.31	7.23	7.14	7.09	7.02	6.99	6.93	6.90	6.88
7	3.53	3.49	3.44	3.41	3.38	3.34	3.32	3.29	3.27	3.25	3.24	3.23
	6.36	6.28	6.16	6.07	5.99	5.91	5.86	5.79	5.75	5.70	5.67	5.65
8	3.24	3.20	3.15	3.12	3.08	3.04	3.02	2.99	2.97	2.95	2.94	2.93
	5.56	5.48	5.36	5.28	5.20	5.12	5.07	5.00	4.96	4.91	4.88	4.86
9	3.03	2.99	2.94	2.90	2.86	2.83	2.80	2.77	2.76	2.73	2.72	2.71
	5.01	4.92	4.81	4.73	4.65	4.57	4.52	4.45	4.41	4.36	4.33	4.31
10	2.86	2.83	2.77	2.74	2.70	2.66	2.64	2.60	2.59	2.56	2.55	2.54
	4.60	4.52	4.41	4.33	4.25	4.17	4.12	4.05	4.01	3.96	3.93	3.91
11	2.74	2.70	2.65	2.61	2.57	2.53	2.51	2.47	2.46	2.43	2.42	2.40
	4.29	4.21	4.10	4.02	3.94	3.86	3.81	3.74	3.71	3.66	3.62	3.60
12	2.64	2.60	2.54	2.51	2.47	2.43	2.40	2.37	2.35	2.32	2.31	2.30
	4.05	3.97	3.86	3.78	3.70	3.62	3.57	3.50	3.47	3.41	3.38	3.36

（续）附表 7

分子的自由度 ν_1

分母的自由度 ν_2	14	16	20	24	30	40	50	75	100	200	500	∞
13	2.55	2.51	2.46	2.42	2.38	2.34	2.31	2.28	2.26	2.23	2.22	2.21
	3.86	3.78	3.66	3.59	3.51	3.43	3.38	3.31	3.27	3.22	3.19	3.17
14	2.48	2.44	2.39	2.35	2.31	2.27	2.24	2.21	2.19	2.16	2.14	2.13
	3.70	3.62	3.51	3.43	3.35	3.27	3.22	3.15	3.11	3.06	3.03	3.00
15	2.42	2.38	2.33	2.29	2.25	2.20	2.18	2.14	2.12	2.10	2.08	2.07
	3.56	3.49	3.37	3.29	3.21	3.13	3.08	3.01	2.98	2.92	2.89	2.87
16	2.37	2.33	2.28	2.24	2.19	2.15	2.12	2.09	2.07	2.04	2.02	2.01
	3.45	3.37	3.26	3.18	3.10	3.02	2.97	2.90	2.86	2.81	2.78	2.75
17	2.33	2.29	2.23	2.19	2.15	2.10	2.08	2.04	2.02	1.99	1.97	1.96
	3.35	3.27	3.16	3.08	3.00	2.92	2.87	2.80	2.76	2.71	2.68	2.65
18	2.29	2.25	2.19	2.15	2.11	2.06	2.04	2.00	1.98	1.95	1.93	1.92
	3.27	3.19	3.08	3.00	2.92	2.84	2.78	2.71	2.68	2.62	2.59	2.57
19	2.26	2.21	2.16	2.11	2.07	2.03	2.00	1.96	1.94	1.91	1.89	1.88
	3.19	3.12	3.00	2.92	2.84	2.76	2.71	2.64	2.60	2.55	2.51	2.49
20	2.22	2.18	2.12	2.08	2.04	1.99	1.97	1.93	1.91	1.88	1.86	1.84
	3.13	3.05	2.94	2.86	2.78	2.69	2.64	2.57	2.54	2.48	2.44	2.42
21	2.20	2.16	2.10	2.05	2.01	1.96	1.94	1.90	1.88	1.84	1.83	1.81
	3.07	2.99	2.88	2.80	2.72	2.64	2.58	2.51	2.48	2.42	2.38	2.36
22	2.17	2.13	2.07	2.03	1.98	1.94	1.91	1.87	1.85	1.82	1.80	1.78
	3.02	2.94	2.83	2.75	2.67	2.58	2.53	2.46	2.42	2.36	2.33	2.31
23	2.15	2.11	2.05	2.01	1.96	1.91	1.88	1.84	1.82	1.79	1.77	1.76
	2.97	2.89	2.78	2.70	2.62	2.54	2.48	2.41	2.37	2.32	2.28	2.26
24	2.13	2.09	2.03	1.98	1.94	1.89	1.86	1.82	1.80	1.77	1.75	1.73
	2.93	2.85	2.74	2.66	2.58	2.49	2.44	2.37	2.33	2.27	2.24	2.21
25	2.11	2.07	2.01	1.96	1.92	1.87	1.84	1.80	1.78	1.75	1.73	1.71
	2.89	2.81	2.70	2.62	2.54	2.45	2.40	2.33	2.29	2.23	2.19	2.17

(续)附表 7

分母的自由度 ν_2	分子的自由度 ν_1											
	1	2	3	4	5	6	7	8	9	10	11	12
26	4.23	3.37	2.98	2.74	2.59	2.47	2.39	2.32	2.27	2.22	2.18	2.15
	7.72	5.53	4.64	4.14	3.82	3.59	3.42	3.29	3.18	3.09	3.02	2.96
27	4.21	3.35	2.96	2.73	2.57	2.46	2.37	2.31	2.25	2.20	2.17	2.13
	7.68	5.49	4.60	4.11	3.78	3.56	3.39	3.26	3.15	3.06	2.99	2.93
28	4.20	3.34	2.95	2.71	2.56	2.45	2.36	2.29	2.24	2.19	2.15	2.12
	7.64	5.45	4.57	4.07	3.75	3.53	3.36	3.23	3.12	3.03	2.96	2.90
29	4.18	3.33	2.93	2.70	2.55	2.43	2.35	2.28	2.22	2.18	2.14	2.10
	7.60	5.42	4.54	4.04	3.73	3.50	3.33	3.20	3.09	3.00	2.93	2.87
30	4.17	3.32	2.92	2.69	2.53	2.42	2.33	2.27	2.21	2.16	2.13	2.09
	7.56	5.39	4.51	4.02	3.70	3.47	3.30	3.17	3.07	2.98	2.91	2.84
32	4.15	3.29	2.90	2.67	2.51	2.40	2.31	2.24	2.19	2.14	2.10	2.07
	7.50	5.34	4.46	3.97	3.65	3.43	3.26	3.13	3.02	2.93	2.86	2.80
34	4.13	3.28	2.88	2.65	2.49	2.38	2.29	2.23	2.17	2.12	2.08	2.05
	7.44	5.29	4.42	3.93	3.61	3.39	3.22	3.09	2.98	2.89	2.82	2.76
36	4.11	3.26	2.87	2.63	2.48	2.36	2.28	2.21	2.15	2.11	2.07	2.03
	7.40	5.25	4.38	3.89	3.57	3.35	3.18	3.05	2.95	2.86	2.79	2.72
38	4.10	3.24	2.85	2.62	2.46	2.35	2.26	2.19	2.14	2.09	2.05	2.02
	7.35	5.21	4.34	3.86	3.54	3.32	3.15	3.02	2.92	2.83	2.75	2.69
40	4.08	3.23	2.84	2.61	2.45	2.34	2.25	2.18	2.12	2.08	2.04	2.00
	7.31	5.18	4.31	3.83	3.51	3.29	3.12	2.99	2.89	2.80	2.73	2.66
42	4.07	3.22	2.83	2.59	2.44	2.32	2.24	2.17	2.11	2.06	2.03	1.99
	7.28	5.15	4.29	3.80	3.49	3.27	3.10	2.97	2.86	2.78	2.70	2.64
44	4.06	3.21	2.82	2.58	2.43	2.31	2.23	2.16	2.10	2.05	2.01	1.98
	7.25	5.12	4.26	3.78	3.47	3.24	3.08	2.95	2.84	2.75	2.68	2.62

（续）附表 7

分母的自由度 ν_2	分子的自由度 ν_1											
	1	2	3	4	5	6	7	8	9	10	11	12
46	4.05 7.22	3.20 5.10	2.81 4.24	2.57 3.76	2.42 3.44	2.30 3.22	2.22 3.06	2.15 2.93	2.09 2.82	2.04 2.73	2.00 2.66	1.97 2.60
48	4.04 7.19	3.19 5.08	2.80 4.22	2.57 3.74	2.41 3.43	2.29 3.20	2.21 3.04	2.14 2.91	2.08 2.80	2.03 2.71	1.99 2.64	1.96 2.58
50	4.03 7.17	3.18 5.06	2.79 4.20	2.56 3.72	2.40 3.41	2.29 3.19	2.20 3.02	2.13 2.89	2.07 2.78	2.03 2.70	1.99 2.63	1.95 2.56
60	4.00 7.08	3.15 4.98	2.76 4.13	2.53 3.65	2.37 3.34	2.25 3.12	2.17 2.95	2.10 2.82	2.04 2.72	1.99 2.63	1.95 2.56	1.92 2.50
70	3.98 7.01	3.13 4.92	2.74 4.07	2.50 3.60	2.35 3.29	2.23 3.07	2.14 2.91	2.07 2.78	2.02 2.67	1.97 2.59	1.93 2.51	1.89 2.45
80	3.96 6.96	3.11 4.88	2.72 4.04	2.49 3.56	2.33 3.26	2.21 3.04	2.13 2.87	2.06 2.74	2.00 2.64	1.95 2.55	1.91 2.48	1.88 2.42
100	3.94 6.90	3.09 4.82	2.70 3.98	2.46 3.51	2.31 3.21	2.19 2.99	2.10 2.82	2.03 2.69	1.97 2.59	1.93 2.50	1.89 2.43	1.85 2.37
125	3.92 6.84	3.07 4.78	2.68 3.94	2.44 3.47	2.29 3.17	2.17 2.95	2.08 2.79	2.01 2.66	1.96 2.55	1.91 2.47	1.87 2.39	1.83 2.33
150	3.90 6.81	3.06 4.75	2.66 3.91	2.43 3.45	2.27 3.14	2.16 2.92	2.07 2.76	2.00 2.63	1.94 2.53	1.89 2.44	1.85 2.37	1.82 2.31
200	3.89 6.76	3.04 4.71	2.65 3.88	2.42 3.41	2.26 3.11	2.14 2.89	2.06 2.73	1.98 2.60	1.93 2.50	1.88 2.41	1.84 2.34	1.80 2.27
400	3.86 6.70	3.02 4.66	2.63 3.83	2.39 3.37	2.24 3.06	2.12 2.85	2.03 2.68	1.96 2.56	1.90 2.45	1.85 2.37	1.81 2.29	1.78 2.23
1000	3.85 6.66	3.00 4.63	2.61 3.80	2.38 3.34	2.22 3.04	2.11 2.82	2.02 2.66	1.95 2.53	1.89 2.43	1.84 2.34	1.80 2.27	1.76 2.20
∞	3.84 6.64	3.00 4.60	2.60 3.78	2.37 3.32	2.21 3.02	2.10 2.80	2.01 2.64	1.94 2.51	1.88 2.41	1.83 2.32	1.79 2.24	1.75 2.18

（续）附表 7

| 分母的自由度 ν_2 | 分子的自由度 ν_1 | | | | | | | | | | | |
---	14	16	20	24	30	40	50	75	100	200	500	∞
26	2.09	2.05	1.99	1.95	1.90	1.85	1.82	1.78	1.76	1.73	1.71	1.69
	2.86	2.78	2.66	2.58	2.50	2.42	2.36	2.29	2.25	2.19	2.16	2.13
27	2.08	2.04	1.97	1.93	1.88	1.84	1.81	1.76	1.74	1.71	1.69	1.67
	2.82	2.75	2.63	2.55	2.47	2.38	2.33	2.26	2.22	2.16	2.12	2.10
28	2.06	2.02	1.96	1.91	1.87	1.82	1.79	1.75	1.73	1.69	1.67	1.65
	2.79	2.72	2.60	2.52	2.44	2.35	2.30	2.23	2.19	2.13	2.09	2.06
29	2.05	2.01	1.94	1.90	1.85	1.81	1.77	1.73	1.71	1.67	1.65	1.64
	2.77	2.69	2.57	2.49	2.41	2.33	2.27	2.20	2.16	2.10	2.06	2.03
30	2.04	1.99	1.93	1.89	1.84	1.79	1.76	1.72	1.70	1.66	1.64	1.62
	2.74	2.66	2.55	2.47	2.39	2.30	2.25	2.17	2.13	2.07	2.03	2.01
32	2.01	1.97	1.91	1.86	1.82	1.77	1.74	1.69	1.67	1.63	1.61	1.59
	2.70	2.62	2.50	2.42	2.34	2.25	2.20	2.12	2.08	2.02	1.98	1.96
34	1.99	1.95	1.89	1.84	1.80	1.75	1.71	1.67	1.65	1.61	1.59	1.57
	2.66	2.58	2.46	2.38	2.30	2.21	2.16	2.08	2.04	1.98	1.94	1.91
36	1.98	1.93	1.87	1.82	1.78	1.73	1.69	1.65	1.62	1.59	1.56	1.55
	2.62	2.54	2.43	2.35	2.26	2.18	2.12	2.04	2.00	1.94	1.90	1.87
38	1.96	1.92	1.85	1.81	1.76	1.71	1.68	1.63	1.61	1.57	1.54	1.53
	2.59	2.51	2.40	2.32	2.23	2.14	2.09	2.01	1.97	1.90	1.86	1.84
40	1.95	1.90	1.84	1.79	1.74	1.69	1.66	1.61	1.59	1.55	1.53	1.51
	2.56	2.48	2.37	2.29	2.20	2.11	2.06	1.98	1.94	1.87	1.83	1.80

（续）附表 7

分母的自由度 ν_2	分子的自由度 ν_1											
	14	16	20	24	30	40	50	75	100	200	500	∞
42	1.94	1.89	1.83	1.78	1.73	1.68	1.65	1.60	1.57	1.53	1.51	1.49
	2.54	2.46	2.34	2.26	2.18	2.09	2.03	1.95	1.91	1.85	1.80	1.78
44	1.92	1.88	1.81	1.77	1.72	1.67	1.63	1.59	1.56	1.52	1.49	1.48
	2.52	2.44	2.32	2.24	2.15	2.07	2.01	1.93	1.89	1.82	1.78	1.75
46	1.91	1.87	1.80	1.76	1.71	1.65	1.62	1.57	1.55	1.51	1.48	1.46
	2.50	2.42	2.30	2.22	2.13	2.04	1.99	1.91	1.86	1.80	1.76	1.73
48	1.90	1.86	1.79	1.75	1.70	1.64	1.61	1.56	1.54	1.49	1.47	1.45
	2.48	2.40	2.28	2.20	2.12	2.02	1.97	1.89	1.84	1.78	1.73	1.70
50	1.89	1.85	1.78	1.74	1.69	1.63	1.60	1.55	1.52	1.48	1.46	1.44
	2.46	2.38	2.27	2.18	2.10	2.01	1.95	1.87	1.82	1.76	1.71	1.68
60	1.86	1.82	1.75	1.70	1.65	1.59	1.56	1.51	1.48	1.44	1.41	1.39
	2.39	2.31	2.20	2.12	2.03	1.94	1.88	1.79	1.75	1.68	1.63	1.60
70	1.84	1.79	1.72	1.67	1.62	1.57	1.53	1.48	1.45	1.40	1.37	1.35
	2.35	2.27	2.15	2.07	1.98	1.89	1.83	1.74	1.70	1.62	1.57	1.54
80	1.82	1.77	1.70	1.65	1.60	1.54	1.51	1.45	1.43	1.38	1.35	1.32
	2.31	2.23	2.12	2.03	1.94	1.85	1.79	1.70	1.65	1.58	1.53	1.49
100	1.79	1.75	1.68	1.63	1.57	1.52	1.48	1.42	1.39	1.34	1.31	1.28
	2.27	2.19	2.07	1.98	1.89	1.80	1.74	1.65	1.60	1.52	1.47	1.43
125	1.77	1.73	1.66	1.60	1.55	1.49	1.45	1.40	1.36	1.31	1.27	1.25
	2.23	2.15	2.03	1.94	1.85	1.76	1.69	1.60	1.55	1.47	1.41	1.37
150	1.76	1.71	1.64	1.59	1.54	1.48	1.44	1.38	1.34	1.29	1.25	1.22
	2.20	2.12	2.00	1.92	1.83	1.73	1.66	1.57	1.52	1.43	1.38	1.33

（续）附表 7

分母的自由度 ν_2	分子的自由度 ν_1											
	14	16	20	24	30	40	50	75	100	200	500	∞
200	1.74	1.69	1.62	1.57	1.52	1.46	1.41	1.35	1.32	1.26	1.22	1.19
	2.17	2.09	1.97	1.89	1.79	1.69	1.63	1.53	1.48	1.39	1.33	1.28
400	1.72	1.67	1.60	1.54	1.49	1.42	1.38	1.32	1.28	1.22	1.17	1.13
	2.13	2.05	1.92	1.84	1.75	1.64	1.58	1.48	1.42	1.32	1.25	1.19
1000	1.70	1.65	1.58	1.53	1.47	1.41	1.36	1.30	1.26	1.19	1.13	1.08
	2.10	2.02	1.90	1.81	1.72	1.61	1.54	1.44	1.38	1.28	1.19	1.11
∞	1.69	1.64	1.57	1.52	1.46	1.39	1.35	1.28	1.24	1.17	1.11	1.00
	2.08	2.00	1.88	1.79	1.70	1.59	1.52	1.42	1.36	1.25	1.15	1.00

附表 8　q 界值表（Student-Newman-Keuls 法）

上行 P=0.05　　下行 P=0.01

自由度 ν	组数 α								
	2	3	4	5	6	7	8	9	10
5	3.64	4.60	5.22	5.67	6.03	6.33	6.58	6.80	6.99
	5.70	6.98	7.80	8.42	8.91	9.32	9.67	9.97	10.24
6	3.46	4.34	4.90	5.30	5.63	5.90	6.12	6.32	6.49
	5.24	6.33	7.03	7.56	7.97	8.32	8.61	8.87	9.10
7	3.34	4.16	4.68	5.06	5.36	5.61	5.82	6.00	6.16
	4.95	5.92	6.54	7.01	7.37	7.68	7.94	8.17	8.37
8	3.26	4.04	4.53	4.89	5.17	5.40	5.60	5.77	5.92
	4.75	5.64	6.20	6.62	6.96	7.24	7.47	7.68	7.86
9	3.20	3.95	4.41	4.76	5.02	5.24	5.43	5.59	5.74
	4.60	5.43	5.96	6.35	6.66	6.91	7.13	7.33	7.49
10	3.15	3.88	4.33	4.65	4.91	5.12	5.30	5.46	5.60
	4.48	5.27	5.77	6.14	6.43	6.67	6.87	7.05	7.21
12	3.08	3.77	4.20	4.51	4.75	4.95	5.12	5.27	5.39
	4.32	5.05	5.50	5.84	6.10	6.32	6.51	6.67	6.81
14	3.03	3.70	4.11	4.41	4.64	4.83	4.99	5.13	5.25
	4.21	4.89	5.32	5.63	5.88	6.08	6.26	6.41	6.54
16	3.00	3.65	4.05	4.33	4.56	4.74	4.90	5.03	5.15
	4.13	4.79	5.19	5.49	5.72	5.92	6.08	6.22	6.35
18	2.97	3.61	4.00	4.28	4.49	4.67	4.82	4.96	5.07
	4.07	4.70	5.09	5.38	5.60	5.79	5.94	6.08	6.20
20	2.95	3.58	3.96	4.23	4.45	4.62	4.77	4.90	5.01
	4.02	4.64	5.02	5.29	5.51	5.69	5.84	5.97	6.09
30	2.89	3.49	3.85	4.10	4.30	4.46	4.60	4.72	4.82

（续）附表 8

自由度 ν		组数 α								
	2	3	4	5	6	7	8	9	10
	3.89	4.45	4.80	5.05	5.24	5.40	5.54	5.65	5.76
40	2.86	3.44	3.79	4.04	4.23	4.39	4.52	4.63	4.73
	3.82	4.37	4.70	4.93	5.11	5.26	5.39	5.50	5.60
60	2.83	3.40	3.74	3.98	4.16	4.31	4.44	4.55	4.65
	3.76	4.28	4.59	4.82	4.99	5.13	5.25	5.36	5.45
120	2.80	3.36	3.68	3.92	4.10	4.24	4.36	4.47	4.56
	3.70	4.20	4.50	4.71	4.87	5.01	5.12	5.21	5.30
∞	2.77	3.31	3.63	3.86	4.03	4.17	4.29	4.39	4.47
	3.64	4.12	4.40	4.60	4.76	4.88	4.99	5.08	5.16

附表 9　Dunnett-t 界值表（单侧）

上行 $P=0.05$　　下行 $P=0.01$

误差的 自由度 ν	处理数（不包括对照组）T								
	1	2	3	4	5	6	7	8	9
5	2.02	2.44	2.68	2.85	2.98	3.08	3.16	3.24	3.30
	3.37	3.90	4.21	4.43	4.60	4.73	4.85	4.94	5.03
6	1.94	2.34	2.56	2.71	2.83	2.92	3.00	3.07	3.12
	3.14	3.61	3.88	4.07	4.21	4.33	4.43	4.51	4.59
7	1.89	2.27	2.48	2.62	2.73	2.82	2.89	2.95	3.11
	3.00	3.42	3.66	3.83	3.96	4.07	4.15	4.23	4.30
8	1.86	2.22	2.42	2.55	2.66	2.74	2.81	2.87	2.92
	2.90	3.29	3.51	3.67	3.79	3.88	3.96	4.03	4.09
9	1.83	2.18	2.37	2.50	2.60	2.68	2.75	2.81	2.86
	2.82	3.19	3.40	3.55	3.66	3.75	3.82	3.89	3.94
10	1.81	2.15	2.34	2.47	2.56	2.64	2.70	2.76	2.81
	2.76	3.11	3.31	3.45	3.56	3.64	3.71	3.78	3.83
11	1.80	2.13	2.31	2.44	2.53	2.60	2.67	2.72	2.77
	2.72	3.06	3.25	3.38	3.48	3.56	3.63	3.69	3.74
12	1.78	2.11	2.29	2.41	2.50	2.58	2.64	2.69	2.74
	2.68	3.01	3.19	3.32	3.42	3.50	3.56	3.62	3.67
13	1.77	2.09	2.27	2.39	2.48	2.55	2.61	2.66	2.71
	2.65	2.97	3.15	3.27	3.37	3.44	3.51	3.56	3.61
14	1.76	2.08	2.25	2.37	2.46	2.53	2.59	2.64	2.69
	2.62	2.94	3.11	3.23	3.32	3.40	3.46	3.51	3.56
15	1.75	2.07	2.24	2.36	2.44	2.51	2.57	2.62	2.67
	2.60	2.91	3.08	3.20	3.29	3.36	3.42	3.47	3.52
16	1.75	2.06	2.23	2.34	2.43	2.50	2.56	2.61	2.65
	2.58	2.88	3.05	3.17	3.26	3.33	3.39	3.44	3.48
17	1.74	2.05	2.22	2.33	2.42	2.49	2.54	2.59	2.64
	2.57	0.86	3.03	3.14	3.23	3.30	3.36	3.41	3.45
18	1.73	2.04	2.21	2.32	2.41	2.48	2.53	2.58	2.62
	2.55	2.84	3.01	3.12	3.21	3.27	3.33	3.38	3.42
19	1.73	2.03	2.20	2.31	2.40	2.47	2.52	2.57	2.61
	2.54	2.83	2.99	3.10	3.18	3.25	3.31	3.36	3.40
20	1.72	2.03	2.19	2.30	2.39	2.46	2.51	2.56	2.60
	2.53	2.81	2.97	3.08	3.17	3.23	3.29	3.34	3.38
24	1.71	2.01	2.17	2.28	2.36	2.43	2.48	2.53	2.57
	2.49	2.77	2.92	3.03	3.11	3.17	3.22	3.27	3.31

误差的自由度 ν	处理数（不包括对照组）T								
	1	2	3	4	5	6	7	8	9
30	1.70	1.99	2.15	2.25	2.33	2.40	2.45	2.50	2.54
	2.46	2.72	2.87	2.97	3.05	3.11	3.16	3.21	3.24
40	1.68	1.97	2.13	2.23	2.31	2.37	2.42	2.47	2.51
	2.42	2.68	2.82	2.92	2.99	3.05	3.10	3.14	3.18
60	1.67	1.95	2.10	2.21	2.28	2.35	2.39	2.44	2.48
	2.39	2.64	2.78	2.87	2.94	3.00	3.04	3.08	3.12
120	1.66	1.93	2.08	2.18	2.26	2.32	2.37	2.41	2.45
	2.36	2.60	2.73	2.82	2.89	2.94	2.99	3.03	3.06
∞	1.64	1.92	2.06	2.16	2.23	2.29	2.34	2.38	2.42
	2.33	2.56	2.68	2.77	2.84	2.89	2.39	2.97	3.00

附表 10 Dunnett-t 界值表(双侧)

上行 $P=0.05$　　下行 $P=0.01$

误差的 自由度 ν	处理数(不包括对照组)T								
	1	2	3	4	5	6	7	8	9
5	2.57	3.03	3.29	3.48	3.62	3.73	3.82	3.90	3.97
	4.03	4.63	4.98	5.22	5.41	5.56	5.69	5.80	5.89
6	2.45	2.86.	3.10	3.26	3.39	3.49	3.57	3.64	3.71
	3.71	4.21	4.51	4.7	14.87	5.00	5.10	5.20	5.28
7	2.36	2.75	2.97	3.12	3.24	3.33	3.41	3.47	3.53
	3.50	3.95	4.21	4.39	4.53	4.64	4.74	4.82	4.89
8	2.31	2.67	2.88	3.02	3.13	3.22	3.29	3.35	3.41
	3.36	3.77	4.00	4.17	4.29	4.40	4.48	4.56	4.62
9	2.26	2.61	2.81	2.95	3.05	3.14	3.20	3.26	3.32
	3.25	3.63	3.85	4.01	4.12	4.22	4.30	4.37	4.43
10	2.23	2.57	2.76	2.89	2.99	3.07	3.14	3.19	3.24
	3.17	3.53	3.74	3.88	3.99	4.08	4.16	4.22	4.28
11	2.20	2.53	2.72	2.84	2.94	3.02	3.08	3.14	3.19
	3.11	3.45	3.65	3.79	3.88	3.98	4.05	4.11	4.16
12	2.18	2.50	2.68	2.81	2.90	2.98	3.04	3.09	3.14
	3.05	3.39	3.58	3.71	3.81	3.89	3.96	4.02	4.07
13	2.16	2.48	2.65	2.78	2.87	2.94	3.00	3.06	3.10
	3.01	3.33	3.52	3.65	3.74	3.82	3.89	3.94	3.99
14	2.14	2.46	2.63	2.75	2.84	2.91	2.97	3.02	3.07
	2.98	3.29	3.47	3.59	3.69	3.76	3.83	3.88	3.93
15	2.13	2.44	2.61	2.73	2.82	2.89	2.95	3.00	3.04
	2.95	3.25	3.43	3.55	3.64	3.71	3.78	3.83	3.88
16	2.12	2.42	2.59	2.71	2.80	2.87	2.92	2.97	3.02
	2.92	3.22	3.39	3.51	3.60	3.67	3.73	3.78	3.83
17	2.11	2.41	2.58	2.69	2.78	2.85	2.90	2.95	3.00
	2.90	3.19	3.36	3.47	3.56	3.63	3.69	3.74	3.79
18	2.10	2.40	2.56	2.68	2.76	2.83	2.89	2.94	2.98
	2.88	3.17	3.33	3.44	3.53	3.60	3.66	3.71	3.75
19	2.09	2.39	2.55	2.66	2.75	2.81	2.87	2.92	2.96
	2.86	3.15	3.31	3.42	3.50	3.57	3.63	3.68	3.72
20	2.09	2.38	2.54	2.65	2.73	2.80	2.86	2.90	2.95
	2.85	3.13	3.29	3.40	3.48	3.55	3.60	3.65	3.69
24	2.06	2.35	2.51	2.61	2.70	2.76	2.81	2.86	2.90
	2.80	3.07	3.22	3.32	3.40	3.47	3.52	3.57	3.61
30	2.04	2.32	2.47	2.58	2.66	2.72	2.77	2.82	2.86
	2.75	3.01	3.15	3.25	3.33	3.39	3.44	3.49	3.52
40	2.02	2.29	2.44	2.54	2.62	2.68	2.73	2.77	2.81
	2.70	2.95	3.09	3.19	3.26	3.32	3.37	3.41	3.44
60	2.00	2.27	2.41	2.51	2.58	2.64	2.69	2.73	2.77
	2.66	2.90	3.03	3.12	3.19	3.25	3.29	3.33	3.37
120	1.98	2.24	2.38	2.47	2.55	2.60	2.65	2.69	2.73
	2.62	2.85	2.97	3.06	3.12	3.18	3.22	3.26	3.29
∞	1.96	2.21	2.35	2.44	2.51	2.57	2.61	2.65	2.69
	2.58	2.79	2.92	3.00	3.06	3.11	3.15	3.19	3.22

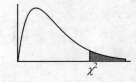

附表 11 χ^2 界值表

自由度	概率 P												
ν	0.995	0.990	0.975	0.950	0.900	0.750	0.500	0.250	0.100	0.050	0.025	0.010	0.005
1						0.02	0.10	0.45	1.32	2.71	3.84	5.02	6.63	7.88
2	0.01	0.02	0.05	0.10	0.21	0.58	1.39	2.77	4.61	5.99	7.38	9.21	10.60
3	0.07	0.11	0.22	0.35	0.58	1.21	2.37	4.11	6.25	7.81	9.35	11.34	12.84
4	0.21	0.30	0.48	0.71	1.06	1.92	3.36	5.39	7.78	9.49	11.14	13.28	14.86
5	0.41	0.55	0.83	1.15	1.61	2.67	4.35	6.63	9.24	11.07	12.83	15.09	16.75
6	0.68	0.87	1.24	1.64	2.2	3.45	5.35	7.84	10.64	12.59	14.45	16.81	18.55
7	0.99	1.24	1.69	2.17	2.83	4.25	6.35	9.04	12.02	14.07	16.01	18.48	20.28
8	1.34	1.65	2.18	2.73	3.49	5.07	7.34	10.22	13.36	15.51	17.53	20.09	21.95
9	1.73	2.09	2.7	3.33	4.17	5.90	8.34	11.39	14.68	16.92	19.02	21.67	23.59
10	2.16	2.56	3.25	3.94	4.87	6.74	9.34	12.55	15.99	18.31	20.48	23.21	25.19
11	2.60	3.05	3.82	4.57	5.58	7.58	10.34	13.70	17.28	19.68	21.92	24.72	26.76
12	3.07	3.57	4.4	5.23	6.30	8.44	11.34	14.85	18.55	21.03	23.34	26.22	28.30
13	3.57	4.11	5.01	5.89	7.04	9.30	12.34	15.98	19.81	22.36	24.74	27.69	29.82
14	4.07	4.66	5.63	6.57	7.79	10.17	13.34	17.12	21.06	23.68	26.12	29.14	31.32
15	4.60	5.23	6.26	7.26	8.55	11.04	14.34	18.25	22.31	25.00	27.49	30.58	32.8
16	5.14	5.81	6.91	7.96	9.31	11.91	15.34	19.37	23.54	26.30	28.85	32.00	34.27
17	5.70	6.41	7.56	8.67	10.09	12.79	16.34	20.49	24.77	27.59	30.19	33.41	35.72
18	6.26	7.01	8.23	9.39	10.86	13.68	17.34	21.60	25.99	28.87	31.53	34.81	37.16
19	6.84	7.63	8.91	10.12	11.65	14.56	18.34	22.72	27.20	30.14	32.85	36.19	38.58
20	7.43	8.26	9.59	10.85	12.44	15.45	19.34	23.83	28.41	31.41	34.17	37.57	40.00
21	8.03	8.90	10.28	11.59	13.24	16.34	20.34	24.93	29.62	32.67	35.48	38.93	41.40
22	8.64	9.54	10.98	12.34	14.04	17.24	21.34	26.04	30.81	33.92	36.78	40.29	42.80
23	9.26	10.2	11.69	13.09	14.85	18.14	22.34	27.14	32.01	35.17	38.08	41.64	44.18
24	9.89	10.86	12.40	13.85	15.66	19.04	23.34	28.24	33.20	36.42	39.36	42.98	45.56
25	10.52	11.52	13.12	14.61	16.47	19.94	24.34	29.34	34.38	37.65	40.65	44.31	46.93
26	11.16	12.20	13.84	15.38	17.29	20.84	25.34	30.43	35.56	38.89	41.92	45.64	48.29
27	11.81	12.88	14.57	16.15	18.11	21.75	26.34	31.53	36.74	40.11	43.19	46.96	49.64
28	12.46	13.56	15.31	16.93	18.94	22.66	27.34	32.62	37.92	41.34	44.46	48.28	50.99

自由度	概率 P												
ν	0.995	0.990	0.975	0.950	0.900	0.750	0.500	0.250	0.100	0.050	0.025	0.010	0.005
29	13.12	14.26	16.05	17.71	19.77	23.57	28.34	33.71	39.09	42.56	45.72	49.59	52.34
30	13.79	14.95	16.79	18.49	20.6	24.48	29.34	34.8	40.26	43.77	46.98	50.89	53.67
40	20.71	22.16	24.43	26.51	29.05	33.66	39.34	45.62	51.81	55.76	59.34	63.69	66.77
50	27.99	29.71	32.36	34.76	37.69	42.94	49.33	56.33	63.17	67.50	71.42	76.15	79.49
60	35.53	37.48	40.48	43.19	46.46	52.29	59.33	66.98	74.40	79.08	83.30	88.38	91.95
70	43.28	45.44	48.76	51.74	55.33	61.70	69.33	77.58	85.53	90.53	95.02	100.43	104.21
80	51.17	53.54	57.15	60.39	64.28	71.14	79.33	88.13	96.58	101.88	106.63	112.33	116.32
90	59.20	61.75	65.65	69.13	73.29	80.62	89.33	98.65	107.57	113.15	118.14	124.12	128.30
100	67.33	70.06	74.22	77.93	82.36	90.13	99.33	109.14	118.50	124.34	129.56	135.81	140.17

附表 12   配对 T 界值表(配对比较的符号秩和检验用)

n	概率 P			
	单侧 0.05	0.025	0.01	0.005
	双侧 0.10	0.050	0.02	0.010
5	0—15			
6	2—19	0—21		
7	3—25	2—26	0—28	
8	5—31	3—33	1—35	0—36
9	8—37	5—40	3—42	1—44
10	10—45	8—47	5—50	3—52
11	13—53	10—56	7—59	5—61
12	17—61	13—65	9—69	7—71
13	21—70	17—74	12—79	9—82
14	25—80	21—84	15—90	12—93
15	30—90	25—95	19—101	15—105
16	35—101	29—107	23—113	19—117
17	41—112	34—119	27—126	23—130
18	47—124	40—131	32—139	27—144
19	53—137	46—144	37—153	32—158
20	60—150	52—158	43—167	37—173
21	67—164	58—173	49—182	42—189
22	75—178	65—188	55—198	48—205
23	83—193	73—203	62—214	54—222
24	91—209	81—219	69—231	61—239
25	100—225	89—236	76—249	68—257
26	110—241	98—253	84—267	75—276
27	119—259	107—271	92—286	83—295
28	130—276	116—290	101—305	91—315
29	140—295	126—309	110—325	100—335
30	151—314	137—328	120—345	109—356
31	163—333	147—349	130—366	118—378
32	175—353	159—369	140—388	128—400
33	187—374	170—391	151—410	138—423
34	200—395	182—413	162—433	148—447

n		概率 P		
	单侧 0.05	0.025	0.01	0.005
	双侧 0.10	0.050	0.02	0.010
35	213—417	195—435	173—457	159—471
36	227—439	208—458	185—481	171—495
37	241—462	221—482	198—505	182—521
38	256—485	235—506	211—530	194—547
39	271—509	249—531	224—556	207—573
40	286—534	264—556	238—582	220—600
41	302—559	279—582	252—609	233—628
42	319—584	294—609	266—637	247—656
43	336—610	310—636	281—665	261—685
44	353—637	327—663	296—694	276—714
45	371—664	343—692	312—723	291—744
46	389—692	361—720	328—753	307—774
47	407—721	378—750	345—783	322—806
48	426—750	396—780	362—814	339—837
49	446—779	415—810	379—846	355—870
50	466—809	434—841	397—878	373—902

附表 13 成组设计 T 界值表（两组比较的秩和检验用）

单侧	双侧
1行 $P=0.050$	$P=0.10$
2行 $P=0.025$	$P=0.05$
3行 $P=0.010$	$P=0.02$
4行 $P=0.005$	$P=0.01$

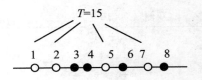

n_1（较小）	\	\	\	\	\	\	\	\	\	\	\
	0	1	2	3	4	5	6	7	8	9	10
2				3—13	3—15	3—17	4—18	4—20	4—22	4—24	5—25
							3—19	3—21	3—23	3—25	4—26
3	6—15	6—18	7—20	8—22	8—25	9—27	10—29	10—32	11—34	11—37	12—39
		6—21	7—23	7—26	8—28	8—31	9—33	9—36	10—38	10—41	
				6—27	6—30	7—32	7—35	7—38	8—40	8—43	
					6—33	6—36	6—39	7—41	7—44		
4	11—25	12—28	13—31	14—34	15—37	16—40	17—43	18—46	19—49	20—52	21—55
	10—26	11—29	12—32	13—35	14—38	14—42	15—45	16—48	17—51	18—54	19—57
		10—30	11—33	11—37	12—40	13—43	13—47	14—50	15—53	15—57	16—60
		10—34	10—38	11—41	11—45	12—48	12—52	13—55	13—59	14—62	
5	19—36	20—40	21—44	23—47	24—51	26—54	27—58	28—62	30—65	31—69	33—72
	17—38	18—42	20—45	21—49	22—53	23—57	24—61	26—64	27—68	28—72	29—76
	16—39	17—43	18—47	19—51	20—55	21—59	22—63	23—67	24—71	25—75	26—79
	15—40	16—44	16—49	17—53	18—57	19—61	20—65	21—69	22—73	22—78	23—82
6	28—50	29—55	31—59	33—63	35—67	37—71	38—76	40—80	42—84	44—88	46—92
	26—52	27—57	29—61	31—65	32—70	34—74	35—79	37—83	38—88	40—92	42—96
	24—54	25—59	27—63	28—68	29—73	30—78	32—82	33—87	34—92	36—96	37—101
	23—55	24—60	25—65	26—70	27—75	28—80	30—84	31—89	32—94	33—99	34—104
7	39—66	41—71	43—76	45—81	47—86	49—91	52—95	54—100	56—105	58—110	61—114
	36—69	38—74	40—79	42—84	44—89	46—94	48—99	50—104	52—109	54—114	56—119
	34—71	35—77	37—82	39—87	40—93	42—98	44—103	45—109	47—114	49—119	51—124
	32—73	34—78	35—84	37—89	38—95	40—100	41—106	43—111	44—117	46—122	47—128
8	51—85	54—90	56—96	59—101	62—106	64—112	67—117	69—123	72—128	75—133	77—139

n_1（较小）	0	1	2	3	4	5	6	7	8	9	10
						n_2-n_1					
	49—87	51—93	53—99	55—105	58—110	60—116	62—122	65—127	67—133	70—138	72—144
	45—91	47—97	49—103	51—109	53—115	56—120	58—126	60—132	62—138	64—144	66—150
	43—93	45—99	47—105	49—111	51—117	53—123	54—130	56—136	58—142	60—148	62—154
9	66—105	69—111	72—117	75—123	78—129	81—135	84—141	87—147	90—153	93—159	96—165
	62—109	65—115	68—121	71—127	73—134	76—140	79—146	82—152	84—159	87—165	90—171
	59—112	61—119	63—126	66—132	68—139	71—145	73—152	76—158	78—165	81—171	83—178
	56—115	58—122	61—128	63—135	65—142	67—149	69—156	72—162	74—169	76—176	78—183
10	82—128	86—134	89—141	92—148	96—154	99—161	103—167	106—174	110—180	113—187	117—193
	78—132	81—139	84—146	88—152	91—159	94—166	97—173	100—180	103—187	107—193	110—200
	74—136	77—143	79—151	82—158	85—165	88—172	91—179	93—187	96—194	99—201	102—208
	71—139	73—147	76—154	79—161	81—169	84—176	86—184	89—191	92—198	94—206	97—213

附表 14　多组设计 H 界值表（三组比较的秩和检验 Kruskal-Wallis 法）

n	n_1	n_2	n_3	0.10	0.05	0.025	0.01	0.001
8	5	2	1	4.200	5.000			
	4	2	2	4.458	5.333	5.500		
	4	3	1	4.056	5.208	5.833		
	3	3	2	4.556	5.361	5.556		
9	7	1	1	4.267				
	6	2	1	4.200	4.822	5.600		
	5	2	2	4.373	5.160	6.000	6.533	
	5	3	1	4.018	4.960	6.044		
	4	3	2	4.511	5.444	6.000	6.444	
	4	4	1	4.167	4.967	6.167	6.667	
	3	3	3	4.622	5.600	5.956	7.200	
10	8	1	1	4.418				
	7	2	1	4.200	4.706	5.727		
	6	2	2	4.545	5.345	5.745	6.655	
	6	3	1	3.909	4.855	5.945	6.873	
	5	3	2	4.651	5.251	6.004	6.909	
	5	4	1	3.987	4.985	5.858	6.955	
	4	3	3	4.709	5.791	6.155	6.745	
	4	4	2	4.555	5.455	6.327	7.036	
11	8	2	1	4.011	4.909	5.420		
	7	2	2	4.526	5.143	5.818	7.000	
	7	3	1	4.173	4.952	5.758	7.030	
	6	3	2	4.682	5.348	6.136	6.970	
	6	4	1	4.038	4.947	5.856	7.106	
	5	3	3	4.533	5.648	6.315	7.079	8.727
	5	4	2	4.541	5.273	6.068	7.205	8.591
	5	5	1	4.109	5.127	6.000	7.309	
	4	4	3	4.545	5.598	6.394	7.144	8.909
12	8	2	2	4.587	5.356	5.817	6.663	
	8	3	1	4.010	4.881	6.064	6.804	
	7	3	2	4.582	5.357	6.201	6.839	8.654

n	n_1	n_2	n_3	0.10	0.05	0.025	0.01	0.001
15	8	4	3	4.529	5.623	6.562	7.585	9.742
	8	5	2	4.466	5.415	6.260	7.440	9.781
	8	6	1	4.015	5.015	5.933	7.256	9.840
	7	4	4	4.562	5.650	6.707	7.814	9.841
	7	5	3	4.535	5.607	6.627	7.697	9.874
	7	6	2	4.500	5.357	6.223	7.490	10.060
	7	7	1	3.986	4.986	6.057	7.157	9.871
	6	5	4	4.522	5.661	6.750	7.936	9.961
	6	6	3	4.558	5.625	6.725	7.725	10.150
	5	5	5	4.560	5.780	6.740	8.000	9.920
16	8	4	4	4.561	5.779	6.750	7.853	10.010
	8	5	3	4.514	5.614	6.614	7.706	10.040
	8	6	2	4.463	5.404	6.294	7.522	10.110
	8	7	1	4.045	5.041	6.047	7.308	10.030
	7	5	4	4.542	5.733	6.738	7.931	10.160
	7	6	3	4.550	5.689	6.694	7.756	10.260
	7	7	2	4.491	5.398	6.328	7.491	10.240
	6	5	5	4.547	5.729	6.788	8.028	10.290
	6	6	4	4.548	5.724	6.812	8.000	10.340
17	8	5	4	4.549	5.718	6.782	7.992	10.290
	8	6	3	4.575	5.678	6.658	7.796	10.370
	8	7	2	4.451	5.403	6.339	7.571	10.360
	8	8	1	4.044	5.039	6.005	7.314	10.160
	7	5	5	4.571	5.708	6.835	8.108	10.450
	7	6	4	4.562	5.706	6.787	8.039	10.460
	7	7	3	4.613	5.688	6.708	7.810	10.450
	6	6	5	4.542	5.765	6.848	8.124	10.520
18	8	5	5	4.555	5.769	6.843	8.116	10.640
	8	6	4	4.563	5.743	6.795	8.045	10.630
	8	7	3	4.556	5.698	6.671	7.827	10.540
	8	8	2	4.509	5.408	6.351	7.654	10.460
	7	6	5	4.560	5.770	6.857	8.157	10.750

（续）附表 14

n	n_1	n_2	n_3	0.10	0.05	0.025	0.01	0.001
	7	4	1	4.121	4.986	5.791	6.986	
	6	3	3	4.590	5.615	6.436	7.410	8.692
	6	4	2	4.494	5.340	6.186	7.340	8.827
	6	5	1	4.128	4.990	5.951	7.182	
	5	4	3	4.549	5.656	6.410	7.445	8.795
	5	5	2	4.623	5.338	6.346	7.338	8.938
	4	4	4	4.654	5.692	6.615	7.654	9.269
13	8	3	2	4.451	5.316	6.195	7.022	8.791
	8	4	1	4.038	5.044	5.885	6.973	8.901
	7	3	3	4.603	5.620	6.449	7.228	9.262
	7	4	2	4.549	5.376	6.184	7.321	9.198
	7	5	1	4.035	5.064	5.953	7.061	9.178
	6	4	3	4.604	5.610	6.538	7.500	9.170
	6	5	2	4.596	5.338	6.196	7.376	9.189
	6	6	1	4.000	4.945	5.923	7.121	9.692
	5	4	4	4.668	5.657	6.673	7.760	9.168
	5	5	3	4.545	5.705	6.549	7.578	9.284
14	8	3	3	4.543	5.617	6.588	7.350	9.426
	8	4	2	4.500	5.393	6.193	7.350	9.293
	8	5	1	3.967	4.869	5.864	7.110	9.579
	7	4	3	4.527	5.623	6.578	7.550	9.670
	7	5	2	4.485	5.393	6.221	7.450	9.640
	7	6	1	4.033	5.067	6.067	7.254	9.747
	6	4	4	4.595	5.681	6.667	7.795	9.681
	6	5	3	4.535	5.602	6.667	7.590	9.669
	6	6	2	4.438	5.410	6.210	7.467	9.752
	5	5	4	4.523	5.666	6.760	7.823	9.606
	7	7	4	4.563	5.766	6.788	8.142	10.690
	6	6	6	4.643	5.801	6.889	8.222	10.890
19	8	6	5	4.550	5.750	6.867	8.226	10.890
	8	7	4	4.548	5.759	6.837	8.118	10.840
	8	8	3	4.555	5.734	6.682	7.889	10.690
	7	6	6	4.530	5.730	6.897	8.257	11.000
	7	7	5	4.546	5.746	6.886	8.257	10.920
20	8	6	6	4.599	5.770	6.932	8.313	11.100
	8	7	5	4.551	5.782	6.884	8.242	11.030
	8	8	4	4.579	5.743	6.886	8.168	10.970
	7	7	6	4.568	5.793	6.927	8.345	11.130
21	8	7	6	4.553	5.781	6.917	8.333	11.280
	8	8	5	4.573	5.761	6.920	8.297	11.180
	7	7	7	4.594	5.818	6.954	8.378	11.320
22	8	7	7	4.585	5.802	6.980	8.363	11.420
	8	8	6	4.572	5.779	6.953	8.367	11.370
23	8	8	7	4.571	5.791	6.980	8.419	11.550
24	8	8	8	4.595	5.805	6.995	8.465	11.700
27	9	9	9	4.582	5.845	7.041	8.564	11.950
	∞	∞	∞	4.605	5.991	7.378	9.210	13.820

附表 15　M 临界值表(随机区组比较的秩和检验用)

概率 $P=0.05$

区组数 b	处理数 K													
	2	3	4	5	6	7	8	9	10	11	12	13	14	15
2	—	—	20	38	64	96	138	192	258	336	429	538	664	808
3	—	18	37	64	104	158	225	311	416	542	691	865	1 063	1 292
4	—	26	52	89	144	217	311	429	574	747	950	1 189	1 460	1 770
5	—	32	65	113	183	277	396	547	731	950	1 210	1 512	1 859	2 254
6	18	42	76	137	222	336	482	664	887	1 155	1 469	1 831	2 253	2 738
7	24.5	50	92	167	272	412	591	815	1 086	1 410	1 791	2 233	2 740	3 316
8	32	50	105	190	310	471	676	931	1 241	1 612	2 047	2 552	3 131	3 790
9	24.5	56	118	214	349	529	760	1 047	1 396	1 813	2 302	2 871	3 523	4 264
10	32	62	131	238	388	588	845	1 164	1 551	2 014	2 558	3 189	3 914	4 737
11	40.5	66	144	261	427	647	929	1 280	1 706	2 216	2 814	3 508	4 305	5 211
12	32	72	157	285	465	706	1 013	1 396	1 862	2 417	3 070	3 827	4 697	5 685
13	40.5	78	170	309	504	764	1 098	1 512	2 017	2 618	3 326	4 146	5 088	6 159
14	50	84	183	333	543	823	1 181	1 629	2 172	2 820	3 581	4 465	5 479	6 632
15	40.5	90	196	356	582	882	1 267	1 745	2 327	3 021	3 837	4 784	5 871	7 106

附表 16 相关系数临界值表

	P(2)	0.50	0.20	0.10	0.05	0.02	0.01	0.005	0.002	0.001
	P(1)	0.25	0.10	0.05	0.025	0.01	0.005	0.0025	0.001	0.0005
1		0.707	0.951	0.988	0.997	1.000	1.000	1.000	1.000	1.000
2		0.500	0.800	0.900	0.950	0.980	0.990	0.995	0.998	0.999
3		0.404	0.687	0.805	0.878	0.934	0.959	0.974	0.986	0.991
4		0.347	0.603	0.729	0.811	0.882	0.917	0.942	0.963	0.974
5		0.309	0.551	0.669	0.755	0.833	0.875	0.906	0.935	0.951
6		0.281	0.507	0.621	0.707	0.789	0.834	0.870	0.905	0.925
7		0.260	0.472	0.582	0.666	0.750	0.798	0.836	0.875	0.898
8		0.242	0.443	0.549	0.632	0.715	0.765	0.805	0.847	0.872
9		0.228	0.419	0.521	0.602	0.685	0.735	0.776	0.820	0.847
10		0.216	0.398	0.497	0.576	0.658	0.708	0.750	0.795	0.823
11		0.206	0.380	0.476	0.553	0.634	0.684	0.726	0.772	0.801
12		0.197	0.365	0.457	0.532	0.612	0.661	0.703	0.750	0.780
13		0.189	0.351	0.441	0.514	0.592	0.641	0.683	0.730	0.760
14		0.182	0.338	0.426	0.497	0.574	0.623	0.664	0.711	0.742
15		0.176	0.327	0.412	0.482	0.558	0.606	0.647	0.694	0.725
16		0.170	0.317	0.400	0.468	0.542	0.590	0.631	0.678	0.708
17		0.165	0.308	0.389	0.456	0.529	0.575	0.616	0.622	0.693
18		0.160	0.299	0.378	0.444	0.515	0.561	0.602	0.648	0.679
19		0.156	0.291	0.369	0.433	0.503	0.549	0.589	0.635	0.665
20		0.152	0.284	0.360	0.423	0.492	0.537	0.576	0.622	0.652
21		0.148	0.277	0.352	0.413	0.482	0.526	0.565	0.610	0.640
22		0.145	0.271	0.344	0.404	0.472	0.515	0.554	0.599	0.629
23		0.141	0.265	0.337	0.396	0.462	0.505	0.543	0.588	0.618
24		0.138	0.260	0.330	0.388	0.453	0.496	0.534	0.578	0.607
25		0.136	0.255	0.323	0.381	0.445	0.487	0.524	0.568	0.597
26		0.133	0.250	0.317	0.374	0.437	0.479	0.515	0.559	0.588
27		0.131	0.245	0.311	0.367	0.430	0.471	0.507	0.550	0.579
28		0.128	0.241	0.306	0.361	0.423	0.463	0.499	0.541	0.570
29		0.126	0.237	0.301	0.355	0.416	0.456	0.491	0.533	0.562
30		0.124	0.233	0.296	0.349	0.409	0.449	0.484	0.526	0.554

	P(2)	0.50	0.20	0.10	0.05	0.02	0.01	0.005	0.002	0.001
	P(1)	0.25	0.10	0.05	0.025	0.01	0.005	0.0025	0.001	0.0005
31		0.122	0.229	0.291	0.344	0.403	0.442	0.477	0.518	0.546
32		0.120	0.226	0.287	0.339	0.397	0.436	0.470	0.511	0.539
33		0.118	0.222	0.283	0.334	0.392	0.430	0.464	0.504	0.532
34		0.116	0.219	0.279	0.329	0.386	0.424	0.458	0.498	0.525
35		0.115	0.216	0.275	0.325	0.381	0.418	0.452	0.492	0.519
36		0.113	0.213	0.271	0.320	0.376	0.413	0.446	0.486	0.513
37		0.111	0.210	0.267	0.316	0.371	0.408	0.441	0.480	0.507
38		0.110	0.207	0.264	0.312	0.367	0.403	0.435	0.474	0.501
39		0.108	0.204	0.261	0.308	0.362	0.398	0.430	0.469	0.495
40		0.107	0.202	0.257	0.304	0.358	0.393	0.425	0.463	0.490
41		0.106	0.199	0.254	0.301	0.354	0.389	0.420	0.458	0.484
42		0.104	0.197	0.251	0.297	0.350	0.384	0.416	0.453	0.479
43		0.103	0.195	0.248	0.294	0.346	0.380	0.411	0.449	0.474
44		0.102	0.192	0.246	0.291	0.342	0.376	0.407	0.444	0.469
45		0.101	0.190	0.243	0.288	0.338	0.372	0.403	0.439	0.465
46		0.100	0.188	0.240	0.285	0.335	0.368	0.399	0.435	0.460
47		0.099	0.186	0.238	0.282	0.331	0.365	0.395	0.431	0.456
48		0.098	0.184	0.235	0.270	0.328	0.361	0.391	0.427	0.451
49		0.097	0.182	0.233	0.276	0.325	0.358	0.387	0.423	0.447
50		0.096	0.181	0.231	0.273	0.322	0.354	0.384	0.419	0.443
52		0.094	0.177	0.226	0.268	0.316	0.348	0.377	0.411	0.435
54		0.092	0.174	0.222	0.263	0.310	0.341	0.370	0.404	0.428
56		0.090	0.171	0.218	0.259	0.305	0.336	0.364	0.398	0.421
58		0.089	0.168	0.214	0.254	0.300	0.330	0.358	0.391	0.414
60		0.087	0.165	0.211	0.250	0.295	0.325	0.352	0.385	0.408
62		0.086	0.162	0.207	0.246	0.290	0.320	0.347	0.379	0.402
64		0.081	0.160	0.204	0.242	0.286	0.315	0.342	0.374	0.396
66		0.083	0.157	0.201	0.239	0.282	0.310	0.337	0.368	0.390
68		0.082	0.155	0.198	0.235	0.278	0.306	0.332	0.363	0.385
70		0.081	0.153	0.195	0.232	0.274	0.302	0.327	0.358	0.380

(续)附表 16

| | P(2) | 0.50 | 0.20 | 0.10 | 0.05 | 0.02 | 0.01 | 0.005 | 0.002 | 0.001 |
	P(1)	0.25	0.10	0.05	0.025	0.01	0.005	0.0025	0.001	0.0005
72		0.080	0.151	0.193	0.229	0.270	0.298	0.323	0.354	0.375
74		0.079	0.149	0.190	0.226	0.266	0.294	0.319	0.349	0.370
76		0.078	0.147	0.188	0.223	0.263	0.290	0.315	0.345	0.365
78		0.077	0.145	0.185	0.220	0.260	0.286	0.311	0.340	0.361
80		0.076	0.143	0.183	0.217	0.257	0.283	0.307	0.336	0.357
82		0.075	0.141	0.181	0.215	0.253	0.280	0.304	0.333	0.328
84		0.074	0.140	0.179	0.212	0.251	0.276	0.300	0.329	0.349
86		0.073	0.138	0.177	0.210	0.248	0.273	0.297	0.325	0.345
88		0.072	0.136	0.174	0.207	0.245	0.270	0.293	0.321	0.341
90		0.071	0.135	0.173	0.205	0.242	0.267	0.290	0.318	0.338
92		0.070	0.133	0.171	0.203	0.240	0.264	0.287	0.315	0.334
94		0.070	0.132	0.169	0.201	0.237	0.262	0.284	0.312	0.331
96		0.069	0.131	0.167	0.199	0.235	0.259	0.281	0.308	0.327
98		0.068	0.129	0.165	0.197	0.232	0.256	0.279	0.305	0.324
100		0.068	0.128	0.164	0.195	0.230	0.254	0.276	0.303	0.321

附表 17　r_S 界值表

n	单侧	0.25	0.10	0.05	0.025	0.01	0.005	0.0025	0.001	0.0005
	双侧	0.50	0.20	0.10	0.05	0.02	0.01	0.005	0.002	0.001
4		0.600	1.000	1.000						
5		0.500	0.800	0.900	1.000	1.000				
6		0.371	0.657	0.829	0.886	0.943	1.000	1.000		
7		0.321	0.571	0.714	0.786	0.893	0.929	0.964	1.000	1.000
8		0.310	0.524	0.643	0.738	0.833	0.881	0.905	0.952	0.976
9		0.267	0.483	0.600	0.700	0.783	0.833	0.867	0.917	0.933
10		0.248	0.455	0.564	0.648	0.745	0.794	0.830	0.879	0.903
11		0.236	0.427	0.536	0.618	0.709	0.755	0.800	0.845	0.873
12		0.217	0.406	0.503	0.587	0.678	0.727	0.769	0.818	0.846
13		0.209	0.385	0.484	0.560	0.648	0.703	0.747	0.791	0.824
14		0.200	0.367	0.464	0.538	0.626	0.679	0.723	0.771	0.802
15		0.189	0.354	0.446	0.521	0.604	0.654	0.700	0.750	0.779
16		0.182	0.341	0.429	0.503	0.582	0.635	0.679	0.729	0.762
17		0.176	0.328	0.414	0.485	0.566	0.615	0.662	0.713	0.748
18		0.170	0.317	0.401	0.472	0.550	0.600	0.643	0.695	0.728
19		0.165	0.309	0.391	0.460	0.535	0.584	0.628	0.677	0.712
20		0.161	0.299	0.380	0.447	0.520	0.570	0.612	0.662	0.696
21		0.156	0.292	0.370	0.435	0.508	0.556	0.599	0.648	0.681
22		0.152	0.284	0.361	0.425	0.496	0.544	0.586	0.634	0.667
23		0.148	0.278	0.353	0.415	0.486	0.532	0.573	0.622	0.654
24		0.144	0.271	0.344	0.406	0.476	0.521	0.562	0.610	0.642
25		0.142	0.265	0.337	0.398	0.466	0.511	0.551	0.598	0.630
26		0.138	0.259	0.331	0.390	0.457	0.501	0.541	0.587	0.619
27		0.136	0.255	0.324	0.382	0.448	0.491	0.531	0.577	0.608
28		0.133	0.250	0.317	0.375	0.440	0.483	0.522	0.567	0.598
29		0.130	0.245	0.312	0.368	0.433	0.475	0.513	0.558	0.589
30		0.128	0.240	0.306	0.362	0.425	0.467	0.504	0.549	0.580
31		0.126	0.236	0.301	0.356	0.418	0.459	0.496	0.541	0.571
32		0.124	0.232	0.296	0.350	0.412	0.452	0.489	0.533	0.563
33		0.121	0.229	0.291	0.345	0.405	0.446	0.482	0.525	0.554
34		0.120	0.225	0.287	0.340	0.399	0.439	0.475	0.517	0.547
35		0.118	0.222	0.283	0.335	0.394	0.433	0.468	0.510	0.539
36		0.116	0.219	0.279	0.330	0.388	0.427	0.462	0.504	0.533
37		0.114	0.216	0.275	0.325	0.383	0.421	0.456	0.497	0.526
38		0.113	0.212	0.271	0.321	0.378	0.415	0.450	0.491	0.519

n	单侧	0.25	0.10	0.05	0.025	0.01	0.005	0.0025	0.001	0.0005
	双侧	0.50	0.20	0.10	0.05	0.02	0.01	0.005	0.002	0.001
39		0.111	0.210	0.267	0.317	0.373	0.410	0.444	0.485	0.513
40		0.110	0.207	0.264	0.313	0.368	0.405	0.439	0.479	0.507
41		0.108	0.204	0.261	0.309	0.364	0.400	0.433	0.473	0.501
42		0.107	0.202	0.257	0.305	0.359	0.395	0.428	0.468	0.495
43		0.105	0.199	0.254	0.301	0.355	0.391	0.423	0.463	0.490
44		0.104	0.197	0.251	0.298	0.351	0.386	0.419	0.458	0.484
45		0.103	0.194	0.248	0.294	0.347	0.382	0.414	0.453	0.479
46		0.102	0.192	0.246	0.291	0.343	0.378	0.410	0.448	0.474
47		0.101	0.190	0.243	0.288	0.340	0.374	0.405	0.443	0.469
48		0.100	0.188	0.240	0.285	0.336	0.370	0.401	0.439	0.465
49		0.098	0.186	0.238	0.282	0.333	0.366	0.397	0.434	0.460
50		0.097	0.184	0.235	0.279	0.329	0.363	0.393	0.430	0.456

表头：概率 P

参考文献

[1] 喻荣彬. 医学科研数据的管理与分析[M]. 北京:人民卫生出版社,2009.

[2] 陈峰. 医学多元统计分析方法[M]. 北京:中国统计出版社,2010.

[3] 张文彤. SPSS 软件应用教程[M]. 北京:希望电子出版社,2006.

[4] 金丕焕. 医用统计方法[M]. 上海:上海医科大学出版社,1999.

[5] 方积乾. 卫生统计学[M]. 7 版. 北京:人民卫生出版社,2015.

[6] 颜虹. 医学统计学[M]. 北京:人民卫生出版社,2006.

[7] 余松林. 医学统计学[M]. 北京:人民卫生出版社. 2002.

[8] 方积乾. 医学统计学与电脑试验[M]. 3 版. 上海:上海科学技术出版社,2006.

[9] 孙振球. 医学统计学[M]. 北京:人民卫生出版社,2007.

[10] 高歌. 实用卫生统计学[M]. 苏州:苏州大学出版社,2010.

[11] 陈卉,李东果. 医学统计方法及 SPSS 实现[M]. 2 版. 北京:科学出版社,2017.

[12] 赵耐青,陈峰. 卫生统计学[M]. 北京:高等教育出版社,2008.

[13] 颜虹. 医学统计学[M]. 北京:人民卫生出版社,2005.

[14] 刘桂芬. 卫生统计学[M]. 北京:中国协和医科大学出版社,2003.

[15] 马斌荣. 医学统计学[M]. 5 版. 北京:人民卫生出版社,2008.

[16] 郭秀华. 医学现场调查技术与统计分析[M]. 北京:人民卫生出版社,2008.

[17] 丁元林. 卫生统计学[M]. 北京:科学出版社,2007.

[18] 叶冬青. 卫生统计学实习指导[M]. 合肥:安徽大学出版社,2003.

[19] 陆守曾. 医学统计学[M]. 北京:中国统计出版社,2002.

[20] 史周华. 医学统计学[M]. 北京:人民卫生出版社,2012.

[21] 陈胜可. SPSS 统计分析从入门到精通[M]. 北京:清华大学出版社. 2010.

[22] 罗家洪,薛茜. 医学统计学[M]. 案例版. 北京:科学出版社,2008.

[23] 倪宗瓒. 医学统计学[M]. 北京:高等教育出版社,2003.

[24] 徐天和. 医学研究统计设计分册[M]. 北京:人民卫生出版社,2004.

[25] 章扬熙. 医学科研设计与卫生统计[M]. 郑州:郑州大学出版社,2005.

[26] 胡良平. 医学统计学实用手册[M]. 北京:人民卫生出版社,2004.

[27] 解素雯. 基于主成分分析与因子分析数学模型的应用研究[D]. 山东理工大学统计学, 2016.

[28] 赵飞. 基于 SPSS 的广东省各城市经济发展水平评价[J]. 电子制作,2014(14): 242-244.

［29］武松，潘发明. SPSS 统计分析大全［M］. 北京：清华大学出版社，2014.

［30］李新蕊. 主成分分析、因子分析、聚类分析的比较与应用［J］. 山东教育学院学报，2007(06)：23-26.

［31］孙德山. 主成分分析与因子分析关系探讨及软件实现［J］. 统计与决策，2008(13)：153-155.

［32］王芳. 主成分分析与因子分析的异同比较及应用［J］. 统计教育，2003(05)：14-17.

［33］唐功爽. 基于 SPSS 的主成分分析与因子分析的辨析［J］. 统计教育，2007(2)：12-14.

［34］王勇，邓旭东. 基于因子分析的农产品供应链绩效评价实证［J］. 中国流通经济，2015(3)：10-16.

［35］张天嵩，钟文昭，李博. 实用循证医学方法学［M］. 2 版. 长沙：中南大学出版社，2014.

［37］胡志德，周支瑞. 傻瓜统计学［M］. 长沙：中南大学出版社，2015.

［38］詹思延. 流行病学［M］. 7 版. 北京：人民卫生出版社，2013.

［39］Barendregt J J et al. Meta-analysis of prevalence［J］. Epidemiol Community Health，2013，67(11)：974-8.

［40］Chaimani A，et al. A hands-on practical tutorial on performing meta-analysis with Stata［J］. Evid Based Ment Health，2014，17(4)：111-6.

［42］胡良平，关雪，毛玮. 各种常见随机化的 SAS 实现［J］. 中华脑血管并杂志，2011，5(1)：68-76.

［43］颜杰，谢薇，方积乾. SPSS 中随机抽样的精确实现［J］. 中国卫生统计，2005，22(4)：255-256.

［44］陈卫中，张丽蓉. SPSS13.0 中随机抽样的实现［J］. 现代预防医学，2007，34(23)：4485-4486.

［45］王睿，贺佳. 随机抽样方法的 SAS 实现［J］. 中国卫生统计，2007，24(1)：85-86.

［46］林汉生，夏苏建. 利用 SPSS 进行随机化试验设计分组［J］. 中国卫生统计，2005，22(6)：397-398.

［47］李国春，沈其君. SPSS 编程在随机化技术中的应用［J］. 中国卫生统计，2004，21(4)：237-238.

［48］金英良，黄水平，赵华硕. 利用 SPSS 产生随机数字的常用方法［J］. 中国卫生统计，2009，26(6)：659.

［49］宁自军. 对称等距抽样在 SPSS 软件中的实现［J］. 浙江经济高等专科学校学报，2000，12(4)：44-46.

［50］谭志军，徐勇勇，曹文君. 应用 SAS 和 SPSS 进行复杂抽样［J］. 中国卫生统计，2012，29(1)：145-146.

［51］周宏灏，袁洪. 药物临床试验［M］. 北京：人民卫生出版社，2011.

［52］吴春霖，王镭，李卫兵. 临床试验随机化分组及其 Stata 的实现［J］. 中国循证医学杂志，2013，13(2)：242-244.

[53] 曹波,邹建东. 多中心临床试验随机设计的 SAS 可视化实现[J]. 中国临床药理学与治疗学,2006,11(5):596-600.

[54] 熊宁宁,邹建东,蒋萌. 多中心临床试验的随机化方案设计[J]. 中国新药与临床药理,2002,13(5):321-323.

[55] 刘玉秀,姚晨,杨友春. 随机化临床试验级随机化的 SAS 实现[J]. 中国临床药理学与治疗学,2001,6(3):193-195.